"十二五"普通高等教育本科国家级规划教材

"十四五"普通高等教育本科规划教材

供基础、临床、护理、预防、口腔、中医、药学、医学技术类等专业用

病 理 生 理 学

Pathophysiology

第 5 版

U0197457

主　　编　吴立玲　刘永年

副 主 编　张丽君　门秀丽　石明隽　赵士弟　康毅敏　杨力明

编　　委（按姓名汉语拼音排序）

丛　馨（北京大学基础医学院）　　　　门秀丽（华北理工大学基础医学院）

董雅洁（承德医学院基础医学院）　　　潘尚领（广西医科大学基础医学院）

郝　雷（内蒙古医科大学基础医学院）　石　磊（滨州医学院基础医学院）

冀菁荃（长治医学院基础医学部）　　　石明隽（贵州医科大学基础医学院）

康毅敏（内蒙古医科大学基础医学院）　万　英（西南医科大学基础医学院）

李　丽（北京大学基础医学院）　　　　吴立玲（北京大学基础医学院）

林　岩（齐齐哈尔医学院基础医学院）　杨力明（哈尔滨医科大学基础医学院）

刘辉琦（青海大学临床医学院）　　　　姚树桐（山东第一医科大学临床与基础医学院）

刘录山（南华大学基础医学院）　　　　张丽君（天津医科大学基础医学院）

刘永年（青海大学基础医学院）　　　　张伟华（哈尔滨医科大学基础医学院）

雒　彧（兰州大学基础医学院）　　　　赵士弟（蚌埠医科大学基础医学院）

学术秘书　丛　馨（兼）　刘辉琦（兼）

北京大学医学出版社

BINGLI SHENGLIXUE

图书在版编目（CIP）数据

病理生理学 / 吴立玲，刘永年主编 . —5 版 . —北京：
北京大学医学出版社，2024.1（2024.8 重印）
ISBN 978-7-5659-3040-9

Ⅰ.①病… Ⅱ.①吴… ②刘… Ⅲ.①病理生理学 –
高等学校 – 教材 Ⅳ.① R363

中国国家版本馆 CIP 数据核字（2023）第 218138 号

病理生理学（第 5 版）

主　　编：吴立玲　刘永年
出版发行：北京大学医学出版社
地　　址：（100191）北京市海淀区学院路 38 号　北京大学医学部院内
电　　话：发行部 010-82802230；图书邮购 010-82802495
网　　址：http://www.pumpress.com.cn
E-m a i l：booksale@bjmu.edu.cn
印　　刷：北京瑞达方舟印务有限公司
经　　销：新华书店
责任编辑：杨　杰　　责任校对：靳新强　　责任印制：李　啸
开　　本：850 mm×1168 mm　1/16　　印张：23　　字数：660 千字
版　　次：2002 年 8 月第 1 版　2024 年 1 月第 5 版　2024 年 8 月第 2 次印刷
书　　号：ISBN 978-7-5659-3040-9
定　　价：55.00 元

版权所有，违者必究
（凡属质量问题请与本社发行部联系退换）

第 5 轮修订说明

国务院办公厅印发的《关于加快医学教育创新发展的指导意见》提出以新理念谋划医学发展、以新定位推进医学教育发展、以新内涵强化医学生培养、以新医科统领医学教育创新，要求全力提升院校医学人才培养质量，培养仁心仁术的医学人才，发挥课程思政作用，着力培养医学生救死扶伤精神。《教育部关于深化本科教育教学改革全面提高人才培养质量的意见》要求严格教学管理，把思想政治教育贯穿人才培养全过程，全面提高课程建设质量，推动高水平教材编写使用，推动教材体系向教学体系转化。《普通高等学校教材管理办法》要求全面加强党的领导，落实国家事权，加强普通高等学校教材管理，打造精品教材。以上这些重要文件都对医学人才培养及教材建设提出了更高的要求，因此新时代本科临床医学教材建设面临更大的挑战。

北京大学医学出版社出版的本科临床医学专业教材，从 2001 年第 1 轮建设起始，历经多轮修订，高比例入选了教育部"十五""十一五""十二五"普通高等教育国家级规划教材。本套教材因骨干建设院校覆盖广，编委队伍水平高，教材体系种类完备，教材内容实用、衔接合理，编写体例符合人才培养需求，实现了由纸质教材向"纸质+数字"的新形态教材转变，得到了广大院校师生的好评，为我国高等医学教育人才培养做出了积极贡献。

为深入贯彻党的二十大精神，落实立德树人根本任务，更好地支持新时代高等医学教育事业发展，服务于我国本科临床医学专业人才培养，北京大学医学出版社有选择性地组织各地院校申报，通过广泛调研、综合论证，启动了第 5 轮教材建设，共计53 种教材。

第 5 轮教材建设延续研究型与教学型院校相结合的特点，注重不同地区的院校代表性，调整优化编写队伍，遴选教学经验丰富的学院教师与临床教师参编，为教材的实用性、权威性、院校普适性奠定了基础。第 5 轮教材主要做了如下修订：

1. 更新知识体系

继续以"符合人才培养需求、体现教育改革成果、教材形式新颖创新"为指导思想，坚持"三基、五性、三特定"原则，对照教育部本科临床医学类专业教学质量国家标准，密切结合国家执业医师资格考试、全国硕士研究生入学考试大纲，结合各地院校教学实际更新教材知识体系，更新已有定论的理论及临床实践知识，力求使教材既符合多数院校教学现状，又适度引领教学改革。

2. 创新编写特色

以深化岗位胜任力培养为导向，坚持引入案例，使教材贴近情境式学习、基于案例的学习、问题导向学习，促进学生的临床评判性思维能力培养；部分医学基础课教材设置"临床联系"模块，临床专业课教材设置"基础回顾"模块，探索知识整合，体现学科交叉；启发创新思维，促进"新医科"人才培养；适当加入"知识拓展"模块，引导学生自学，探索学习目标设计。

3. 融入课程思政

将思政元素、党的二十大精神潜移默化地融入教材中，着力培养学生"敬佑生命、救死扶伤、甘于奉献、大爱无疆"的医者精神，引导学生始终把人民群众生命安全和身体健康放在首位。

4. 优化数字内容

在第 4 轮教材与二维码技术结合，实现融媒体新形态教材建设的基础上，改进二维码技术，优化激活及使用形式，按章（或节）设置一个数字资源二维码，融知识拓展、案例解析、微课、视频等于一体。

为便于教师教学、学生自学，编写了与教材配套的 PPT 课件。PPT 课件统一制作成压缩包，用微信"扫一扫"扫描教材封底激活码，即可激活教材正文二维码，导出 PPT 课件。

第 5 轮教材主要供本科临床医学类专业使用，也可供基础、护理、预防、口腔、中医、药学、医学技术类等开设相同课程的专业使用，临床专业课教材同时可作为住院医师规范化培训辅导教材使用。希望广大师生多提宝贵意见，反馈使用信息，以便我们逐步完善教材内容，提高教材质量。

序

医学关乎人类生命的存在与繁衍，医学卫生事业的发展涉及国家安全、经济发展、社会文明和人民福祉。医者德为先，能为重，技为精。医学教育应既科学、严谨、规范，又充满温情与关怀。"健康中国"的美好愿景与目标，激励着医务工作者为之奋斗。医学教育要坚守为国育才、立德树人的根本任务，落实《关于深化新时代学校思想政治理论课改革创新的若干意见》《高等学校课程思政建设指导纲要》《教育部关于深化本科教育教学改革全面提高人才培养质量的意见》《关于深化医教协同进一步推进医学教育改革与发展的意见》《关于加快医学教育创新发展的指导意见》等文件精神，以适应我国"大医学、大卫生、大健康"的发展需求，为"健康中国"筑牢人才基础。

近年来，高等院校探索新医科建设，推进现代医学教育教学新模式，坚持以人和健康为中心，建立健全覆盖生命全周期和健康全过程、"促防诊控治康"一体化的人才培养体系，高度重视身心、社会、环境等要素，融通医工理文学科，提升新时代医学生的整体素养；运用现代数字信息技术，增强情境化教学，加强临床实践教学，有效地提高了学生专业胜任力。同时，高等院校深化落实党和国家关于加强大学生思想政治教育的指示精神，将思想政治教育贯穿于人才培养体系和课程教学，使习近平新时代中国特色社会主义思想进课堂、入头脑，培养人民群众满意的、医术精湛的社会主义卫生健康事业接班人。

北京大学是经历过百年洗礼的老校，为我国建设和发展做出了杰出贡献，与全国医学教育界的同道们共同努力，在医学教育教学研究、教师培养、教材建设、实践教学规范等多方面不断改革创新。北京大学医学出版社秉承医学教育宗旨，落实党和国家对教材建设的要求和任务，立足北大医学，服务全国高等医学教育，与各院校教师一起不懈努力，打造精品教材，以高质量完成课程教学活动的"最后一公里"。本套本科临床医学专业教材是在教育及卫生健康部门领导的关心指导下，由医学教育专家顶层设计，北京大学医学部携手全国各兄弟院校群策群力、共同建设的成果。本套教材多年来与高等医学教育改革相伴而行，与时俱进，历经多轮修订，体系日趋完善，符合专业要求，编写队伍与院校构成合理，编写体例不断优化创新，实现了纸质教材与数字教学资源结合的精品新形态教材建设。实践证明，这套教材满足本科医学教育的专业标准要求，在适应多数院校的教学能力与资源的情况下，能很好地引导、深化专业教学，已成为本科医学人才培养的精品教材，为我国高等医学教育事业发展做出了突出贡献。

第5轮教材建设坚持以习近平新时代中国特色社会主义思想为指引，积极探索思政元素融入教材，落实立德树人根本任务，坚持现代医学教育理念，体现生命全周期、健康全覆盖的整体要求，与相关学科恰当融合，全面更新了医学知识和能力体系，体现了"中国本科医学教育标准—临床医学专业（2022）"的要求，配合教学模式与方法的改革，吸收"金课程"建设经验，优化教材体例，融入医学文化，重视中华医学文明，强调适用、实用，行稳致远，开创新局，锤炼精品。

在第 5 轮教材出版之际，欣为之序。相信第 5 轮教材的高质量建设一定会为我国新时代高等医学教育人才培养和健康中国事业发展做出更大贡献。

前　言

　　病理生理学是一门以患病人体为探索对象，以功能与代谢变化为研究重点，研究疾病发生、发展和转归的规律及机制的基础医学学科，也是一门联系基础医学和临床医学的桥梁学科。学习病理生理学有助于学生更全面地理解疾病发生的原因，更系统地分析疾病发生与发展的机制，更深入地解释疾病过程中各种临床表现产生的原理，从而更深刻地认识疾病的本质，为进一步学习疾病的预防、诊断、治疗、护理以及药物研发奠定坚实的基础。

　　主要面向五年制本科医学生的《病理生理学》教材已历经4轮修订，并且第2版被评为"十二五"普通高等教育本科国家级规划教材。为顺应国际医学教育的发展趋势，紧密结合我国医学人才培养的需求，第5版教材的编写以"三基"（基本理论、基本知识和基本技能）和"五性"（思想性、科学性、先进性、启发性和适用性）为宗旨，更加注重体现病理生理学的内在规律和特色，重点突出立德树人、基础与临床之间的紧密联系和学科间的交叉与融合。具体体现在以下几方面：①育人育才一体化，以教材为载体，通过知识、能力与素养三个层次的学习目标，以及情景化案例、知识拓展和临床应用等内容，将医学生的家国情怀、职业道德、人文素养和专业知识教育有机融合；②守正与创新相结合，在章节上既保留了经典病理生理学教材的基本架构，又涵盖了与现代疾病谱密切相关的糖、脂代谢紊乱以及研究进展较快的脑功能不全等章节；在各章内，通过知识拓展等模块温故知新，开阔视野，既回顾与病理生理学相关的重要发现史，又介绍发病机制与疾病防治方面的最新进展；③教材立体化，除纸质版内容外，本书还配套建设了数字化教学资源，将学习目标、PPT课件、微课视频、案例解析及小结等资源以二维码形式呈现，以满足学生多途径学习的需求；④理论与实践相结合，为了帮助学生将书本上的理论知识应用到医学实践中，本书纳入了50多个案例，不仅介绍疾病的表现，还涉及医务人员的职业精神以及与患者和家属的沟通，以体现医学的温度。将案例解析放入二维码数字资源中，既给学生提供了独立思考与解决问题的空间，又便于读者寻求解答的思路。同时，本教材还有配套习题集，通过多种形式引导学生在学中用，在用中学，学以致用，不断提升分析与解决问题的能力。本书不仅是高等医学院校本科生专业教材，还可为医学和生物学专业研究生、接受住院医师规范化培训的医学本科毕业生、从事医学教学和科研的教师以及临床医护人员提供参考。

　　参与本轮教材再版修订工作的22位编委及部分数字资源的编写者来自全国18所医学院校，均为活跃在病理生理学教学和科研一线的学术带头人和骨干教师。大家积极探索，集思广益，通力合作。北京大学医学出版社对本书的编辑出版给予了精心指导与大力支持；本教材前4版的各位编者为确保本书的质量做出了重要的贡献，在此一并致以衷心的感谢!

　　本教材内容虽经多次审校和修改，但由于编者水平有限，书中不足之处在所难免，敬请使用本教材的广大师生和读者不吝赐教和指正，以便再版时进一步修改、完善。

吴立玲　刘永年

目　录

绪　论

第一章数字资源

随着现代科学与生物医学技术的进步，对人类健康与疾病的研究从宏观和微观两个方面不断深入，从而推动了病理生理学的快速发展。在医学教育体系中，医学生学习正常人体的结构、功能与代谢理论知识后，应逐步向患病机体的病理变化及其发生机制深入，并从整体、器官系统、细胞、分子和基因水平阐明疾病的本质，从而为今后临床工作中预防、诊断与治疗疾病奠定坚实的医学理论与技能基础。

第一节　病理生理学的学科性质及特点

一、病理生理学的学科性质

病理生理学（pathophysiology）是一门以患病机体为对象，以功能与代谢变化为重点，研究疾病发生、发展和转归的规律及机制，进而揭示疾病的本质，为疾病诊疗和预防提供坚实的理论基础和实验依据的学科。病理生理学是联系基础医学与临床医学的桥梁学科。病理生理学所涉及的问题大多是医学及生物医学问题，但在现代医学实践中，对疾病的认识已从传统的生物医学模式向生物 - 心理 - 社会 - 环境医学模式转变。病理生理学的学科发展也更加注重心理、社会及环境等多因素在疾病发生、发展、转归及防治过程中的作用。病理生理学的理论知识已成为临床医学工作者在认识与防治疾病过程中所依托的重要理论基础。

二、病理生理学的学科特点

1. 病理生理学是一门与多学科密切联系的理论性较强的综合性学科　在对疾病的探索过程中，病理生理学以疾病为研究对象，逐步深化对疾病本质的认识，不断发展和丰富以阐述疾病发生机制为主的理论体系。为了更加全面地认识疾病的本质及其发生机制，病理生理学必须充分运用细胞生物学、遗传学、人体解剖学、生理学、生物化学、病理学、药理学、免疫学、分子生物学及病原生物学等多学科的理论、技术和方法，同时须密切联系临床医学的理论与实践，在各个领域从不同的视角认真研究，从而丰富病理生理学的内涵。

2. 病理生理学是一门实践性较强的学科　要探索疾病发生的原因和条件，病理生理学研究者就需要做一定的流行病学调查；研究疾病的发病机制以及功能、代谢变化，除了必须进行全面、细致的临床观察外，还应当在不损害患者健康的前提下，进行一些必要的临床试验。但是，从伦理学的角度考虑，大部分临床试验是不允许在人体上进行的，这就需要使用疾病动物模型，人为地控制各种条件，从各个方面与层次对动物体的功能与代谢变化进行深入的动态观察，对疾病动物模型进行干预并探索其机制。动物实验的结果往往可以成为临床医学实践的重要依据和参考。在病理生理学实验教学内容中，也有一些动物实验，需要进行实验设计和实验操作，并对实验结果进行综合分析，从而培养学生的独立思考能力、逻辑思维能力和实践操作能力，为之后临床医学课程的学习打下良好的基础。

第二节　病理生理学的主要内容与研究方法

一、病理生理学的主要内容

人类疾病的种类繁多，各种疾病都有其独特的病因、发生与发展规律以及共性和个性的变化特点，都会涉及病理生理学的问题。目前，病理生理学已经形成了比较完善的学科内容体系，主要的教学内容包括三大部分，即病理生理学总论、基本病理过程以及各器官系统病理生理学。

1. **病理生理学总论**（general pathophysiology）　包括绪论和疾病概论等内容，主要介绍病理生理学的内涵、研究方法以及学科发展的基本情况；探讨与疾病相关的基本概念及疾病发生、发展的普遍规律与机制，如健康和疾病的概念、疾病发生的原因和条件、疾病发生时机体稳态调节的紊乱及其基本规律，以及疾病的转归等。

2. **基本病理过程**（fundamental pathological process）　是指在多种疾病过程中出现的共同的、成套的功能和代谢变化，如水与电解质代谢紊乱、酸碱平衡紊乱、糖代谢紊乱与脂代谢紊乱，以及缺氧、发热、应激、休克、凝血与抗凝血平衡紊乱、缺血 - 再灌注损伤等。基本病理过程不是独立的疾病，但与疾病密不可分。一种疾病可以出现多种基本病理过程，如重症感染患者，亦可同时或相继出现炎症、缺氧、发热和应激等基本病理过程，甚至可发生休克与多器官功能障碍。

3. **系统病理生理学**（systematic pathophysiology）　主要讨论各器官系统的多种疾病在其发展过程中出现的共同的病理生理变化（如呼吸功能不全、心功能不全、肝功能不全、肾功能不全与脑功能不全等）及其机制。每一种疾病的特殊变化和规律虽然也属于系统病理生理学的范畴，但由于疾病种类多，学时有限，故许多具体疾病的病理生理学问题将分别在临床各学科中学习。

二、病理生理学的研究方法

为了阐明疾病的发病机制，病理生理学常采用多学科、多途径的研究方法，并在综合分析的基础上进行研究。主要的研究方法有以下几种。

（一）流行病学研究

流行病学研究是指用流行病学的方法研究疾病的病因和影响因素。研究结果对疾病的病因、诊断、治疗和预后评价以及预防策略的制定具有指导意义。通过流行病学研究，可以提出合理的预防保健策略和健康服务措施，并能评价这些策略和措施的效果。关于流行病学研究的方法，按其性质可分为描述性研究、分析性研究和实验性研究。流行病学研究通常针对人群进行调查研究，对人群中疾病发生的频率或因素与疾病发生的关联强度进行评估。研究结果常以病例报告、现况调查等形式呈现。另外，还可通过对疾病的分布特点及其影响因素进行数学建模，从而预测疾病的流行趋势，描述疾病的流行规律，评估疾病的防治效果等。

（二）临床研究

临床研究是以人体为研究对象，常用的方法主要有临床回顾性研究和临床前瞻性研究两类。临床研究的结果是往往能够直接获取人体在疾病过程中的各种参数、指标或变化规律，阐明相关病理过程以及疾病的理论知识。因此，临床研究在病理生理学研究中占有极其重要的地位。

1. 临床回顾性研究　就是以现在为结果，回溯过去的研究方法，是一种由果到因的研究方法。这种研究是在已有病例资料的基础上进行总结与研究设计，研究对象暴露与疾病或死亡均已发生，病例资料的完整性不受研究设计的控制；同时，混杂因素及偏倚已经存在，所以只能通过科学、合理的研究设计来避免或降低其影响。

2. 临床前瞻性研究　是以科学、合理的前瞻性研究设计为指导，采用合适的方法和手段，对临床医学中未知或未阐明的事物和现象进行探索的一种研究方法。其中，前瞻性队列研究是经典的临床前瞻性研究。相对于临床回顾性研究，临床前瞻性研究是一种观察性或试验性研究方法。这种临床研究不限于临床治疗药物、治疗方法的比较，也包括社区干预的人群试验。临床前瞻性研究除了要遵循"重复、对照、随机化"的基本原则外，还要考虑到伦理、失访、依从性、主观感觉等因素对研究结果的影响。临床前瞻性研究的研究对象主要是患者，任何新技术、新药物在临床上推广应用之前，都必须先经过伦理委员会审查，在不损害患者健康的前提下，进行一定规模的临床试验。临床研究又可分为临床观察性研究和临床试验。目前常用的临床研究有病例对照研究、队列研究、个案报道以及随机对照试验研究等。

近年来，随着信息化大数据科学的迅猛推进，运用医疗健康大数据能够更好地建立健康描述和预测模型。通过医疗健康大数据的汇集、提炼与应用，并将这些数据与医学实践进行深度结合，极大地促进了以证据为基础、以实践为核心的循证医学（evidence-based medicine，EBM）的快速发展。随着精准医疗（precision medicine）的发展，应用现代遗传学技术、分子影像学技术和生物信息技术，结合患者的临床数据、环境和生活习惯，可以实现精准的疾病分类及诊断，制订个性化的疾病预防和治疗方案，从而有效地提高广大民众的健康水平。

知识拓展 1-1

循证医学

1992 年，循证医学的创始人、国际著名临床流行病学家 David Sackett 将循证医学定义为："慎重、准确和明智地应用所能获得的最佳研究证据来确定患者的治疗措施"。最近，Sackett 教授修订了循证医学的定义："慎重、准确和明智地应用目前可获取的最佳研究证据，同时结合临床医师个人的专业技能和长期临床经验，考虑患者的价值观和意愿，完美地将三者结合在一起，制定出具体的治疗方案"。新定义的阐述更为全面、完善。最佳研究证据、临床经验和患者选择构成了循证医学的三个要素。其中，最佳、最新的科学研究证据是实践循证医学的决策依据，医务人员的专业技能与临床经验是实施的基础，同时还应考虑患者的需求和价值，才能制定出最佳的治疗方案。

知识拓展 1-2

精准医疗

精准医疗由美国国家科学院、国立卫生研究院等机构于 2011 年首次提出。精准医疗是指应用现代遗传学技术、分子影像学技术和生物信息技术，结合患者的生活环境和临床数据，实现精准的疾病分类及诊断，制订个性化的疾病预防和治疗方案。精准医疗是通过每例患者的基因组学、表观基因组学、蛋白质组学、代谢组学、临床症状与体征以及实验室检查数据，结合体内微生物学、外环境暴露及社会学等资料，建立完善的个体信息档案和疾病知识共享平台，在大数据的框架下开展循证医学研究，通过长期追踪和动态分析，寻找疾病的驱动因素和分子基础，其终极目标是实现对疾病更加精准的个体化诊治和预防。近年来提出了"4P"医疗模式——预测（prediction）、预防（prevention）、个性化（personalization）、参与（participation），以及"TIDEST"模式——找靶点（target）、整合（integration）、以数据为基础（data-based）、循证（evidence-based）、系统医学（system medicine）、转化医学（translational medicine）。精准医疗的概念是对"4P"医疗模式和"TIDEST"模式的综合。

（三）动物实验研究

病理生理学最常采用的实验方法是建立人类疾病的动物模型。由于动物的依从性好，实验可重复性高，能够非常有效地人为控制疾病发生的条件并进行干预，系统地观察和研究疾病发生和发展过程中相关功能、代谢指标和各种生物分子的动态变化，全面体现临床疾病的特征，从而能够深入地探索疾病发生、发展与转归的规律。但动物实验结果只能供临床参考和借鉴，不能直接用于临床，从动物模型上获得的各种参数、指标或变化规律均需要通过临床人体验证后才能最终形成定论。常用的疾病模型主要包括整体动物模型和离体器官或组织模型。

1. 整体动物模型　可从整体水平全面地反映临床疾病的变化，并体现人类疾病的主要特征。但动物实验的结果必须经过临床实践检验后方能用于人类疾病的防治。同时，在进行动物实验时，要严格遵循国际公认的相关动物管理和实验条例，在伦理委员会的指导和监管下实施。

在动物实验研究中，根据实验目的可建立急性或慢性疾病模型，复制方法有诱发性动物模型、自发性动物模型和遗传工程动物模型。诱发性动物模型多采用物理、化学或生物损伤性致病因素（如药物、手术等）人工诱发形成，如休克、缺氧、应激和心力衰竭动物模型等；自发性动物模型是实验动物不经过任何有意识的人工处置，在自然生存状态下所发生的、与人类相应疾病非常类似的遗传性疾病及肿瘤等，这类自发性动物模型在病理生理学研究中应用广泛，如自发性高血压大鼠模型等。遗传工程动物模型（genetic engineering animal model）克服了上述传统动物模型研究中的不足，能从动物整体、器官、细胞、分子水平多个层次研究目的基因的生物学特性，是研究人类疾病的理想动物模型。

 知识拓展 1-3

遗传工程动物

遗传工程动物是指通过基因重组技术，改变动物的基因或基因组，使动物的遗传特性表现与人类疾病表现相似的实验动物。根据对实验动物改造的手段不同，可将遗传工程动物分为转基因动物、基因敲除动物和基因替换动物三种类型。遗传工程动物是研究基因功能和疾病发生机制的主要工具之一。目前，世界上总的遗传工程动物资源在 2 万个品系以上，主要集中在美国、日本和欧洲（英国），我国引进和研发的也有近 5000 个品系。目前，以心脏病、高血压、痴呆、帕金森病、衰老和肿瘤研究为特色，形成了疾病模型资源建设、比较医学新技术开发和药物评价的研究团队，建立了遗传工程动物模型技术平台。在病理生理学研究中，利用基因工程技术能够建立人类疾病的各种动物模型，用以研究外源基因在整体动物中的表达和调控规律，对人类疾病的病因、发病机制和治疗的研究具有极大的促进作用。

2. 离体器官或组织模型　是指通过合适的温度、氧气及营养条件，维持离体器官或组织在体外生存并验证其功能变化。其优点是可排除整体神经 - 体液调节造成的干扰，可集中研究某一种或几种因素直接作用于器官或组织对疾病发生与发展的影响。但在离体状态下，难以长久维持器官或组织的功能，不宜进行长时间的实验研究。

（四）细胞与分子生物学实验研究

21 世纪以来，随着细胞生物学与分子生物学技术的迅猛发展，实现了从细胞水平研究疾病表型、功能和代谢的改变。在含有相关营养成分的培养基以及适量氧气和二氧化碳的条件下，动物和人体的各种细胞可在体外培养成活或增殖。通过分析动物及人体不同状态下细胞的增殖、细胞周期、凋亡、分化、侵袭与转移能力等方面的改变，可以有效地寻找疾病发生的原因和机制。通过药物处理或基因操控技术，可复制特定人类疾病的细胞损伤模型，并进行深入的研究。

随着人类基因组计划（Human Genome Project，HGP）的完成和进一步推进，基因技术发展迅猛，生命科学研究已进入后基因组时代，科学家们又进一步提出了后基因组计划。基因组学（genomics）、转录组学（transcriptomics）、蛋白质组学（proteomics）以及代谢组学（metabolomics）等共同构成了系统生命科学的组学（omics）生物技术基础。通过研究机体疾病状态下基因组结构、基因功能、交互作用模式、细胞信号转导途径等的变化，可以从分子水平阐明疾病发生的原因和机制。

知识拓展 1-4

组　学

组学（omics）是近年来发展起来的研究技术，主要包括基因组学、蛋白质组学、代谢组学及转录组学等。随着研究的深入，人们发现单纯研究某一方向无法解释全部生物医学问题，因此提出基于整体水平，从多层次、多角度综合研究人类组织细胞在正常及疾病状态下的基因组结构、基因功能、蛋白质及其分子间相互作用的差异和变化规律，从分子水平对生物系统进行全面解析，阐明疾病发生的原因和机制（详见本章数字资源）。

在病理生理学的学习过程中，应注意以下几点：

1. 充分运用辩证法和系统科学的观点与方法指导病理生理学的学习　病理生理学是研究

疾病发生、发展规律和机制的学科，其内容充分体现了辩证思维。而系统科学是研究系统的结构与功能关系、演变和调控规律的一门学科。系统科学主要用于探究机体各器官系统功能和代谢变化的规律。例如，在疾病的发生、发展过程中，始终包含着机体为应对损伤而通过各种调节机制产生的代偿活动，以及损伤占主导地位时的稳态失衡；机体在疾病状态下的损伤与抗损伤、因果交替、局部与整体、躯体与心理、机体与时空关系等体现了对立统一、矛盾转化的规律；机体各器官系统之间存在着广泛的联系，这些联系在疾病状态下不断地变化，这充分体现了联系与动态变化的观点。另外，还要正确认识疾病发生、发展过程中的共性与个性问题；要用发展的观点看待疾病过程中的功能、代谢以及结构变化。

2. 在病理生理学的学习中注重培养学生的逻辑思维能力和批判性思维　逻辑思维能力是对事物进行观察、比较、分析、综合、演绎与归纳、抽象、概括、判断的能力，采用科学的逻辑方法，准确而有条理地表达思维过程的能力。在病理生理学的理论和实验学习中，常常需要应用分析和类比、演绎与归纳、观察和判断等逻辑思维方法。培养逻辑思维能力可以通过对各种事物不断地进行质疑的过程来增进学生对事物不同侧面的了解，促进学生对事物内在关系的认识，并提出更多不同角度的思考与辨别。批判性思维除了要求具备逻辑思维及表达正确外，更重要的是还要思考他人没有想过的问题，提出他人没有问过的问题，要刨根问底，探究深层次、根本性的原因及机制，甚至提出疑问。病理生理学的学习就是助力学生培养逻辑思维和批判性思维的良好训练途径与载体。

第三节　病理生理学的发展简史和研究趋势

一、病理生理学的发展简史

在整个医学的漫长发展史中，病理生理学是一门比较年轻的学科，是科学发展和实践需要的必然产物。公元 18 世纪，意大利解剖学家 Giovanni Battista Morgagni（1682—1771 年）通过大量尸体解剖发现，不同的疾病是由不同器官病变引起的，并且提出了器官病理学（organ pathology）的概念。19 世纪，德国病理学家 Rudolf L. K. Virchow（1821—1902 年）等利用显微镜观察到疾病的关键是细胞病变，由此创立了细胞病理学（cell pathology）。与此同时，法国生理学家 Claude Bernard（1813—1878 年）用动物实验方法复制了人类疾病模型，研究疾病过程中的功能、代谢和形态结构的动态变化，从而创立了实验病理学（experimental pathology），这是病理生理学的前身。1878 年，俄罗斯喀山国立大学首先成立了病理生理学教研室。此后，其他东欧国家也相继成立并开设了病理生理学课程。西欧和北美国家出版了多种病理生理学教材，也为医学生开设病理生理学课程，但未设立病理生理学教研室，病理生理学知识主要由生理学教师和相关临床医生讲授。

我国病理生理学的创建始于 20 世纪 50 年代初期。70 多年来，在几代病理生理学工作者坚持不懈的努力下，病理生理学在学科建设、人才培养、教学科研、学术成就以及学会、杂志和网站建设等诸多方面均取得了丰硕成果。自 1955 年以来，全国医学院校普遍开设了病理生理学课程。目前，在国内医学院校的课程设置中，病理生理学已成为医学专业的主干课程，许多专家学者还出版了多种病理生理学教科书和专业参考书。我国的病理生理学工作者在医学遗传学、肿瘤病因学、肿瘤发病学、免疫病理学、移植免疫学、冻伤、烧伤、休克、微循环障碍、缺氧、高原病、发热、炎症、放射病、心血管系统疾病、血液系统疾病、内分泌系统疾病、中西医结合以及某些传染病、地方病（如钩端螺旋体病、克山病及黑热病等）研究的诸多方面都取得了突出的成绩。1961 年，中国生理科学会病理生理学专业委员会筹委会成立，并同时召开了第一届全国病理生理学学术会议。1985 年，中国病理生理学会（Chinese Association of Pathophysiology，CAP）正式成立。此后，随着学科发展，在病理生理学一级学会下相继成立了 23 个专业委员会。1985 年，《中国病理生理杂志》创刊；1993 年，《中国实验血液学杂志》和《中国动脉硬化杂志》分别创刊。1991 年成立了国际病理生理学会（International Society for Pathophysiology，ISP），中国成为成员国和组建国；2006 年在北京召开了第 5 届国际病理生理学学术会议；2010 年建立了中国病理生理学会网站。2019 年以来，广大病理生理学工作者，特别是中国病理生理学会危重病医学专业委员会的医务人员，在抗击新型冠状病毒感染疫情中做出了重要的贡献。

20 多年来，随着自然科学和医学的迅猛发展以及各种先进技术的广泛应用，病理生理学也在相关领域取得了重大的进展，使人们对许多医学基础理论问题和疾病机制的认识提高到了一个新的水平，即细胞、亚细胞水平和分子水平。病理生理学研究取得的新进展又应用于临床实践，使临床医学也得以不断发展。

二、病理生理学的研究趋势

由于医学科学和技术的不断发展与进步，以及人们对疾病与健康认识的转变，使得疾病预防、诊治的技术手段有了显著的发展与变化。同时，现代医学研究的多学科交叉和渗透促进了病理生理学发病机制研究领域的发展。在缺氧、炎症、应激、缺血 - 再灌注损伤、休克、代谢综合征与肿瘤、器官损伤等疾病的基本病理过程和各器官系统的病理生理机制研究方面取得了显著的进展。然而，目前威胁人类健康的主要是非传染性慢性病和突发公共卫生事件，尚有很多未知的问题需要进一步研究，如恶性肿瘤、心脑血管病、代谢性疾病、神经退行性变性疾病以及新型冠状病毒感染、猴痘、人感染高致病性禽流感等跨物种传染病的病因学、发病学与分子机制研究还有广阔的探索空间。现代医学发展和临床实践遇到的最大难题在于专业过度细化、专科过度细分和医学知识碎片化。从整体观、整合观和医学观出发，将人视为一个整体，并结合自然、社会、心理、环境等因素进行研究和关注做得还不够；在疾病的临床诊断、治疗以及预防中，对于疾病发生时躯体与心理的关系、疾病与时空的关系的重视程度还不够。

"全健康"（One Health）理念的形成使人们对健康与疾病的认识不断深入。基于病理生理学的学科特点，必须通过多种研究方法，综合分析疾病细胞、分子以及整体水平的改变，才能全面了解疾病发生、发展和转归的规律，揭示疾病发生的原因和机制。未来疾病研究发展的趋势主要是应用多组学研究方法，从分子水平、多个环节对人体疾病进行研究，揭示疾病的发生机制，从而更加有效地预防和诊治疾病。应注重探究致病因素作用于人体或器官系统、组织细胞及生物分子而引发疾病或损伤的机制，造成机体结构和功能异常变化的标志以及调节机制。由于与人类疾病有关的各种影响因素复杂多变，所以未来需要从生物 - 心理 - 社会 - 环境医学模式的角度更加注重生物、心理、社会、环境等因素在疾病发生、发展、转归及防治过程中的作用。此外，还应考虑个体间的差异，疾病的复杂性、不确定性以及病情的动态变化。同时应进一步加强学科交叉与融合以及人工智能（artificial intelligence，AI）的应用，包括转化医学、整合医学、数字医学及智能医疗等理论、技术与方法的广泛应用，运用综合的研究手段及方法探究疾病的发生机制。

知识拓展 1-5

全健康

2003 年，美国兽医学家 William Karesh 首次提出"全健康（One Health）"的理念，并与相关专家在世界范围内组织了一系列以"One Health"为主题的会议。"One Health"一经提出，就受到全球的广泛关注，许多国家也纷纷展开该理念的相关研究和实践应用，使其内涵得以不断完善。自 2010 年以来，"全健康"从理念转化为行动，并在全球得到推广。2021 年 12 月，联合国粮农组织（Food and Agriculture Organization of the United Nations，FAO）、世界动物卫生组织（World Organization for Animal Health，OIE）、世界卫生组织（World Health Organization，WHO）与联合国环境规划署（United Nations Environment Programme，UNEP）组建了全健康高级别专家小组（One Health High Level Expert Panel，OHHLEP），并更新了"全健康（One Health）"的定义，即全健康是一种综合的、增进联合的方法，旨在可持续地平衡和优化人类、动物和生态系统的健康。人类、动物和生态系统的健康是相互依存、密不可分的，应注重保护生态环境、关注动物疾病与病原变异，促进人类与动物、人类与自然的和谐发展。在人类 - 动物 - 生态系统的相交点加强监测、规避各种威胁健康的风险，以人类、动物、环境整体视角解决复杂健康问题是全健康的核心诉求。

临床应用 1-1

进一步加强转化医学的研究与临床转化应用

转化医学的概念于 2003 年由美国国立卫生研究院（National Institutes of Health，NIH）院长 Zerhouni 教授提出，其核心思想是要打破基础医学与临床医学、药物研发之间的固有屏障，将基础医学研究所获得的知识与成果快速转化为新的临床治疗理论、新的治疗方法、新的治疗技术和研发新的有效药物。转化医学是一门综合性学科，其内涵包含两个方面：从实验室到临床（bench to bedside）以及从临床到实验室（bedside to bench），即通常所说的 B2B 过程。第一个 B 是指将实验室的研究成果应用到临床、转化为医药产品或者诊疗技术的过程，第二个 B 是指通过临床观察分析为基础医学研究提供思路、指导基础实验设计并加以验证的过程。二者相辅相成，构成了转化医学的双向循环，其目的及特征就是聚焦具体疾病，促进基础医学研究成果快速应用于新药研发、疾病预防、疾病诊断和治疗等方面。

临床应用 1-2

大力推行整合医学应用

整合医学（holistic integrative medicine）是指从整体的角度出发，结合各种生物因素、心理因素、社会因素和环境因素，将医学各领域最先进的理论知识和临床各专科最有效的实践经验加以有机整合，使之成为更加全面系统、更加科学合理、更加适合人体健康和疾病诊疗与预防的医学体系，使患者作为有机整体，得到全面的诊治和关怀。医学课程整合是知识呈现方式的改革，符合对疾病的认识规律，是"临床问题 - 正常 - 异常 - 诊疗"的认知过程。也就是说，应基于器官系统进行以疾病为中心的教学内容整合，实现基础与临床的纵向整合、学科间的横向整合，注重培养医学生的临床思维和提高其解决临床实际问题的能力，从而为推动整合医学的临床应用打下坚实的基础。

（吴立玲　刘永年）

思 考 题

1. 结合病理生理学的学科性质与特点，简述学习病理生理学的重要意义。
2. 举例说明基本病理过程的概念和主要内容。

疾病概论

案例 2-1

　　人到中年的张先生和李先生长期工作繁忙，经常需要加班。张先生的一日三餐都不规律，他经常不吃早餐，午餐和晚餐多为快餐。同时，他还经常饮酒，每天吸烟两包，工作时间以静坐为主，平时很少进行体育锻炼。近日，他常感到全身疲乏无力，肌肉、关节酸痛，容易焦虑、发脾气。李先生从不吸烟，很少饮酒，并且经常进行体育锻炼，能始终保持放松、自信的状态。今年，公司组织员工参加健康体检。体检结果显示，除了张先生的体重超标外，两人均未发现阳性病变体征和异常检查结果，无疾病诊断。

问题：

1. 张先生和李先生都健康吗？
2. 作为一名医护人员，应如何对张先生和李先生进行健康指导？

　　健康（health）与疾病（disease）是医学中一组最基本的对应概念，二者在一定条件下可以相互转化。随着社会经济的发展、科学技术的进步、文化水平的提升以及人们生产和生活方式的转变，人类对健康与疾病的认识不断提高。人们认识到，在疾病和健康之外，还存在着一种中间状态，称为亚健康（subhealth）状态。本章主要介绍健康、疾病及亚健康的概念，疾病的病因与条件，以及疾病发生与发展的一般规律、基本机制和转归等。

第一节　健康与疾病

一、健康的概念

　　传统的健康观认为无病即健康，而现代人的健康观是整体健康。世界卫生组织（World Health Organization，WHO）提出："健康不仅是没有疾病或体弱（infirmity），而是指躯体上、精神上和社会适应上的完好状态"。躯体上的完好状态是指躯体结构、功能和代谢的正常，采用现有医学手段未发现任何异常现象。精神上的完好状态是指个体的情绪、心理、学习、记忆及思维等处于正常状态，表现为精神饱满、乐观向上、愉快地从事工作、学习和生活，并能有效应对紧急事件，处理复杂问题。社会适应上的完好状态是指人们生活在社会中，不仅要适应自然环境，而且要适应社会环境，并且健康地生活；个体的行为、品质要符合社会道德规范，个体能保持良好的人际关系，并且能在社会中承担合适的角色。WHO 将影响健康的因素归纳为：健康 = 生活方式（60%）+ 遗传因素（15%）+ 社会因素（10%）+ 医疗因素（8%）+ 气候因素（7%）。因此，保障全民健康水平，除了提供医疗支持、改善环境以及应用基因改造技术、细胞治疗技术、人工智能（artificial intelligence，AI）等技术以外，还应注重提高全民的健康素养，包括加强健康教育、提升自我管理能力、倡导健康的工作方式和生活方式等。健康的标准并不是固定的，它随经济发展、社会进步而变化，在不同地区、不同年龄的人群中，健康的标准也会有所不同。健康是每个公民的权利、义务和责任，增强健康意识，保障个人和大众的健康是每个人义不容辞的责任，是实现健康中国的基石。

二、疾病的概念

　　人类对疾病的认识经历了漫长的发展过程。远古时期，人们把疾病视为独立于人体之外而存在的事物，称为"中邪"及"神灵惩罚"等，这是神灵主义医学模式的本体疾病观。古文明时期，人们对疾病产生了自然而朦胧的经验认识，形成了古代朴素整体医学模式的自然哲学疾病观。中世纪特别是文艺复兴时期，人们则把人仅仅看成生物个体，认为疾病是症状、体征、形态改变及一定病因作用下的综合实体，这是生物医学模式的机械疾病观。

　　随着现代医学科技的进步和社会的发展，人们对疾病有了更深入的了解和更科学的认识，认为疾病是机体在一定病因和条件作用下，机体内稳态（homeostasis）调节紊乱而导致的生命活动障碍的过程。在疾病过程中，躯体上、精神上及社会适应上的完好状态均被破坏，机体处于内环境稳态失衡、与环境或社会不相适应的状态。疾病发生时，患者可出现特定的症状（symptom）、体征（sign）和（或）社会行为异常。其中，症状是指疾病过程中机体的一系列功能、代谢和形态结构异常变化所引起的患者主观上的异常感觉，如疼痛、心悸和恶心等；体征是指患病机体客观存在的表现，可经各种检查发现，如听诊发现心脏杂音，触诊发现肝大，X 线检查发现占位性病变等；在某些疾病的发生和发展过程中，可出现一系列有内在联系的症状和体征，临床上常称为综合征（syndrome），如急性呼吸窘迫综合征、肝肾综合征等；社会行为异常则是指疾病发生时的各种异常变化导致患者劳动能力、工作能力、适应社会能力的变化或异常等。需要强调的是，在疾病的发生和发展过程中，应高度关注躯体因素和心理因素之间的相互影响。长期患躯体疾病可引发精神障碍；精神障碍也可导致躯体疾病。另外，还应高度关注人体与所处环境之间的相互影响，以及疾病随时间的变化而逐渐演变的过程，重视疾病发生、发展和转归在时空中的动态变化。

　　随着社会的发展和医学的进步，人们对疾病的认识也在不断地深入，主要表现为以下几方面：①从生物医学模式（biomedical model）向生物 - 心理 - 社会 - 环境医学模式（bio-psycho-social-environmental medical model）的转变，人们更加重视心理因素、社会因素和环境因素在疾病发生中的作用。②由于人类疾病谱的变化以及老龄化社会的到来，人们逐渐认识到突发公共卫生事件，如严重急性呼吸综合征（severe acute respiratory syndrome，SARS）、禽流感等，对于人类的生存与发展会产生重大的影响；而非传染性慢性疾病的发生已成为危害人类健康的主要原因。这些变化给人类的健康带来了巨大的危害和挑战。③从疾病与基因及蛋白质关系的研究中，人们认识到很多疾病发生的本质涉及基因与蛋白质的改变，要彻底阐明和根治疾病，必须从分子生物学和分子遗传学入手去寻找解决的办法。因此，从分子水平探索疾病的发生和发展规律，开展疾病多组学研究已成为 21 世纪医学研究的主题。

Note

　　学习和探讨疾病的概念是为了正确、深刻地认识疾病的本质，揭示其发病机制，制订正确的诊断措施和疾病防治策略，明确治疗方向。

知识拓展 2-1

疾病谱

　　疾病谱是指某一地区危害人类身心健康的诸多疾病中，可按其患病率、死亡率或危害程度的顺序排列成的疾病谱带。近年来，我国人口老龄化进程加快，当前威胁我国居民健康的主要疾病已从传统的传染性疾病转变为心脑血管病、肿瘤、呼吸系统疾病和糖尿病等非传染性慢性疾病，疾病谱也随之发生了变化。据统计，高血压患者约为 2.7 亿；糖尿病患者超过 1 亿，糖尿病前期人数为 1.5 亿；高脂血症患者约为 1.6 亿；心血管疾病每年死亡人数为 375 万；恶性肿瘤每年新发病例数为 450 万，每年死亡人数约为 300 万；慢性肾脏病患者为 1 亿～1.2 亿；阿尔茨海默病患者人数为 1200 万，且患病人数每年增加 30 万。上述非传染性慢性疾病的高发情况，已成为我国社会、经济发展和医疗卫生事业亟待解决的重大问题。通过对疾病谱的研究，可以深入分析疾病呈现的规律，预测疾病对人类的危害，找出危害人群健康的重要疾病，从而积极地采取科学的疾病防治措施。

三、亚健康的概念

　　亚健康是指机体介于健康与疾病之间的生理功能低下的状态。此时，机体处于非病、非健康，并有可能向疾病转化的状态，称为亚健康状态，又称人体的第三状态。WHO 的调查表明，人群中真正健康（第一状态）者约占 5%，患病（第二状态）者约占 20%，而处于亚健康状态（第三状态）者约占 75%。中年人是亚健康的高发人群。处于亚健康状态的个体可有各种不适的感觉，表现形式多种多样：①躯体性亚健康状态，感觉疲乏无力、头晕、心悸、气促、食欲缺乏、精神萎靡；②心理性亚健康状态，表现为情绪低落、焦虑、易怒、恐惧、失眠、多梦，记忆力减退，对生活失去热情，冷漠，有孤独感；③社会适应性亚健康状态，难以适应学习与工作环境，人际关系紧张，家庭不和睦，难以承担社会责任等。这种状态如不能得到及时纠正，则非常容易引发疾病。因此，对于亚健康人群，应采取加强健康管理、开展体育锻炼、提高免疫功能与调节心理活动等措施，促进其从亚健康状态向健康状态恢复，防止其向疾病方向转化。目前，由于来自工作、学习、生活与社会等方面的压力，使亚健康状态者越来越多，所以对亚健康的预防和处理已成为医学研究的热点之一。

知识拓展 2-2

"健康中国"建设

　　2016 年 10 月，国务院颁布了《"健康中国 2030"规划纲要》，将"健康中国"建设确立为中国优先发展的国策，目标是力争到 2030 年人人享有全方位、全生命周期的健康服务，主要健康指标进入高收入国家行列，如人均预期寿命达到 79 岁，重大慢性病过早死亡率较 2015 年下降 30%，婴儿死亡率降低至 5.0‰，5 岁以下儿童死亡率降低至 6.0‰，孕产妇死亡率降低至 12/10 万；居民健康素养水平提升至 30%，经常参加体育锻炼人数上升至 5.3 亿人，15 岁以上人群吸烟率降低至 20%，控制酒精摄入量；每千常住人口执业（助理）医师人数达到 3.0 人，注册护士人数达到 4.7 人等。《"健康中国 2030"规划纲要》以普及健康生活、优化健康服务、完善健康保障、建设健康环境、发展健康产业为重点，把健康融入所有政策，加快转变健康领域发展方式，全方位、全周期地维护和保障人民健康。作为医学生，为实现"健康中国"的目标贡献力量责无旁贷，义不容辞。

第二节　病因学

病因学（etiology）主要研究疾病发生的原因和条件。

一、疾病发生的原因

疾病发生的原因简称病因（cause of disease），又称致病因素，是指作用于机体的众多因素中，能引起疾病并赋予该疾病特征的因素。病因的种类很多，一般分为以下几大类。

（一）生物性因素

生物性因素包括细菌、病毒、真菌、立克次体和寄生虫等病原微生物。这类病因的致病作用主要与病原体的致病力强弱和侵入宿主机体的数量、侵袭力以及其逃避或抵抗宿主攻击的能力有关。侵袭力是指致病因素突破宿主的防御机制，并在体内定居繁殖和蔓延扩散的能力；毒力是指生物性因素致病能力的强弱，毒力越大，其致病性就越强。

生物性因素的致病特点是：①有一定的感染途径；②病原体必须与机体相互作用才能引发疾病，如人体对新城疫病毒无易感性，所以鸡瘟病毒对人体无致病作用；③病原体可引起机体发生免疫反应，同时病原体也可能发生变异，如致病微生物常可引起机体发生免疫反应，有的致病微生物自身也可发生变异，产生抗药性。

（二）理化性因素

1. 物理性因素　包括机械力、高温、低温、电流、大气压、电离辐射及噪声等。物理性因素的致病特点是：①仅发挥疾病的始动作用，对疾病的进一步发展不再继续起作用；②引起疾病的潜伏期一般较短或者没有潜伏期；③对组织器官无明显选择性。

2. 化学性因素　包括强酸、强碱、化学毒物以及动、植物毒性物质等。化学性因素的致病特点是：①对机体的组织器官有一定的选择性损伤作用，如四氯化碳主要引起肝细胞损伤；②在整个发病过程中都发挥作用；③化学性因素的致病作用与毒物本身的性质、剂量及机体损伤部位均有关；④除慢性中毒外，化学性因素的致病作用潜伏期一般均较短。

（三）营养性因素

机体的正常生命活动需要依靠机体内、外环境中的多种营养素和必需物质来维持，如维持生命活动的糖类、脂肪、蛋白质、维生素、无机盐及微量元素等物质。营养性因素是指机体各类必需物质的缺乏或过剩，如糖类、脂肪及蛋白质长期摄入不足可导致营养不良，摄入过量则可导致肥胖，进而诱发其他疾病，严重时甚至可引起死亡；维生素 D 缺乏可引起佝偻病，摄入过量则可导致中毒。

（四）遗传性因素

遗传性因素主要是通过染色体畸变和基因突变直接致病的。染色体畸变包括染色体的数目畸变和结构畸变，前者包括整倍体（如单倍体、多倍体）及非整倍体畸变类型，后者包括缺失、重复、易位及倒位等异常类型。染色体异常引起的疾病已达数百种，如常染色体数目异常（47，XX/XY，+21）导致的 21- 三体综合征，性染色体数目异常（47，XXY）导致的 Klinefelter 综合征。基因突变包括点突变、缺失、插入或倒位等突变类型。这些突变主要通过改变 DNA 的碱基序列，造成蛋白质的结构、功能发生变化而致病。例如，位于 X 染色体的凝血因子Ⅷ由于基因缺失、插入或点突变而失活，导致凝血功能障碍，从而引发血友病 A（甲型血友病）。此外，由于遗传或环境致病因素导致基因异常表达而致使某些家族成员具有易患某种疾病（如精神分裂症、高血压及糖尿病等）的倾向，这种现象称为遗传易感性（genetic susceptibility）。

（五）先天性因素

先天性因素是指妊娠期可影响胎儿生长发育的有害因素。例如，孕妇在妊娠早期感染风疹病毒后，病毒可通过胎盘屏障感染胎儿，常可造成流产或死胎，也可导致胎儿发生先天性风疹综合征，引起新生儿畸形。这种先天性疾病是不会遗传的，但有的先天性疾病（如多指 / 趾、唇裂）是可以遗传的。

（六）免疫性因素

当机体免疫系统对某些抗原刺激发生异常强烈的反应时，可导致组织、细胞损伤和生理功能障碍，这种异常的反应称为变态反应或超敏反应。例如，异种血清蛋白（破伤风抗毒素等）、某些药物（青霉素等）可导致过敏性休克；某些食物（虾、蛋类）、花粉可引起荨麻疹、支气管哮喘等变态反应性疾病。机体对自身抗原发生异常免疫反应并引起自身组织损伤的疾病称为自身免疫病，如系统性红斑狼疮和类风湿关节炎等。当机体出现免疫功能缺陷时，可引起免疫缺陷病，如获得性免疫缺陷综合征（acquired immunodeficiency syndrome，AIDS），此时机体易伴发致病微生物感染或发生恶性肿瘤。

（七）环境生态因素

空气、水、土地和森林等自然环境是人类赖以生存的必需条件，而环境污染造成的健康问题已经受到越来越多的关注。生存环境污染（如全球气候变暖、水源和食物污染、生物多样性丧失、海洋污染、土地沙漠化、森林破坏以及空气污染等）可对身体健康造成直接性的损害，常见的有呼吸系统受损、智力减退及癌症发生等。

（八）精神、心理因素

长期紧张的工作，不良的人际关系，以及恐惧、焦虑、悲伤及愤怒等不良情绪反应，甚至自然灾害、重大生活事件的突然打击等，可通过影响心理而导致机体功能、代谢紊乱及形态变化。例如，高血压、冠心病、应激性溃疡、神经官能症、精神分裂症、甲状腺功能亢进症以及某些肿瘤的发生和发展都与精神、心理因素密切相关；另外，变态心理和变态人格也可导致心身疾病的发生。

（九）社会因素

社会因素在病因学中的地位越来越重要，其与疾病发生的关系体现在社会经济发展状况、城镇化水平、社会保障条件及文化教育水平等方面。一般来说，经济状况良好、社会发展程度高、科学技术进步、社会保障和医疗保障能力强、文化教育水平较高的国家和地区，人们的健康素养普遍较高，疾病防控工作做得较好，人群的期望寿命较高；反之，则相反。在社会活动中，快节奏的工作和生活引起的工作、生活压力增大，不良的人际关系和社会行为，以及严重的工作和生活事件的打击，突发公共卫生事件或者自然灾害的发生等，都可导致一系列躯体和精神疾病。

总之，病因是导致疾病必不可少且决定疾病特异性的因素。目前，虽然医学领域中很多疾病的病因尚不明确，但相信随着医学科学的发展，这些疾病的病因终将会得以阐明。

二、疾病发生的条件

1. 条件（condition）　是指在病因作用于机体的前提下，那些能够促进或阻碍疾病发生与发展的各种因素，如年龄、性别等身体条件，气候、地理环境等自然条件，经济及文化教育水平等社会条件。条件本身并不直接导致疾病，但它可影响疾病的发生。例如，结核分枝杆菌是导致结核病发生的原因，但并不是所有感染了结核分枝杆菌的个体都会发生结核病。过度劳累、营养不良、居住环境恶劣和长期情绪忧郁等条件，均可削弱机体的抵抗力，此时若结核分枝杆菌进入机体，就可引起结核病的发生；反之，营养充足、生活条件良好和适当进行体育活动等条件，均可增强机体的抵抗力，此时即使有结核分枝杆菌侵入机体，也可以不发生结核病。因此，在疾病的防治过程中，需要重视条件的作用。

2. 诱因（precipitating factor）　又称诱发因素，是指能够加强病因的作用而促进疾病发生的因素。例如，肺部感染、妊娠、过度体力活动、过快或过量输液、情绪激动等常常是心脏病患者发生心力衰竭的诱因，防止或消除疾病的诱因对于疾病的防治具有重要作用。

3. 危险因素（risk factor）　是指能使疾病发生的可能性增加的因素，其与某种疾病的发生具有一定的因果关系，但是尚无可靠的证据能够证明该因素的直接致病效应。例如，肥胖、吸烟、糖尿病、高脂血症、高血压与应激等均被认为是引起动脉粥样硬化发生的危险因素，控制这些危险因素可以降低动脉粥样硬化的发病风险。

需要强调的是，病因和条件的划分是相对的。同一因素对一种疾病而言是其发生的病因，而对另一种疾病则可能是其发生的条件，如寒冷是冻伤的病因，但也是上呼吸道感染、肺炎及关节炎等疾病发生的条件。一般来说，每种疾病都有其病因。病因的种类繁多，疾病的发生可由遗传因素或环境因素单方面或共同影响所致。然而，目前还有许多疾病的确切病因不明，尚未完全确定其性质究竟是引起疾病的病因还是条件时，即将其称为危险因素。

第三节　发病学

发病学（pathogenesis）主要研究疾病发生与发展过程中的一般规律和共同机制。疾病的本质是机体内稳态调节紊乱而发生的异常生命活动过程。或者可以说，疾病是指生命作为功能、代谢及结构稳定的系统，其"内稳态机制"受到某些外部病因和（或）内部病因的作用，使机体的内稳态偏离了原来保持的调节范围。病因作用于机体后，首先引起内稳态调节紊乱，然后遵循疾病发生、发展的一般规律和基本机制，引起一系列连锁反应，进而推动疾病的发生与发展。

Note

一、疾病发生与发展的一般规律

疾病发生与发展的一般规律主要是指各种疾病过程中一些普遍存在的、共同的基本规律。

（一）损伤与抗损伤作用规律

对损伤做出抗损伤反应是生物体的重要特征，也是生物体维持生存的必要条件。损伤与抗损伤反应贯穿于疾病的始终，它们既相互联系，又相互斗争，是构成疾病各种临床表现、推动疾病发展的基本动力。在疾病的发生与发展过程中，损伤与抗损伤作用常常同时出现，且不断变化，其力量对比常会影响疾病的发展方向和转归（图 2-1）。例如，创伤可引起出血、有效循环血量减少、心输出量减少及血压降低等损伤性变化，而动脉血压下降可反射性引起交感 - 肾上腺髓质系统兴奋，进而引起心率加快、心肌收缩力增强、心输出量增加、血管收缩等抗损伤反应。如果损伤程度较轻，抗损伤作用占优势，同时予以及时、有效的治疗，则机体可恢复健康；如果损伤作用占优势，机体的抗损伤作用不足以对抗损伤作用，又未得到适当的治疗，则可导致病情恶化，甚至死亡。

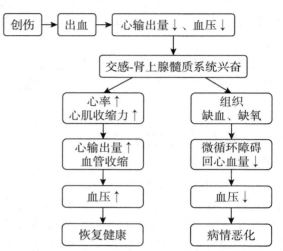

图 2-1　疾病过程中的损伤与抗损伤作用规律

在不同的疾病中，损伤和抗损伤的斗争是不同的，这就构成了各种疾病的不同特征。在临床疾病防治过程中，应采取各种措施支持和加强抗损伤作用，减轻和消除损伤作用，从而使患者得到康复。

（二）因果交替作用规律

因果交替作用规律是指在疾病的发生与发展过程中，原始致病因素（因）作用于机体后，机体产生一定的损伤性变化（果），这些变化在一定条件下又可作为新的病因，引起新的结果，如此因果不断交替，推动疾病发展。例如，创伤造成大出血时，创伤是原始病因，大出血是其作用的结果；但大出血又可作为新的发病原因，引起心输出量降低这一新的结果；随后，心输出量降低又与血压下降、微循环障碍、组织缺氧、回心血量减少等变化互为因果，不断循环交替，进而推动疾病不断发展。疾病就是遵循着这种因果交替的规律不断变化发展的，如不及时有效加以阻断，则常可形成恶性循环（vicious cycle）（图 2-2）。

作为医务人员，应善于发现不同疾病发生与发展过程中因果交替的内在机制，掌握疾病的发展趋势和发展连锁反应中的主导环节，在临床实践中及时采取有效的治疗措施，阻断因果转化和恶性循环，使疾病朝有利于康复的良性循环（beneficial cycle）方向发展。

（三）局部和整体统一的规律

生物体是一个相互联系的有机整体，局部与整体关系密切，通过神经 - 体液调节，保持着协调、统一。在任何疾病的发生与发展过程中都存在着局部与整体的关系，疾病可表现为局部变化，即某些器官、组织或细胞损伤的特征性反应，同时亦可表现出全身变化，成为整体内稳

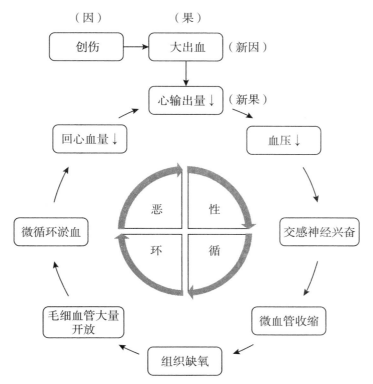

图 2-2　大出血时因果交替作用导致的恶性循环模式图

态调节紊乱的组成部分。例如，某部位的疖可引起局部充血和水肿等炎症反应，继发感染后可引起白细胞计数升高、发热和寒战等全身性表现。而有时疖看似是局部病变，但给予单纯的局部治疗，效果并不明显，经仔细追查，结果发现局部的疖肿是全身代谢性疾病——糖尿病的局部表现，只有在治疗糖尿病后，局部疖才会得到控制（图 2-3）。

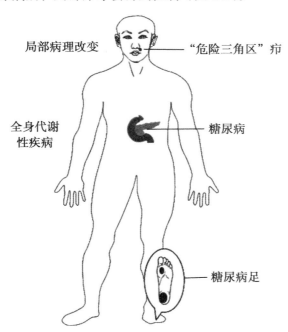

图 2-3　糖尿病患者的局部和整体表现规律示意图

　　因此，临床医务工作者应善于认清局部与整体的关系，透过现象看到本质，抓住主要矛盾进行正确处理，才能有的放矢地采取有效措施治疗疾病。

二、疾病发生的基本机制

疾病发生的基本机制（mechanism）是指在多种疾病发生与发展过程中存在的共同机制，包括神经机制、体液机制、细胞机制和分子机制四个方面。

（一）神经机制

神经系统在维持和调控人体生命活动中起主导作用。许多致病因素可以通过直接或间接损害神经系统的结构与功能而影响疾病的发生与发展，这称为疾病的神经机制。例如，某些病因可直接损害神经系统，如乙型脑炎病毒具有高度嗜神经特性，可直接破坏神经组织；而另外一些病因可通过神经反射引起相应器官系统的功能与代谢变化，如失血性休克时血压下降，压力感受器反射受抑制，可反射性地引起交感神经系统强烈兴奋，使外周血管收缩，在升高血压的同时可能导致组织缺血、缺氧。此外，精神、心理和社会因素（如长期人际关系紧张、焦虑及抑郁等）也可损伤中枢神经系统，引起大脑皮质功能紊乱，进而导致器官功能障碍。

（二）体液机制

体液是维持机体内环境相对稳定和细胞代谢的重要因素。疾病过程中的体液机制主要是指致病因素引起体液因子（humoral factor）数量或活性发生变化，使体液调节失衡而造成内环境紊乱，从而导致疾病的发生。例如，大量失血、失液导致体液量严重减少，可引起血液循环障碍；严重创伤导致组织损伤，释放大量组织因子入血，可激活凝血系统，引起弥散性血管内凝血。体液因子的种类繁多，包括各种具有全身性作用的体液因子（儿茶酚胺、凝血因子及纤溶物质等）、具有局部作用的体液因子（内皮素和某些神经肽等）和细胞因子（如白介素和肿瘤坏死因子等）。体液因子可通过内分泌、旁分泌和自分泌等方式作用于靶细胞受体而发挥生物学作用。

在诸多疾病的发生与发展过程中，神经机制与体液机制常协同作用，称为神经 - 体液调节机制。例如，当今社会竞争日趋激烈，部分人群因长期精神紧张或心理压力过大而导致大脑皮质和皮质下中枢（主要是下丘脑）功能紊乱，使调节血压的血管运动中枢反应性增强。此时交感神经兴奋，去甲肾上腺素释放增加，导致小动脉紧张性收缩；同时，交感神经活动亢进，可引起肾上腺髓质兴奋而释放肾上腺素，导致心率加快、心输出量增加。由于肾小动脉收缩，促使肾素释放，使肾素 - 血管紧张素 - 醛固酮系统（renin-angiotensin-aldosterone system，RAAS）激活，引起血压升高。这就是高血压发病过程中的一种神经 - 体液调节机制（图 2-4）。

（三）细胞机制

细胞机制是指致病因素作用于机体后，可以直接或间接作用于细胞，造成某些细胞的细胞膜或细胞器的功能与代谢障碍，从而引起细胞内稳态调节紊乱。细胞膜功能障碍表现为膜上的各种离子泵功能失调，如钠 - 钾泵（Na^+-K^+-ATP 酶，简称钠泵）、钙泵（Ca^{2+}-ATP 酶）等功能失调，造成细胞内 Na^+、Ca^{2+} 大量积聚，导致细胞水肿，甚至死亡。细胞器功能障碍表现为线粒体、内质网、高尔基体与核糖体等细胞器功能障碍。其中，线粒体功能障碍对机体的影响最为突出。线粒体是真核生物进行氧化代谢的部位，是糖类、脂肪和氨基酸最终氧化释放能量的场所。此外，线粒体还在氧化应激、自噬与凋亡的调控过程中发挥重要作用。在某些致病因素的刺激下，线粒体可出现功能障碍，导致氧化磷酸化过程被抑制，活性氧生成增加，能量生成

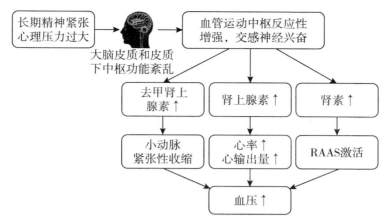

图 2-4　高血压发病过程中的神经 - 体液调节机制示意图
注：RAAS，肾素 - 血管紧张素 - 醛固酮系统

不足，从而造成严重的细胞功能障碍。

（四）分子机制

　　细胞内含有很多大分子多聚体与小分子物质，大分子多聚体主要是蛋白质和核酸，而蛋白质和核酸是细胞生命活动的主要分子基础。疾病的分子机制主要是指由于致病因素的作用使大分子的蛋白质和核酸出现结构与功能异常或某些小分子物质发生改变，从而不同程度地影响正常的生命活动，导致疾病发生和发展的分子层面的损伤作用及机制。近年来，大量研究试图从分子（如基因、蛋白质）水平探索生命现象和揭示疾病机制，由此提出了分子病（molecular disease）的概念。各种致病因素无论通过何种途径引发疾病，在疾病过程中都会以各种形式表现出分子水平的异常；反之，分子水平的异常变化可以在不同程度上影响正常生命活动，进而引起疾病的发生，如镰状细胞贫血就是由于合成血红蛋白的分子异常所导致的疾病。由于已知的分子病大部分由基因异常引起，因此提出了基因病（genic disease）的概念。近年来，基因技术得到了迅猛发展，使生命科学研究进入后基因组时代。基因组学、表观基因组学、转录组学、蛋白质组学、代谢组学和免疫组学等共同构成了系统生命科学的组学（omics）分子生物技术，用于研究疾病的分子机制。

知识拓展 2-3

分子病

　　分子病是指由基因或 DNA 分子的缺陷引起的一类以蛋白质结构和（或）功能异常为特征的疾病。通常把酶蛋白分子催化功能异常引起的疾病归为先天性代谢缺陷，而把除酶蛋白以外的其他蛋白质异常引起的疾病称为分子病。迄今已发现的分子病多达 3200 种以上，其中绝大多数极为罕见。例如，镰状细胞贫血是一种遗传性血红蛋白病。由于血红蛋白单基因突变，导致其分子中 β- 肽链第 6 位亲水性谷氨酸被疏水性缬氨酸所取代，形成溶解度降低的血红蛋白 S（hemoglobin S，HbS）。氧分压降低时，血红蛋白 S 分子之间相互作用，成为螺旋形多聚体，使红细胞扭曲成镰状细胞。地中海贫血是由于珠蛋白基因缺失或点突变导致血红蛋白肽链合成障碍而引发的异常血红蛋白病。随着对疾病分子机制研究的不断深入，有望实现真正意义上的精准医疗，为患者带来治愈的希望。

第四节　疾病的转归

案例 2-2

患者王先生，61岁，在家中看电视时突然感到头晕、出冷汗，随后发生昏迷而被急诊送入院。通过向患者家属询问病史，医生了解到王先生已有20多年高血压病史。经体格检查和CT检查，诊断为脑干大出血，予以药物治疗。第2天，王先生的呼吸、心搏突然停止，呈深昏迷。应用呼吸机和药物抢救后，王先生的心率恢复到65～80次/分，但瞳孔始终散大，脑电图检查显示脑电波消失，经颅多普勒超声检查显示脑血流停止。

问题

该患者尚有心搏，其是否已死亡？

疾病发展到一定阶段终将结束，这就是疾病的转归。疾病的转归有康复（rehabilitation）和死亡（death）两种形式。疾病的转归如何，主要取决于致病因素作用于机体后引起的损伤与抗损伤反应的力量对比，正确、及时的治疗可影响疾病的转归。

一、康复和死亡

（一）康复

根据康复的程度，可将其分为完全康复（complete recovery）与不完全康复（incomplete recovery）。

1. 完全康复　亦称痊愈，是指致病因素已经清除或不再起作用，疾病时所发生的损伤性变化完全消失，机体功能、代谢障碍及形态结构损伤完全恢复正常，各种症状和体征消失，机体的内稳态调节恢复正常，机体对外界的适应能力和社会行为能力（包括劳动力）也完全恢复正常。完全康复是疾病最常见也是最佳的结局。例如，流感病毒引起感冒后，经过机体代偿或者药物等治疗，机体的功能、代谢与结构完全恢复正常，就属于完全康复。此外，某些感染性疾病（如水痘等）痊愈后，机体可获得特异性终身免疫力。

2. 不完全康复　是指疾病时的损伤性变化得到控制，主要的症状、体征或行为异常消失，但基本病理变化尚未完全消失，需通过机体的代偿机制来维持内环境的相对稳定和相对正常的生命活动。例如，冠状动脉粥样硬化性心脏病引起心力衰竭的患者经改善心肌供血或者重建心肌血运等治疗后，虽然心力衰竭的症状和体征消失，但并不能完全消除粥样斑块；当感染或劳累时，可再次诱发心力衰竭。此外，疾病发生时可引发某种不可修复的病变或后遗症，如心内膜炎治愈后遗留的心瓣膜粘连，烧伤愈合后留下的瘢痕，器官切除后或截肢后，这些也属于不完全康复。

（二）死亡

1. 死亡　死亡是生命活动的终止，也是疾病发展最不良的结局。长期以来，临床上一直把心搏和呼吸的永久性停止作为判定死亡的标志，即心肺死亡。传统的观念认为，死亡过程包括濒死期（agonal stage）、临床死亡期（stage of clinical death）和生物学死亡期（stage of biological death）。然而近年来，随着复苏技术的普及与提高、器官移植的开展，这一判定标准受到了极大的挑战。

2. 脑死亡 1968 年，美国哈佛医学院脑死亡定义审查特别委员会正式提出脑死亡（brain death）的概念，即包括脑干在内的全脑功能不可逆的丧失。随后，多个国家也相继制定了与"哈佛标准"相同或相似的脑死亡判定标准：①不可逆性深昏迷，无自主性肌肉活动、对外界强烈的痛觉刺激毫无反应，但脊髓介导的运动反应（角弓反张、腱反射增强、肌震颤等）可存在；②脑干反射消失，瞳孔对光反射、角膜反射、头眼反射、前庭 - 眼反射及咳嗽反射全部消失；③无自主呼吸，脑干是控制心搏和呼吸的中枢，由于心肌具有自发的收缩能力，在脑干功能丧失后的一定时间内还可能存在微弱的心搏，因此自主呼吸停止被认为是判定临床死亡的首要指标，可通过自主呼吸激发试验加以验证；④脑电波消失，脑电图显示呈平直线；⑤脑血液循环完全停止，经颅多普勒超声或 CT 血管造影检查可证实。

采用脑死亡判定标准的意义：①准确判定患者的死亡时间，减少经济及人力消耗。对于脑死亡患者继续予以抢救需要相当多的医疗费用，医护人员及家属也要消耗很多精力。如以脑死亡为标准，宣告其死亡，就可以停止不必要的无效抢救，从而减轻上述负担。②有利于提供器官移植材料，在脑死亡后的一定时间内。通过生命保障系统等措施仍可维持机体除脑以外的其他各器官的存活，因此，一旦完成必备的法律和其他相关手续，脑死亡者即可提供最新鲜的器官移植材料。③属于伦理允许的范围，由于脑死亡者作为整体，其生命已经不可逆转地永久停止，而用脑死亡者的躯体可挽救其他患者的生命，是死者对人类的最后奉献，也是对死者的尊重。

3. 脑死亡与植物状态（vegetative state） 脑死亡机体作为一个整体已经死亡，不可能再恢复意识，更不可能复活，临床上须与植物状态加以鉴别。植物状态是指患者大脑皮质功能严重受损，处于不可逆的深昏迷状态，丧失意识活动，但皮质下中枢尚可维持自主呼吸和心搏。处于植物状态的人称为植物人，其认知功能完全丧失，没有意识，但存在自主呼吸运动和脑干反射，而且有恢复的可能性。

二、临终关怀

临终关怀（hospice care）是由社会各层面（医生、护士、社会工作者、志愿服务人员、政府和慈善机构等）组成的机构为临终患者及其家属提供医疗、护理、心理、社会等方面的全方位服务与照料，以提高患者临终阶段的生命质量，使患者在临终时能够无痛苦、安宁、舒适地走完人生的最后旅程，使家属的身心健康得到维护和增强。临终关怀是人类社会最具人性化的表现，是人道主义在现代社会的最高体现之一，也是以人为本的具体表现。临终关怀的发展是在人类生活品质提高之后，继之以提升死亡品质的理想与追求的现实化，是人类文明的巨大进步。

临床应用 2-1

自主呼吸激发试验

自主呼吸激发试验是脑死亡判定的关键环节，其核心原理是通过提高血液二氧化碳分压（$PaCO_2$），降低脑脊液 pH，以酸性环境刺激呼吸中枢；如果患者仍不出现呼吸运动，则判定为无自主呼吸，即脑干死亡。临床具体实施时，应在患者脱离呼吸机后即刻通过人工气道输入 100% 氧气 6 L/min，并密切观察其胸、腹部有无呼吸运动。在试验过程中，患者由于没有通气反应，$PaCO_2$通常每分钟会升高 $3 \sim 5$ mmHg。若 $8 \sim 10$ min 后试验结果显示 $PaCO_2 \geq 60$ mmHg 或 $PaCO_2$ 超过原有水平 20 mmHg 以及 pH<7.30，但患者仍无呼吸运动，即可判定为无自主呼吸。在试验过程中应注意，一旦患者出现明显的血氧饱和度下降、血压下降、心率减慢或心律失常等，就必须即刻终止试验。为了避免该试验对脑电图及经颅多普勒超声检查等的影响，须将该试验放在脑死亡判定的最后一步进行。

（董雅洁）

思 考 题

1. 举例说明疾病发生的原因与条件的区别。
2. 举例说明损伤和抗损伤反应在疾病发展过程中的作用。
3. 什么是脑死亡？简述判定脑死亡的标准及其临床意义。
4. 案例：患者小李，男，22 岁，某日在峡谷探险时不慎从高处坠落，身体多处受伤造成大出血，左腿伤势尤为严重。由于地处偏远，路途难行，在接到其同伴报警后的第一时间，消防战士与急救中心医护人员穿越丛林赶到这条峡谷，找到了受伤的小李。当时，小李面色苍白、意识清醒。现场查体：T 35.0℃，P 96 次 / 分，BP 105/85 mmHg。医生对其进行了临时包扎、止血、固定，予以生理盐水静脉滴注，随后进行紧急转移。由于山间遍布碎石、陡峭难行，救援人员经过 3 个多小时的艰难运输，终于抵达医院。入院查体：T 34.5℃，P 120 次 / 分，BP 80/60 mmHg，神志淡漠，皮肤发凉、发绀，左腿有一 8 cm 长的撕裂伤口，股动、静脉部分离断。小李自述腹痛、排尿困难，腹部叩诊有移动性浊音。医生一边安慰小李，一边立即施行导尿术及诊断性腹腔穿刺术。膀胱导出尿液 300 ml，腹腔诊断性穿刺抽出不凝固血液，B 超检查显示脾破裂。医生判断小李是因外伤合并腹腔内出血而发生失血性休克，遂立即行血管修补术和脾切除术。术中予以输血、补液及纠正酸中毒等治疗后，患者血压恢复至 110/70 mmHg。

问题：

请用因果交替规律分析小李发病的病理生理过程。

第三章

水与电解质代谢紊乱

案例 3-1

　　患儿小明，男，5岁，3天前进食外卖食品后出现发热，自测体温38.7℃，伴腹痛，呕吐3次，呕吐物为所食食物，伴腹泻，每天5～7次，呈水样便。在当地卫生室治疗（具体用药情况不详），效果欠佳。虽然小明未再出现呕吐，但仍有腹泻，每天3～4次，伴口渴、少尿、腹胀，遂来医院就诊。

　　医生一边详细询问病史，一边认真地对小明进行体格检查：T 37.8℃，P 108次/分，R 24次/分，BP 100/85 mmHg。精神萎靡，皮肤弹性降低，双眼窝轻度凹陷。心率108次/分，心律齐，肺部听诊无明显异常。腹部膨隆，无明显压痛、反跳痛，肠鸣音减弱，腹壁反射消失，膝反射迟钝，四肢发凉。辅助检查：血清Na$^+$ 152 mmol/L，K$^+$ 3.3 mmol/L。

　　问题：

　　1. 小明发生了何种类型的水与电解质代谢紊乱？其判断依据是什么？

　　2. 小明出现肠鸣音减弱、腹壁反射消失及膝反射迟钝的机制是什么？

　　水是机体的重要组成成分和生命活动的必需物质，对于维持机体内环境稳态是不可或缺的。机体内的水既有游离水，又有结合水，主要以体液（body fluid）形式存在。体液由水和溶解在其中的电解质、低分子有机化合物以及蛋白质等组成，广泛分布于组织细胞内外，是人体新陈代谢的场所。

　　体液包括两大部分：细胞内液（intracellular fluid，ICF）和细胞外液（extracellular fluid，ECF）。位于细胞内的体液称为细胞内液，与细胞的代谢和生理功能紧密关联；位于细胞外的体液称为细胞外液，参与构成人体的内环境，是组织细胞间及机体与外界环境间的重要中介。细胞外液包括血液中的血浆和组织细胞之间的组织间液（interstitial fluid，ISF）。体液的容量、化学成分、渗透压和分布保持相对恒定，称为水与电解质平衡（water and electrolyte balance）。

　　疾病和外界环境的剧烈变化以及医源性因素常会使机体发生或伴有水与电解质紊乱（water and electrolyte disturbance），从而导致体液的容量、分布以及电解质的浓度和渗透压等发生变化。水与电解质紊乱如果得不到及时纠正，则可引发病理过程或促进疾病的进展，甚至危及生命。

　　由于水与电解质紊乱在临床上较为常见，纠正水与电解质紊乱的治疗方法是临床常用的重要治疗手段，故水与电解质代谢具有十分重要的临床意义。本章主要介绍水、钠、钾、镁、钙及磷代谢紊乱。

第一节　水与电解质的正常代谢

一、体液的容量与分布

正常成人体液总量占其体重的 50%～60%，细胞内液约占 40%，细胞外液约占 20%。细胞外液包括血浆（约占体重的 5%）和组织间液（约占体重的 15%）。组织间液中有极少一部分分布在密闭的腔隙中，如胃肠道消化液、颅腔脑脊液、胸膜腔液、腹膜腔液及关节囊滑液等，称为第三间隙液（占体重的 1%～2%）。由于这部分体液是由上皮细胞消耗能量进行一定的化学反应，并将其分泌至细胞外的，故又称透细胞液或跨细胞液（transcellular fluid）。此外，存在于结缔组织、软骨和骨质中的水也属于组织间液，但它们与细胞内液的交换十分缓慢，称为慢交换液，在生理情况下其变化不大，不容易引起水与电解质代谢障碍。

组织间液和细胞内液之间被细胞膜隔开，水可以通过渗透作用透过细胞膜而自由进出细胞。组织液与血液之间被血管壁隔开，血浆中除蛋白质以外，水和其他物质均可通过渗透作用或自由扩散透过毛细血管壁进行交换。

体液总量占体重的比例因年龄、性别、体型胖瘦而不同。其占比随年龄增长而逐渐降低：新生儿体液总量约占体重的 80%，婴儿约占 70%，学龄儿童约占 65%，成年人约占 60%，而老年人的体液总量则占体重的 40%～50%。婴幼儿体表面积相对较大，新陈代谢旺盛，肾浓缩功能相对较差，尿量较多，因此其机体水的交换率较高，每日水的交换量可达细胞外液总量的 50%；同时，婴幼儿的神经、内分泌系统等发育尚不完善，对失水性疾病的调控与耐受力比成人差，在疾病过程中更容易发生水、钠代谢紊乱。成年男性的体液总量约占体重的 60%，女性约占 50%。另外，体液总量的占比还会随脂肪含量的增加而降低（脂肪组织含水量为 10%～30%，肌肉组织含水量为 25%～80%）。因此，男性比女性、肌肉发达的个体比肥胖的个体对缺水有更强的耐受性（表 3-1）。

表 3-1　不同年龄阶段及体重个体的体液容量（占体重的百分比）

体型	成人（男）	成人（女）	儿童	婴儿	新生儿	老年人
正常	60	50	65	70	80	45
消瘦	70	60	70	80	70	50
肥胖	50	42	55	60	50	40

二、体液的渗透压

体液的渗透压是指体液中溶质分子或离子（主要包括电解质、葡萄糖、氨基酸、尿素以及蛋白质等）对水的吸引力。体液中的溶质包括电解质与非电解质两大类。体液的渗透压包括由 Na^+、K^+ 等电解质形成的晶体渗透压（crystalloid osmotic pressure）和由蛋白质等大分子形成的胶体渗透压（colloid osmotic pressure）。体液的渗透压与溶质颗粒的数目有关，而与颗粒大小、所带电荷或质量无关。尽管体液中晶体物质的质量很小，但由于颗粒数目多于蛋白质，因此体液中起渗透作用的主要是由晶体电解质形成的晶体渗透压。血浆总渗透压中有 90% ~ 95% 是晶体渗透压，只有 5% ~ 10% 是胶体渗透压。

虽然与血浆晶体渗透压相比，血浆胶体渗透压的占比较小，但由于蛋白质不能自由透过毛细血管壁，因此，胶体渗透压对维持血管内外液体交换和血容量的稳定具有十分重要的作用。

晶体渗透压在维持细胞内外水平衡中发挥重要的作用。生理情况下，血浆、组织间液和细胞内液的渗透压是相同的，维持在 280 ~ 310 mmol/L。当渗透压发生变化时，水可从渗透压低的一侧向渗透压高的一侧转移，从而维持体液中渗透压的平衡。

三、水和钠的生理功能

（一）水的生理功能

1. 促进物质代谢　水不仅能提供生化反应的场所，还参与水解、水化和加水脱氢等重要反应，从而促进物质代谢。

2. 调节体温　水的比热大，能够通过汗液的蒸发和（或）体表的不感蒸发带走大量的热量。同时，水的流动性大，体液各部分中水的交换非常迅速，因而对体温调节起重要作用。

3. 润滑作用　唾液可以保持口腔和咽部湿润，有利于食物的吞咽，泪液有利于眼球转动，关节囊滑液有助于关节活动等。

4. 结合水　水主要与蛋白质、黏多糖和磷脂等结合，以结合水的形式存在，从而发挥复杂的生理功能。

（二）钠的生理功能

钠是体内最重要的阳离子之一，人体的含钠量为 40 ~ 50 mmol/kg。钠的主要生理作用包括以下几方面：

1. 维持血浆晶体渗透压和血容量　血浆晶体渗透压的大小取决于血浆中的钠盐、钾盐、葡萄糖与尿素等主要溶质颗粒的数量。钠是细胞外液中含量最高的阳离子，因此临床上常以血钠浓度的变化间接反映血浆渗透压的高低。

2. 组成体液的缓冲体系　在细胞内、外液的缓冲体系中，$NaHCO_3/H_2CO_3$（血浆内）和 $KHCO_3/H_2CO_3$（细胞内）起主要作用。其中，钠盐（$NaHCO_3$）是血浆中含量最高的缓冲物质，其与碳酸的浓度比值决定了血浆 pH 值的高低。

3. 参与维持神经、肌肉与心肌细胞的兴奋性　细胞外 Na^+ 快速内流产生的动作电位是神经、肌肉兴奋的基础。

四、水和钠的正常代谢

（一）水平衡

正常人每天水的摄入和排出处于动态平衡（表 3-2）。

1. 摄入　一般情况下，24 h 水摄入量为 2000 ~ 2500 ml。水的来源有饮水、食物水与代谢水。成人每天饮水 1000 ~ 1300 ml，食物水含量为 700 ~ 900 ml。糖类、脂肪和蛋白质等营养物质在体内氧化生成的代谢水每日约为 300 ml。

表 3-2　正常成人每日水的摄入量和排出量

摄入来源	量（ml）	排出形式	量（ml）
饮水	1000 ~ 1300	尿液	1000 ~ 1500
食物水	700 ~ 900	汗液、皮肤蒸发	500
代谢水	300	呼吸蒸发	400
—	—	粪便	100
合计	2000 ~ 2500	合计	2000 ~ 2500

2. 排出　机体排出水分主要有四条途径，分别为消化道（粪便）、皮肤（显性汗液和非显性蒸发）、肺（呼吸蒸发）和肾（尿液）。健康成人每天经汗液和皮肤蒸发（不感蒸发）的水分约为 500 ml，通过呼吸蒸发的水分约为 400 ml，随粪便排出的水分约为 100 ml，随尿液排出的水分为 1000 ~ 1500 ml。正常成人每天需至少排出 500 ml 尿液才能清除体内的代谢废物（主要是蛋白质代谢终产物以及电解质）。因此，要维持水分出入量的平衡，每日需要摄入水 1500 ~ 2000 ml。在机体排出水的几种方式中，通过呼吸和皮肤蒸发排出的水分主要以纯水为主，而通过显性汗液和粪便排出的水分一般为含少量电解质的低渗液体，发生腹泻时可排出含电解质较高的等渗液体。尿液则比较特殊，其中的电解质含量受肾血浆流量、肾功能、内分泌激素、药物等多种因素的影响，可排出低渗、等渗甚至高渗液体。

（二）钠平衡

正常成人体内钠总量的 50% 在细胞外液，10% 在细胞内液，为可交换的钠；其余 40% 与骨骼的基质结合，为不可交换的钠。血清钠浓度的正常范围是 135 ~ 145 mmol/L，细胞内液中的 Na^+ 浓度仅为 10 mmol/L 左右。成人每天所需的钠为 4 ~ 6 g（100 ~ 200 mmol/L）。机体对钠的摄入和排出处于动态平衡。

1. 摄入　天然食物中含钠量甚少，故人体摄入的钠主要来自食盐。每日膳食可提供氯化钠 5 ~ 15 g，《中国居民膳食指南（2022）》中推荐，成人每日摄入食盐量不应超过 5 g。每日从食物（食盐）中摄取的钠往往超过机体的需要量，摄入的钠几乎全部被小肠吸收，多余的钠经肾随尿液排出，每日排出量通常为 100 ~ 140 mmol。

2. 排出　机体排出钠的途径主要有三条，分别为肾、皮肤和消化道。经肾排钠的特点是：多吃多排，少吃少排，不吃不排。由于肾能够对钠的排出进行精确的调节，因此在肾功能正常的人群中，钠摄入量的改变不易引起体内钠水平的变动。此外，汗液为低渗液（含钠量为 10 ~ 70 mmol/L），随汗液可排出少量钠；随粪便也可排出少量钠；各种肠道消化液富含 $NaHCO_3$，因此大量出汗或严重腹泻时，若不注意及时补充钠盐，则可导致体内钠的大量丢失。

（三）水和钠平衡的调节

机体内水与钠的平衡紧密相关，共同影响细胞外液的渗透压和容量，而机体内水与电解质的相对稳定则是通过神经 - 内分泌系统的调节来维持的。水平衡主要受饮水中枢（渴中枢）及抗利尿激素（antidiuretic hormone，ADH）调节，对维持血浆的等渗状态起重要作用；而钠平衡则主要受醛固酮和心房钠尿肽的调节，对维持细胞外液的容量起重要作用。

1. 渴感　渴感机制是机体通过控制水的摄入，调节体液容量和渗透压相对稳定的重要机制之一。渴中枢位于下丘脑视上核侧面，与渗透压感受器相邻，并且二者有部分交叉重叠。近来认为第三脑室旁的穹隆下器（subfornical organ，SFO）和终板血管器（organum vasculosum of lamina terminalis，OVLT）也与渴感的产生有关。血浆晶体渗透压升高是引起渴中枢兴奋的主要刺激因素，细胞外液渗透压升高可引起渴中枢兴奋，进而刺激口渴反射，使人体产生渴感而思饮水；饮水后，细胞外液渗透压降低，则渴感消失。另外，有效循环血量减少和血管紧张素Ⅱ（angiotensin Ⅱ，Ang Ⅱ）分泌增加也可以引起渴感，其机制可能与降低渴感阈值有关。渴感的主要抑制因素是血浆渗透压降低和细胞外液容量增加。

知识拓展 3-1

渴感的调控

当机体饮水时，液体被完全吸收并进入体液之前，渴感受到包括口咽和肠道神经信号在内的多种"吸收前"信号的调控。首先，饮水时口咽的吞咽动作会产生一个快速临时信号，可以反映机体摄入液体量的多少。这个快速信号可抑制脑内渴感相关神经元的活性，这也解释了为什么当人们口渴并大量饮水时，会有一种"解渴"和"不渴了"的满足感。其次，肠道内也存在着水和盐的感受器，能够感受摄入液体渗透压的大小。例如，高渗盐溶液进入肠道后，渴感神经元可以被持续激活，从而保持渴感而刺激饮水。可见，肠道的渗透压感受器能通过肠-脑信号反馈来控制渴感。最后，摄入的液体完全吸收入血后，机体才通过下丘脑等处的渴感神经元直接感受血浆渗透压等信号的动态变化。

下丘脑的渴感神经元可整合来自口咽、肠道和血浆的三种信号，调节机体的渴感和饮水行为，共同维持体液平衡。

2. 抗利尿激素与水孔蛋白　抗利尿激素（ADH）是由下丘脑视上核和室旁核的神经元合成的多肽激素，储存在神经垂体周围的神经末梢。因其有收缩血管的作用，故又称为血管升压素（vasopressin）。ADH主要作用于肾远曲小管和集合管，可使小管上皮细胞对水的通透性增高，从而促进水的重吸收。

刺激ADH释放的主要因素有细胞外液渗透压的升高及血容量的减少（图3-1）。当成人细胞外液渗透压升高1%~2%时，就可刺激ADH释放。血容量减少和血压降低可通过左心房和胸腔大静脉处的容量感受器以及颈动脉窦和主动脉弓的压力感受器促进ADH的分泌。机体对容量改变的敏感性低于对渗透压改变的敏感性，细胞外液容量需减少10%才能刺激渴感产生和ADH释放，但是容量的调节作用一旦激发，作用就会更强。

血容量的变化可以影响机体对渗透压变化的敏感性，许多血容量减少的疾病促使ADH分泌的作用远远超过血浆晶体渗透压下降对ADH分泌的抑制作用，这表明机体优先维持正常血容量。临床上，当血容量显著减少与渗透压严重失衡同时发生时，为防止休克与循环衰竭等危重情况的发生，尽管渗透压不高，机体也会增加ADH分泌以维持血容量的平衡，并维持血压稳定，此时血浆晶体渗透压会变得更低（牺牲渗透压平衡以维持血容量）。另外，应激、疼痛、精神紧张、吸烟、恶心、呕吐及血浆Ang Ⅱ水平增高等也可刺激ADH分泌。

目前认为ADH的作用机制与水孔蛋白（aquaporin，AQP）有关。水孔蛋白又称水通道蛋白，是一组与水有关的细胞膜转运蛋白，广泛存在于动、植物及微生物中。目前在哺乳动物体内已发现至少13种AQP（AQP 0~AQP 12），每种AQP都有其特异的组织分布。肾作为维持机体水、钠平衡的重要器官，其中主要分布有AQP 1~AQP 4。这些水通道蛋白可以与抗利尿

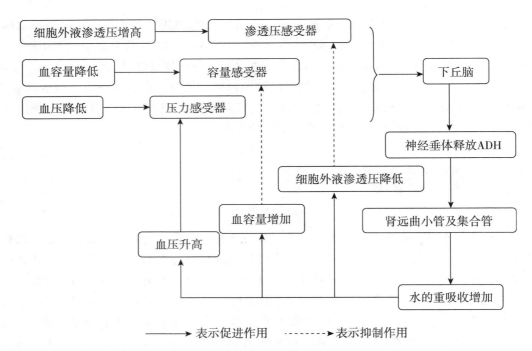

图 3-1　抗利尿激素的分泌调节及其作用机制示意图

激素协同作用，促进肾对水的重吸收。AQP 1 位于近端小管、髓袢降支管腔膜和基膜以及降支直小血管的管腔膜和基膜中，可调节水的运输和通透。AQP 2 位于集合管主细胞膜及细胞内囊泡中，可控制肾小管管腔侧水的摄入。AQP 3、AQP 4 位于集合管主细胞的基底侧胞膜上，可提供水的流出通道。

当 ADH 与远曲小管和集合管管腔膜上的 ADH 受体（V_2R）结合后，可激活腺苷酸环化酶（adenylate cyclase，AC），使细胞内 cAMP 含量增加，进而激活 cAMP 依赖的蛋白激酶 A（protein kinase A，PKA），促使胞质囊泡中的 AQP 2 磷酸化，磷酸化的 AQP 2 穿透并融合嵌入管腔膜，导致管腔膜上的 AQP 2 密度增加，使水进入胞质；随后，由管周膜上持续活化的 AQP 3 或 AQP 4 将水分转运至间质，使水在直小血管被重吸收。当血浆中的 ADH 分泌量减少时，ADH 与 V_2R 解离，管腔膜上的 AQP 2 即回到胞质囊泡中。若 ADH 分泌量持续增加，则可使 AQP 2 合成增加。

3. 醛固酮　醛固酮是由肾上腺皮质球状带分泌的盐皮质激素，主要作用是保钠、排钾和排氢，即促进肾远曲小管和集合管对 Na^+ 的重吸收，同时可通过 Na^+-K^+ 和 Na^+-H^+ 交换而促进 K^+ 和 H^+ 的排出。随着 Na^+ 的主动重吸收增加，水的重吸收也增多。

促使醛固酮分泌的主要因素主要是循环血量减少、细胞外液渗透压降低、血钠浓度降低和血钾浓度增高，这依赖于肾素 - 血管紧张素 - 醛固酮系统（renin-angiotensin-aldosterone system，RAAS）的调节（图 3-2）。当失血等原因导致血容量减少、动脉血压下降时，肾入球小动脉管壁牵张感受器受刺激，进而使球旁细胞分泌肾素增多；此时，由于流经致密斑的 Na^+ 减少，也可导致球旁细胞分泌肾素增多，进而激活 RAAS。增多的肾素可激活血液中的血管紧张素原转变成血管紧张素 I（angiotensin I，Ang I），后者相继转化为 Ang II 和血管紧张素 III（angiotensin III，Ang III），Ang II 和 Ang III 可刺激肾上腺皮质球状带分泌和释放醛固酮。醛固酮作用于肾远曲小管和集合管，可使其对 Na^+ 的重吸收增加，继而使细胞外液晶体渗透压升高，并通过释放 ADH 以增加水的重吸收，从而使血容量得以恢复。

4. 心房钠尿肽　心房钠尿肽（atrial natriuretic peptide，ANP）又称心房肽或心钠素，是一组由心房肌细胞产生的多肽，由 21～33 个氨基酸残基组成。当心房扩张、血容量增加、血

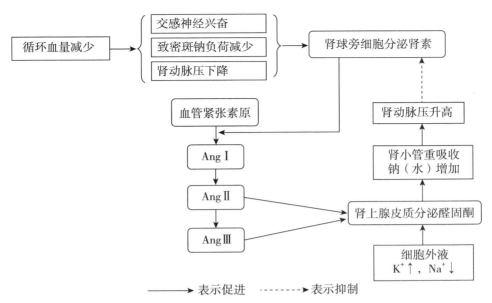

图 3-2　醛固酮的分泌调节及其作用机制示意图

Na⁺浓度增高、血浆渗透压升高或血管紧张素增多时，可刺激心房肌细胞合成和释放 ANP，主要作用于近曲小管，可抑制钠和水的重吸收。ANP 通过利钠、利尿、扩血管和降低血压的作用，对肾及心血管内环境稳态起重要的调节作用。其机制为：①抑制肾素的活性，减少醛固酮的分泌；②对抗血管紧张素的缩血管效应，扩张入球小动脉，增加滤过分数，增加肾小球滤过率；③拮抗醛固酮对 Na⁺的重吸收作用，拮抗 ADH 的作用，使尿量增加；反之，当限制钠和水的摄入、血容量降低或血管紧张素减少时，则可抑制 ANP 的释放。因此，ANP 是血容量的负调节因素。

🕐 临床应用 3-1

血浆渗透压在临床上的应用

血浆总渗透压为 280～310 mmol/L，其中 90%～95% 是晶体渗透压。晶体渗透压的大小取决于血浆中的电解质、葡萄糖和尿素等主要溶质颗粒的数量。一般根据血浆中钠盐、钾盐、葡萄糖（glucose，GL）、血尿素氮（blood urea nitrogen，BUN）的浓度来计算血浆晶体渗透压。因为电解质中阴离子和阳离子的数量相等，而阳离子中主要以 Na⁺和 K⁺为主，其他离子含量极少，故常用 Na⁺、K⁺的 2 倍来计算渗透压。即：血浆晶体渗透压（mmol/L）=2［Na⁺］（mmol/L）+ 2［K⁺］（mmol/L）+ 葡萄糖浓度（mmol/L）+ 血尿素氮浓度（mmol/L）。其中，钠离子产生的渗透压为 142 mmol/L×2=284 mmol/L，钾离子产生的渗透压为 4.5 mmol/L×2=9 mmol/L，葡萄糖和血尿素氮在正常血浆中的浓度非常低，仅产生约 10 mmol/L 的渗透压。由此可见，钠盐是血浆渗透压最为重要的组成部分，血钠浓度基本决定了细胞外液渗透压的高低。由于血钠浓度的改变往往会影响血浆渗透压，故临床上常以血钠浓度的变化间接反映血浆渗透压的高低。疾病发生时血浆渗透压的改变及意义详见本章数字资源。

第二节　水与钠代谢紊乱

　　水、钠代谢紊乱是临床上最常见的水与电解质紊乱类型。水代谢紊乱可导致钠平衡失调，同样，钠代谢紊乱常伴随有水的摄入和排出异常，两者经常同时或相继发生，但两者的变化不一定平行，因此可以根据体液容量、渗透压或血钠浓度进行分类。根据体液容量变化不同，可将其分为脱水和水过多，二者又分别根据细胞外液渗透压的不同分为高渗性、低渗性和等渗性三种类型；根据血钠浓度的变化可分为高钠血症和低钠血症，二者又分别根据细胞外液容量的不同分为高容量性、低容量性及等容量性三种类型。本节以细胞外液容量的变化进行分类讨论（表 3-3）。

表 3-3　水与钠代谢紊乱的分类

细胞外液容量变化	血清钠降低	血清钠升高	血清钠正常
细胞外液容量降低	低容量性低钠血症（低渗性脱水）	低容量性高钠血症（高渗性脱水）	低容量性血钠正常（等渗性脱水）
细胞外液容量升高	高容量性低钠血症（水中毒）	高容量性高钠血症（盐中毒）	水肿
细胞外液容量正常	等容量性低钠血症	等容量性高钠血症	正常

一、脱水

　　脱水（dehydration）是指体液容量明显减少，并出现一系列功能和代谢紊乱的病理过程。由于体液的丢失主要是指细胞外液的丢失，而钠离子是细胞外液中最主要的离子，故机体脱水时除有水的丢失外，还常伴有不同程度的钠丢失。因此，临床上根据脱水时血钠浓度及渗透压的不同，将脱水分为高渗性脱水、低渗性脱水和等渗性脱水三种类型。

（一）高渗性脱水

　　高渗性脱水（hypertonic dehydration）又称低容量性高钠血症（hypovolemic hypernatremia），主要特征是失水多于失钠，血清钠浓度 > 145 mmol/L，血浆渗透压 > 310 mmol/L。

　　1. 原因和机制　高渗性脱水主要是水的丢失过多，包括水的摄入不足及排出过多，分别经消化道、皮肤、肺和肾丢失。其原因与机制主要包括以下几方面：

　　（1）饮水不足：见于水源断绝和饮水困难等情况，如沙漠迷路、海难或地震灾难被困等；患者不能或不会主动饮水，见于频繁呕吐、昏迷和极度衰弱的患者等；渴中枢功能障碍，如下丘脑病变可损害渴中枢，发生脑血管意外的老年患者可出现渴感异常等。

　　（2）水丢失过多：

　　1）经肾丢失：发生中枢性或肾性尿崩症时，由于 ADH 产生和释放不足或肾远曲小管和集合管对 ADH 缺乏反应，导致远曲小管和集合管对水的重吸收减少，患者可排出大量低渗尿；发生以肾间质损害为主的肾病时，由于肾浓缩功能障碍，患者可排出大量低渗尿；静脉输入大量甘露醇、高渗葡萄糖溶液时，可引起渗透性利尿而导致机体失水。

　　2）经消化道丢失：因小肠分泌液、胆汁和胰液中的 Na^+ 浓度均与血浆相似，所以发生呕吐、腹泻时，可经胃肠道丢失大量等渗体液，一般引起等渗性脱水。如果长期出现消化液丢失或者婴幼儿腹泻，则肠液含钠量低，粪便呈水样便，可经胃肠道丢失低渗液，进而引起高渗性脱水，粪便钠浓度在 60 mmol/L 以下。

3）经皮肤丢失：发热及甲状腺功能亢进时，通过皮肤不感蒸发丢失的水分增多。发热时，体温每升高 1.5℃，经皮肤不感蒸发丢失的水分每天约增加 500 ml；处于高温环境或剧烈运动时，机体可因大量出汗而丧失低渗性汗液，每小时可丢失水分 800 ml 左右。

4）经肺丢失：任何原因引起的过度通气均可使呼吸道黏膜的非显性蒸发增加，由于经此途径损失的都是不含任何溶质的水分，因此可能引起高渗性脱水。

在临床实践中，高渗性脱水的原因往往是综合性的，如婴幼儿腹泻导致高渗性脱水的原因除了丢失肠液及摄入水不足外，还有发热出汗与呼吸加快等因素引起的失水过多。

2. 对机体的影响

（1）渴感明显：由于高渗性脱水时既有细胞外液渗透压增高，又有血容量减少，故可刺激饮水中枢（渴感障碍者除外）而产生明显渴感，促进患者主动饮水以补充体液，从而抑制体液容量的减少。

（2）尿液的变化：如果是经肾失水而引起的高渗性脱水，则患者可出现尿量增加。其他原因引起的高渗性脱水，血浆渗透压升高与血容量减少均可刺激 ADH 释放，使患者尿量减少、尿比重增高。在轻症患者或脱水早期，细胞外液渗透压升高而脱水情况不严重，可抑制醛固酮分泌，加之 ADH 分泌增加可促进尿液浓缩，从而使尿钠增多；在重症患者或脱水晚期，由于严重脱水导致血容量明显减少，此时机体优先维持血容量，促使醛固酮分泌增多而导致尿钠减少。

（3）细胞内液向细胞外转移：高渗性脱水时，因细胞外液渗透压升高，水由细胞内向细胞外转移。

口渴刺激饮水、ADH 分泌增多和水由细胞内向细胞外转移，这三个因素都能使细胞外液得到一定的补充而使细胞内液量明显减少，故此时细胞外液量和细胞内液量均减少，以细胞内液量减少更明显（图 3-3）。因此，发生高渗性脱水时，细胞外液和血容量的减少不如低渗性脱水时明显，患者早期不易发生循环衰竭与休克。

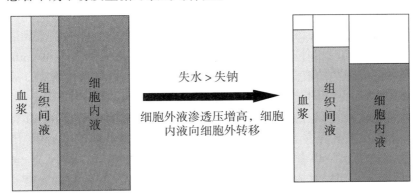

图 3-3　高渗性脱水时体液的分布情况

（4）脱水热（dehydration fever）：由于高渗性脱水时机体以水的丢失为主，通过汗液、尿液等排出水分而散热的体温调节功能受到影响，故可导致体温升高。尤其是婴幼儿，其体温调节功能还不完善，更容易出现体温升高，称为脱水热。

（5）细胞脱水：高渗性脱水时，水透过细胞膜由细胞内向细胞外转移，可导致细胞内液量明显减少，引起细胞脱水、皱缩，组织器官体积缩小，进而导致细胞功能和代谢障碍，尤以脑细胞脱水引起的临床表现最为严重，可表现为嗜睡、肌肉抽搐、昏迷等一系列中枢神经系统功能障碍，甚至可导致死亡。由于颅腔容积固定，脑细胞脱水可使脑体积显著缩小，介于颅骨与脑皮质之间的血管张力增大，因而可导致静脉破裂，造成局部脑出血，其中以蛛网膜下腔出血最为常见。

（6）其他表现：高渗性脱水根据失水程度及临床表现可分为轻度、中度和重度三类。轻度：失水量占体重的 2% ~ 4%，患者黏膜干燥、出汗少、皮肤弹性下降、有渴感、少尿、尿比重＞ 1.020。中度：失水量占体重的 4% ~ 6%，患者有严重渴感、恶心、心动过速、直立性低血压、少尿、尿比重＞ 1.025、血肌酐和尿素水平升高。重度：失水量占体重的 6% 以上，患者常发生休克、肾功能损害、代谢性酸中毒及脑功能障碍等。重度脱水可导致患者死亡。

案例 **3-2A**

张先生，35 岁，于 2 天前进食隔夜剩饭后出现频繁呕吐、腹泻，每日腹泻 10 余次，尿量减少，伴体温升高，遂来院就诊。医生详细询问了病史，并对患者进行了体格检查。查体：T 38.5℃，P 100 次 / 分，R 30 次 / 分，BP 110/80 mmHg。皮肤黏膜干燥、无汗。辅助检查：血清 Na$^+$ 155 mmol/L，渗透压 320 mmol/L，尿比重 1.028，尿液颜色黄，其余实验室检查未见异常。

问题：
1. 患者入院时发生了何种类型的水、电解质紊乱？为什么？
2. 患者出现少尿的原因是什么？
3. 作为医务工作者，对患者有什么建议？

（二）低渗性脱水

低渗性脱水（hypotonic dehydration）又称低容量性低钠血症（hypovolemic hyponatremia），主要特征是失钠多于失水，血清钠浓度＜135 mmol/L，血浆渗透压＜280 mmol/L。

1. 原因和机制

（1）经皮肤丢失大量体液而只补充水：汗液为低渗液，其中固体物质主要是氯化钠。大量出汗时，机体丢失水的同时也伴有明显的钠丢失（每小时可丢失钠 30 ~ 40 mmol）。若只补充水而不补钠，则可造成细胞外液低渗。大面积烧伤时，由于血管通透性增高，故可导致血浆大量丢失，若只补充水分，也可引起低渗性脱水。

（2）丢失大量消化液而只补充水：这是临床发生低渗性脱水最常见的原因，多见于腹泻、呕吐或胃肠道手术后丢失大量含 Na$^+$ 消化液而只补充水分或输注葡萄糖溶液等情况。

（3）肾性原因：①水肿患者长期使用排钠利尿剂，如呋塞米（速尿）、依他尼酸（利尿酸）、噻嗪类利尿剂等，使髓袢升支对 Na$^+$ 的重吸收减少；如果再限制钠盐摄入，则钠的缺乏更为明显。②肾病，如发生慢性间质性肾疾病时，髓质结构破坏和髓袢升支功能障碍，钠随尿液丢失增多；急性肾损伤多尿期，肾小管液中的尿素等溶质浓度增高，可通过渗透性利尿作用使肾小管上皮细胞对钠、水的重吸收减少；失盐性肾病患者因肾小管细胞病变，对醛固酮的反应性降低，导致肾小管对钠的重吸收减少，造成经肾排出钠过多。③肾上腺皮质功能不全，常见于艾迪生病患者，主要是因为醛固酮分泌不足，导致肾小管对钠的重吸收减少，经肾排出钠增多。④肾小管性酸中毒，肾小管性酸中毒（renal tubular acidosis，RTA）是一种以肾小管排酸障碍为主的疾病，由于集合管分泌 H$^+$ 功能降低，导致 H$^+$-Na$^+$ 交换减少，使钠随尿液排出增多。

因此，低渗性脱水的发生往往与体液丢失后仅补充水而不补充钠相关，导致脱水类型发生了转化，由高渗性脱水或等渗性脱水转化为低渗性脱水，对此应加以足够的重视。部分患者在丢失大量体液后，即使未予以不当补液措施，也可能发生低渗性脱水，其机制是由于细胞外液容量减少，刺激 ADH 分泌增多，导致肾小管对水的重吸收增加，进而引起低渗性脱水。

2. 对机体的影响

（1）渴感不明显：由于细胞外液渗透压降低可抑制渴中枢，故轻症或脱水早期患者不会出现渴感；重症或脱水晚期患者由于血容量明显减少，可引起渴中枢兴奋而产生轻度渴感。

（2）尿液的变化：血浆渗透压降低与体液容量改变的共同作用是可导致低渗性脱水患者出现尿钠和尿量异常。细胞外液渗透压下降时，可抑制渗透压感受器，使 ADH 分泌减少，进而使肾小管对水的重吸收减少，轻症或早期患者尿量一般不减少；而脱水严重时，由于血容量明显减少，机体优先维持血容量，使 ADH 分泌增多，故可致尿量明显减少。由肾外原因所致的低渗性脱水，在早期或轻症患者，由于低渗透压和低钠可引起醛固酮分泌增多，故尿钠减少（<10 mmol/L）；在病程晚期或重度脱水可导致 ADH 分泌增多，使尿量减少，尿钠含量减少程度则有所回升。而肾性原因所致的低渗性脱水患者则可出现尿钠增多（> 20 mmol/L）。因此，尿量和尿钠的变化趋势要根据具体情况进行具体分析。

（3）细胞外液向细胞内转移：低渗性脱水时，由于细胞外液渗透压降低，水由细胞外向细胞内转移，使得细胞外液减少，细胞内液增加。由于细胞外液减少致使血液浓缩，使血浆蛋白浓度增高，血浆胶体渗透压增高，可导致组织间液生成减少、回流增加，以维持血容量。所以此时主要是细胞外液明显减少，细胞内液不减少甚至增加，尤以组织间液减少更为明显（图 3-4）。

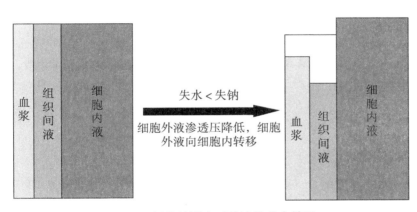

失水 < 失钠
细胞外液渗透压降低，细胞外液向细胞内转移

图 3-4　低渗性脱水时体液的分布情况

（4）脱水体征：由于细胞外液明显减少，血液浓缩，血浆胶体渗透压升高，导致组织间液进入血管，以补充血容量，因此组织间液明显减少。患者表现为皮肤弹性明显降低，黏膜干燥，出现眼窝和婴儿囟门凹陷等明显的脱水体征，在三种脱水类型中最为明显。

（5）细胞水肿：低渗性脱水时，细胞外液转移至细胞内，可引起细胞水肿，组织器官体积增大，导致细胞功能和代谢障碍。以脑细胞水肿引起的临床表现最为严重，伴随颅内压增高可出现一系列中枢神经系统受压症状，如头痛、恶心、呕吐、记忆力减退、视神经乳头水肿、意识模糊、惊厥甚至昏迷等。

（6）其他表现：根据失钠程度及临床表现，可将低渗性脱水分为轻度、中度和重度三类。轻度：失钠量 <0.5 g/kg，血钠浓度在 135 mmol/L 以下，患者常感疲乏、头晕、手足麻木，渴感不明显，直立时可发生晕厥，尿中含钠量减少。中度：失钠量为 0.5 ~ 0.75 g/kg，血钠浓度在 130 mmol/L 以下，患者常有厌食、恶心、呕吐、视物模糊、收缩压轻度降低、直立时晕厥、心率加快、脉搏细速、皮肤弹性降低、面容消瘦，尿量减少。重度：失钠量为 0.75 ~ 1.25 g/kg，血钠浓度在 120 mmol/L 以下，患者表情淡漠、腱反射减弱或消失，可出现木僵，严重时可发生昏迷，甚至死亡。

临床应用 3-2

低渗性脱水与休克

发生不同类型的脱水时，机体的渴感、主动饮水能力、尿量的变化、体液分布的改变均有所不同，因此，患者出现休克倾向的程度也不同。其中，发生低渗性脱水时，患者最易发生循环衰竭甚至休克，这是此型脱水的主要特点。其机制是：①细胞外液渗透压降低，促使水分向细胞内转移，使细胞外液和血容量进一步减少；②细胞外液渗透压降低，可抑制渴中枢，早期患者无明显渴感，不能主动饮水以补充体液的丢失；③细胞外液渗透压降低，可抑制 ADH 分泌，使患者早期尿量减少不明显，甚至有所增加。因此，低渗性脱水患者在临床上容易出现休克倾向，表现为静脉塌陷、血压降低、脉搏细速、直立性低血压性晕厥等。

低渗性脱水临床表现的严重程度取决于发病的缓急、细胞外液量和血容量的多少。患者起病越急、血钠越低，则临床表现越严重。对于出现休克的低渗性脱水患者，除应积极补充钠和水以外，还应适当补充胶体溶液，如白蛋白、血浆和右旋糖酐等，以增加有效循环血量。

案例 3-2B

患者入院后，予以静脉滴注 5% 葡萄糖溶液 2000 ml/d 和抗生素等治疗。2 天后，患者体温正常，腹泻减轻，无渴感，但出现眼窝凹陷，皮肤弹性明显降低，头痛、恶心，浅表静脉塌陷，脉搏 100 次/分，血压 80/50 mmHg 等临床表现。辅助检查：血清 Na^+ 120 mmol/L，渗透压 255 mmol/L，尿比重 1.010，尿钠 8 mmol/L。

问题：

1. 患者入院治疗 2 天后，水与电解质紊乱发生了哪些变化？为什么？
2. 患者入院治疗 2 天后，出现上述相应症状和体征的机制是什么？

（三）等渗性脱水

等渗性脱水（isotonic dehydration）是指水和钠按照其在血浆中的浓度等比例丢失所致的体液容量减少，血清钠浓度为 135～145 mmol/L，血浆渗透压为 280～310 mmol/L。失液后，经机体调节，血浆渗透压仍在正常范围，亦称为等渗性脱水正常血钠性体液容量减少。

1. 原因和机制　任何等渗性体液大量丢失，在短期内均易导致等渗性脱水，常见于以下几种情况：

（1）经消化道丢失：如严重呕吐、腹泻或胃肠道引流后、肠炎、肠瘘等。发生麻痹性肠梗阻时，大量体液可潴留在肠腔内。

（2）经皮肤丢失：见于大面积烧伤、创伤等情况，机体可丢失血浆。

（3）大量抽放胸腔积液或腹水：见于抽取大量胸腔积液或腹水时。

2. 对机体的影响

（1）体液的变化：等渗性脱水时，机体的基本变化是细胞外液明显减少，血浆容量及组织间液均减少。细胞外液容量减少而渗透压在正常范围，细胞内液并不向细胞外液转移以代偿细胞外液的减少，故细胞内液容量无明显变化（图 3-5）。

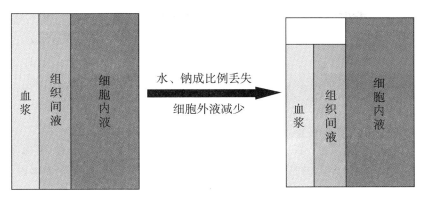

图 3-5　等渗性脱水时体液的分布情况

（2）其他表现：等渗性脱水时，细胞外液严重减少，可刺激 ADH 和醛固酮分泌增多，使肾对钠和水的重吸收增加，导致患者尿量减少、尿钠减少。等渗性脱水常兼有低渗性脱水及高渗性脱水的临床表现，其严重程度往往介于两者之间。患者可出现血压降低、外周循环衰竭、尿量减少和明显脱水体征等。

等渗性脱水在临床上经常发生，但如果在处理时只补充水而不注意补钠，也可使之转变为低渗性脱水；如果患者因不感蒸发、严重呕吐、不能饮水等情况继续失水或未及时处理，则可能转变为高渗性脱水。

（四）脱水临床防治的病理生理基础

1. 去除病因　应积极防治原发病。

2. 液体疗法　补液量包括累计损失量的补充、治疗过程中继续损失量的补充以及确保供给每日生理需要量。补液的种类取决于脱水的性质，低渗性脱水以补充等渗溶液为主，高渗性脱水以补水为主，等渗性脱水以补充等渗溶液为主，兼顾补钠与补水的原则（表 3-4）。一般情况下，生理需要量宜尽量通过口服补液，对不宜口服者予以静脉滴注。

表 3-4　三种类型脱水的比较

脱水类型	低渗性脱水	高渗性脱水	等渗性脱水
机制	失水＜失钠	失水＞失钠	水与钠等比例丢失
血钠浓度（mmol/L）	＜135	＞145	135～145
血浆渗透压（mmol/L）	＜280	＞310	280～310
主要失液部分	细胞外液	细胞内液	细胞外液
渴感	早期无，重度脱水时有	明显	有
脱水体征	明显	早期不明显	明显
外周循环衰竭	早期可发生	轻症患者无	早期不明显
血压	易降低	轻症患者正常，重症患者降低	易降低
尿量	轻症患者正常，重症患者减少	减少	减少
尿钠	减少	早期增多，重症及晚期患者减少	减少
治疗	补充等渗或高渗盐溶液	以补充水分为主	补充低渗盐溶液

3. 防治并发症 若患者出现休克或肾功能不全，则应按休克或肾功能不全的处理方式及时进行治疗。

⊙ 临床应用 3-3

临床补液及监测

补液量包括生理需要量、额外丢失量与继续丢失量。机体每日生理需要量为1500～2500 ml。额外丢失量包括由于呕吐、腹泻、胃肠减压及肠瘘等原因丧失的液体量、高热时皮肤散热出汗量等。继续丢失量包括脱水利尿剂使用后尿量、插胃管等体液引流量及抽取的胸腔积液量和腹水量等。机体除了丢失水分外，还伴有电解质、蛋白质等营养物质的丢失。因此，补液时不仅应补充水分、电解质，还应注意补充丢失或消耗的蛋白质等营养物质。

补液前应详细了解患者的病情，结合辅助检查结果正确判断患者的脱水类型、脱水程度，以及酸碱平衡紊乱的性质和程度。同时应结合患者的年龄、健康情况，特别是心、肾功能情况，制订补液成分、补液量和补液速度的补液计划。

补液过程中，应注意量出而入。严格记录 24 h 出入液量、血压变化、心率与呼吸改变及电解质、血气分析等情况，必要时可测量中心静脉压，以判断输液量是否充足或过量，并判断输液速度是否适宜，并及时调整。

二、低渗性水过多

低渗性水过多（hypotonic water excess）属于高容量性低钠血症（hypervolemic hyponatremia），主要特征是水在体内大量潴留多于钠潴留，血清钠浓度<135 mmol/L，血浆渗透压<280 mmol/L，又称水中毒（water intoxication）。

（一）原因和机制

水中毒临床上多见于肾排水功能障碍、ADH 分泌过多或摄入水过多并超过机体的调节能力，造成大量低渗液在体内潴留。

1. 肾排水功能不足 在急性肾损伤少尿期或慢性肾脏病晚期，肾排水量明显减少。若对水的摄入未加控制，使机体水的负荷增加，则易引起水中毒。

2. ADH 分泌异常增多 引起 ADH 分泌异常增多的因素包括以下几方面：①在急性应激状态（外伤、手术、强烈的精神刺激等）下，交感神经兴奋可刺激下丘脑视上核，使 ADH 分泌增多；②某些药物的作用，如吗啡、异丙肾上腺素、某些抗肿瘤药（环磷酰胺、长春新碱等）、降血糖药、降血脂药等可促进 ADH 的释放和（或）使其作用增强；③肾上腺皮质功能低下，肾上腺皮质激素分泌减少时，对下丘脑分泌 ADH 的抑制作用减弱，从而使 ADH 分泌增多；④抗利尿激素分泌失调综合征（syndrome of inappropriate secretion of antidiuretic hormone，SIADH），常见于可引起 ADH 分泌增多的疾病，包括中枢神经系统疾病（如脑炎、脑肿瘤、脑脓肿、脑血栓及脑出血等），以及引起 ADH 异位分泌的恶性肿瘤（如小细胞肺癌、胰腺癌、霍奇金淋巴瘤及淋巴肉瘤等）。

3. 有效循环血量减少 严重心功能障碍、肝硬化或休克时，有效循环血量减少，对左心房内膜下的容量（牵张）感受器的牵张刺激减弱，经迷走神经传至下丘脑抑制 ADH 释放的冲动减少，故 ADH 分泌增多。

4. 医源性 ADH 用量过多　临床上治疗尿崩症时，过量使用 ADH 或使用 ADH 后未注意控制水的出入平衡，可引起水潴留。

5. 摄入或输入水过多　由于肾具有强大的调节水平衡的能力，因此正常人摄入水较多时，一般不会发生水潴留，更不会引起水中毒。然而，渴中枢受刺激所致饮水过多或精神性饮水过多，超过肾排水能力的最大极限时（1200 ml/h），则可能发生水中毒。尤其是婴幼儿，由于其机体调节水与电解质的功能尚未成熟，过量给予不含电解质的液体更容易引发水中毒。对于低渗性脱水晚期患者，由于细胞外液向细胞内转移，可造成细胞水肿，若此时输入大量水分，则可引起水中毒。

（二）对机体的影响

水中毒时，细胞外液量增多，且渗透压降低，可促进水由细胞外向细胞内转移，引起细胞水肿。此时，细胞内液和细胞外液均增多，尤其是细胞内液增多更明显。急性水中毒时，由于脑细胞水肿和颅内压增高，导致中枢神经系统表现最为突出，患者可出现头痛、恶心、呕吐、视神经乳头水肿、定向力障碍及意识障碍等；严重者可因发生脑疝引起呼吸、心搏骤停而致死亡。轻度或慢性水中毒患者发病缓慢，临床表现不明显，多被原发病的症状与特征所掩盖。

（三）防治的病理生理基础

1. 防治原发病　应及时查明病因，积极防治原发病。

2. 限制水入量　轻、中度患者的治疗主要是严格限制水的摄入量，轻症患者在暂停水摄入后即可自行恢复。

3. 促进体内水分排出，减轻脑细胞水肿　对急性重症患者，可用甘露醇、山梨醇或呋塞米快速利尿，以减轻脑水肿。用 3% ~ 5% 高渗氯化钠溶液静脉滴注可纠正低渗状态，但须注意钠离子过多可使细胞外液容量增加，进而加重心脏负荷。

 知识拓展 3-2

低钠血症与心力衰竭

低钠血症是心力衰竭患者常见的临床表现之一。据统计，约 20% 的心力衰竭患者伴有低钠血症。其主要机制为：心力衰竭时，心输出量和有效循环血量减少，使颈动脉窦、主动脉弓和左心房的压力感受器敏感性降低，通过迷走神经刺激下丘脑视上核和室旁核，引起血管升压素合成和释放增加，促进肾小管 AQP 2 表达增多，使肾小管对水的重吸收增加，进而使循环血量增多；同时，有效循环血量减少可激活交感神经和RAAS，使肾对钠的重吸收增加。而肾小管对水的重吸收增加更显著，进而导致稀释性低钠血症。

血清钠离子浓度可以作为入院心力衰竭患者预后的一个独立预测因素，血钠浓度低于 135 mmol/L 的患者，其死亡率及出院后心力衰竭复发率都显著增高。心力衰竭患者血浆血管升压素水平增高，其水平与心指数呈负相关。特异性血管升压素受体阻滞剂作为改善合并低钠血症的心力衰竭患者预后的潜在药物，近年来一直受到关注。

三、高渗性水过多（盐中毒）

高渗性水过多（hypertonic water excess）属于高容量性高钠血症（hypervolemic hypernatremia），主要特征是钠在体内大量潴留多于水潴留，血清钠浓度 > 145 mmol/L，血浆渗透压 > 310 mmol/L，又称盐中毒（salt poisoning）。

（一）原因和机制

盐中毒在临床上较少见，主要见于以下几种情况：

1. 医源性盐用量过多 临床上在治疗低渗性脱水时，过量使用高渗盐溶液；在抢救呼吸、心搏骤停的患者时，为了对抗乳酸酸中毒，常予以高浓度碳酸氢钠溶液，如果用量掌握不当，则可造成盐中毒。

2. 原发性钠潴留 原发性醛固酮增多症和 Cushing 综合征患者，由于醛固酮持续过量分泌，故可引起钠总量和血钠含量增多。

（二）对机体的影响

盐中毒时，细胞外液高渗，水由细胞内向细胞外转移，可导致细胞脱水。严重者可因脑细胞脱水而引起嗜睡、昏迷等中枢神经系统功能障碍的相应症状。

（三）防治的病理生理基础

防治原发病；使用利尿剂，对肾功能正常者可用强效利尿剂，如呋塞米，以排出过量的钠；透析治疗，对肾功能低下以及对利尿剂反应较差者，或血清钠浓度 > 200 mmol/L 者，可在连续监测血清电解质水平的前提下，进行腹膜透析，但应避免透析过度。

案例 3-3

患者李女士，40 岁，近 2 年来出现食欲缺乏、腹胀，牙龈出血及鼻出血，月经周期紊乱，月经量增多；近 1 周腹胀逐渐加重，感上腹部不适，恶心；10 年前诊断为慢性乙型肝炎，为进一步诊治入院。查体：面色灰暗，巩膜轻度黄染，可见肝掌，颈部有 2 个蜘蛛痣。心、肺检查未见异常。腹软，呈蛙腹状，无肌紧张，无反跳痛。腹壁静脉曲张较为明显，脐明显外凸，肝肋缘下未触及，脾肋下 3 cm，叩诊移动性浊音呈阳性，听诊肠鸣音正常。辅助检查：HBsAg 呈阳性，HBsAb 呈阴性，HBeAg 呈阳性，HBeAb 呈阴性，HBcAb 呈阳性。血浆总蛋白 65 g/L（参考值 68～85 g/L），白蛋白 29 g/L（参考值 40～55 g/L），球蛋白 36 g/L（参考值 20～40 g/L），白 / 球蛋白比值 0.80（参考值 1.2～2.4）。谷丙转氨酶（丙氨酸转氨酶）78 U/L（参考值 0～45 U/L），谷草转氨酶（天冬氨酸转氨酶）68 U/L（参考值 0～40 U/L），总胆红素 30.5 μmol/L（参考值 0～23 μmol/L），直接胆红素 3.8 μmol/L（参考值 0～4 μmol/L）。

问题：

1. 该患者产生腹水的机制是什么？

2. 腹水治疗的基本措施有哪些？

四、水肿

过多体液在组织间隙或体腔内积聚的一种病理状态称为水肿（edema），它是多种疾病的临床体征。水肿时，机体血钠含量和血浆渗透压正常，故水肿又称为正常血钠性组织间液容量增多。在水肿的范畴内，习惯上又将体液积聚在体腔的病理变化称为积液（hydrops）或积水，如胸腔积液（胸水）、腹腔积液（腹水）、心包积液和脑积水（脑室积液）等。

（一）水肿的分类

根据水肿发生的范围，可将其分为全身性水肿（anasarca）和局部性水肿（local edema）；根据水肿发生的部位，可将其分为皮下水肿、脑水肿、肺水肿、喉头水肿和视神经乳头水肿等；根据水肿发生的病因，可将其分为肾性水肿、心源性水肿、营养不良性水肿、淋巴水肿和炎性水肿等；根据水肿发生的速度，可将其分为急性水肿和慢性水肿；根据水肿存在的状态，可将其分为凹陷性水肿（pitting edema）［又称显性水肿（apparent edema）］和非凹陷性水肿（non-pitting edema）［又称隐性水肿（occult edema）］。

（二）水肿发生的基本机制

正常机体每日钠、水的摄入量和排出量大致相当，处于动态平衡状态，从而维持体液量的相对恒定。一方面，组织间液与血浆通过微血管壁不断地进行交换，以维持组织间液的相对恒定，即血管内、外液体交换的平衡；另一方面，血容量的恒定与机体维持钠、水摄入和排出之间的动态平衡有关，即体内、外液体交换的平衡。如果这两种平衡失调，就可能导致组织间液生成增多，并在组织间隙或体腔内积聚。因此，水肿发生的机制包括两方面：血管内、外液体交换失衡，导致组织液的生成大于回流；体内、外液体交换失衡，导致机体内钠、水潴留，从而引起血容量增加及组织间液生成增加。虽然各种类型的水肿都有其各自的发生机制，但都可以归结为这两个因素失衡。

1. 血管内、外液体交换失衡，导致组织间液生成大于回流　正常情况下，血浆与组织液之间通过毛细血管壁不断地进行液体交换，使组织液的生成和回流保持动态平衡（图 3-6）。这种平衡主要取决于以下几个因素：①有效流体静压，是驱使血管内液体滤出的力量。毛细血管动脉端有效流体静压 = 毛细血管血压（32 mmHg）– 组织间液流体静压（2 mmHg）=30 mmHg；毛细血管静脉端有效流体静压 = 毛细血管血压（14 mmHg）– 组织间液流体静压（2 mmHg）=12 mmHg。②有效胶体渗透压，是促使液体回流至毛细血管内的力量，在毛细血管动脉端与静脉端，其数值保持不变。有效胶体渗透压 = 血浆胶体渗透压（25 mmHg）– 组织间液胶体渗透压（8 mmHg）=17 mmHg。毛细血管动脉端有效滤过压 = 有效流体静压（30 mmHg）– 有效胶体渗透压（17 mmHg）=13 mmHg，可促进组织间液生成；毛细血管静脉端有效滤过压 = 有效流体静压（12 mmHg）– 有效胶体渗透压（17 mmHg）= –5 mmHg，可促使组织间液回流入血。可见，正常情况下，组织液的生成略大于回流。③淋巴回流，通过淋巴回流，可以将不断生成的组织液送回至血液循环，防止组织间液积聚。此外，由于淋巴管壁的通透性较高，所以还可将细胞代谢生成或经毛细血管漏出的微量蛋白质等大分子物质经淋巴液回流至体循环，起到防止有效胶体渗透压下降的作用。组织间隙的液体仅有 1% 是游离的，具有流动性，呈游离态液体，能与血液和淋巴液迅速交换；99% 的液体存在于胶原网状物（其化学成分是透明质酸、胶原和黏多糖等）中，呈凝胶态液体，其更新速度比较缓慢。当组织间液流体静压增高时，淋巴液回流速度明显加快；同时，组织间隙的胶原网状物对液体的吸附能力增强而膨胀，使游离

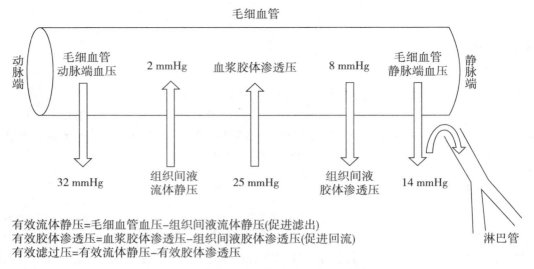

有效流体静压＝毛细血管血压－组织间液流体静压(促进滤出)
有效胶体渗透压＝血浆胶体渗透压－组织间液胶体渗透压(促进回流)
有效滤过压＝有效流体静压－有效胶体渗透压

图3-6　血管内、外液体交换平衡的决定因素

态液体不至于过多。当组织间液流体静压降低时，凝胶态液体从胶原网状物中被吸出，形成游离态液体。由于淋巴回流和胶原网状物的吸附作用，机体具有一定的抗水肿能力。

如果上述调节因素先后或同时失衡，则可导致组织间液的生成多于回流而积聚在组织间隙或体腔内，进而导致水肿。

（1）毛细血管流体静压增高：毛细血管流体静压增高可导致有效流体静压增高，平均有效滤过压增大，组织间液生成增多。当组织液生成增多并超过淋巴回流的代偿能力时，即可引起水肿。毛细血管流体静压增高主要因见于全身性或局部性静脉压增高，逆向传递到毛细血管静脉端和微静脉，使微循环后阻力增加，从而使毛细血管有效流体静压增高。例如，肝硬化、静脉血栓形成和肿瘤压迫静脉可导致局部水肿的发生；左心衰竭时，肺静脉压增高可导致肺水肿的发生；右心衰竭时，体静脉压增高可导致全身性水肿的发生。此外，动脉扩张、充血（如炎性水肿时）也可引起毛细血管流体静压增高。

（2）血浆胶体渗透压下降：血浆胶体渗透压主要取决于血浆蛋白尤其是白蛋白的含量。当血浆白蛋白含量降低时，血浆胶体渗透压下降，致使平均有效滤过压增大，组织液生成增多，当超过淋巴回流的代偿能力时，即可引起水肿。导致血浆白蛋白含量降低的因素有：①蛋白质合成与吸收障碍，白蛋白主要在肝合成，若肝功能障碍，则可导致白蛋白合成减少；长期禁食或胃肠道功能障碍可引起蛋白质摄入或吸收不足，常见于肝硬化和严重营养不良。②蛋白质丢失过多，见于肾病综合征（随尿液丢失大量蛋白质）、严重烧伤及血管通透性增高等情况。③蛋白质分解增强，常见于慢性消耗性疾病，如恶性肿瘤及慢性感染等。

（3）微血管通透性增高：生理情况下，仅有微量蛋白质可以滤出毛细血管壁，因而在毛细血管内外可形成很大的胶体渗透压梯度。各种生物性或理化性致病因素可直接损伤微血管壁，或通过促进炎症介质的释放而导致微血管通透性增高，促使血浆蛋白从毛细血管和微静脉滤出，从而造成血浆胶体渗透压下降、组织间液胶体渗透压升高，导致有效胶体渗透压下降，促使水及溶质分子滤出。由于有蛋白质滤出，故此类水肿液中蛋白质含量较高。引起微血管通透性增高的情况包括：①各种炎症性疾病，病变部位释放组胺、5-羟色胺、激肽、缓激肽及前列腺素等炎症介质，造成血管通透性增高；②过敏性疾病，病变局部可产生组胺和激肽等物质；③其他，如某些血管神经性疾病以及毒物对血管的直接损害等，都可引起水肿。

（4）淋巴回流受阻：淋巴回流具有很强的抗水肿作用。组织间液中多余的水和小分子物质可通过淋巴回流进入血液循环，大分子物质及微聚物等也可通过淋巴回流进入血液循环。淋巴回流受阻时，组织间隙中的组织液和蛋白质积聚，可导致淋巴水肿；同时，组织间液胶体渗透压增高又可进一步促进水肿的形成。例如，恶性肿瘤细胞侵入并堵塞淋巴管，或乳腺癌根治术清扫摘除淋巴管，可使淋巴回流受阻或无法通过代偿加强回流，导致含有大量蛋白质的水肿液在组织间隙积聚，进而引起局部水肿。另外，患丝虫病时，由于腹股沟部的主要淋巴管道被成虫堵塞，加之炎症反应、长期慢性水肿及结缔组织增生，可引起下肢慢性淋巴水肿，临床表现为下肢增粗，皮肤增厚、粗糙，形同象腿，称为象皮肿。

2. 体内、外液体交换失衡，导致钠、水潴留　正常人体水、钠的摄入量与排出量处于动态平衡状态，从而使体液量保持恒定。肾是机体调节水、钠平衡的重要器官。生理情况下，经肾小球滤过形成的原尿有 99%～99.5% 被肾小管重吸收，仅有 0.5%～1% 随尿液排出。其中，近曲小管的重吸收率（60%～70%）相对稳定，即肾小管重吸收率始终随着肾小球滤过率的高低而发生相应的变化，称为球 - 管平衡。例如，当肾小球滤过率下降时，肾小管可通过调节机制相应减少对钠、水的重吸收，从而保证正常的尿量和血容量。如果肾小球和（或）肾小管功能失调，则可引起球 - 管失衡（glomerulo-tubular imbalance），导致钠和水排出减少而发生水肿。球 - 管失衡常见于以下几种情况：

（1）肾小球滤过率下降：肾小球滤过率的高低取决于肾小球的有效滤过压、滤过膜的通透性和滤过面积的大小。引起肾小球滤过率下降的常见原因有：①原发性肾小球滤过率下降，见于广泛的肾小球病变。例如，急性肾小球肾炎，炎性渗出、细胞增生和内皮细胞肿胀可导致肾小球滤过率下降；慢性肾小球肾炎，肾单位大量破坏，滤过面积明显减小，可导致肾小球滤过率下降。②继发性肾小球滤过率下降，多继发于有效循环血量减少。例如，心力衰竭、肾病综合征及肝硬化伴腹水时，有效循环血量不足，使肾血流量下降，而继发性的交感 - 肾上腺髓质系统和肾素 - 血管紧张素系统兴奋，使肾血流量进一步减少，导致肾小球滤过率降低。

（2）近曲小管重吸收钠、水增加：当有效循环血量减少时，心房钠尿肽分泌减少、滤过分数（filtration fraction，FF）增加，使近曲小管对钠、水的重吸收增加，肾排水减少。①心房钠尿肽分泌减少：当有效循环血量明显减少时，心房的牵张感受器兴奋性降低，心房钠尿肽分泌减少，致使近曲小管重吸收钠、水增加。②肾小球滤过分数增加：肾小球滤过分数是肾小球滤过率（125 ml/min）与肾血浆流量（660 ml/min）的比值，正常值为 19%（15%～20%）。发生心力衰竭或肾病综合征时，有效循环血量减少，可引起交感 - 肾上腺髓质系统兴奋与肾素 - 血管紧张素系统激活，使肾血管收缩，肾血流下降。由于皮质肾单位出球小动脉收缩比入球小动脉收缩更明显，因此，肾小球滤过率下降的程度小于肾血浆流量下降的程度，使肾小球滤过率相对增加，故滤过分数增高；同时，血浆中非胶体成分滤出相对增多。因此，血液流经出球小动脉时被浓缩，血浆胶体渗透压明显升高，而出球小动脉延伸后形成毛细血管，缠绕在肾小管周围，所以肾小管周围毛细血管流体静压下降而血浆胶体渗透压增高，从而促进近曲小管重吸收钠、水，导致钠、水潴留。

（3）肾血流重分布：正常情况下，约有 90% 的肾血流通过皮质肾单位，这些肾单位的髓袢较短，不深入髓质高渗区，对钠、水的重吸收能力相对较弱。而近髓肾单位的髓袢较长，可深入髓质高渗区，对钠、水的重吸收能力较强。当有效循环血量减少时，可通过反射性引起交感神经兴奋以及肾素 - 血管紧张素 - 醛固酮系统激活，使肾素和 Ang Ⅱ 水平增高，引起皮质肾单位血管强烈收缩，导致肾血流重分布，即大量肾血流从皮质肾单位转移至近髓肾单位，结果使肾小管对钠、水的重吸收增多，从而导致钠、水潴留。

（4）远曲小管和集合管重吸收钠、水增加：远曲小管和集合管对钠、水的重吸收主要受醛固酮和抗利尿激素的调节。①醛固酮增多：引起醛固酮增多的原因有分泌增多和灭活减少。当有效循环血量减少或其他原因使肾血流量减少时，肾血管灌注压下降，入球小动脉毛细血管血压下降，可激活入球小动脉壁的牵张感受器；同时，肾小球滤过率降低，使流经致密斑的钠量减少，二者均可使球旁细胞分泌肾素增多，从而激活肾素 - 血管紧张素 - 醛固酮系统，使醛固酮分泌增多，促进远曲小管和集合管重吸收钠。临床上常见于心力衰竭、肾病综合征及肝硬化腹水。另外，肝功能障碍患者肝细胞灭活醛固酮的功能减退，也是引起血液中醛固酮含量增高的原因，进而导致钠的重吸收增多。随之，血浆晶体渗透压增高，可促进水的重吸收。② ADH 增多：包括分泌增多与肝功能障碍引起的灭活减少。当各种原因引起有效循环血量减少时，可刺激容量感受器，导致下丘脑神经垂体分泌和释放 ADH 增多。当肾素 - 血管紧张素 - 醛固酮系统被激活后，醛固酮释放增多，可促进远曲小管重吸收钠，引起血浆渗透压增高。通过刺激下丘脑渗透压感受器，使 ADH 分泌和释放增多，从而促进远曲小管和集合管重吸收水。随之，血浆晶体渗透压下降，又可进一步促进钠的重吸收。

　　总之，水肿是一个复杂的病理过程，有许多因素共同参与。临床常见的水肿，通常是多因素先后或同时发挥作用的结果。同一因素在不同类型的水肿发生机制中所处的地位也不同。

（三）水肿的表现与特征

1. 水肿液的性状　根据水肿液的性状，尤其是蛋白质含量的不同，可将水肿液分为漏出液（transudate）和渗出液（exudate）（表 3-5）。漏出液为淡黄色浆液性液体，外观透明，水肿液的相对密度低于 1.015；蛋白质含量低于 25 g/L；细胞数少于 100×10^6/L，常见于心力衰竭、肝硬化及肾病综合征等非炎症疾病患者，主要与毛细血管有效滤过压增高有关。渗出液外观混浊，水肿液的相对密度高于 1.018；蛋白质含量高于 25 g/L，甚至可达 30 ~ 50 g/L；细胞数多于 500×10^6/L；多见于炎症、恶性肿瘤等患者，主要由于毛细血管通透性增高所致。

表 3-5　渗出液与漏出液的区别

区别点	渗出液	漏出液
发病环节	炎症	非炎症
外观	混浊，可为血性、脓性、乳糜性	透明、淡黄色，浆液性
蛋白质含量（g/L）	高，30 ~ 50	低，< 25
细胞计数（×10⁶/L）	多，> 500	少，< 100
相对密度	大，> 1.018	小，< 1.015

2. 水肿的皮肤特点　皮下水肿是全身性水肿和体表局部水肿常见的体征，易发生在组织疏松的部位（如眼睑和阴囊部）和身体下垂部位（如踝部）。局部皮下水肿一般表现为皮肤肿胀、弹性降低、皱褶浅平、温度降低。当组织液积聚量较少时，呈非凹陷性水肿或隐性水肿，这是由于机体的抗水肿能力在发挥代偿作用，即分布在组织间隙内的胶体网状物对组织间液的强大吸附能力和膨胀性。当水肿患者体重增加超过原体重的 10% 时，组织间液的积聚超过胶体网状物的吸附能力，凝胶态液体游离出来并积聚到一定量时，用手指按压该部位皮肤，游离的液体可向周围散开而形成凹陷，数秒钟后凹陷又自行平复，呈凹陷性水肿或显性水肿。

（四）水肿对机体的影响

　　在特定条件下，水肿对机体有一定的有利效应，如炎性水肿具有稀释毒素、运送抗体和补体等作用。另外，水肿液中的纤维蛋白还可以限制病原体的扩散，有利于白细胞吞噬病原体。

然而，其他类型的水肿对机体都有不同程度的不利影响。

1. 引起细胞营养障碍　过量的液体在组织间隙中积聚，可使细胞与毛细血管间的距离增大，从而增加营养物质在细胞间的弥散距离。

2. 导致器官组织功能障碍　水肿对器官组织功能活动的影响大小主要与水肿发生的部位、严重程度以及水肿发生的速度和持续时间有关。急速发展的重度水肿由于来不及适应及代偿，故可能导致比慢性水肿更加严重的功能障碍。如果水肿发生在维持生命活动的重要器官，则可造成更为严重的后果，如脑水肿可引起颅内压升高，甚至脑疝，常危及生命；喉头水肿可引起气道阻塞，严重者甚至可窒息死亡；而双下肢水肿的影响则相对较小。

（五）常见的几种水肿类型及发生机制

不同原因引起的全身性水肿有不同的特点，其影响因素包括：重力效应、皮下组织结构的致密性和皮肤厚度与伸展性、局部静脉及毛细血管的血流动力学特点。最常见的全身性水肿包括心源性水肿、肝性水肿和肾性水肿等。

1. 心源性水肿（cardiac edema）　常见于右心衰竭患者。水肿液的分布可以表现为皮下水肿、胸腔积液与腹水等。由于重力作用可使肢体低垂部位毛细血管流体静压增高，故水肿首先发生于身体低垂部位，以下肢尤其是踝部出现最早且最明显。其发生机制包括：①右心室舒张期末压增高，使静脉回流受阻，静脉淤血，导致毛细血管流体静压增高；②有效循环血量减少，使肾血流量减少，引起肾小球滤过率下降；③有效循环血量减少，使交感神经和RAAS激活，滤过分数增加、ANP分泌减少、ADH和醛固酮分泌增多，使肾小管重吸收钠、水增多；④右心衰竭引起的消化系统功能障碍可导致低蛋白血症，使血浆胶体渗透压降低；⑤体循环静脉压增高可导致淋巴回流减少，进而促进水肿的发生。

2. 肝性水肿（hepatic edema）　常见于肝硬化与肝癌患者。肝性水肿以腹水最为明显，其发生机制包括：①肝硬化引起肝血窦内压升高和门静脉高压，可导致门静脉系统毛细血管流体静压增高；②肝功能障碍时，肝合成白蛋白减少，可导致血浆胶体渗透压降低；③肝功能障碍时，肝对ADH和醛固酮的灭活能力降低，可促进肾小管重吸收钠、水增多；④肝硬化时，肝血窦内压力升高，肝淋巴液增多并超过淋巴回流量，从肝表面漏入腹腔，可形成腹水。

3. 肾性水肿（renal edema）　常见于急性肾小球肾炎和肾病综合征患者。由于眼睑和颜面部组织疏松，皮肤薄而伸展度大，故易于容纳水肿液。肾性水肿往往首先发生在眼睑或颜面部，多为非凹陷性水肿，继而可扩展至全身，为凹陷性水肿。其发生机制包括：①广泛肾小球病变，导致肾小球滤过率显著降低；②肾血流量减少，导致RAAS兴奋，使肾小管重吸收钠、水增多；③肾病综合征时，大量血浆白蛋白经肾丢失，导致血浆胶体渗透压下降。

4. 肺水肿（pulmonary edema）　是指过多的液体积聚在肺组织内。水肿液可以积聚在肺间质内，也可以积聚在肺泡腔内。肺水肿的发生机制包括：①左心衰竭、二尖瓣狭窄、短时间内输入过多液体等情况引起的肺毛细血管流体静压增高；②理化因素（吸入毒气、氧中毒等）或生物性因素（细菌、病毒等病原微生物感染）直接损伤血管内皮或肺泡上皮，或通过血管活性物质和炎症介质等的作用间接导致肺毛细血管和（或）肺泡上皮的通透性增高；③血浆蛋白减少或血液稀释（如短时间内快速输入大量晶体溶液），导致血浆胶体渗透压降低；④肺淋巴管受压（如肿瘤等）或矽肺导致慢性阻塞性淋巴管炎，造成肺淋巴回流受阻。

5. 脑水肿（brain edema）　过去曾把脑组织间隙的液体积聚过多称为脑水肿，而把脑细胞内的液体积聚过多称为脑肿胀。由于两者均能引起脑体积增大、颅内高压等一系列相似的中枢神经系统症状，因此目前将过多液体在脑组织（包括脑组织间隙、脑细胞或脑室）中积聚而引起的脑体积增大和重量增加统称为脑水肿。其发生机制包括：①脑外伤、脑出血、脑梗死及炎症等引起的脑毛细血管通透性增高；②脑缺血、缺氧等引起能量代谢障碍，使细胞膜上的钠泵功能不足，引起钠、水内流，造成细胞水肿；③脑内占位性病变引起脑脊液循环障碍，使过多的脑脊液在脑室中积聚，进而引起间质性脑水肿。

（六）水肿防治的病理生理基础

1. 防治原发病   对心力衰竭及肾病综合征等有水潴留倾向的患者，应积极治疗原发病，如改善心功能，保护肝、肾功能，以防止水肿的发生。

2. 对症治疗   对于全身性水肿患者，可选用适当的利尿药，促进钠、水排出，以减轻水肿，必要时应限制水、钠的摄入；对于发生低蛋白血症的患者，应补充血浆白蛋白；对局部性水肿患者，可通过引流和改变体位缓解水肿。

3. 防治并发症   应注意维持水与电解质平衡和酸碱平衡。

（雒　或）

第三节　钾代谢紊乱

一、正常钾代谢

（一）钾的分布及其正常代谢

正常人体内含钾总量为 50 ~ 55 mmol/kg 体重，其中约 90% 的钾位于细胞内液，其浓度为 140 ~ 160 mmol/L，仅 1.4% 的钾位于细胞外液，另外约 7.6% 和 1% 的钾分别位于骨骼和组织间液中。体内钾的主要来源是食物，膳食中含有较丰富的钾，尤其是新鲜水果和蔬菜类食物中。成人每天从食物中摄取的钾量为 50 ~ 120 mmol。摄入的钾 10% 随汗液和粪便排出，90% 经肾随尿液排出。肾对维持体内钾的平衡具有重要的调节作用。除了肾小球对钾的滤过以外，随着钾摄入量的变化，远曲小管和集合管的主细胞和闰细胞还可通过分泌和重吸收钾对体内钾的水平进行调节。因此，肾功能异常是导致钾代谢紊乱的常见原因。细胞内液钾浓度为细胞外液钾浓度的 30 倍左右，细胞内、外钾浓度差以及血钾的稳定性主要通过细胞膜上的钠泵（Na^+-K^+-ATP 酶）、钾通道以及细胞内、外的 H^+-K^+ 交换来维持。

（二）钾的生理功能

钾是体内重要的阳离子，在维持机体内环境稳定方面发挥着重要作用。

1. 参与细胞新陈代谢   钾可参与糖原和蛋白质合成等多种新陈代谢过程，如细胞内高浓度钾对于维持磷酸化酶和含巯基酶等糖代谢相关酶的活性具有重要作用。

2. 维持细胞静息膜电位并参与动作电位形成   钾是维持细胞膜两侧静息电位以及动作电位复极化过程的主要离子。由于静息状态时，细胞膜只对钾离子具有通透性，随着细胞内钾离子向膜外被动扩散，可造成内负、外正的极化状态，从而形成静息电位。在动作电位复极化过程中，钾离子外流，可使跨膜电位恢复到内负、外正的极化状态。

3. 调节细胞内外的渗透压和酸碱平衡   由于大量钾离子储存于细胞内，不仅可维持细胞内液的渗透压，而且可通过 H^+-K^+ 交换影响细胞内外酸碱平衡的调节。

二、钾代谢紊乱

血钾浓度是判断钾代谢障碍的重要依据，血清钾浓度的正常范围是 3.5 ～ 5.3 mmol/L，超出正常范围即为钾代谢紊乱，包括低钾血症和高钾血症。

临床应用 3-4

血清钾与血浆钾的区别

血钾浓度是临床重要的监测指标之一，国内常规生化检测分析普遍采用血清作为标本。血清和血浆的主要区别是血清不含纤维蛋白原。通常，血清钾浓度比血浆钾浓度高 0.4 mmol/L 左右。由于血液在体外凝固过程中，血小板破裂后可释放出一定量的钾离子；同时，血清分离的时间较长，可造成红细胞渗透脆性或膜通透性增高，使部分红细胞内的钾离子渗出到细胞外，因此血清钾反映的是细胞外和部分细胞内钾离子浓度的总和，而血浆钾反映的是细胞外钾离子的浓度。理论上，血浆钾离子浓度更能反映体内电解质的真实情况。但在临床实际工作中，用全血或者血浆检测钾离子较为困难，故多用血清进行检测。如果患者有血小板增多症、血细胞数量增多及红细胞渗透脆性增加，以及血样发生溶血，则可使测得的血清钾浓度升高，出现高钾血症的假象，在临床诊断和治疗中应予以注意。

（一）低钾血症

低钾血症（hypokalemia）是指血清钾浓度<3.5 mmol/L。缺钾（potassium deficit）是指机体内总钾量减少。

1. 原因和机制

（1）钾摄入不足：能正常饮食者因钾摄入不足引起的低钾血症较为罕见，钾摄入不足主要见于昏迷、胃肠道梗阻或神经性厌食等不能进食的患者；手术后需要禁食而在胃肠外营养时又没有补钾或补钾不足的患者，由于肾对钾的排泄特点是多摄多排，少摄少排，不摄也排，故每天仍有一定的排钾量，从而导致低钾血症的发生。

（2）钾排出过多：钾可以通过肾、消化道或皮肤排泄，其中经肾和消化道过度丢失是临床上低钾血症最常见的原因。

1）经肾丢失钾：①长期大量应用袢利尿剂或噻嗪类排钾利尿剂，可抑制髓袢升支粗段和远曲小管起始部对钠、氯和水的重吸收，使远曲小管内的钠增多，促进 K^+-Na^+ 交换；原尿流速加快，可增大肾小管上皮细胞与小管液中钾离子的浓度差，从而增加钾的排泄。②盐皮质激素过多，见于原发性醛固酮增多症和有效循环血容量减少、肾动脉收缩等因素所致的继发性醛固酮增多症，可通过激活远曲小管和集合管基底膜上的 Na^+-K^+-ATP 酶，促进 Na^+ 的重吸收，并将 K^+ 泵入细胞内，然后在管腔膜侧经钾通道将 K^+ 释放入尿液，即通过增强保钠、排钾作用而使钾丢失过多。此外，糖皮质激素有较弱的盐皮质激素作用，也可发挥保钠、排钾作用，如 Cushing 综合征或长期大量应用糖皮质激素患者，也可发生低钾血症。③各种肾病，如急性肾损伤多尿期，患者排出尿素等溶质增多，可通过渗透性利尿作用使远曲小管液的流速加快，促进钾的排泄；发生肾间质性疾病（如肾盂肾炎）时，由于近曲小管和髓袢对钠、水的重吸收障碍，使远曲肾小管液流速加快，故可促进钾的排泄。④肾小管性酸中毒，可由遗传性因素、自身免疫性疾病、肾实质疾病或药物导致的肾损害所引起，分为远端肾小管性酸中毒（Ⅰ型）和近端肾小管性酸中毒（Ⅱ型），属于高血氯性代谢性酸中毒。远端肾小管性酸中毒是由 H^+-ATP 酶功能障碍使 H^+ 排泄减少所致，同时由于 K^+-Na^+ 交换增强，使肾排钾增多。近端肾小管性酸中毒是由近曲小管重吸收 HCO_3^- 功能障碍所致，同时伴 K^+ 和磷的排泄增多，还可合并肾性糖尿、肾性氨基酸尿等 Fanconi 综合征的表现。⑤镁缺失，镁可参与维持钠泵的活性。髓袢升支对钾的重吸收有赖于钠泵，缺镁可使钠泵活性降低，从而导致钾的重吸收减少，使其随尿液排出增多，进而引起低钾血症。

2）经胃肠道丢失钾：常见于严重腹泻、呕吐及胃肠减压等患者。其发生机制包括：①消化液中的钾含量高于血液，消化液丢失可造成大量钾的直接丢失。②大量丧失消化液，可导致有效循环血容量不足，引起继发性醛固酮分泌增多，促进肾排钾。③腹泻所致的肠道功能紊乱，可使钾在小肠内的吸收减少。④呕吐时丢失酸性胃液，可导致代谢性碱中毒，通过 H^+-K^+ 交换可促进 K^+ 进入细胞；同时，肾小管上皮细胞管腔膜侧 H^+-Na^+ 交换减弱，K^+-Na^+ 交换增强，可导致钾排出增多。

3）经皮肤丢失钾：汗液中含有少量的钾，浓度为 $5 \sim 10$ mmol/L，一般不会因出汗而引起低钾血症。但在炎热环境下进行体力活动时，钾可随大量汗液排出而丢失较多，如果未及时得到补充，则可引起低钾血症。大面积烧伤、烫伤时，机体也可因体液的丢失而大量丢失钾。

（3）钾离子向细胞内转移增多：当钾离子由细胞外向细胞内转移过多时，可引起低钾血症，但体内钾离子总量可不减少。主要见于以下几种情况：

1）碱中毒：碱中毒引起钾离子进入细胞的机制是：①血浆 H^+ 浓度降低，H^+ 由细胞内向细胞外转移，以代偿碱中毒；同时伴有 K^+ 向细胞内转移，以维持电中性。②碱中毒时，肾小管上皮细胞基底膜侧也可发生上述 H^+-K^+ 交换，使细胞内 H^+ 减少、K^+ 增多，进而引起管腔膜侧 H^+-Na^+ 交换减弱、K^+-Na^+ 交换增强，导致钾排出增多。

2）应用胰岛素：胰岛素可增强细胞膜上钠泵的活性，促进 K^+ 泵入细胞内，同时可在细胞糖原合成过程中促进细胞外钾离子与葡萄糖一同转运至细胞内。

3）应用 β- 肾上腺素受体激动药：肾上腺素、沙丁胺醇等 β- 肾上腺素受体激动药可通过环磷酸腺苷（cyclic adenosine monophosphate，cAMP）机制增强钠泵的活性，促使细胞外钾离子泵入细胞内。

4）毒物作用：某些毒物（如钡剂、棉酚等）可阻滞钾通道，使 K^+ 向细胞外的转移受阻。

5）低钾性周期性麻痹：是一种常染色体显性遗传病，常在剧烈运动、精神紧张及外伤等应激状态下发生，以骨骼肌周期性发作弛缓性瘫痪以及发作时因细胞外钾离子进入细胞内而出现低钾血症为主要特征，其发生机制尚不清楚。

2. 对机体的影响　低钾血症可引起机体的功能和代谢改变，其临床表现与血钾降低的速度、程度以及机体的个体差异密切相关，主要表现为神经和肌肉（骨骼肌、平滑肌与心肌）膜电位异常相关功能障碍、细胞代谢障碍以及酸碱平衡紊乱。

（1）膜电位异常相关功能障碍：钾与神经、肌肉等可兴奋细胞的静息电位（Em）和动作电位都有密切关系。静息电位与钾离子的平衡电位较为接近，其大小主要取决于细胞膜内、外钾离子的浓度差和细胞膜对钾离子的通透性（钾电导）。当细胞膜内、外钾离子的浓度差增大或膜对钾离子的通透性增高时，Em 负值增大（下移）；反之则 Em 负值减小（上移）。动作电位是可兴奋细胞兴奋的标志。细胞兴奋性的高低取决于 Em 与阈电位（Et）之间的距离（Em-Et）和电压门控性快钠通道的功能状态（静息、激活与失活），当 Em-Et 间距减小时，兴奋性增高；反之，Em-Et 间距增大或钠通道失活时，兴奋性降低甚至消失。

1）神经-肌肉兴奋性降低：①急性低钾血症时，由于细胞外液钾浓度急剧下降，细胞内、外液钾浓度差增大，细胞内 K^+ 外流增多，使 Em 负值增大（向下移），与 Et 之间的距离增大，即处于超极化阻滞（hyperpolarized blocking）状态，导致细胞兴奋性降低甚至消失（图3-7）。骨骼肌兴奋性降低时，患者可表现为倦怠、软弱无力，一般从下肢开始，可出现行走困难、站立不稳，严重者可累及躯干、上肢肌肉以及呼吸肌，导致弛缓性瘫痪和呼吸肌麻痹，这是低钾血症的主要致死原因。胃肠道平滑肌兴奋性降低可导致胃肠道运动减弱，患者可表现为厌食、恶心、腹胀、肠鸣音减弱甚至麻痹性肠梗阻。②慢性低钾血症时，由于病程缓慢，细胞内的钾离子逐渐转移至细胞外，以代偿细胞外液低钾状态，细胞内、外液钾离子浓度差可无明显变化，故 Em 和细胞兴奋性变化不大，临床表现较轻。

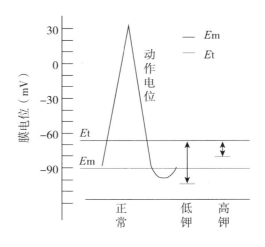

图3-7　细胞外液钾浓度对骨骼肌细胞
兴奋性的影响

注：Et：阈电位；Em：静息电位

2）低钾血症对心肌的影响：主要表现为心肌电生理特性的变化及其引起的心电图表现改变和心肌功能紊乱。

①心肌电生理特性的变化：

a. 兴奋性增高：与骨骼肌细胞和平滑肌细胞不同，尽管细胞内、外钾离子浓度差增大，但由于心肌细胞膜上的钾通道在低钾血症时开放减少，即细胞膜对钾离子的通透性降低，使钾电导降低，可阻碍钾离子外流，使 Em 负值变小（向上移），$Em-Et$ 间距减小，故而使心肌兴奋性增高。

b. 传导性降低：传导性是指心肌细胞具有传导兴奋的能力或特性。由于兴奋部位发生 0 期去极化，与邻近未兴奋部位之间产生电位差，促使电荷在两者之间移动，形成局部电流，故可使未兴奋心肌细胞发生去极化。当去极化达到阈电位水平时，即可形成动作电位，进而产生兴奋性。心肌即以此方式继续传导兴奋。若兴奋部位 0 期去极化速度加快，则可加快局部电流的形成速度；兴奋部位 0 期去极化幅度越大，兴奋部位与邻近未兴奋部位之间的电位差越大，局部电流也越强，从而使传导速度加快。因此，心肌传导性的快慢主要取决于动作电位 0 期去极化的速度和幅度。发生低钾血症时，心肌细胞 Em 负值减小，使电压门控性快钠通道功能降低，通道开放的离子数量和转运速度均减低，使 0 期去极化速度减慢、幅度降低，导致心肌传导性降低。

c. 自律性增高：自律性取决于自律细胞 4 期自动去极化的速度，其离子基础是 K^+ 外流逐渐减慢，Na^+ 内流逐渐加快，当自动去极化达到阈电位时，即可发生 0 期去极化。发生低钾血症时，心肌细胞膜对 K^+ 的通透性降低，使钾电导降低，以致自律细胞 4 期自动去极化过程中 Na^+ 内流相对进一步加快，从而加速达到阈电位，使自律性增高。

d. 收缩性先增强后减弱：介导心肌兴奋-收缩耦联的细胞质 Ca^{2+} 主要来源于肌质网，而肌质网 Ca^{2+} 的释放受动作电位复极化 2 期细胞外 Ca^{2+} 内流的触发，即钙诱导的钙释放。细胞外少量的 Ca^{2+} 经 L 型钙通道流入胞质即可触发肌质网 Ca^{2+} 的大量释放，进而激活兴奋-收缩耦联，引起心肌收缩。动作电位 2 期（平台期）的离子基础是 K^+ 外流与 Ca^{2+} 内流可相互抵消。轻度低钾血症时，钾电导下降，K^+ 外流减慢，Ca^{2+} 内流相对加快，更易触发肌质网释放 Ca^{2+}，使细胞内 Ca^{2+} 浓度迅速增高，进而触发兴奋-收缩耦联，使心肌收缩性增强。由于细胞内钾离子可参与细胞的代谢过程，故发生重度或慢性低钾血症时，往往伴有心肌细胞内缺钾，可严重影响细胞代谢，导致心肌细胞变性、坏死，进而使心肌收缩性减弱。

知识拓展 3-3

动作电位 2 期缩短为何还会出现心肌收缩性增强？

将横纹肌细胞（心肌细胞和骨骼肌细胞）产生动作电位的电兴奋与肌丝滑行所致的机械收缩相耦联的过程称为兴奋 - 收缩耦联（excitation-contraction coupling），Ca^{2+} 是重要的耦联因子。心肌细胞动作电位沿 T 管膜传至肌细胞内部，在动作电位 2 期可激活 L 型钙通道，使细胞外少量 Ca^{2+}（10% ～ 20%）转移至细胞质，即可触发肌质网释放大量 Ca^{2+}（80% ～ 90%），即通过钙诱导的钙释放机制使胞质 Ca^{2+} 浓度显著升高；胞质 Ca^{2+} 与肌钙蛋白结合可触发粗肌丝与细肌丝间的相互滑行，以完成收缩过程。发生轻度低钾血症时，由于钾电导下降，K^+ 外流减慢，只需更少量的 Ca^{2+} 内流就可形成 2 期平台期，即 Ca^{2+} 内流相对加快，使 2 期缩短；但微量的 Ca^{2+} 内流即可通过钙诱导的钙释放机制触发肌质网释放大量 Ca^{2+}，进而触发兴奋 - 收缩耦联，使心肌收缩性增强。

②心电图变化：钾代谢紊乱患者常可出现心电图表现改变，这与心肌细胞电生理特性的改变密切相关。

a. T 波低平：T 波可反映心室肌细胞的 3 期复极化，其离子基础是 K^+ 外流。低钾血症时，钾电导下降，K^+ 外流减慢，从而表现为 T 波低平甚至倒置。

b. U 波增高：U 波被认为是浦肯野纤维的 3 期复极波，通常被心室肌的复极波掩盖。低钾血症时，浦肯野纤维的复极延迟，并且迟于心室肌的复极，从而使 U 波得以出现。

c. ST 段压低：低钾血症时，钾电导下降，钾外流速度减慢，Ca^{2+} 内流相对加快，故动作电位 2 期缩短，心电图表现为反映 2 期复极的 ST 段压低。

d. P-R 间期和 Q-T 间期延长、QRS 波群增宽：P-R 间期反映的是兴奋由心房传到心室所用的时间，Q-T 间期代表心室除极和复极全过程所需的时间，QRS 波群则代表兴奋在心室内传导所用的时间。低钾血症时，心肌细胞的传导性降低，故心电图表现为 P-R 间期和 Q-T 间期延长、QRS 波群增宽（图 3-8）。

③心律失常：与心肌细胞电生理特性的改变密切相关。由于心肌细胞兴奋性增高，可产生异位起搏而出现房性或室性期前收缩（又称早搏）、阵发性心动过速，严重者可出现心室扑动或心室颤动；心肌细胞传导性降低可导致房室传导阻滞、室内传导阻滞；由于心肌细胞自律性增高，可引起窦性心动过速；3 期复极化延缓所致的超常期延长可使心律失常更容易发生。

④心肌对洋地黄类强心药的敏感性增高：洋地黄是治疗心力衰竭的一类强心药，其主要药理机制是通过结合细胞膜上的钠泵并抑制其功能，使细胞内 Na^+ 增多，促进细胞内、外 Na^+-Ca^{2+} 交换而增强兴奋 - 收缩耦联，使心肌收缩力增强。发生低钾血症时，洋地黄与钠泵的亲和力增强，可增强洋地黄致心律失常的毒性作用，并显著降低其治疗效果。

（2）细胞代谢障碍相关损害：钾离子作为细胞内主要的阳离子，与细胞代谢的关系密切。因此，机体缺钾可造成细胞功能和结构损害。

1）骨骼肌损害：常发生于缺钾患者伴较剧烈的肌肉活动时。其发生机制为：①缺钾时，肌细胞糖原合成减少，导致能量储备不足；②钾离子可通过舒张血管作用调节骨骼肌的血流量，严重缺钾患者，尤其在肌肉运动时，可引起缺血、缺氧性肌痉挛，肌细胞坏死，即发生横纹肌溶解。

2）肾损害：严重慢性缺钾时，肾组织细胞代谢发生障碍，在形态上比较典型的表现是髓质集合管上皮细胞肿胀、增生，胞质内颗粒形成等，甚至可累及各段肾小管和肾小球，引起间质性肾炎样表现。功能上主要表现为肾浓缩功能障碍，患者可出现多尿和低比重尿。其发生机制为：

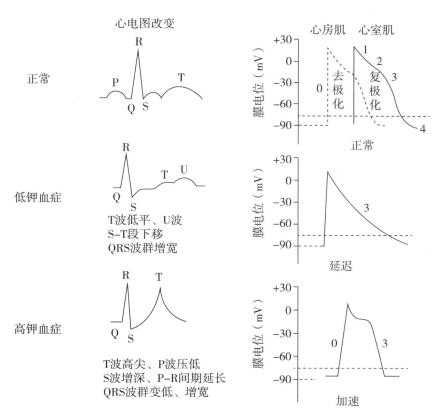

图 3-8　血钾浓度对心肌细胞膜电位及心电图的影响

①远曲小管和集合管上皮细胞受损，造成 cAMP 生成不足，使机体对 ADH 的反应性降低；②髓祥升支粗段对 NaCl 的重吸收障碍，可影响肾髓质高渗透梯度的形成，进而影响对水的重吸收。

（3）代谢性碱中毒：其发生机制是：①细胞外液 K^+ 浓度降低，使细胞内 K^+ 移出细胞，同时伴有细胞外 H^+ 向细胞内转移，细胞外液 H^+ 浓度降低，导致碱中毒；②肾小管上皮细胞基底膜侧也发生上述 H^+-K^+ 交换，使细胞内 K^+ 减少、H^+ 增多，进而引起管腔膜侧 K^+-Na^+ 交换减弱、H^+-Na^+ 交换增强，使 H^+ 排出增多，同时重吸收 HCO_3^- 增加，从而进一步加重代谢性碱中毒，使尿液呈酸性，故称为反常性酸性尿（paradoxical acidic urine）（图 3-9）。

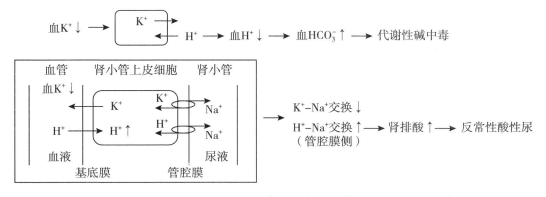

图 3-9　低钾血症导致代谢性碱中毒及反常性酸性尿的作用机制示意图

3. 低钾血症防治的病理生理基础

（1）积极治疗原发病：应及时查明并消除病因，使患者恢复饮食，并积极治疗原发病。

（2）补钾：对轻度缺钾患者，可予以补充一些富含钾的食物。对严重低钾血症患者，应及时补钾，尽量选择口服钾盐，如氯化钾。对不能口服补钾者或重症患者，应考虑静脉滴注补钾。当每日尿量＞ 400 ml/d 时才允许静脉补钾（原则是"见尿补钾"），并应注意控制钾浓度（＜3 g/L）和滴注速度，严禁静脉注射。补钾时，应注意监测患者的心率、心律和尿量。当患者出现少尿或无尿时，应暂缓补钾，并定时检测血钾浓度。细胞内缺钾恢复较为缓慢，应注意补钾切勿过急。

（3）纠正水和其他电解质紊乱：低钾血症患者往往同时伴有水、钠及其他电解质紊乱（如低镁血症），应及时检查。对于同时发生钾和镁缺乏的患者，单纯补钾不易纠正缺钾，其机制可能与细胞膜上的钠泵功能降低，不能有效地将 K^+ 泵入细胞内有关，因此需要同时予以补镁。

案例 3-4A

盛夏的某日中午，急诊科王医生在上班途中经过一建筑工地，看到几名建筑工人围着一名半躺在地上的工人。职业的敏感性促使王医生走向前查看。经询问得知，这位 30 多岁的工人在作业时突感双下肢无力、站立不稳，并伴恶心、腹胀等胃部不适。工友们以为他发生了中暑，所以扶他到阴凉处休息，并给他喂了大量冰水，但该患者情况未见好转，反而出现四肢瘫软不能动弹。

王医生经初步检查发现，患者全身衣服因大量出汗而湿透，体温无明显升高，意识清醒，未诉头痛，发音清楚，无口角歪斜，无鼻唇沟变浅，无流涎，伸舌无偏斜，四肢肌张力下降，以下肢为甚，双侧对称。

问题：
1. 对该患者的初步诊断及依据是什么？
2. 为了进一步明确诊断和治疗，下一步应采取的措施是什么？

（二）高钾血症

血清钾浓度高于 5.3 mmol/L 的病理状态即为高钾血症（hyperkalemia）。需要注意的是，当患有血小板增多症或发生白细胞增多、溶血等情况时，K^+ 从细胞中释放增多，可引起假性高钾血症。

1. 原因和机制

（1）钾摄入过多：由于肾具有强大的排钾能力，所以在肾功能正常的情况下，通常不会因食入过多富含钾的食物而发生高钾血症。当静脉补钾量过多、补钾速度过快，或静脉输注大量库存血或大量含钾药物时，特别是在肾功能低下时，更容易发生高钾血症。

（2）钾排出障碍：肾排钾减少是引起高钾血症的最主要原因，主要见于以下几种情况。①肾衰竭：急性肾损伤或慢性肾脏病少尿期，由于肾小球滤过率降低或肾小管排钾功能减弱，可导致高钾血症；②醛固酮的排钾作用减弱：肾上腺皮质功能减退时，醛固酮分泌减少，可引起远曲小管和集合管排钾减少，导致血钾升高；③长期使用保钾利尿剂：氨苯蝶啶和螺内酯等利尿剂具有拮抗醛固酮保钠排钾的作用，可导致高钾血症。

（3）钾离子向细胞外转移增多：

1）酸中毒：①细胞外液 H^+ 浓度增高，H^+ 可进入细胞内被缓冲，为了维持电中性，细胞内 K^+ 向细胞外转移；②酸中毒时，肾小管上皮细胞基底膜侧也可发生上述 H^+-K^+ 交换，使细胞内 H^+ 增多、K^+ 减少，进而引起管腔膜侧 H^+-Na^+ 交换增强、K^+-Na^+ 交换减弱，使钾排出减少，从而加重高钾血症。

2）高血糖合并胰岛素不足：见于糖尿病患者。其主要发生机制为：①胰岛素缺乏或敏感性降低，使细胞膜上的钠泵活性降低，从而不能有效地将 K^+ 泵入细胞内；②高血糖引起的血浆高渗透压可造成细胞脱水，使细胞内 K^+ 浓度相对增高，有利于 K^+ 通过钾通道易化扩散至细胞外；③糖尿病患者常并发酮症酸中毒，可进一步加重高钾血症。

3）组织缺氧：ATP 生成不足，可导致细胞膜上的钠泵功能障碍，从而不能有效地将 K^+ 泵入细胞内。同时，无氧糖酵解增强，乳酸生成增多，可导致代谢性酸中毒，从而进一步加重高钾血症。

4）某些药物作用：例如，β- 肾上腺素受体阻滞剂、洋地黄类药物等可通过抑制钠泵的功能而阻碍细胞外钾离子泵入细胞内；肌肉松弛药氯化琥珀胆碱则可使骨骼肌细胞膜对 K^+ 的通透性增高，促使 K^+ 外流增多。

5）大量细胞崩解：如异型输血所致的溶血、挤压综合征、大面积烧伤等严重创伤，由于大量组织细胞坏死、崩解，使细胞内 K^+ 大量释出而导致高钾血症。

6）高钾性周期性麻痹：是一种少见的常染色体显性遗传病，发作时，机体细胞内钾离子可突然外移，使血钾浓度急剧升高，表现为周期性反复发作肌无力。

低钾血症与高钾血症的病因见表 3-6。

表 3-6　低钾血症与高钾血症的病因

低钾血症	高钾血症
钾摄入不足	钾摄入过多
禁食，不能进食	静脉补钾过多，输注大量库存血或含钾药物
钾排出过多	钾排出障碍
经肾丢失钾：应用利尿剂、盐皮质激素过多、急性肾损伤多尿期、肾盂肾炎、肾小管性酸中毒、镁缺失	急性肾损伤或慢性肾衰竭少尿期，醛固酮排钾作用减弱，使用保钾利尿剂
经胃肠道丢失钾：呕吐、腹泻、胃肠减压	—
经皮肤丢失钾：大量出汗，大面积烧伤、烫伤	—
钾离子向细胞内转移增多	钾离子向细胞外转移增多
碱中毒	酸中毒
应用胰岛素	高血糖合并胰岛素不足（糖尿病）
应用 β- 肾上腺素受体激动药	β- 肾上腺素受体阻滞剂、洋地黄类药物中毒
钡剂、棉酚等毒物作用	组织缺氧，溶血和大量组织细胞坏死
低钾性周期性麻痹	高钾性周期性麻痹

知识拓展 3-4

血钾浓度的高低一定与体内总钾量的多少一致吗？

血钾浓度通常可反映体内总钾量的变化，如血钾浓度降低（如钾摄入不足、钾排出过多所引起的低钾血症）时，常伴有缺钾；而血钾浓度增高（如钾摄入过多、钾排出障碍所致的高钾血症）时，常伴有体内总钾量增多。但两者并非一定呈平行关系，如钾离子向细胞内转移增多（碱中毒）所致的低钾血症，或者钾离子向细胞外转移增多（酸中毒）所致的高钾血症，患者体内总钾量也可不发生变化。

2. 对机体的影响　主要表现为神经 - 肌肉（骨骼肌、心肌）膜电位异常相关功能障碍和酸碱平衡紊乱。

（1）膜电位异常相关功能障碍：

1）神经和肌肉兴奋性先增高后降低：发生急性高钾血症时，血钾轻度增高（血清钾浓度为 5.4 ~ 6.0 mmol/L），主要引起神经和肌肉兴奋性增高。其发生机制为：细胞外液 K^+ 浓度增高，细胞内、外液钾离子浓度差减小，故静息期细胞内 K^+ 外流减少，Em 负值减小（向上移），与 Et 之间的距离缩小，使细胞兴奋性增高。患者可表现为感觉异常，刺痛、肌震颤等。当血清 K^+ 浓度过度升高至 6.0 mmol/L 以上时，由于细胞内、外液钾离子浓度差显著减小，Em 上移过于显著甚至接近 Et 水平，可使肌肉细胞膜上的电压门控性快钠通道失活，故而使细胞不能兴奋，即发生去极化阻滞（depolarization block），表现为肌肉软弱无力，弛缓性麻痹（图 3-7）。发生慢性高钾血症时，由于病程缓慢，通过机体的代偿机制，细胞内、外钾浓度差变化不大，神经和肌肉兴奋性改变不明显，所以临床症状不明显。

2）高钾血症对心肌的影响：高血钾具有极强的心肌毒性作用，可引起严重的心律失常，甚至致命性心室颤动和心搏骤停。

①心肌电生理特性的变化：

a. 兴奋性先增高后降低：发生高钾血症时，细胞膜对钾的通透性增高，对钾外流的阻碍作用减小，此时细胞内、外钾浓度差减小对 Em 的影响更为显著。发生急性轻度高钾血症时，由于细胞内、外钾浓度差减小，即促使 K^+ 外流的驱动力减弱，Em 负值减小（向上移），Em-Et 间距缩小，故可使心肌细胞兴奋性增高。发生急性重度高钾血症时，则可因 Em 负值过小，引起电压门控性快钠通道失活而使心肌细胞兴奋性降低甚至丧失，这与高钾血症时神经和肌肉兴奋性的变化机制相同。

b. 传导性降低：由于心肌细胞 Em 负值减小，使电压门控性快钠通道开放的数量和速度均减低，导致 0 期去极化速度减慢、幅度降低，故可引起心肌细胞传导性降低。发生重度高钾血症时，则可导致严重传导阻滞和心肌细胞兴奋性丧失，进而引起心搏骤停。

c. 自律性降低：发生高钾血症时，心肌细胞膜对 K^+ 的通透性增高，钾电导增强，可使自律细胞在 4 期自动去极化时 K^+ 外流速度加快，Na^+ 内流相对减慢，导致自动去极化速度减慢而引起心肌细胞自律性降低。

d. 收缩性减弱：发生高钾血症时，由于钾电导增强，动作电位复极化 2 期 K^+ 外流速度加快，Ca^{2+} 内流相对减慢，导致细胞内 Ca^{2+} 浓度降低，使心肌兴奋 - 收缩耦联减弱，进而使心肌收缩性减弱。

②心电图变化：发生高钾血症时，钾电导增强，可使 K^+ 外流速度加快，使 3 期复极化缩短，心电图表现为 T 波高尖，甚至可与 R 波相近，呈双支对称的图形，Q-T 间期轻度缩短；由于心肌细胞传导性降低，故心电图表现为反映心房去极化的 P 波压低、增宽或消失，并可出现 P-R 间期延长，R 波压低、QRS 波群增宽（图 3-8）。

③心律失常：由于心肌细胞电生理特性异常以及有效不应期缩短，故易引起折返性心律失常，包括窦性心动过缓、窦性停搏、传导阻滞等心律失常，甚至可引起心室颤动、心搏骤停。

（2）代谢性酸中毒：其发生机制是细胞外液 K^+ 浓度升高，继而 K^+ 转移至细胞内，同时伴有细胞内 H^+ 向细胞外转移，细胞外液 H^+ 浓度增高，导致酸中毒。另外，肾小管上皮细胞基底膜侧也可发生上述 H^+-K^+ 交换，使细胞内 K^+ 增多、H^+ 减少，进而引起管腔膜侧 K^+-Na^+ 交换增强、H^+-Na^+ 交换减弱，导致 H^+ 排出减少；同时，HCO_3^- 重吸收减少，又可进一步加重代谢性酸中毒，使尿液呈碱性，故称为反常性碱性尿（paradoxical alkaline urine）（图 3-10）。

低钾血症与高钾血症对机体的影响见表 3-7。

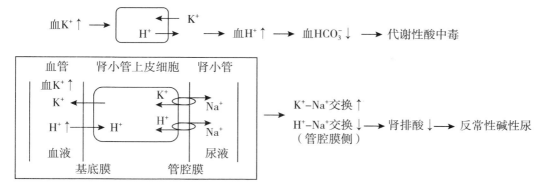

图 3-10　高钾血症导致代谢性酸中毒及反常性碱性尿的作用机制示意图

表 3-7　低钾血症与高钾血症对机体的影响

低钾血症	高钾血症
膜电位异常相关功能障碍	膜电位异常相关功能障碍
神经 - 肌肉（骨骼肌、平滑肌）兴奋性降低	神经 - 肌肉（骨骼肌）兴奋性先增高后降低
心肌电生理特性的变化：兴奋性增高，传导性降低，自律性增高，收缩性先增强后减弱	心肌电生理特性的变化：兴奋性先增高后降低，传导性降低，自律性降低，收缩性减弱
心电图变化：T 波低平，U 波增高，ST 段压低，P-R 间期和 Q-T 间期延长，QRS 波群增宽	心电图变化：T 波高尖，Q-T 间期轻度缩短，P-R 间期延长，R 波压低，QRS 波群增宽
心律失常：窦性心动过速，房性或室性期前收缩、阵发性心动过速，心室扑动或心室颤动，传导阻滞	心律失常：窦性心动过缓、窦性停搏、传导阻滞，甚至出现心室颤动、心搏骤停
心肌对洋地黄类药物的敏感性增高	—
酸碱平衡紊乱	酸碱平衡紊乱
代谢性碱中毒、反常性酸性尿	代谢性酸中毒、反常性碱性尿
细胞代谢障碍相关损害	
骨骼肌损害：横纹肌溶解	—
肾损害：肾浓缩功能障碍	—

3. 高钾血症防治的病理生理基础

（1）去除病因，积极治疗原发病。

（2）限制钾的摄入：如限制摄入富含钾的食物。

（3）促进钾的排出：①服用或灌肠阳离子交换树脂，以促进肠道排钾；②应用排钾利尿剂，以促进肾排钾；③应用透析疗法。

（4）促进钾离子向细胞内转移：静脉滴注碳酸氢钠溶液，以降低细胞外 H^+ 浓度，或应用胰岛素和葡萄糖溶液静脉滴注，促进 K^+ 进入细胞内，以降低血钾。

（5）应用钙剂和钠盐拮抗钾的心肌毒性作用：Ca^{2+} 可降低细胞膜对 Na^+ 的通透性，促使 Et 上移，增加 $Em–Et$ 间距，恢复心肌的兴奋性；同时，Ca^{2+} 可增加复极化 2 期 Ca^{2+} 的竞争性内流，提高心肌收缩性。需要注意的是，不能将钙剂与碳酸氢钠同时使用，以免形成碳酸钙沉淀。钠盐可使细胞外液 Na^+ 浓度增高，增加 0 期去极化时的 Na^+ 内流，使 0 期去极化的速度和幅度增加，从而改善心肌细胞的传导性。

（6）纠正其他电解质紊乱：若患者伴有高镁血症，则应及时检查并积极处理。

案例 3-4B

　　王医生建议将患者送到医院做进一步检查，以明确诊断和病因。入院后，王医生对患者进行了详细的检查。查体：T 37.5℃，P 112 次 / 分，R 20 次 / 分，BP 140/90 mmHg。神志清醒，肺部听诊未见异常。心率 112 次 / 分，心律齐。腹部膨隆，听诊肠鸣音减弱，腹壁反射消失，膝反射迟钝。辅助检查：血清 K^+ 2.02 mmol/L，Na^+ 149 mmol/L。心电图显示窦性心动过速，一度房室传导阻滞，偶发室性期前收缩，ST 段压低，T 波低平，U 波增高。诊断为低钾血症、等渗性脱水。

　　王医生为该患者及其工友详细介绍了此类问题的发生原因、预防及治疗方案。询问患者尿量尚可后，予以 5% 葡萄糖溶液和 KCl 溶液（2 g/L）静脉滴注，并向患者强调在静脉滴注 KCl 时切勿随意调动滴速。结合口服补钾治疗 5 天后，复查血钾正常。患者康复出院。

　　问题：

　　1. 该患者发生低钾血症的可能原因有哪些？应如何预防？

　　2. 该患者出现胃肠道、骨骼肌及心肌相关临床表现的机制是什么？

　　3. 对患者进行补钾时，应注意哪些事项？为什么？

　　4. 从王医生身上可以学到什么？

（姚树桐）

第四节　镁代谢紊乱

　　镁（magnesium）是人体内具有重要生理功能的阳离子，其含量仅次于钙、钠和钾。

一、镁的正常代谢

（一）镁的含量和分布

　　正常成人体内镁含量为 21 ~ 28 g，其中 40% ~ 60% 存在于骨骼和肌肉细胞内，只有 1% ~ 2% 存在于细胞外液中。正常成人血清镁离子浓度为 0.75 ~ 1.25 mmol/L，其中 80% 以离子形式存在，其余主要与血浆白蛋白结合。在骨骼细胞内，镁主要以 $Mg_3(PO_4)_2$ 和 $MgCO_3$ 的形式存在，吸附于羟基磷灰石表面。与钙不同，镁不易随机体的需要从骨骼细胞中动员出来，但其在一定程度上可置换骨骼中的钙，其置换量取决于骨钙动员的情况。

（二）镁的生理功能

　　1. 维持酶的活性　镁是体内 300 余种酶的辅因子或激动剂，可以激活体内多种酶，参与许多重要的代谢过程。

　　2. 抑制可兴奋细胞的兴奋性　镁离子对中枢神经系统、神经、肌肉和心肌等均有抑制作用。

　　3. 维持细胞的稳定遗传性　镁离子是 DNA 相关酶系中的主要辅因子，也是决定细胞周期与细胞凋亡的细胞内调控因素。

（三）镁的吸收与排泄

正常成人每日镁摄入量为 150～350 mg，其中 30%～50% 在肠道被吸收。镁普遍存在于天然食物中，以坚果、谷物、绿叶蔬菜和肉类中含量最丰富。维生素 D 及其代谢产物 25-（OH）D_3 和 1,25-（OH）$_2D_3$ 可增强肠道对镁的吸收；游离脂肪酸、植酸、草酸和磷酸等可与镁结合而影响镁的吸收。

镁的排泄途径主要是经肾。肾小球滤出的镁有 20%～30% 在近曲小管发生被动重吸收，50%～60% 在髓袢升支粗段被主动重吸收。高血钙、甲状腺激素、降钙素和醛固酮等可使肾小管对镁的重吸收减少，使镁随尿液排出增多；甲状旁腺激素可使肾小管对镁的重吸收增加，使镁随尿液排出减少。

▌二、低镁血症

血清镁浓度低于 0.75 mmol/L 的病理状态称为低镁血症（hypomagnesemia）。

（一）病因

1. 镁摄入或吸收障碍　见于：长期营养不良、禁食、厌食及长期静脉营养又未补充镁等；慢性腹泻、吸收不良综合征（malabsorption syndrome）及胰腺炎等导致的肠吸收障碍。

知识拓展 3-5

吸收不良综合征

吸收不良综合征（malabsorption syndrome）是指各种原因使肠腔内营养物质吸收障碍而引起的临床综合征。临床表现主要包括：①胃肠道症状，患者大多可出现腹泻、腹痛及腹胀等胃肠道症状；②营养不良，由于长期营养物质吸收不良，可导致机体营养缺乏，患者可出现消瘦、乏力和维生素缺乏等症状；③贫血，由于营养物质吸收不良，不能满足机体的需要，可影响血液的生成，继而引发贫血，患者可出现乏力和易疲劳等症状。

2. 镁排泄增加　①经胃肠道丢失：见于小肠病变时，如小肠手术切除后、严重腹泻或长期胃肠减压引流，可导致镁在消化道吸收减少、排出增多，粪便中镁增多。②经肾丢失：长期应用呋塞米等利尿剂可抑制髓袢升支粗段对镁的重吸收；钙和镁在肾小管中被重吸收时有相互竞争作用，高钙血症时，肾小管重吸收镁减少；严重甲状旁腺功能减退症患者，甲状旁腺激素分泌减少，可使肾小管对镁和磷的重吸收减少。

3. 镁离子向细胞内转移增多　治疗糖尿病酮症酸中毒时，由于应用胰岛素可促进糖原合成，故可使镁离子过多地转移至细胞内，引起细胞外液镁减少。

（二）对机体的影响

1. 神经、肌肉系统　低镁血症患者常表现为神经和肌肉的兴奋性增强，可出现四肢肌震颤、肌强直、痛性肌痉挛等症状，严重者可出现癫痫大发作。其发生机制是：① Mg^{2+} 和 Ca^{2+}

竞争性进入轴突，血镁降低则可引起 Ca^{2+} 进入细胞内增多，导致轴突释放乙酰胆碱增多，使神经肌肉接头处的兴奋性传导增强；②发生低镁血症时，Mg^{2+} 抑制终板膜上乙酰胆碱受体敏感性的作用减弱；③发生低镁血症时，Mg^{2+} 抑制神经纤维和骨骼肌应激性的作用减弱。另外，低镁血症还可引起多种神经精神症状，轻者可产生神经官能症样症状，重者可出现精神失常、抽搐甚至昏迷等。其机制尚不明确，可能与低镁血症导致 Mg^{2+} 抑制中枢神经系统的作用减弱、Mg^{2+} 对 Na^+-K^+-ATP 酶活性和环磷酸腺苷水平的影响有关。

2. 心血管系统   低镁血症易引起心律失常，以室性心律失常为主，严重者可出现心室颤动而发生猝死。其机制可能与低镁血症使 Ca^{2+} 经 L 型钙通道进入心肌细胞的速度加快、平台期缩短，导致有效不应期缩短，以及 Na^+ 进入心肌细胞的速度加快、自律细胞自动去极化速度加快等有关。低镁血症患者的心电图表现包括 P-R 间期和 Q-T 间期延长。此外，低镁血症还可对血压和心脏供血等产生一定的影响。

（三）防治的病理生理基础

对于低镁血症患者，应注意积极防治原发病。对轻症患者，应予以口服或肌内注射镁制剂。对病情严重者（如出现抽搐、严重心律失常者），可予以静脉注射镁制剂，但须注意缓慢注射，以防止高镁血症的发生。治疗期间应注意监测患者的血清镁浓度。

三、高镁血症

血清镁浓度高于 1.25 mmol/L 的病理状态称为高镁血症（hypermagnesemia）。

（一）病因

急、慢性肾衰竭伴有少尿或无尿时，肾小球滤过率降低，可导致经肾排出镁减少；甲状腺激素及醛固酮可抑制肾小管重吸收镁，因此，甲状腺功能减退及醛固酮分泌减少可导致高镁血症。发生糖尿病酮症酸中毒时，由于胰岛素含量降低，致使分解代谢亢进，使细胞内大量镁离子转移到细胞外，进而引起高镁血症。

（二）对机体的影响

1. 神经、肌肉系统   镁过多可抑制神经肌肉接头处乙酰胆碱的释放，导致兴奋传导障碍，表现为肌肉无力甚至弛缓性瘫痪，严重者甚至可出现呼吸肌麻痹。镁过多对中枢神经系统的抑制作用增强，可引起嗜睡及昏迷。高浓度镁可抑制内脏平滑肌，引起嗳气、腹胀、尿潴留和便秘等。

2. 心血管系统   高浓度镁可抑制房室及心室内传导，使心肌细胞兴奋性降低，可引起传导阻滞、心动过缓，严重时甚至可导致心搏骤停。另外，高浓度镁还可引起血管扩张、血压下降。

（三）防治的病理生理基础

对于高镁血症患者，应注意积极防治原发病。可应用利尿剂和透析疗法，以促进体内镁的排出。静脉注射钙剂，可以拮抗镁对心肌的抑制作用。

（丛　馨）

第五节　钙、磷代谢紊乱

钙（calcium）和磷（phosphorus）是人体内主要的阳离子，对于维持人体正常的结构与功能具有重要作用。

一、钙和磷的正常代谢

（一）钙和磷的含量与分布

正常成人体内钙含量为 700～1400 g，其中 99% 以上存在于骨骼和牙齿中，其余以溶解状态分布在体液和软组织中。正常成人血清钙离子浓度为 2.25～2.75 mmol/L，儿童稍高。血钙有三种存在形式：①蛋白结合钙，约占血清总钙含量的 40%，主要与白蛋白结合，不易通过毛细血管壁；②复合钙，约占 15%，主要是与有机酸（如柠檬酸、乳酸等）结合的钙，它们可通过生物膜（如肾小球滤过膜）扩散；③离子钙，即 Ca^{2+}，又称游离钙，约占 45%，是机体内 Ca^{2+} 发挥生理作用的主要形式。游离 Ca^{2+} 与上述两种钙处于动态平衡和不断交换的过程中，其含量与血浆 pH 有关，pH 越高，与血浆白蛋白结合的钙越多，Ca^{2+} 浓度越低。

正常成人体内磷含量为 400～800 g，其中 85% 以上存在于骨骼中，其余存在于细胞内和细胞外液中。细胞内的磷主要参与能量代谢反应，如形成磷酸肌酸和腺苷三磷酸（adenosine triphosphate，ATP），细胞外液中的磷主要以磷脂和磷酸酯（如无机磷酸盐）的形式存在。临床上所测的血磷通常是指血清中以无机磷酸盐形式存在的磷，正常成人血磷浓度为 1.1～1.3 mmol/L，婴儿为 1.3～2.3 mmol/L。血清中的无机磷酸盐有 80%～85% 以 HPO_4^{2-} 的形式存在，其余为 $H_2PO_4^-$，PO_4^{3-} 仅含微量。血清磷浓度不如血清钙稳定，波动较大。

血浆中钙和磷的浓度关系密切。正常情况下，两者的乘积为 36～40，是一个常数。因此，如果其中一个离子的浓度增高，则另一个离子的浓度就会降低。如果两者的乘积＞40，则钙和磷以骨盐的形式沉积于骨组织中；若两者的乘积＜35，则提示骨钙化障碍，甚至可发生骨盐溶解。

（二）钙和磷的生理功能

1. 钙的生理功能

（1）成骨作用：骨的形成过程称为成骨作用，主要靠成骨细胞合成胶原蛋白和蛋白多糖，然后钙化而形成骨。钙在骨组织中主要与磷形成羟基磷灰石结晶，起支持和保护作用。同时，破骨细胞可水解胶原蛋白和蛋白多糖，破坏骨基质，促进骨溶解。因此，骨骼可作为钙库而调节细胞外液 Ca^{2+} 浓度恒定，以保证组织的正常兴奋性。

（2）信使作用：Ca^{2+} 是调节细胞运动、分泌、代谢、生长、分化和增殖等功能的信使。细胞内钙浓度约为 100 nmol/L，细胞外钙浓度约为 2 mmol/L，较大的浓度差使钙具有很高的电化学梯度。当细胞受到刺激时，细胞膜对钙离子的通透性即使仅发生微小的变化，也可使胞质内钙离子产生明显的波动，进而引起相应的生理效应，如许多激素、神经递质和生长因子的分泌与释放、肌肉组织的兴奋 - 收缩耦联等，可将胞外信号转化为细胞的生命活动。

（3）凝血作用：作为凝血因子Ⅳ，Ca^{2+} 是凝血过程中必不可少的因子。枸橼酸盐、草酸盐等的抗凝作用就是通过与 Ca^{2+} 结合形成不易解离的枸橼酸钙、草酸钙而使 Ca^{2+} 缺乏，以致血液不能凝固。

（4）调节酶的活性：许多参与细胞代谢的酶，如腺苷酸环化酶、鸟苷酸环化酶、磷酸化酶激酶、磷酸二酯酶和色氨酸羟化酶等，其活性都受 Ca^{2+} 的调节或需要 Ca^{2+} 的激活。

此外，Ca^{2+} 还可使毛细血管的通透性降低，以防止物质渗出，抑制炎症反应和水肿，并参与补体的激活。

2. 磷的生理功能

（1）是构成机体内重要物质的成分：核酸、磷脂和磷蛋白是机体内遗传物质、膜结构和重要功能蛋白的基本成分，而磷是这些基本成分的必需元素。

（2）参与调控能量代谢：$ATP \longleftrightarrow ADP+Pi \longleftrightarrow AMP+Pi$，这是机体能量代谢的核心反应，其本质是磷酰基的释放与再获得，同时伴随着能量的转换，这是机体一切生命活动的能量来源。

（3）参与调节生物大分子的活性：蛋白质的可逆性磷酸化过程是机体生命活动调控机制的重要基础。例如，组蛋白磷酸化可使基因去阻抑而加速转录过程，核糖体蛋白磷酸化可加速翻译过程，细胞膜蛋白磷酸化可以改变膜的通透性，酶蛋白磷酸化可以改变酶的活性等。

（4）成骨作用：磷是骨和牙齿的基本矿物质成分，起支持和保护作用。

（5）凝血作用：血小板因子 3 和凝血因子Ⅲ的主要成分都是磷脂，它们为凝血过程的几个重要步骤提供了充分的磷脂表面。

此外，磷酸盐作为血液缓冲系统的重要组成成分，还参与酸碱平衡的调节、血红蛋白与氧的亲和力的调节等。

（三）钙和磷的平衡及调节

1. 钙和磷的吸收与排泄

（1）钙：正常成人每天摄入钙 400～1500 mg。儿童期、妊娠期及哺乳期，机体对钙的需要量增加。绝经期妇女由于雌激素缺乏，钙随尿液排出增加，钙的需要量也增加。钙主要来源于乳制品（牛奶等）、蔬菜和水果。钙的吸收主要在酸性较强的十二指肠和空肠上段。生理情况下，决定钙吸收的主要因素是维生素 D_3（vitamin D_3）和机体对钙的需要量。维生素 D_3 缺乏时，钙的吸收减少；儿童和哺乳期妇女对钙的需要量增加，也可使钙的吸收加强。甲状旁腺激素（parathyroid hormone，PTH）可通过加强肾对维生素 D_3 的羟化，使 25-（OH）D_3 转化为具有活性的 1,25-（OH）$_2D_3$，间接促进肠道对钙的吸收。食物中过多的碱性盐可阻碍钙的吸收。

钙的排泄途径是经消化道和肾。正常人每日经消化道排出的钙量占摄入量的 75%～80%，其余则经肾排出。经肾小球滤过的钙每日约为 10 g。在 PTH 和维生素 D_3 的作用下，经肾小球滤过的钙有 95% 以上被肾小管重吸收。若血钙浓度低于 2.4 mmol/L，则尿钙排出可明显减少，甚至不排出。血钙增多时，尿钙排出也增多，但很少会超过 500 mg/d。在某些疾病状态下，如骨质迅速破坏、骨钙释放超过肾的清除能力时，即可出现高钙血症。某些利尿剂（如呋塞米、依他尼酸）和药理剂量的肾上腺糖皮质激素可促进尿钙的排泄，并可用于治疗严重的高钙血症。

（2）磷：成人磷的需要量为 1.0～1.5 g/d。磷在膳食中含量丰富，尤其是在乳制品、谷类、肉类及鱼类等食物中含量较高。食物中的磷易于被吸收，并可在体内储存，因此，磷缺乏症相对少见。从膳食中摄取的磷约有 70% 在小肠被吸收。维生素 D_3 可促进磷的吸收，PTH 和降钙素（calcitonin）对磷的吸收无明显影响。

正常成人每日磷排泄量约等于吸收量，其中有 20%～40% 经消化道排泄，其余则经肾排泄。经肾小球滤过的磷有 85%～95% 被肾小管（主要为近曲小管）重吸收。尿液中磷的排泄量常与磷摄入量相关。

2. 钙和磷代谢的调节　机体对钙、磷代谢有完善的调节机制，主要由 PTH、维生素 D_3 和降钙素三种激素通过肾、骨骼和肠道进行调节（表 3-8）。

（1）甲状旁腺激素（PTH）：具有升高血钙、降低血磷的作用。PTH 可增加肾近曲小管、远曲小管和髓袢升支粗段对钙的重吸收，抑制近曲小管及远曲小管对磷的重吸收，从而使尿钙减少、尿磷增加。同时，PTH 还可通过激活肾 1α-羟化酶，促进 $1,25-(OH)_2D_3$ 的合成，后者可进一步通过促进肠道对钙的重吸收，进而调节钙、磷代谢，但此效应出现较缓慢。此外，小剂量 PTH 还可促进成骨作用，大剂量 PTH 可通过提高破骨细胞的数量和活性，促进骨基质和骨盐的溶解。PTH 的分泌受血清游离 Ca^{2+} 的反馈调节，低血钙可即刻刺激甲状旁腺细胞内储存的 PTH 释放，并可持续作用，以抑制 PTH 的降解速度。$1,25-(OH)_2D_3$ 增多时，PTH 分泌减少；降钙素则可促进 PTH 的分泌。另外，高血磷也可直接刺激甲状旁腺分泌 PTH，因此，高磷血症（hyperphosphatemia）被认为是引起继发性甲状旁腺功能亢进症、刺激 PTH 持续分泌的一个重要原因。

知识拓展 3-6

重组 PTH 治疗骨质疏松症

大剂量、持续分泌的 PTH 可降低骨密度、增加骨脆性。然而，1932 年，有学者发现，小剂量、间歇性应用 PTH 对骨质疏松症有一定的治疗效果。2002 年，美国批准上市了第一个重组 PTH（recombinant PTH, rPTH）（商品名 Teriparatide，特立帕肽），用于绝经后女性骨质疏松症和部分老年男性骨质疏松症的临床治疗；2006 年，欧盟批准了 rPTH 上市；目前，在中国和日本也已将此类药物投入临床试验或应用。

小剂量、间歇性应用 rPTH（如每天 1 次）可以增强成骨细胞的活性、增加成骨细胞的数量，该作用强于其对破骨细胞的作用，从而加速骨形成、增加骨密度，可显著降低骨质疏松症患者的骨折发生率。rPTH 被认为是目前治疗骨质疏松症最具有应用前景的药物之一。

表 3-8　调节钙、磷代谢的三种主要激素

	PTH	维生素 D_3	降钙素
来源	甲状旁腺	皮肤	甲状腺滤泡旁细胞
肾：重吸收钙	增加	增加	降低
重吸收磷	降低	增加	降低
肠吸收钙、磷	增加（间接作用）	增加	无明显作用
骨：溶骨作用	增加	增加	降低
成骨作用	降低	增加	增加
血钙	增加	增加	降低
血磷	降低	增加	降低
总效应	保钙、排磷	保钙、保磷	排钙、排磷

（2）维生素 D_3：维生素 D_3 在肝、肾内被羟化为 1,25-（OH）$_2D_3$ 后发挥作用，其主要作用是促进肠道和肾小管对钙、磷的重吸收，激活破骨细胞、促进溶骨，进而使血钙升高。

（3）降钙素：降钙素是由甲状腺滤泡旁细胞合成和分泌的，其作用与 PTH 相反，主要是抑制破骨细胞的形成并抑制其活性，抑制骨基质的分解和骨盐溶解，并促进间质细胞转化为成骨细胞，从而促进骨盐沉积，以降低血钙，促进骨质钙化。同时，降钙素还可抑制肾小管对钙、磷的重吸收，使其排出量增加。

另外，其他激素（如生长激素、性激素、甲状腺激素和糖皮质激素等）也可通过不同的途径影响钙和磷的代谢。

二、低钙血症

血清蛋白浓度正常时，总血钙浓度低于 2.25 mmol/L，或血清 Ca^{2+} 浓度低于 1 mmol/L，称为低钙血症（hypocalcemia）。

（一）病因

1. 钙摄取或吸收障碍 食物中缺乏钙或维生素 D_3，或紫外线照射不足；慢性腹泻、脂肪泻、滥用泻药及吸收不良综合征等，可导致肠吸收障碍；发生胰腺炎时，机体对 PTH 的反应性降低，使胰高血糖素和降钙素分泌亢进，胰腺炎症和坏死释放出的脂肪酸可与钙结合形成钙皂，进而影响钙在肠道的吸收。

2. 钙利用障碍 由于血浆中的钙磷乘积为一常数，故发生高磷血症时可出现血钙降低；由于甲状旁腺或甲状腺手术时误切除甲状旁腺、遗传因素或自身免疫造成甲状旁腺发育障碍或损伤等导致的甲状旁腺功能减退症（hypoparathyroidism），可引起 PTH 缺乏，导致钙利用障碍，而假性甲状旁腺功能低下者可因 PTH 的靶器官受体异常而导致 PTH 抵抗；另外，低镁血症亦可使 PTH 分泌减少，导致靶器官对 PTH 的反应性降低，造成骨盐 Mg^{2+}-Ca^{2+} 交换障碍；碱中毒时，游离 Ca^{2+} 浓度降低。

3. 尿钙排泄增加 慢性肾衰竭患者可出现经肾排磷减少，使血磷升高，进而引起肠道分泌磷酸根增多，磷酸盐与食物钙结合可形成难溶的磷酸钙，继而随粪便排出。

（二）对机体的影响

低钙血症的临床表现与血钙水平及血钙浓度降低的速度有关。血钙水平过低或浓度降低速度过快可引起明显的临床表现。

1. 神经、肌肉系统 Ca^{2+} 可与 Mg^{2+}、Na^+ 和 K^+ 等共同维持神经和肌肉的正常兴奋性，因此，当血浆 Ca^{2+} 浓度降低时，神经、肌肉兴奋性增高，可引起手足抽搐、肌肉痉挛、喉鸣与惊厥，严重者可出现癫痫发作及精神症状。临床可通过低钙击面征和低钙束臂征进行检测。此外，低钙血症患者还可因胃肠道平滑肌兴奋性受到影响而出现肠痉挛和肠鸣音亢进。

知识拓展 3-7

低钙击面征和低钙束臂征

低钙击面征即 Chvostek 征，是指用手指叩击位于耳前和颧弓下的面神经，同侧面肌抽动为阳性，低钙血症、维生素 D 缺乏性手足搐搦症患者常呈阳性。低钙束臂征即

Trousseau 征，是指用止血带或血压计袖带缚于前臂，充气至收缩压以上 20 mmHg 持续 3 min，也可用手用力压迫上臂静脉以减少手部血供，如出现手和手指痉挛即为阳性，可见于低钙血症和代谢性或呼吸性碱中毒患者。

2. 骨骼　低钙血症可引起骨质钙化障碍。小儿多表现为佝偻病，可出现囟门延迟闭合、骨骼畸形等；成人则表现为骨质软化、纤维性骨炎和骨质疏松等。

3. 心肌　Ca^{2+} 在心肌细胞膜外有竞争性抑制钠、钾内流的作用。当细胞外液 Ca^{2+} 浓度降低时，Na^+ 内流增加，阈电位降低，可引起心肌细胞兴奋性增高，使兴奋的传导速度加快。但由于膜内、外 Ca^{2+} 的浓度差减小，Ca^{2+} 内流减慢，从而使动作电位平台期延长。心电图表现为 Q-T 间期延长、ST 段下降及 T 波低平或倒置。

4. 其他　慢性缺钙可导致皮肤干燥、脱屑，指甲易脆和毛发稀疏等。婴幼儿缺钙可导致免疫力低下，易发生感染。

（三）防治的病理生理基础

对于低钙血症患者，应注意积极防治原发病，补充钙和维生素 D_3。对严重低钙血症患者，可静脉给予 10% 葡萄糖酸钙溶液治疗，并监测血钙浓度。此外，对于长期低钙血症患者，还应适当控制磷的摄入量。

三、高钙血症

血清蛋白浓度正常时，总血钙浓度高于 2.75 mmol/L，或血清 Ca^{2+} 浓度高于 1.25 mmol/L，称为高钙血症（hypercalcemia）。

（一）病因

1. 钙摄取或吸收增加　为治疗甲状旁腺功能低下或预防佝偻病而长期服用大量维生素 D，可造成维生素 D 中毒，从而导致高钙血症、高磷血症以及软组织和肾钙化；甲状旁腺功能亢进症（hyperparathyroidism）包括原发性和继发性甲状旁腺功能亢进症，可引起 PTH 分泌过多，促进溶骨、肾重吸收钙和维生素 D 活化，进而导致高钙血症。原发性甲状旁腺功能亢进症常见于甲状旁腺增生、腺瘤或腺癌患者，是引起高钙血症的主要原因，而继发性甲状旁腺功能亢进症常见于维生素 D 缺乏或慢性肾功能不全等所致的长期低血钙状态，可刺激甲状旁腺代偿性增生。

2. 血钙增多　恶性肿瘤（如白血病、乳腺癌、多发性骨髓瘤等）和恶性肿瘤骨转移是引起血钙浓度升高的常见原因。肿瘤细胞可分泌破骨细胞激活因子，这种多肽因子能激活破骨细胞，从而导致血钙增多；甲状腺激素具有溶骨作用，因此，甲状腺功能亢进（hyperthyroidism）时，也可伴有高钙血症。

3. 尿钙排泄减少　应用噻嗪类利尿药可促进肾对钙的重吸收。

（二）对机体的影响

1. 神经、肌肉系统　在肌细胞内，由于钙离子对钠离子内流产生竞争性抑制作用，细胞外高钙可抑制钠离子内流，因此可导致神经、肌肉兴奋性降低，轻症者常出现乏力、淡漠、腱反射抑制，严重者则可出现失眠或兴奋、谵妄、精神障碍以及木僵、昏迷等。

2. 肾   肾对血钙升高较为敏感，Ca^{2+} 主要损伤肾小管，轻者表现为肾浓缩功能障碍，可出现多尿、夜尿、烦渴、脱水和高钠血症。长期高钙血症可导致肾小管纤维化、肾钙化和肾结石等。

3. 心肌   由于高钙血症可使钠离子内流受抑制，因此可引起心肌的兴奋性和传导性降低，同时可导致快反应细胞动作电位平台期钙内流加快，平台期缩短，复极化加快。心电图表现为房室传导阻滞，Q-T 间期缩短。但发生严重高钙血症时（血清 Ca^{2+} 浓度 > 4 mmol/L），心电图可表现为 T 波增宽、Q-T 间期延长，患者可发生致命性心律失常或心搏骤停。

此外，血钙升高还可造成机体多处异位钙化，如血管壁、关节周围、软骨、肾、结膜、鼓膜等钙化，进而引起相应的器官功能损害。例如，当钙盐在胰管中沉积时，高血钙可刺激促胰液素和胰酶大量分泌而引起急性胰腺炎。当血钙浓度增高至 4.5 mmol/L 以上时，可发生高血钙危象，表现为多饮、多尿、严重脱水、高热、心律失常及意识不清等，若不及时抢救，则患者常死于肾衰竭和循环衰竭等。

（三）防治的病理生理基础

对于高钙血症患者，应注意积极防治原发病。对轻症患者，应控制钙和维生素 D_3 的摄入，如果患者肾功能正常，则可考虑予以口服磷剂；对症状明显者，应及时治疗，可输液，以纠正脱水、促进钙的排泄；还可应用利尿剂、糖皮质激素、降钙素以及透析疗法等，以降低血钙。

四、低磷血症

血清无机磷浓度小于 0.8 mmol/L，称为低磷血症（hypophosphatemia）。

（一）病因

1. 小肠吸收磷减少   见于长期饥饿、呕吐、维生素 D 摄入不足、应用结合磷的抗酸药（如氢氧化铝凝胶、碳酸铝和氢氧化镁）等情况。

2. 尿磷排泄增加   甲状旁腺功能亢进症（包括原发性和继发性甲状旁腺功能亢进症）、肾小管功能紊乱等，可引起经肾排磷增加。

3. 磷向细胞内转移增多   见于应用促进合成代谢的胰岛素和糖类等情况。另外，呼吸性碱中毒可激活磷酸果糖激酶，从而加速葡萄糖代谢。由于该反应需要细胞内有大量磷的参与，因此可导致严重的低磷血症。

（二）对机体的影响

由于细胞内含磷丰富，因此，低磷血症患者通常无特异临床表现，仅在长期严重缺磷时才会出现症状和体征。严重低磷血症可引起红细胞、白细胞和血小板功能异常。由于 ATP 和 2,3-二磷酸甘油酸（2,3-diphosphoglyceric acid，2,3-DPG）的生成均需要有足够的无机磷，因此，血磷降低可影响红细胞的功能和寿命、白细胞的吞噬活性和迁移能力、血小板的聚集功能和寿命。重症者可表现为肌无力、感觉异常、鸭行步态、骨痛、佝偻病、病理性骨折、骨质软化以及易激惹、精神错乱、抽搐甚至昏迷等。

（三）防治的病理生理基础

对于低磷血症患者，应注意积极治疗原发病，及时检查，适当补磷。对需要静脉补充磷酸盐（如磷酸二氢钾、磷酸氢二钠等）的患者，应注意预防低钙血症、异位钙化、医源性高钾血症及高钠血症等并发症。

五、高磷血症

血清无机磷在成人高于 1.6 mmol/L，在儿童高于 1.9 mmol/L，称为高磷血症（hyperphosphatemia）。

（一）原因

1. 磷摄入或吸收增加 过度使用含磷药物（如含磷缓泻药）或维生素 D 中毒时，可促进小肠及肾对磷的重吸收。

2. 尿磷排泄减少 见于甲状旁腺功能减退症（包括原发性、继发性和假性甲状旁腺功能减退症）、少尿型肾衰竭等患者。

3. 磷向细胞外转移 见于溶血反应、急性损伤、横纹肌溶解以及肿瘤溶解综合征（tumor lysis syndrome）等。肿瘤溶解综合征是指肿瘤细胞快速溶解，细胞内各种电解质、核酸和蛋白质及其代谢产物突然释放入血，并超出机体的代偿范围所引起的代谢紊乱综合征。

（二）对机体的影响

高磷血症可引起血钙降低，从而使患者出现低钙血症的各种临床表现。长期慢性高磷血症可导致心血管钙化，促进心血管疾病的发生，增加患者的死亡风险，还可引起肺、肾、关节和软组织等钙化。此外，高磷血症还可导致继发性甲状旁腺功能亢进症，从而进一步加重体内钙、磷失衡。

（三）防治的病理生理基础

对于高磷血症患者，应注意积极防治原发病。可予以患者口服氢氧化铝凝胶，通过药物与磷形成不溶解的化合物，以阻止胃肠道内磷的吸收，进而使血磷降低。若患者发生肾衰竭，则需进行透析，但对长期透析患者，应注意监测其血磷和血钙水平。

（丛　馨）

思 考 题

1. 频繁腹泻最先引起哪种类型的水、钠代谢紊乱？随着病情的演变，临床上有可能发展为什么类型的水、钠代谢紊乱？为什么？

2. 急性低钾血症与急性高钾血症对神经、肌肉（骨骼肌）的影响及机制分别是什么？

3. 简述低钙血症和高钙血症的定义。二者分别对机体有何影响？

4. 案例：患者张阿姨，59 岁，进食大量葡萄后不久就感觉四肢麻木、心悸，伴恶心，1 小时前出现面色苍白、出虚汗、呼吸急促、意识不清，被家人紧急送到医院。

医生通过询问患者家属了解到，与患者共同进食葡萄的家人无异常。患者既往患慢性肾衰竭、尿毒症 4 年。查体：T 36.7℃，P 42 次 / 分，R 25 次 / 分，BP 90/75 mmHg；贫血貌，面部水肿，呼之不应，呼出气中有氨味，皮肤有瘀斑。心率 42 次 / 分，心音低钝，心律欠规整，肺部听诊和腹部检查无明显异常，病理征（–）。辅助检查：血 Na^+ 139 mmol/L，血 K^+ 9.47 mmol/L，血 Ca^{2+} 2.45 mmol/L，血 Cl^- 97 mmol/L；血糖浓度为 6.15 mmol/L。心电图检查显示：窦性心动过缓，42 次 / 分，频发室性期前收缩，二度房室传导阻滞，T 波高尖，QRS 波群增宽。

　　持续进行心电监测，予以葡萄糖酸钙静脉注射，葡萄糖 + 胰岛素静脉滴注，并行血液透析等治疗后，患者病情好转。出院时，医生向患者及其家属详细介绍了病情及注意事项。

　　问题：

　　（1）该患者出现心动过缓及心电图异常的原因及机制是什么？

　　（2）作为主管医生，应如何与患者及其家属进行交流？

酸碱平衡和酸碱平衡紊乱

第四章数字资源

案例 4-1

患者张先生，48岁，恶心、呕吐3天，未进食2天，自觉浑身无力，晨起突发昏迷入院。医生向家属详细地询问了患者的病情，了解到患者多饮、多食、多尿已有12年，被诊断为2型糖尿病，但平素未按时服药，未监测血糖。查体：T 36.8℃，P 112次/分，R 28次/分，BP 92/40 mmHg。昏迷，呼吸深大，呼出气体带有烂苹果味。辅助检查：pH 7.13，$PaCO_2$ 24.7 mmHg，PaO_2 90 mmHg，HCO_3^- 10.1 mmol/L，K^+ 5.1 mmol/L，Na^+ 144 mmol/L，Cl^- 100 mmol/L。血糖浓度25 mmol/L。尿量800 ml/24 h，尿液呈酸性，尿酮体（+++），尿糖（+++）。

经过治疗，患者意识恢复，血糖降至10.3 mmol/L，血压100/64 mmHg，尿量1500 ml/24 h。pH 7.37，$PaCO_2$ 37.7 mmHg，PaO_2 97 mmHg，HCO_3^- 22 mmol/L，K^+ 3.6 mmol/L，Na^+ 140 mmol/L，Cl^- 102 mmol/L。出院时，医生向张先生及其家属详细交代了该病的注意事项。

问题：
1. 请分析该患者的酸碱平衡情况并列举判断依据。
2. 应对患者采取哪些治疗措施？患者血钾是否正常，在治疗过程中应注意什么？
3. 医生应向患者及其家属交代哪些出院注意事项？

人体在代谢过程中不断产生酸和少量的碱，同时也摄入一定量的酸和碱。机体通过严密的调节机制，使血液pH维持在7.35～7.45的范围内，并达到酸碱平衡，从而维持细胞结构、功能和代谢的正常。然而，临床上在许多疾病过程中，患者可出现调节机制障碍或酸碱负荷过度，使酸碱平衡状态受到破坏，进而造成不良的后果，严重时可引起器官功能损害甚至危及生命。

第一节 人体酸碱物质的来源及平衡调节

一、酸

人体内的酸主要来自糖和脂肪代谢。由糖和脂肪代谢产生的二氧化碳（CO_2）在碳酸酐酶（carbonic anhydrase，CA）的作用下与水结合生成碳酸（H_2CO_3），并进一步解离出氢离子（H^+）和碳酸氢根（HCO_3^-），也可分解成 H_2O 和 CO_2。CO_2 经肺排出体外，因而 H_2CO_3 被称为挥发性酸（volatile acid）（$H^+ + HCO_3^- \longleftrightarrow H_2CO_3 \longleftrightarrow H_2O + CO_2$），这是人体每日生成量最多的酸性物质。因此，血液中 H_2CO_3 的浓度取决于肺的外呼吸功能状态。

体内的糖、脂类、蛋白质及核酸在分解代谢过程中产生少量有机酸和无机酸。例如，蛋白质分解代谢可产生硫酸、磷酸和尿酸，糖酵解可产生丙酮酸和乳酸，脂肪分解代谢可产生乙酰乙酸和 β- 羟丁酸等。这些固定酸（fixed acid）不能以气体形式经肺排出，而是在体内被缓冲或者随血液到达肾，随尿液排出体外。

二、碱

体内大部分的碱都来自带负电荷氨基酸（谷氨酸和天冬氨酸）的代谢，以及食物特别是蔬菜和瓜果中所含的有机酸盐，如柠檬酸盐、苹果酸盐和草酸盐等。它们在体内代谢过程中接受 H^+，分别转化为柠檬酸、苹果酸和草酸，后者再氧化生成 CO_2 和 H_2O；而有机酸盐中所含的 Na^+ 或 K^+ 则与 HCO_3^- 结合生成弱碱性盐。

需要注意的是，人体并不存在酸性体质和碱性体质之说，因为正常人体血液的 pH 值稳定在 7.35 ~ 7.45。如果酸碱度超过此范围，无论是偏酸性还是偏碱性，对人体都是有害的，因为只有在稳定的酸碱度条件下，人体的各种生理活动（包括新陈代谢）才能正常地进行。医务人员要引导大众尊重科学，合理膳食，促进人民健康。正常饮食摄入体内的物质，无论是偏酸性还是偏碱性，都不会对血液的酸碱度产生显著影响，因为人体有多种调节机制来保持体内酸碱平衡。只有在疾病状态下，酸碱负荷过度，或者这些调节机制发生障碍，机体才会出现酸碱失衡。

三、机体对酸碱平衡的调节

正常人体不断生成或摄取酸碱物质，通过体液缓冲系统、肺和肾的调节作用以及组织细胞的缓冲调节来维持体液酸碱度相对稳定，该过程称为酸碱平衡（acid-base balance）。

（一）体液缓冲系统

缓冲系统由弱酸及其共轭碱组成。共轭碱可以接受 H^+，而弱酸可以释放 H^+，从而使游离 H^+ 的浓度变化最小化，具有缓冲酸或碱的能力。血液缓冲系统主要有碳酸氢盐缓冲系统、磷酸盐缓冲系统、血浆蛋白缓冲系统以及血红蛋白（去氧和氧合血红蛋白）缓冲系统四种（表 4-1）。其中，碳酸氢盐缓冲系统含量占血液缓冲系统总量的 1/2 以上，因而其缓冲能力较强，而且其结合 H^+ 生成 H_2CO_3 后可分解为 CO_2，可通过呼吸运动进行调节。另外，碳酸氢盐还可通过肾进行调节，使缓冲物质易于补充或排出，是体内最重要的缓冲系统。但该缓冲系统仅能缓冲碱和固定酸，不能缓冲挥发性酸。体内的挥发性酸主要依靠其余三种缓冲系统进行缓冲，尤其是血红蛋白缓冲系统的缓冲作用。

体液缓冲系统对体液酸碱物质的缓冲属于化学反应，是维持血液 pH 相对稳定的第一道防线，通过接受 H^+ 或释放 H^+，将体液中的强酸转变成弱酸，将强碱转化成弱碱，所生成的弱酸或弱碱再经肺或肾的调节排出，从而减轻体液 pH 变化的程度。缓冲系统的作用迅速，但由于缓冲物质被不断消耗，故总体缓冲能力有限。

表 4-1 血液缓冲系统的组成

缓冲酸		缓冲碱
H_2CO_3	⇌	$H^+ + HCO_3^-$
$H_2PO_4^-$	⇌	$H^+ + HPO_4^{2-}$
HPr	⇌	$H^+ + Pr^-$
$HHb(O_2)$	⇌	$H^+ + Hb(O_2)^-$

注：当体液中的 H^+ 过多时，反应式向左移动，以减缓 H^+ 浓度增高的幅度；同时，缓冲碱的浓度降低。当 H^+ 减少时，反应式向右移动，以减缓 H^+ 浓度降低的幅度；同时，缓冲碱的浓度增高

（二）肺的调节

肺对酸碱平衡的调节是通过改变肺泡通气量来改变 CO_2 的排出量，由此调节体内挥发性酸 H_2CO_3 的浓度。这种调节受延髓呼吸中枢的控制。呼吸中枢通过整合中枢化学感受器和外周化学感受器传入的刺激信号，以改变呼吸频率和呼吸幅度的方式来改变肺泡通气量。肺对酸碱平衡的调节作用较快，并在很短时间内达到高峰，是稳定血液 pH 的第二道防线。

（三）肾的调节

肾对酸碱平衡的调节主要是通过排出过多的酸或碱，以调节血液中 HCO_3^- 的含量，从而维持正常的血液 pH。其调节方式主要有以下 3 种。

1. 近曲小管泌 H^+ 和重吸收 HCO_3^- 经肾小球滤过的 HCO_3^- 有 80% ~ 85% 被近曲小管重吸收，主要是由近曲小管上皮细胞主动分泌 H^+，并通过 H^+-Na^+ 交换实现的。近曲小管上皮细胞内富含碳酸酐酶，可催化 H_2O 与 CO_2 结合生成 H_2CO_3。H_2CO_3 可解离为 HCO_3^- 和 H^+，H^+ 由近曲小管上皮细胞分泌至小管液中，并与小管液中的 Na^+ 进行交换。Na^+ 进入细胞后，由基膜上的 Na^+-K^+-ATP 酶通过消耗 ATP 被泵入血液，使细胞内 Na^+ 处于较低的浓度，这样有利于小管液中的 Na^+ 与细胞内的 H^+ 进行交换。而近曲小管上皮细胞内的 HCO_3^- 亦被转运至血液，从而完成 HCO_3^- 的重吸收。近曲小管上皮细胞管腔面的刷状缘也富含碳酸酐酶。分泌进入小管液中的 H^+ 与经肾小球滤过的 HCO_3^- 结合生成 H_2CO_3，H_2CO_3 再分解为 H_2O 与 CO_2。脂溶性较强的 CO_2 可迅速通过管腔膜进入近曲小管上皮细胞，并在细胞内碳酸酐酶的催化下与 H_2O 结合生成 H_2CO_3（图 4-1）。酸中毒时，碳酸酐酶活性增强，使近曲小管泌 H^+ 及重吸收 HCO_3^- 的作用加强。

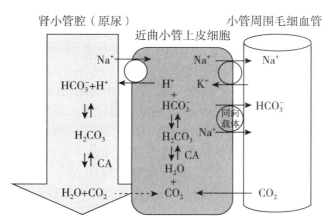

图 4-1 近曲小管泌 H^+ 和重吸收 HCO_3^- 示意图

注：CA，碳酸酐酶（carbonic anhydrase）

2. 远曲小管与集合管泌 H^+ 和重吸收 HCO_3^-　当血液 pH 为 7.4 时，血浆中 Na_2HPO_4/NaH_2PO_4 的浓度之比为 4 : 1，近曲小管滤液中的磷酸盐比例与血浆相同，主要为碱性磷酸盐。远曲小管和集合管中的闰细胞又称泌 H^+ 细胞。闰细胞内的碳酸酐酶可催化 H_2O 与 CO_2 结合生成 H_2CO_3，H_2CO_3 解离为 HCO_3^- 和 H^+，通过管腔侧的 H^+-ATP 酶或 H^+-K^+-ATP 酶向管腔内泌 H^+；分泌至管腔内的 H^+ 与小管液中的 HPO_4^{2-} 结合转变成 $H_2PO_4^-$，使尿液酸化（该反应过程又称磷酸盐酸化）。同时，HCO_3^- 在基膜侧以 Cl^--HCO_3^- 交换的方式被重吸收至血液中（图 4-2）。当尿液 pH 为 4.8 时，碱性磷酸盐（HPO_4^{2-}）与酸性磷酸盐（$H_2PO_4^-$）的比值变为 1 : 99，此时该缓冲对即不能再进一步发挥缓冲作用。

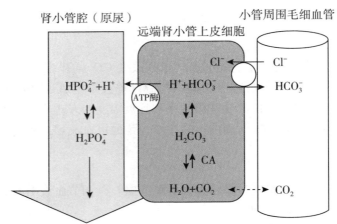

图 4-2　远端肾小管泌 H^+ 和重吸收 HCO_3^- 示意图
注：CA，碳酸酐酶

酸碱平衡与体液容量和电解质平衡密切相关。当机体体液容量减少时，远曲小管和集合管上皮细胞重吸收 Na^+ 增加，使小管腔内负电位增大，因而促进 H^+ 分泌。当机体血钾浓度降低时，可导致闰细胞 H^+-K^+-ATP 酶表达增加及活性增强，从而使 K^+ 的重吸收增加而泌 H^+ 增强，其结果是使血液 HCO_3^- 浓度增高，可引起代谢性碱中毒；高钾血症（或体内 K^+ 过量）时，则可出现相反的变化，闰细胞泌 H^+ 减少，HCO_3^- 重吸收减少，使血液 HCO_3^- 浓度降低，可引起代谢性酸中毒。醛固酮可通过以下三种方式作用于集合管以泌 H^+：①直接激活集合管闰细胞内的 H^+-ATP 酶活性；②使集合管上皮细胞重吸收 Na^+ 增加，从而促进 H^+ 分泌；③醛固酮分泌增多，可促进 K^+ 的分泌，导致血钾浓度降低，间接增强泌 H^+ 作用。

3. 肾小管泌 NH_3/NH_4^+　近曲小管上皮细胞内含有谷氨酰胺酶（glutaminase），可催化谷氨酰胺（glutamine）水解生成谷氨酸（glutamic acid），谷氨酸在脱氢酶的作用下可生成 α- 酮戊二酸和 NH_3。α- 酮戊二酸代谢生成 2 个 HCO_3^-。NH_3 具有脂溶性，可以通过非离子形式扩散进入小管液中，也可以与近曲小管细胞内的 H^+ 结合生成 NH_4^+，然后分泌至小管液中，并以 NH_4^+-Na^+ 交换的方式将小管液中的 Na^+ 换回。进入近曲小管细胞内的 Na^+ 与细胞内的 HCO_3^- 一起通过基膜侧的协同转运进入血液（图 4-3）。酸中毒越严重，谷氨酰胺酶的活性越高，生成的 NH_3 和 α- 酮戊二酸也越多。在髓袢升支粗段，NH_4^+ 替代管腔膜 Na^+-K^+-$2Cl^-$ 载体中的 K^+ 而被移入细胞内，进入酸度低的肾间质并生成 NH_3。NH_3 可进入近端小管 S3 段，参与 NH_4^+ 的髓质循环；也可扩散至髓质集合管，与小管上皮细胞分泌的 H^+ 结合生成 NH_4^+ 而随尿液排出。远曲小管和集合管上皮细胞内也有谷氨酰胺酶，可催化谷氨酰胺分解并释放 NH_3。NH_3 扩散至小管液中，同样与小管液中的 H^+ 结合生成 NH_4^+。然后，NH_4^+ 与 Cl^- 结合生成 NH_4Cl，继而随尿液排出（图 4-3）。

肾对酸碱平衡的调节作用比血液缓冲系统和肺的调节作用缓慢，通常要在酸碱平衡状态改

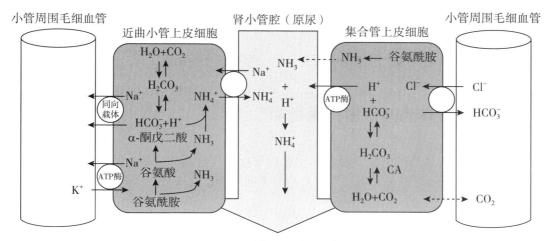

图 4-3　尿铵形成过程示意图
注：CA，碳酸酐酶

变数小时后才开始发挥作用，3～5 天后才达到高峰，但其作用更强且更持久。

（四）组织细胞的缓冲调节

组织细胞对酸碱平衡具有一定的调节作用。其调节作用主要是通过细胞内、外离子交换实现的，如 H^+-K^+ 交换、K^+-Na^+ 交换和 H^+-Na^+ 交换等。酸中毒时，细胞外液中的 H^+ 向细胞内转移，使细胞外液 H^+ 浓度有所减少，为了维持电中性，细胞内的 K^+ 则向细胞外转移。

红细胞内的 CA 可催化 CO_2 与 H_2O 生成 H_2CO_3；H_2CO_3 再离解出 H^+ 和 HCO_3^-；H^+ 与血红蛋白结合，HCO_3^- 则与细胞外 Cl^- 交换，从而使血浆 HCO_3^- 浓度增高。另外，肝还可以通过合成尿素清除血 NH_3，以调节酸碱平衡。在长期酸负荷增加的情况下，骨组织也具有重要的缓冲作用。骨组织细胞接受 H^+ 后可释放碳酸钙（$CaCO_3$）和磷酸钙〔$Ca_3(PO_4)_2$〕，因此，长期存在酸血症可导致骨质脱钙和骨质疏松。

第二节　酸碱平衡紊乱的概念、分类和常用检测指标

一、酸碱平衡紊乱的概念

机体因酸碱负荷过度、严重不足和（或）调节机制障碍，导致体内酸碱稳态破坏的病理过程，称为酸碱平衡紊乱（acid-base disturbance）。

二、酸碱平衡紊乱的分类

根据血液 pH 的变化可以将酸碱平衡紊乱分为两大类：pH 降低称为酸中毒（acidosis）；pH 升高称为碱中毒（alkalosis）。由于血液 pH 的高低取决于血浆 H_2CO_3 与 HCO_3^- 的变化，HCO_3^- 主要受代谢因素的影响，H_2CO_3 含量主要受呼吸因素的影响，因此，将由于 HCO_3^- 浓度原发性降低或增高引起的酸碱平衡紊乱，称为代谢性酸中毒（metabolic acidosis）或代谢性碱

中毒（metabolic alkalosis）；将由于 H_2CO_3 浓度原发性增高或降低引起的酸碱平衡紊乱，称为呼吸性酸中毒（respiratory acidosis）或呼吸性碱中毒（respiratory alkalosis）。在临床上，除了以上单纯型酸碱平衡紊乱外，患者还可能发生混合型酸碱平衡紊乱。

三、酸碱平衡紊乱的常用检测指标

对体内酸碱平衡状态的评价，通常取动脉血进行血气检测和分析，通过测定 pH、动脉血 CO_2 分压、碳酸氢盐、缓冲碱、碱剩余以及阴离子间隙等指标来进行综合评估。

（一）pH

溶液的酸碱度取决于其所含的 H^+ 浓度。血液 H^+ 浓度约 40 nmol/L。为方便计算，常用 H^+ 浓度的负对数 pH 来表示。根据 Henderson-Hasselbalch 方程，动脉血 pH 计算方法为：

$$pH = pKa + \lg [HCO_3^-]/[H_2CO_3]$$

式中，pKa 为碳酸解离常数的负对数，温度在 38℃时约为 6.1，H_2CO_3 浓度由 CO_2 的溶解度决定。正常情况下，$[HCO_3^-]$ 为 24 mmol/L，$PaCO_2$ 为 40 mmHg，CO_2 在血液中的溶解度为 0.03，代入上式即：

$$\begin{aligned} pH &= 6.1 + \lg 24/0.03 \times 40 \\ &= 6.1 + \lg 24/1.2 \\ &= 6.1 + \lg 20/1 \\ &= 6.1 + 1.3 \\ &= 7.4 \end{aligned}$$

根据 Henderson-Hasselbalch 方程，血液 pH 主要取决于 $[HCO_3^-]$ 与 $[H_2CO_3]$ 的比值，无论二者的绝对值如何变化，只要其比值维持在 20/1，血液 pH 就能保持在 7.40 左右。正常人动脉血 pH 为 7.35 ~ 7.45，平均值为 7.40。pH 低于 7.35 为酸中毒，pH 高于 7.45 为碱中毒。血液 pH 在正常范围内，可能有三种情况：可表示无酸碱平衡紊乱；也可能表示存在代偿性酸中毒或碱中毒；或表示同时存在严重程度相当的酸中毒和碱中毒，使 pH 变化相互抵消。

（二）动脉血 CO_2 分压

动脉血 CO_2 分压（partial pressure of CO_2 in arterial blood，$PaCO_2$）是指溶解在动脉血中的 CO_2 分子所产生的张力。代谢产生的 CO_2 经肺通过呼吸运动排出。$PaCO_2$ 可以反映肺通气功能的情况，也可以反映血液中 H_2CO_3 的浓度。正常 $PaCO_2$ 为 33 ~ 46 mmHg，平均为 40 mmHg。若 $PaCO_2$ > 46 mmHg，则提示肺通气量不足造成 CO_2 潴留；若 $PaCO_2$ < 33 mmHg，则提示肺通气过度，CO_2 呼出过多。

（三）标准碳酸氢盐和实际碳酸氢盐

标准碳酸氢盐（standard bicarbonate，SB）是指在标准条件下（血液温度为 38℃，$PaCO_2$ 为 40 mmHg，Hb 完全氧合）测得的血浆 HCO_3^- 浓度。它不受呼吸因素的影响，其数值的增减可以反映体内碳酸氢盐的储备量。正常值为 22 ~ 27 mmol/L，平均值为 24 mmol/L。SB 降低表明血浆 HCO_3^- 减少，SB 升高表明血浆 HCO_3^- 增多，是判断代谢性酸碱失衡的定量指标。

实际碳酸氢盐（actual bicarbonate，AB）是指隔绝空气的血液标本在实际 $PaCO_2$、血氧饱和度（SaO_2）及体温下测得的血浆 HCO_3^- 浓度，它同时受呼吸与代谢两种因素的影响。

正常情况下，AB = SB。但在病理条件下，AB 与 SB 可存在差异。对两者进行比较，可反映出呼吸对酸碱平衡的影响。若 AB > SB，则表明有 CO_2 潴留；若 AB < SB，则提示有 CO_2 呼出过多。

（四）缓冲碱

缓冲碱（buffer base，BB）是血液中一切具有缓冲作用的全部碱量，全血 BB 包括 HCO_3^-、HPO_4^{2-}、Pr^-、Hb^- 和 HbO_2^-。通常将血红蛋白完全氧合的全血在标准状态下测定，正常值为 45 ~ 52 mmol/L，平均值为 48 mmol/L。因此，缓冲碱也是反映代谢因素的指标。发生代谢性酸中毒时，BB 降低；而发生代谢性碱中毒时，BB 升高。

（五）碱剩余

碱剩余（base excess，BE）是指在标准条件下（38℃，$PaCO_2$ 40 mmHg，血红蛋白完全氧合）滴定全血标本，使其 pH 达到 7.40 所需的酸或碱量。需要加酸者 BE 为正值，表明碱过多；需要加碱者 BE 为负值，提示碱不足。BE 正常值为 0 ± 3 mmol/L。代谢性酸中毒或代偿性呼吸性碱中毒时，BE 负值增加；代谢性碱中毒或代偿性呼吸性酸中毒时，BE 正值增加。

（六）阴离子间隙

阴离子间隙（anion gap，AG）是指血浆中未测定阴离子（undetermined anion，UA）与未测定阳离子（undetermined cation，UC）浓度的差值，即 AG = UA–UC。由于正常情况下血浆中阳离子总量（包括最常测定的阳离子 Na^+ 及未测定的阳离子 K^+、Ca^{2+} 和 Mg^{2+} 等）与阴离子总量（包括常测定的阴离子 HCO_3^- 和 Cl^-，以及未测定的阴离子 Pr^-、HPO_4^{2-}、SO_4^{2-} 和有机酸根等）相等，故可用血浆中可测定的阳离子减去可测定的阴离子算出 AG，即：

$$Na^+ + UC = Cl^- + HCO_3^- + UA$$
$$AG = UA - UC$$
$$= Na^+ - (Cl^- + HCO_3^-)$$
$$= 140 - (104 + 24)$$
$$= 12 \text{ mmol/L}$$

AG 的波动范围为 10 ~ 14 mmol/L。当磷酸盐、硫酸盐、乳酸、酮体和水杨酸等固定酸增多时，AG 增高；而发生低蛋白血症、多发性骨髓瘤、高钙血症、高镁血症等情况时，AG 则降低。

目前一般以 AG > 16 mmol/L 作为判断存在 AG 增高型代谢性酸中毒的依据。另外，AG 增高也可见于与代谢性酸中毒无关的情况，如脱水后使用大量含钠盐的药物、骨髓瘤患者释出本周蛋白过多等，应结合临床情况进行具体分析。AG 降低在判断酸碱平衡紊乱方面意义不大。

在上述各项指标中，反映血浆酸碱平衡紊乱性质和程度的指标是 pH，反映血浆 H_2CO_3 含量的指标是 $PaCO_2$。SB 和 AB 虽各有特点，但都是反映血浆 HCO_3^- 含量的变化。BB 和 BE 的高低可以反映血液缓冲碱的总量。在临床工作中，并非对每个患者都需要测定全部指标。由于血浆的酸碱度取决于血浆 HCO_3^-/H_2CO_3 的浓度比，故有选择地测定反映血浆 pH、H_2CO_3 及 HCO_3^-（或缓冲碱）变化的相应指标，就可以分析和判断酸碱平衡紊乱的原因和类型。

临床应用 4-1

如何抽血进行血气分析

　　临床上进行血气分析需要抽取患者的外周动脉血，而且需要在 5 min 内检测。如果抽血与检测间隔的时间过长，则可影响检测结果。抽血的常用部位是桡动脉或股动脉。具体方法是：找到动脉搏动最强的部位并做好标记，消毒后穿刺进针并抽血，拔针后应压迫 5～10 min 止血。抽血后应注意局部压迫止血，以免引起继发性出血。抽血后，须将血液样本中的空气排尽，并及时用橡皮塞堵住针头，以隔离空气。然后充分摇动，以防止血液凝固，并尽快送检。检测时应取下橡皮塞，然后将血液样本注入血气分析仪进行检测。

第三节　单纯型酸碱平衡紊乱

一、代谢性酸中毒

　　代谢性酸中毒是指各种原因引起细胞外液 H^+ 增多和（或）HCO_3^- 丢失，导致以血浆中 HCO_3^- 原发性减少和 pH 降低为特征的酸碱平衡紊乱。

（一）原因和机制

　　1. 酸负荷增多　各种原因导致体内固定酸生成过多，或肾功能障碍导致固定酸排出减少以及外源性固定酸摄入过多时，机体的酸负荷增多，使 HCO_3^- 因中和 H^+ 而减少。

　　（1）体内固定酸产生过多

　　1）乳酸酸中毒（lactic acidosis）：休克（感染性、心源性及低血容量性休克）、肠系膜缺血、低氧血症和高热等因素可使细胞内的无氧糖酵解增强而引起乳酸生成增多，进而引起乳酸酸中毒。另外，肝衰竭时乳酸清除障碍也可导致血浆乳酸含量过高。

　　2）酮症酸中毒（ketoacidosis）：糖尿病、恶病质、严重饥饿和中毒（乙醇、铁、CO、异烟肼、士的宁中毒）等因素可使脂肪大量动员，产生过多的酮体（其中，β-羟丁酸和乙酰乙酸为酸性物质）。当超过外周组织的氧化能力及肾排出能力时，即可导致酮症酸中毒。

　　（2）肾排酸障碍

　　1）肾衰竭：发生严重急、慢性肾衰竭时，体内的固定酸不能随尿液排出，尤其是硫酸和磷酸在体内蓄积，可导致血液中 H^+ 浓度增高，使 HCO_3^- 被消耗而造成 HCO_3^- 浓度降低。

　　2）I 型肾小管性酸中毒（renal tubular acidosis，RTA）：又称远端肾小管性酸中毒，其发病机制是集合管泌 H^+ 障碍，尿液不能被酸化，使 H^+ 在体内蓄积而导致 HCO_3^- 浓度降低。

　　（3）外源性固定酸摄入过多：大量摄入阿司匹林（乙酰水杨酸）等固定酸时，HCO_3^- 因缓冲固定酸而导致浓度降低，造成水杨酸根潴留，进而引起酸中毒。若长期服用氯化铵、盐酸精氨酸或盐酸赖氨酸等含氯药物，则易导致其在体内解离出 H^+ 和 Cl^-。

　　2. 碱性物质丢失过多

　　（1）碱性消化液丢失过多：肠液、胰液和胆汁中的碳酸氢盐含量高于血浆，严重腹泻、十二指肠引流、肠瘘等情况可造成大量碳酸氢盐经肠道丢失。

（2）肾小管重吸收 HCO_3^- 减少

1）Ⅱ型肾小管性酸中毒：又称近端肾小管性酸中毒，其发病机制是 Na^+-H^+ 转运体功能障碍或碳酸酐酶活性降低，使 HCO_3^- 在近端肾小管的重吸收减少，随尿液排出增多，导致血浆中 HCO_3^- 浓度降低。

2）应用碳酸酐酶抑制剂：大量使用碳酸酐酶抑制剂（如乙酰唑胺），可使肾小管上皮细胞内的碳酸酐酶活性受抑制，导致 H_2CO_3 生成减少，进而造成肾小管泌 H^+ 和重吸收 HCO_3^- 减少。

 知识拓展 4-1

肾小管性酸中毒的类型

肾小管性酸中毒（RTA）有 4 种类型，即Ⅰ型 RTA、Ⅱ型 RTA、Ⅲ型 RTA 和Ⅳ型 RTA。Ⅰ型 RTA 和Ⅱ型 RTA 的特点和原因如上所述。

Ⅲ型 RTA 又称混合型 RTA，此型 RTA 同时具有近端 RTA 和远端 RTA 的临床特征。这是一种罕见的常染色体隐性遗传病，患者可伴有骨质疏松症、脑钙化、肾钙盐沉着症以及肾结石、面部畸形（低耳垂和鼻梁凹陷）、传导性耳聋和认知障碍。此型 RTA 的病因是碳酸酐酶 2 基因发生突变。碳酸酐酶 2 基因对近端肾小管重吸收碳酸氢盐和远端肾小管泌 H^+ 起作用。

Ⅳ型 RTA 又称高血钾型肾小管性酸中毒。患者的显著特征是血浆钾离子水平升高，发生 AG 正常型高血氯性代谢性酸中毒。其主要原因是醛固酮减少或被拮抗。醛固酮在集合管促进 Na^+ 重吸收的作用减弱，使 K^+ 和 H^+ 的分泌减少，以致 K^+ 和 H^+ 在体内潴留，HCO_3^- 随尿液丢失，故Ⅳ型 RTA 可导致高钾性酸中毒。

3. 其他原因

（1）高钾血症：各种原因引起细胞外 K^+ 增多时，K^+ 可与细胞内 H^+ 交换，引起细胞外 H^+ 增多；同时，远端肾小管上皮细胞泌 K^+ 功能增强、泌 H^+ 减少，肾小管对 HCO_3^- 的重吸收减少，可导致代谢性酸中毒。由于肾小管泌 H^+ 减少，使尿液呈碱性，故称为反常性碱性尿。

（2）血液稀释：见于快速输入大量无 HCO_3^- 的液体或生理盐水，使血液中的 HCO_3^- 被稀释，造成稀释性代谢性酸中毒。

（二）分类

根据代谢性酸中毒发生的原因和机制不同，AG 值的变化会有所不同。根据 AG 值的变化情况，可以将代谢性酸中毒分为两类（表 4-2）。

表 4-2 代谢性酸中毒的原因与分类

类型	原因
AG 增高型代谢性酸中毒	乳酸酸中毒、酮症酸中毒、肾衰竭（固定酸排泄障碍所致），以及水杨酸、甲醇、乙二醇中毒等
AG 正常型代谢性酸中毒	严重腹泻、十二指肠引流、肠瘘等；肾小管性酸中毒、大量使用碳酸酐酶抑制剂、高钾血症、长期服用含氯药物等

1. AG 增高型代谢性酸中毒　其特点是 AG 增高，血 Cl^- 正常，可见于乳酸酸中毒、糖尿病酮症酸中毒、肾衰竭和水杨酸中毒等。

2. AG 正常型代谢性酸中毒　其特点是 AG 值在正常范围内，血 Cl^- 升高，可见于严重腹泻、肠瘘、肾小管性酸中毒、大量使用碳酸酐酶抑制剂、高钾血症等。

（三）机体的代偿调节

1. 体液的缓冲作用和细胞内、外的离子交换　发生代谢性酸中毒时，血浆中增高的 H^+ 可立即被缓冲体系中的各种缓冲碱缓冲，造成 HCO_3^- 和其他缓冲碱被不断消耗而减少。在缓冲过程中，H^+ 与 HCO_3^- 作用所形成的 H_2CO_3 可分解为 H_2O 和 CO_2，CO_2 由肺呼出体外。$2 \sim 4\,h$ 后，增高的 H^+ 约有 1/2 通过离子交换的方式进入细胞，然后被细胞内的缓冲体系缓冲，而 K^+ 从细胞内向细胞外转移，以维持细胞内、外电荷平衡，故酸中毒易引起高钾血症。

2. 肺的代偿调节　肺的代偿调节是通过改变呼吸的频率和幅度来改变肺泡通气量，从而改变 CO_2 的排出量，并以此调节血浆中 H_2CO_3 的浓度。呼吸代偿反应比较迅速，代谢性酸中毒发生 $10\,min$ 后即可出现呼吸运动明显增强，并可在 $12 \sim 24\,h$ 内达到代偿高峰。但是肺的代偿调节是有限度的，主要原因是 H^+ 浓度增高引起肺的呼吸运动加深、加快，使 CO_2 排出量增加的同时也使 $PaCO_2$ 降低，而 $PaCO_2$ 降低又可反射性抑制呼吸中枢，引起呼吸运动减慢、变浅，从而部分抵消了因血液 H^+ 浓度增高对呼吸中枢的兴奋作用。

3. 肾的代偿调节　除肾自身原因引起的代谢性酸中毒外，对其他各种原因引起的代谢性酸中毒，肾都可发挥重要的代偿调节作用。发生酸中毒时，肾小管上皮细胞内的碳酸酐酶和谷氨酰胺酶活性增强，使肾小管泌 H^+、泌 NH_3/NH_4^+ 增多，重吸收 HCO_3^- 增多，使 HCO_3^- 在细胞外液的浓度有所恢复。

（四）血气指标的变化

发生代谢性酸中毒时，SB、AB 与 BB 均降低，BE 负值增大；失代偿时，pH 降低；经肺代偿后，$PaCO_2$ 继发性降低，AB<SB。

（五）对机体的影响

代谢性酸中毒对心血管和神经系统的功能有重要影响。急性严重酸中毒可导致这两大系统的功能出现严重障碍，甚至可危及生命。此外，慢性酸中毒还可引起骨骼系统的改变。

1. 高钾血症　酸中毒与高钾血症互为因果关系，即高钾血症可引起代谢性酸中毒，酸中毒也可引起高钾血症。发生酸中毒时，细胞外液中的 H^+ 增多并向细胞内转移，为了维持电荷平衡，细胞内的 K^+ 以 H^+-K^+ 交换的方式向细胞外转移；同时，远端肾小管泌 H^+ 增多、泌 K^+ 减少，进而导致钾在体内潴留。

2. 对心血管系统的影响

（1）室性心律失常：酸中毒时出现的室性心律失常与酸中毒时伴发高钾血症密切相关。重度高钾血症可导致严重的传导阻滞和心室颤动，使心肌兴奋性丧失，可造成致死性心律失常和心搏骤停。

（2）心肌收缩力减弱：酸中毒时，心肌收缩力减弱的可能机制包括以下几方面。①酸中毒时，生物氧化酶的活性受到抑制，使 ATP 生成减少，导致肌质网内的钙泵功能障碍，因而使肌质网对 Ca^{2+} 的摄取、储存和释放出现障碍，最终导致心肌兴奋 - 收缩耦联障碍而使心肌收缩力减弱；②酸中毒时，血浆 H^+ 浓度增高，可抑制细胞外 Ca^{2+} 内流，造成心肌细胞胞质中的 Ca^{2+} 浓度降低，使心肌收缩力减弱；③酸中毒时，心肌细胞内的 H^+ 增多，H^+ 可与 Ca^{2+} 竞争肌钙蛋白上的钙结合位点，从而阻碍 Ca^{2+} 与肌钙蛋白的结合，造成兴奋 - 收缩耦联障碍，进而导致心肌收缩力减弱；④正常情况下，心肌产生的能量约85%供给心肌收缩。酸中毒时，ATP生成减少，可导致心肌收缩力减弱。

（3）血管对儿茶酚胺的敏感性降低：发生酸中毒时，体液 H^+ 浓度增高，可使血管平滑肌对儿茶酚胺的反应性降低，导致外周小血管紧张度降低。毛细血管前括约肌松弛可引起真毛细血管网开放增加，使血管容量增大，进而造成微循环淤血。需要注意的是，血管对儿茶酚胺的敏感性降低直接引起血压下降的作用并不明显，但常会影响临床用药效果。例如，对低血压休克患者单纯应用血管收缩药时，其血压升高不明显或需要增加用药剂量，但在纠正酸中毒后，其升压效果即可得到改善。

3. 对中枢神经系统的影响　发生酸中毒时，中枢神经系统主要表现为中枢抑制，轻者可出现意识障碍、反应迟钝，重者则可出现嗜睡，甚至昏迷。其机制可能与下列因素有关：① γ- 氨基丁酸增加，酸中毒时，脑组织内的谷氨酸脱羧酶活性增强，使 γ- 氨基丁酸生成增多，γ- 氨基丁酸为抑制性神经递质，对中枢神经系统具有抑制作用；② ATP 生成减少，酸中毒时，生物氧化酶的活性受抑制，使 ATP 生成减少，可导致脑组织能量缺乏而出现抑制状态。

4. 对呼吸系统的影响　发生代谢性酸中毒时，由于 H^+ 对中枢化学感受器及外周化学感受器的刺激作用增强，从而引起呼吸中枢兴奋，导致呼吸运动加深、加快，患者呈现深大规则的呼吸，其呼吸频率或快或慢。这种代谢性酸中毒引起的高通气称为 Kussmaul 呼吸，常见于糖尿病酮症酸中毒以及尿毒症酸中毒等疾病。

5. 对骨骼系统的影响　慢性代谢性酸中毒（如慢性肾衰竭、肾小管性酸中毒）病程可长达数年之久。由于机体不断地经骨骼释放出钙盐，故可影响小儿骨骼的生长发育，并可引起佝偻病，成人则可发生骨质软化、骨质疏松和纤维性骨炎等。

（六）代谢性酸中毒防治的病理生理基础

1. 积极预防和治疗原发疾病　防治引起代谢性酸中毒的原发病是重点。例如，对糖尿病酮症酸中毒患者应予以胰岛素治疗；对严重肾衰竭引起酸中毒的患者，则应注意改善肾功能等。

2. 补碱纠正代谢性酸中毒　严重酸中毒可危及生命，须及时适当补充碱性药物。碳酸氢钠是代谢性酸中毒患者补碱的首选药物。

3. 处理酸中毒时的钾或钙代谢紊乱　酸中毒患者常伴有高钾血症，在补碱纠正酸中毒时，H^+ 可从细胞内转移至细胞外并不断地被缓冲，K^+ 则从细胞外重新转移至细胞内，从而使血钾有所降低。也有酸中毒与低钾血症同时并存的情况，如肾小管性酸中毒患者因肾排 K^+ 较多，可出现低钾血症；严重腹泻导致酸中毒时，既有 HCO_3^- 随肠液大量丢失，也有 K^+ 随肠液大量丢失，故患者可出现低钾血症。纠正酸中毒时，患者血清钾浓度会进一步下降，可引起严重甚至致命的低钾血症。纠正酸中毒时，需要依据血清钾下降的程度适当予以补钾。酸中毒时，患者体内游离钙增多，但酸中毒纠正后，游离钙会明显减少，因为 Ca^{2+} 在碱性条件下可与血浆蛋白作用生成结合钙，使游离钙减少，从而可导致手足搐搦。因此，在纠正酸中毒的过程中要避免低钙血症的发生。

> **知识拓展 4-2**
>
> #### 慢性肾脏病患者的补碱治疗和碱性饮食
>
> 慢性肾脏病（chronic kidney disease，CKD）患者的肾排酸、保碱能力降低，常可引起代谢性酸中毒；代谢性酸中毒又可进一步加快慢性肾脏病的进展，如促进蛋白质的降

解和肌肉萎缩，使白蛋白浓度降低，诱发或加重骨骼疾病，加重炎症反应，甚至诱发心力衰竭等。因此，纠正代谢性酸中毒是慢性肾脏病治疗过程中的重要措施之一。通过补充碱制剂或改变饮食，可延缓慢性肾脏病患者的肾功能减退，改善其肌肉萎缩、蛋白质降解及炎症反应等。

临床上对慢性肾脏病患者补充碳酸氢钠可在短期内改善其下肢肌肉力量。即使患者长期大剂量口服碳酸氢钠，也能够较好地耐受。因此，定期监测慢性肾脏病患者的碳酸氢根水平并及时、有效地纠正其代谢性酸中毒的治疗方法已成为保护患者肾功能的重要措施之一。在慢性肾脏病伴肾小球滤过率下降的患者未发生代谢性酸中毒前，其体内已有酸潴留，因此，减少饮食中产酸食物的摄入，同时增加碱性食物（如蔬菜、水果和大豆等）的摄入，可能延缓慢性肾脏病的进展。

二、代谢性碱中毒

代谢性碱中毒是指细胞外液 HCO_3^- 含量原发性增多和（或）H^+ 丢失引起的以 HCO_3^- 浓度增高和 pH 升高为特征的酸碱平衡紊乱。

（一）原因和机制

1. 酸性物质丢失过多

（1）随胃液丢失：常见于剧烈频繁呕吐及胃管引流引起富含 HCl 的胃液大量丢失，使 H^+ 丢失过多。胃黏膜壁细胞分泌的 H^+ 来自细胞内水的解离（$H_2O \rightarrow H^+ + OH^-$）。壁细胞在膜质子泵的作用下，可将 H^+ 主动分泌到分泌小管中。壁细胞内的 Cl^- 通过氯通道进入分泌小管腔内，并与 H^+ 结合形成 HCl；当机体需要时，HCl 由分泌小管腔进入胃腔；壁细胞内的水解离产生的 OH^- 和 CO_2 在碳酸酐酶的作用下生成 HCO_3^-，HCO_3^- 通过壁细胞基底膜上的 Cl^--HCO_3^- 交换而被转运出细胞，并进入血液中。当胃液大量丢失后，进入十二指肠的 H^+ 减少，刺激胰腺向肠腔分泌 HCO_3^- 的作用减弱，造成血浆 HCO_3^- 潴留；与此同时，肠液中的 $NaHCO_3$ 因得不到 HCl 的中和而被吸收入血，也使血浆 HCO_3^- 增加，导致代谢性碱中毒。此外，大量胃液丢失使有效循环血量减少，可引起继发性醛固酮增多而导致肾小管分泌 H^+、K^+ 增多；胃液丢失也可导致 K^+ 丢失，引起低钾血症，进而导致低钾性碱中毒；而胃液中的 Cl^- 大量丢失又可引起低氯血症，进而导致低氯性碱中毒。

（2）经肾丢失

1）醛固酮分泌异常增多：见于原发性或继发性醛固酮增多症。醛固酮分泌增多可加速远端小管和集合管分泌 H^+ 和 K^+，并促进肾小管对 HCO_3^- 的重吸收。

2）使用利尿剂：使用髓袢利尿剂（呋塞米及依他尼酸）或噻嗪类利尿剂等排 H^+ 利尿剂时，肾小管髓袢升支对 Cl^-、Na^+ 和 H_2O 的重吸收受到抑制，可使远端肾小管内液体流速加快、Na^+ 含量增加，激活 H^+-Na^+ 交换机制，促进肾小管对 Na^+、HCO_3^- 的重吸收与 H^+ 的分泌。由于 H^+、Cl^- 和 H_2O 经肾大量排出以及 HCO_3^- 被重吸收，导致细胞外液 Cl^- 浓度降低和 HCO_3^- 含量增多，引起低氯性碱中毒。

2. HCO_3^- 负荷增加

（1）$NaHCO_3$ 输入或服用过多：主要发生在用 $NaHCO_3$ 纠正代谢性酸中毒时。对有明显肾功能障碍的患者骤然输入大剂量 $NaHCO_3$ 或胃、十二指肠溃疡患者长期服用 $NaHCO_3$ 等情况，可引起代谢性碱中毒。

（2）大量输入库存血：大量输入含有抗凝剂柠檬酸盐的库存血，在体内经代谢生成 HCO_3^-，可使血浆 HCO_3^- 浓度增高，引发代谢性碱中毒。

3. 低钾血症 发生低钾血症时，细胞内的 K^+ 向细胞外液转移，以部分补充细胞外液中的 K^+ 不足。为了维持电荷平衡，细胞外液中的 H^+ 则向细胞内转移，从而导致细胞外液中的 H^+ 减少。此外，低钾血症时，肾小管上皮细胞向肾小管腔分泌 K^+ 减少，即 K^+-Na^+ 交换减少，而 H^+-Na^+ 交换增加，分泌 H^+ 增多，肾小管对 HCO_3^- 的重吸收增加，可导致血浆 HCO_3^- 浓度增高。由于肾分泌 H^+ 增多，尿液呈酸性，故称为反常性酸性尿。

（二）分类

不同原因引起的代谢性碱中毒其特点不同，临床上根据给予生理盐水治疗后代谢性碱中毒能否得到纠正而将其分为两类（表 4-3）。

1. 生理盐水反应性碱中毒 是指通过补充生理盐水可以纠正的碱中毒，主要见于剧烈呕吐、胃液引流和长期大量应用利尿剂引起的碱中毒患者。患者除有 HCO_3^- 浓度增高外，还常伴有细胞外液减少，有效循环血量不足，以及低钾和低氯血症。给予生理盐水扩充细胞外液容量、补充 Cl^-，可促进过多的 HCO_3^- 经肾排出，使碱中毒得到纠正。

2. 生理盐水抵抗性碱中毒 常见于全身水肿、原发性醛固酮增多症、$NaHCO_3$ 输入过多、大量输入库存血以及严重低钾血症患者。由于醛固酮具有促进远端肾单位保钠、排钾、排氢的作用，或在低钾状态下远端肾单位 K^+-Na^+ 交换减少，H^+-Na^+ 交换增加，故对此类患者单纯给予生理盐水纠正碱中毒的效果不明显。

表 4-3 代谢性碱中毒的原因与分类

类型	原因
生理盐水反应性碱中毒	剧烈频繁呕吐及胃液引流、长期使用利尿剂等
生理盐水抵抗性碱中毒	醛固酮增多症、严重低钾血症、$NaHCO_3$ 输入过多、大量输入含柠檬酸盐的库存血等

（三）机体的代偿调节

1. 体液的缓冲作用和细胞内、外的离子交换 发生代谢性碱中毒时，血浆 H^+ 浓度降低，OH^- 浓度升高，OH^- 可被血浆缓冲系统中的弱酸中和。经过血浆缓冲系统的缓冲调节后，强碱变成弱碱，并且包括 HCO_3^- 在内的缓冲碱增加。同时，由于细胞外液 H^+ 浓度降低，细胞内的 H^+ 向细胞外转移，细胞外液中的 K^+ 进入细胞，使细胞外液中的 K^+ 减少，这是碱中毒引起低钾血症的原因之一。

2. 肺的代偿调节 发生代谢性碱中毒时，由于细胞外液 H^+ 浓度降低，对延髓中枢化学感受器以及颈动脉体和主动脉体外周化学感受器的刺激作用减弱，从而反射性引起呼吸中枢抑制，使呼吸变浅、变慢，肺泡通气量减少，导致 CO_2 排出减少，$PaCO_2$ 升高，血浆 H_2CO_3 浓度继发性升高，以维持 $[HCO_3^-]/[H_2CO_3]$ 的比值接近 20/1，使 pH 趋于正常。

3. 肾的代偿调节 发生代谢性碱中毒时，血浆 H^+ 浓度下降、pH 升高，使肾小管上皮细胞内的碳酸酐酶和谷氨酰胺酶活性降低，肾小管上皮细胞产生 H^+ 和 NH_3/NH_4^+ 减少，因而肾小管泌 H^+、泌 NH_3/NH_4^+ 减少，对 HCO_3^- 的重吸收也相应减少，导致血浆 HCO_3^- 浓度有所降低。肾对 HCO_3^- 排出增多的最大代偿时限需要 3~5 天，因此，发生急性代谢性碱中毒时，肾往往来不及发挥代偿调节作用。

通过以上各种代偿调节，如果能使 $[HCO_3^-]/[H_2CO_3]$ 的比值保持在 20/1，则血浆 pH 可维持在正常范围，称为代偿性代谢性碱中毒。若 $[HCO_3^-]/[H_2CO_3]$ 的比值高于 20/1，则血浆 pH 高于正常，即为失代偿性代谢性碱中毒。

（四）血气指标的变化

代谢性碱中毒时，pH 升高，AB、SB 及 BB 均升高，BE 正值增大。由于呼吸代偿，$PaCO_2$ 继发性升高，AB > SB。

（五）对机体的影响

1. 对神经、肌肉的影响　发生碱中毒时，由于血浆 pH 迅速升高而使血浆游离 Ca^{2+} 浓度迅速降低，常导致患者神经、肌肉的应激性增高，可引发手足搐搦。但如果碱中毒时伴有严重低钾血症，则患者往往表现为肌无力或麻痹。

2. 对中枢神经系统的影响　严重碱中毒可引起烦躁不安、精神错乱，有时甚至可引起谵妄等中枢神经系统兴奋症状。这与碱中毒时中枢神经系统抑制性神经递质 γ- 氨基丁酸减少有关。因为碱中毒时，谷氨酸脱羧酶活性降低，使 γ- 氨基丁酸生成减少，而碱中毒时 γ- 氨基丁酸转氨酶活性增高又使 γ- 氨基丁酸分解加强。γ- 氨基丁酸减少可导致对中枢神经系统的抑制作用减弱，因而使中枢神经系统的兴奋性增强。同时，由于血浆 pH 增高，使氧解离曲线左移，氧合血红蛋白解离与释放氧的能力降低。缺氧可导致 ATP 生成减少，使脑细胞 Na^+-K^+-ATP 酶活性降低而引起脑细胞水肿，严重时甚至可导致患者昏迷。

3. 低钾血症　碱中毒与低钾血症往往互为因果，即低钾血症可引起代谢性碱中毒，而碱中毒往往也可引起低钾血症。这是因为发生碱中毒时，细胞外液 H^+ 浓度降低，引起细胞内 H^+ 向细胞外转移，而细胞外 K^+ 向细胞内转移，导致低钾血症。另外，碱中毒时，肾小管上皮细胞泌 H^+ 减少，H^+-Na^+ 交换减少，而 K^+-Na^+ 交换增加，使 K^+ 随尿液排出增多，进而引起低钾血症。

4. 对呼吸系统的影响　发生代谢性碱中毒时，细胞外液 H^+ 浓度降低，对延髓中枢化学感受器以及颈动脉体和主动脉体外周化学感受器的刺激作用减弱，可以反射性引起呼吸中枢抑制，使呼吸运动变浅、变慢。

（六）代谢性碱中毒防治的病理生理基础

1. 积极防治引起代谢性碱中毒的原发病　应针对引起代谢性碱中毒的原发疾病进行治疗，如止吐、避免长期服用碱性药物，或者避免长期使用排钾性利尿剂等。

2. 纠正低钾血症或低氯血症　应注意及时去除造成代谢性碱中毒的维持因素，如低钾血症与低氯血症。对明显缺氯或缺钾患者，需同时补充 KCl 等。

3. 纠正碱中毒　对生理盐水反应性碱中毒患者予以口服或静脉补充生理盐水即可使血浆 HCO_3^- 浓度恢复正常；而对生理盐水抵抗性碱中毒患者，则需针对造成碱中毒的维持因素予以抗醛固酮药物或碳酸酐酶抑制剂。对严重代谢性碱中毒患者，可予以一定量的盐酸稀释液或盐酸精氨酸溶液等。

案例　4-2

　　患者吴女士，64 岁，因进食后呕吐 9 天入院。患者近 20 天明显消瘦，卧床不起，尿量减少，尿液颜色较深。查体：T 36.8℃，P 80 次 / 分，R 16 次 / 分，BP 118/69 mmHg。

营养状况欠佳，精神恍惚，嗜睡，皮肤干燥、松弛，眼窝深陷，呈重度脱水征。诊断为幽门梗阻。辅助检查：pH 7.56，$PaCO_2$ 54.1 mmHg，HCO_3^- 49 mmol/L，K^+ 3.4 mmol/L，Na^+ 158 mmol/L，Cl^- 95 mmol/L。

　　问题：

　　1. 吴女士发生了何种水与电解质及酸碱平衡紊乱？判断依据是什么？

　　2. 吴女士发生水与电解质及酸碱平衡紊乱的机制是什么？

三、呼吸性酸中毒

呼吸性酸中毒是指因 CO_2 排出减少或 CO_2 吸入过多引起的以血浆 H_2CO_3 浓度原发性升高和 pH 降低为特征的一种酸碱平衡紊乱。

（一）原因和机制

1. CO_2 排出减少

（1）呼吸中枢抑制：临床上常见于脑血管意外、脑外伤、脑炎、使用呼吸中枢抑制剂（镇静剂、麻醉药）或乙醇中毒等患者。

（2）神经病变及呼吸肌活动障碍：常见于神经根炎、急性脊髓灰质炎、有机磷农药中毒、重度低钾血症和家族性周期性麻痹及呼吸肌疲劳等患者。

（3）胸廓异常：严重气胸、胸腔积液、胸部创伤、严重胸廓畸形等均可显著影响肺通气功能，导致 CO_2 排出减少。

（4）气道阻塞：异物堵塞、溺水、喉头水肿或痉挛等可导致急性呼吸障碍，慢性阻塞性肺疾病和支气管哮喘等可引起肺泡通气不足。

（5）肺部疾病：急性心源性肺水肿、重度肺气肿、肺部炎症、肺纤维化和通气功能障碍合并急性呼吸窘迫综合征等患者，均可因 CO_2 排出障碍而发生呼吸性酸中毒。

（6）呼吸机使用不当：呼吸机使用不当可导致通气量过低，造成 CO_2 排出量过少。

2. CO_2 吸入过多　　在通风不良的情况下，吸入气中 CO_2 含量过高。

呼吸性酸中毒的发生原因以外呼吸通气功能障碍引起的 CO_2 排出减少为多见。

（二）分类

根据发病的急缓，可将呼吸性酸中毒分为以下两类。

1. 急性呼吸性酸中毒　　常见于急性气道阻塞、中枢或外周神经损伤及呼吸肌麻痹引起的呼吸暂停患者。

2. 慢性呼吸性酸中毒　　是指 $PaCO_2$ 潴留持续 24 h 以上，常见于气道或肺部炎症引起的慢性阻塞性肺疾病、肺广泛纤维化或肺不张等患者。

（三）机体的代偿调节

由于呼吸性酸中毒主要是由肺泡通气障碍引起，所以肺不能发挥代偿调节作用，而且当血浆 H_2CO_3 浓度增高时，只能通过血浆非碳酸氢盐缓冲对进行缓冲调节。当 $PaCO_2 > 45$ mmHg 时，称为高碳酸血症（hypercapnia）。

1. 体液的缓冲作用和细胞内、外的离子交换　　由于 CO_2 大量潴留，使血浆 H_2CO_3 浓度升高，H_2CO_3 分解为 H^+ 和 HCO_3^-，导致血浆内的 H^+ 和 HCO_3^- 增多，非碳酸氢盐缓冲对可起到部分缓冲作用；增多的 H^+ 可进入细胞并与细胞内的 K^+ 进行交换（引起血钾升高）；H^+ 进入细胞后，由细胞内的蛋白质缓冲对进行缓冲。同时，CO_2 可迅速弥散至红细胞内，并在红细胞内碳酸酐酶的催化作用下生成 H_2CO_3，H_2CO_3 进而解离为 H^+ 和 HCO_3^-。红细胞内增多的 H^+ 不断地被血红蛋白缓冲对缓冲，而增多的 HCO_3^- 则从红细胞进入血浆，与血浆中的 Cl^- 进行交换，导致血浆 HCO_3^- 浓度增高，同时使血浆 Cl^- 浓度降低。这是急性呼吸性酸中毒的主要代偿方式，但代偿的能力非常有限。

2. 肾的代偿调节　由于肾的代偿调节作用较慢，所以发生急性呼吸性酸中毒时，肾来不及发挥有效的调节作用。发生慢性呼吸性酸中毒时，肾的代偿调节成为主要的代偿方式。此时，肾的代偿调节作用与代谢性酸中毒时相似，肾小管上皮细胞内碳酸酐酶和谷氨酰胺酶活性均增强，使肾泌 H^+、泌 NH_3/NH_4^+ 增加，重吸收 HCO_3^- 的作用显著增强。

（四）血气指标的变化

呼吸性酸中毒时，$PaCO_2$ 升高，失代偿时 pH 降低；通过肾等代偿后，AB、SB、BB 值均升高，BE 正值增大，AB > SB。

（五）对机体的影响

呼吸性酸中毒与代谢性酸中毒有着共同的特点，即都存在体液 H^+ 浓度升高，因而其对机体的影响与代谢性酸中毒是一致的，也可以引起心肌收缩力减弱、心律失常、外周血管扩张、血钾升高等。但呼吸性酸中毒特别是急性呼吸性酸中毒患者因肾尚未发挥充分代偿调节作用，故常呈失代偿状态，使病情更为严重。

1. CO_2 对脑血管的影响　高浓度的 CO_2 可引起脑血管扩张和脑血流量增加，进而导致颅内压和脑脊液压力明显升高，可促进脑水肿的发生。患者可出现持续性头痛，尤其是在夜间和晨起时加重。

2. 对中枢神经系统的影响　CO_2 为脂溶性分子，能迅速透过血-脑屏障并引起脑脊液中 H_2CO_3 浓度增高；而 HCO_3^- 为水溶性，很难透过血-脑屏障进入脑脊液中，结果造成脑脊液中 $[HCO_3^-]/[H_2CO_3]$ 的比值显著降低，导致脑脊液 pH 比血浆 pH 更低。患者可出现精神错乱、谵妄或嗜睡，甚至昏迷等。这可能是呼吸性酸中毒时患者出现的神经系统功能紊乱比代谢性酸中毒时更为显著的原因之一。另外，有 CO_2 潴留的呼吸性酸中毒患者均伴有不同程度的低氧血症，缺氧也会加重神经细胞损伤。

3. 对呼吸系统的影响　原发疾病对呼吸系统的影响可表现为呼吸困难、呼吸急促或呼吸抑制；同时，H^+ 浓度升高、CO_2 潴留又可对外呼吸运动产生影响。

4. 电解质的变化　发生呼吸性酸中毒时，患者除可有高钾血症外，还伴有低氯血症。低氯血症发生的主要机制是呼吸性酸中毒时由于红细胞的代偿，使细胞内 HCO_3^- 与细胞外 Cl^- 交换而导致血氯降低。

（六）呼吸性酸中毒防治的病理生理基础

1. 积极防治引起呼吸性酸中毒的原发病　慢性阻塞性肺疾病是引起呼吸性酸中毒最常见的原因，临床上应予以积极抗感染、解痉和祛痰等处理。

2. 改善肺泡通气功能，排出过多的 CO_2　根据患者的病情，可行气管切开、人工呼吸、解除支气管痉挛、祛痰、给氧等措施。需注意谨慎使用碱性药物，当患者体液 pH 明显降低时，可适当予以补碱，但应注意防止 $PaCO_2$ 明显升高。

案例　4-3

　　患者陈先生，67 岁，不慎从 1 米高处摔下，出现胸痛、气促，口唇发绀。当即送医。查体：T 36.6℃，P 90 次 / 分，R 28 次 / 分，BP 120/88 mmHg。胸部 X 线检查：右侧第 4、5 肋骨骨折伴右侧气胸，胸腔积液，右肺压缩 80%。辅助检查：pH 7.32，$PaCO_2$ 58 mmHg，HCO_3^- 25 mmol/L，BE 2.5 mmol/L。经胸外科治疗后，患者病情稳定。

　　问题：

　　该患者发生了何种类型的酸碱平衡紊乱？

四、呼吸性碱中毒

　　呼吸性碱中毒是指因肺通气过度使 CO_2 呼出过多而引起的以血浆 H_2CO_3 浓度原发性降低和 pH 升高为特征的一种酸碱平衡紊乱。当 $PaCO_2 < 35$ mmHg 时，亦称为低碳酸血症（hypocapnia）。

（一）原因和机制

　　1. 低氧血症和肺部疾患　吸入气氧分压过低以及外呼吸功能障碍（如急性呼吸窘迫综合征、肺炎、肺水肿等）均可导致低氧血症而使机体出现代偿性通气过度，造成 CO_2 呼出过多和 $PaCO_2$ 降低。

　　2. 呼吸中枢受到兴奋性刺激或精神障碍　可见于脑部病变，如脑血管意外、脑炎、脑外伤及脑肿瘤等可刺激呼吸中枢，引起通气过度。某些药物（如水杨酸）、血氨浓度升高等，可直接兴奋呼吸中枢。癔症发作时，患者可出现精神性通气过度。另外，急性外伤引起的疼痛和精神紧张也可兴奋呼吸中枢，引起通气过度。

　　3. 机体代谢率增高　见于甲状腺功能亢进症、革兰氏阴性杆菌败血症、高热、严重创伤等患者，机体代谢率和血温过高可引起呼吸中枢兴奋，导致通气过度，使 $PaCO_2$ 降低。

　　4. 呼吸机使用不当　常见于因呼气量过大和频率过快引起的通气过度，可导致医源性呼吸性碱中毒。

（二）分类

　　呼吸性碱中毒按发病时间可分为以下两类。

　　1. 急性呼吸性碱中毒　一般是指 $PaCO_2$ 在短时间内急剧下降而导致 pH 值升高，见于呼吸机使用不当、高热和低氧血症等情况。

　　2. 慢性呼吸性碱中毒　是指 $PaCO_2$ 下降超过 24 h 而导致的 pH 升高，常见于慢性颅脑疾病、肺部疾患、缺氧和血氨水平增高而兴奋呼吸中枢时。

（三）机体的代偿调节

　　呼吸性碱中毒是由于肺泡通气过度所致，故肺不能有效地发挥代偿调节作用。机体的代偿方式主要包括以下几方面：

　　1. 体液的缓冲作用和细胞内、外的离子交换　急性呼吸性碱中毒时，血浆中 HCO_3^- 浓度相对增高，H^+ 从细胞内转移至细胞外并与 HCO_3^- 结合，使血浆 HCO_3^- 浓度降低，H_2CO_3 浓度有所回升。血浆 HCO_3^- 可与红细胞内的 Cl^- 进行交换。HCO_3^- 进入红细胞后，可与红细胞内的 H^+ 结合形成 H_2CO_3，并释放出 CO_2。CO_2 可自红细胞进入血浆形成 H_2CO_3，提高血浆 H_2CO_3 浓度。由于 HCO_3^--Cl^- 交换，可造成血浆 Cl^- 浓度增高。这是机体发生急性呼吸性碱中毒时的主要代偿方式，由于其代偿能力极其有限，因而急性呼吸性碱中毒主要表现为失代偿性。

2. 肾的代偿调节   慢性呼吸性碱中毒时，血浆 H^+ 浓度下降，pH 升高，使肾小管上皮细胞内的碳酸酐酶和谷氨酰胺酶活性减弱，肾小管上皮细胞泌 H^+、泌 NH_3/NH_4^+ 减少，对 HCO_3^- 的重吸收也相应减少，导致血浆 HCO_3^- 浓度有所降低，以维持 $[HCO_3^-]/[H_2CO]$ 的比值在 20/1。这是机体发生慢性呼吸性碱中毒时的主要代偿方式。

（四）血气指标的变化

呼吸性碱中毒时，$PaCO_2$ 降低，失代偿时 pH 升高，AB、SB、BB 值均降低，AB<SB，BE 负值增大。

（五）对机体的影响

呼吸性碱中毒与代谢性碱中毒的共同点是均可导致低钾血症和组织缺氧。急性呼吸性碱中毒患者临床表现较为明显，可出现窒息感、气促、眩晕、易激动、四肢及口周感觉异常等，严重者可出现意识障碍。其机制可能是呼吸性碱中毒时，低碳酸血症可引起脑血管收缩，使脑血流量减少，从而加重脑功能障碍。慢性呼吸性碱中毒时，由于机体代偿作用发挥较好，所以患者的临床表现较轻。

（六）呼吸性碱中毒防治的病理生理基础

1. 防治原发病   消除引起肺过度通气的原因是防治呼吸性碱中毒的根本措施。例如，对精神性通气过度患者可进行心理治疗或适当使用镇静剂；对呼吸机使用不当导致呼吸性碱中毒的患者，应检查并调整呼吸频率和潮气量等。

2. 提高血浆 H_2CO_3 浓度   可予以患者吸入含 5% CO_2 的混合气体，以提高血浆 H_2CO_3 浓度。

3. 应用钙剂   对手足搐搦患者，可予以静脉适量补充钙剂，以提高血浆 Ca^{2+} 浓度。

发生四种单纯型酸碱平衡紊乱时，机体的 pH、HCO_3^- 浓度和 $PaCO_2$ 变化方向见表 4-4。

表 4-4   发生四种单纯型酸碱平衡紊乱时机体的血气指标变化

类型	动脉血气指标		
	pH	HCO_3^- 浓度	$PaCO_2$
代谢性酸中毒	↓	原发性↓	继发性↓
代谢性碱中毒	↑	原发性↑	继发性↑
呼吸性酸中毒	↓	继发性↑	原发性↑
呼吸性碱中毒	↑	继发性↓	原发性↓

第四节   混合型酸碱平衡紊乱

在临床上，患者不仅可以发生单纯型酸碱平衡紊乱，还可能发生混合型酸碱平衡紊乱（mixed acid-base disturbance），即在同一患者体内同时并存两种或两种以上的酸碱平衡紊乱。

两种酸碱平衡紊乱同时并存称为双重混合型酸碱平衡紊乱，三种酸碱平衡紊乱同时并存称为三重混合型酸碱平衡紊乱。

一、双重混合型酸碱平衡紊乱

根据同时并存的酸碱平衡紊乱的性质，可将双重混合型酸碱平衡紊乱分为两类，即酸碱一致（或相加）型酸碱平衡紊乱和酸碱混合（或相抵消）型酸碱平衡紊乱。

（一）酸碱一致型酸碱平衡紊乱

1. 代谢性酸中毒合并呼吸性酸中毒

（1）原因：①Ⅱ型呼吸衰竭，即高碳酸血症型呼吸衰竭，由于缺氧导致代谢性酸中毒，又因 CO_2 排出障碍而导致呼吸性酸中毒；②心搏和呼吸骤停，由于缺氧导致乳酸酸中毒，又因 CO_2 呼出受阻而发生呼吸性酸中毒；③糖尿病酮症酸中毒患者因肺部感染而引起呼吸衰竭。

（2）特点：$PaCO_2$ 升高、HCO_3^- 浓度降低，两者朝相反的方向变化，肺与肾不能相互代偿，呈严重失代偿状态，pH 明显降低，AB、SB、BB 值均降低，AB ＞ SB，AG 增大，血 K^+ 升高。

2. 代谢性碱中毒合并呼吸性碱中毒

（1）原因：①肝硬化患者因通气过度而发生呼吸性碱中毒时，若出现呕吐，或应用利尿剂治疗而引起低钾血症，则可发生代谢性碱中毒；②颅脑外伤引起通气过度时，患者可出现剧烈呕吐；③严重创伤时，因剧痛而导致通气过度，可引起呼吸性碱中毒；若大量输入库存血，则可因抗凝剂枸橼酸盐输入过多，经代谢后生成大量 HCO_3^- 而导致代谢性碱中毒。

（2）特点：$PaCO_2$ 降低、HCO_3^- 浓度增高，两者呈反向变化，肺与肾不能相互代偿，呈严重失代偿状态，预后较差。pH 明显升高，AB、SB、BB 值均升高，AB＜SB，血 K^+ 降低。

（二）酸碱混合型酸碱平衡紊乱

1. 代谢性酸中毒合并呼吸性碱中毒

（1）原因：①糖尿病、肾衰竭、感染性休克及心肺疾病等危重患者伴有高热或机械通气过度；②慢性肝病患者出现高血氨并发肾衰竭；③水杨酸或乳酸盐中毒。

（2）特点：代谢性酸中毒合并呼吸性碱中毒时，血 pH 变动不大，甚至在正常范围内。血浆 HCO_3^- 浓度和 $PaCO_2$ 均显著下降。SB、AB、BB 均降低，AB＜SB，BE 负值增大。

2. 代谢性碱中毒合并呼吸性酸中毒

（1）原因：常见于慢性阻塞性肺疾病或肺源性心脏病患者，在通气未改善时即补充过多 $NaHCO_3$，或呕吐、应用大量排钾利尿剂等。

（2）特点：代谢性碱中毒合并呼吸性酸中毒时，血 pH 可以正常，也可以略降低或略升高。血浆 HCO_3^- 浓度和 $PaCO_2$ 均显著升高。SB、AB、BB 均升高，BE 正值增大。

3. 代谢性酸中毒合并代谢性碱中毒

（1）原因：常见于严重胃肠炎时腹泻合并呕吐并伴有低钾血症和脱水的患者，以及肾衰竭或糖尿病合并剧烈呕吐的患者。

（2）特点：代谢性酸中毒合并代谢性碱中毒时，血浆 pH、HCO_3^- 浓度、$PaCO_2$ 可以正常，也可以升高或降低，AG 增大（表 4-5）。

表 4-5   双重混合型酸碱平衡紊乱的特点

类型	pH	HCO₃⁻ 浓度	PaCO₂
酸碱一致型酸碱平衡紊乱			
代谢性酸中毒合并呼吸性酸中毒	↓↓	↓	↑
代谢性碱中毒合并呼吸性碱中毒	↑↑	↑	↓
酸碱混合型酸碱平衡紊乱			
代谢性酸中毒合并呼吸性碱中毒	不定	↓	↓
代谢性碱中毒合并呼吸性酸中毒	不定	↑	↑
代谢性酸中毒合并代谢性碱中毒	不定	不定	不定

二、三重混合型酸碱平衡紊乱

由于同一患者不可能同时存在呼吸性酸中毒和呼吸性碱中毒，因此，三重混合型酸碱平衡紊乱只包括两种类型。

1. AG 增高型代谢性酸中毒合并代谢性碱中毒和呼吸性酸中毒   该型的特点是 AG ＞ 16 mmol/L，$PaCO_2$ 明显增高，HCO_3^- 浓度升高，Cl^- 下降。

2. AG 增高型代谢性酸中毒合并代谢性碱中毒和呼吸性碱中毒   该型的特点是 AG ＞ 16 mmol/L，$PaCO_2$ 明显降低，HCO_3^- 浓度可高可低，Cl^- 一般低于正常。

案例 4-4

患者陈先生，67 岁，因发热、咳嗽、咳痰、疲乏 5 天入院。查体：T 39.5℃，P 110 次 / 分，R 30 次 / 分，BP 126/79 mmHg。入院 6 小时后，患者发生咯血 1 次，呈暗红色，量约为 5 ml，同时胸闷、气促加重，遂转入呼吸科重症监护病房。予以万古霉素、亚胺培南＋西司他丁进行抗感染和补液等处理，并抽血行细菌培养。辅助检查：白细胞 17.0×10^9/L，N 78%。血 pH 7.61，$PaCO_2$ 32 mmHg，HCO_3^- 28 mmol/L，PaO_2 76.5 mmHg，Na^+ 141 mmol/L，Cl^- 94 mmol/L，K^+ 2.9 mmol/L。胸部 X 线检查显示：双肺散在模糊小斑片状阴影。1 周后，血培养报告提示有金黄色葡萄球菌生长，诊断为金黄色葡萄球菌性肺炎。

问题：

1. 该患者发生了何种类型的酸碱平衡紊乱？判断依据是什么？
2. 该患者存在电解质紊乱吗？为什么？

第五节   判断酸碱平衡紊乱的病理生理基础

正确理解并掌握四种单纯型酸碱平衡紊乱发生的原因、机制及其特点，是正确判断酸碱平衡紊乱类型的基础。临床多种疾病合并酸碱平衡紊乱的情况很复杂，要结合患者的病史和临床表现来分析引起酸碱平衡紊乱的病因，如患者是否存在酸过多、排酸障碍、酸丢失、碱过多或碱丢失等原发因素，再结合血气分析结果判断酸碱平衡紊乱的类型。同时，血清电解质检测可提供有价值的参考资料。对于复杂疾病合并的酸碱平衡紊乱，应用预计代偿公式计算代偿的最大范围有助于判定是单纯型还是混合型酸碱平衡紊乱。计算 AG 值有助于鉴别单纯型代谢性酸中毒的类型及诊断混合型酸碱平衡紊乱。以下分析步骤可供学习和实践时参考。

一、根据 pH 判断酸碱平衡紊乱的性质

pH<7.35 为失代偿性酸中毒；pH > 7.45 为失代偿性碱中毒；若 pH 在 7.35~7.45 范围内，则不能排除酸碱平衡紊乱，尚需观察 $PaCO_2$ 和 HCO_3^- 浓度是否在正常范围内。若三个参数都在正常范围内，则不存在酸碱平衡紊乱；若 pH 正常而另外两个参数超出正常范围，则可确定存在酸碱平衡紊乱。

二、根据病史和原发性改变判断酸碱平衡紊乱的类型

仅根据 pH 的变化并不能判定引起酸碱平衡紊乱的原发病因，亦不能确定酸碱平衡紊乱的类型。根据患者的病史，找出引起酸碱平衡紊乱的原发性改变，才能判断酸碱平衡紊乱的类型。如果患者由于通气不足，使 $PaCO_2$ 原发性升高而引起 pH 下降，则为呼吸性酸中毒；如果患者存在通气过度，使 $PaCO_2$ 原发性降低而引起 pH 升高，则为呼吸性碱中毒。由于肾病或休克等导致的酸碱平衡紊乱，HCO_3^- 的改变为原发性改变；如果由于 HCO_3^- 原发性降低而引起 pH 下降，则为代谢性酸中毒；如果由于 HCO_3^- 原发性升高而引起 pH 升高，则为代谢性碱中毒。

三、根据代偿情况判断单纯型或混合型酸碱平衡紊乱

发生酸碱平衡紊乱时，机体代偿的规律是代谢性酸碱平衡紊乱主要靠肺代偿，而呼吸性酸碱平衡紊乱主要靠肾代偿；代偿调节可引起与原发性改变方向一致的继发性改变，但有一定的限度。表4-6 是在临床实践中总结并归纳出的单纯型酸碱平衡紊乱的预计代偿公式。应用预计代偿公式可以简便、有效地区分单纯型与混合型酸碱平衡紊乱。

四、根据 AG 值判断代谢性酸中毒的类型及混合型酸碱平衡紊乱

AG 值是区分代谢性酸中毒类型的标志，也是判断是否存在三重混合型酸碱平衡紊乱必不可少的指标。如果 AG 值正常，则不存在三重混合型酸碱平衡紊乱；如果 AG > 16 mmol/L，则表明存在 AG 增高型代谢性酸中毒，同时提示有三重混合型酸碱平衡紊乱的可能。

临床应用4-2

AG 在分析酸碱平衡紊乱中的作用

AG 是未测定阴离子（UA）和未测定阳离子（UC）浓度之差。引起 AG 升高最常见的原因是体内存在过多的 UA，如乳酸根、磷酸根、丙酮酸根及硫酸根等。若 UA 在

体内堆积，则可消耗 HCO_3^- 而使其浓度降低，称为 AG 增高型代谢性酸中毒。AG 可用于判断以下几种酸碱平衡紊乱类型：① AG 增高型代谢性酸中毒；②代谢性碱中毒合并 AG 增高型代谢性酸中毒；③呼吸性酸中毒合并 AG 增高型代谢性酸中毒；④呼吸性碱中毒合并 AG 增高型代谢性酸中毒；⑤三重混合型酸碱平衡紊乱。

在临床上应用 AG 时，应注意以下几点：①计算 AG 时，强调同步测定动脉血气和血清电解质；②排除实验误差引起的假性 AG 升高，因为 $[Na^+]$、$[Cl^-]$、$[HCO_3^-]$ 这三项参数中任何一项参数的测定误差均可引起 AG 假性升高；③结合临床与 AG 升高的标准综合判断，只要 AG > 16 mmol/L，结合临床表现，即可判断为 AG 增高型代谢性酸中毒。尤其是动态监测 AG 更有意义。

混合型酸碱平衡紊乱的判断较为复杂，以下举例介绍其诊断思路。

某患者为肺心病、呼吸衰竭合并肺性脑病，应用利尿剂与激素等治疗。血气及电解质检查：pH 7.4，$PaCO_2$ 61 mmHg，$[HCO_3^-]$ 38 mmol/L，$[Na^+]$ 140 mmol/L，$[Cl^-]$ 74 mmol/L，$[K^+]$ 3.5 mmol/L。试分析患者发生的是何种类型的酸碱平衡紊乱。

分析过程为：①根据 pH 为 7.43，无法判断该患者是否存在酸碱平衡紊乱；②结合肺心病病史、$PaCO_2$ 原发性增高，可判断患者为慢性呼吸性酸中毒；③按慢性呼吸性酸中毒的预计代偿公式计算 $[HCO_3^-]$ 预计代偿值为 $\Delta[HCO_3^-]$ =0.35×（61-40）± 3=7.35 ± 3 mmol/L；实际 $\Delta[HCO_3^-]$ =38-24=14 mmol/L，超过预计代偿值的上限 10.35 mmol/L，提示患者出现原发性 $[HCO_3^-]$ 升高，故存在代谢性碱中毒；④计算 AG 值，AG=140-38-74=28，AG 明显升高，> 16 mmol/L，提示患者存在代谢性酸中毒，有三重混合型酸碱平衡紊乱的可能。因此，经过以上分析，确定该患者为呼吸性酸中毒合并 AG 增高型代谢性酸中毒和代谢性碱中毒。

表 4-6   常用的单纯型酸碱平衡紊乱预计代偿公式

酸碱平衡紊乱类型	原发性改变	代偿性继发改变	预计代偿公式	代偿时限
代谢性酸中毒	$[HCO_3^-]\downarrow$	$PaCO_2\downarrow$	$\Delta PaCO_2\downarrow$ =1.2$\Delta[HCO_3^-]$ ± 2	12 ~ 24 h
代谢性碱中毒	$[HCO_3^-]\uparrow$	$PaCO_2\uparrow$	$\Delta PaCO_2\uparrow$ =0.7$\Delta[HCO_3^-]$ ± 5	12 ~ 24 h
呼吸性酸中毒	$PaCO_2\uparrow$	$[HCO_3^-]\uparrow$	—	—
急性	—	—	$\Delta[HCO_3^-]\uparrow$ =0.1$\Delta PaCO_2$ ± 1.5	数分钟
慢性	—	—	$\Delta[HCO_3^-]\uparrow$ =0.35$\Delta PaCO_2$ ± 3	3 ~ 5 天
呼吸性碱中毒	$PaCO_2\downarrow$	$[HCO_3^-]\downarrow$	—	—
急性	—	—	$\Delta[HCO_3^-]\downarrow$ =0.2$\Delta PaCO_2$ ± 2.5	数分钟
慢性	—	—	$\Delta[HCO_3^-]\downarrow$ =0.5$\Delta PaCO_2$ ± 2.5	3 ~ 5 天

注：Δ 表示变化值；代偿时限，即体内达到最大代偿反应所需的时间。

（万　英）

思 考 题

1. 为什么严重代谢性酸中毒患者易并发心律失常或心力衰竭？
2. 幽门梗阻患者易发生何种酸碱平衡紊乱？为什么？

3. 为什么发生呼吸性酸中毒时中枢神经系统功能紊乱比代谢性酸中毒时更为严重？

4. 案例：患儿，男，12 岁，因发热、咳嗽、呼吸急促留待发热门诊观察。查体：T 38.2℃，P 110 次 / 分，R 28 次 / 分，BP 110/75 mmHg。听诊右下肺可闻及湿啰音。辅助检查：血清 K^+ 4.5 mmol/L，Na^+ 136mmol/L，Cl^- 106 mmol/L；pH 7.51，$PaCO_2$ 30 mmHg，BE−1.2 mmol/L，HCO_3^- 23.3 mmol/L。

问题：

（1）该患儿发生了何种酸碱平衡紊乱？

（2）其原因和机制是什么？

第五章

第五章数字资源

糖代谢紊乱

案例 5-1A

　　患儿小静，女，6 岁，近 1 个月以来总是觉得饿和渴，食欲特别好，饮水较多，排尿次数也明显增多，体重却减轻了 3 kg。3 天前，小静感冒后出现低热，今晨父母发现其昏昏沉沉唤不醒，遂来院就诊。

　　医生一边认真听小静父母介绍她的病情，一边进行检查。T 37.9℃，BP 82/55 mmHg，呼唤小静没有反应。医生注意到小静口唇干燥，面色潮红，呼吸深且急促，呼出气中有烂苹果味。

　　辅助检查：WBC 8.4×10^9/L，N 72.7%；血 pH 7.13，$PaCO_2$ 15 mmHg，PaO_2 98 mmHg，HCO_3^- 10 mmol/L，BE −19.8 mmol/L，Na^+ 143 mmol/L，Cl^- 102 mmol/L，血糖 32.5 mmol/L，酮体 6.1 mmol/L，糖化血红蛋白 14.5%；胰岛素 1.6 mU/L，C 肽 0.09 nmol/L，IAA 和 GAD-Ab 阳性。

　　问题：

　　1. 小静的发病特点是什么？她最可能患的是什么疾病？

　　2. 小静的酸碱平衡状态是否正常？其发生改变的机制是什么？

　　糖既是人体主要的能量物质，又是重要的组成成分。正常人血糖浓度相对稳定，波动在 3.89 ~ 6.11 mmol/L 的生理范围内，这是由于激素、肝、骨骼肌等协同作用，使血糖的来源与去路保持动态平衡的结果。胰岛 β 细胞分泌的胰岛素是降低血糖的唯一激素，通过促进肝、骨骼肌和脂肪等靶细胞的葡萄糖摄取、减少肝内葡萄糖的产生与释放而降低血糖。体内升高血糖的激素包括胰高血糖素、肾上腺素、糖皮质激素和生长激素。当机体发生糖代谢紊乱时，可出现高血糖症或低血糖症。

第一节　高血糖症

　　高血糖症（hyperglycemia）是指血液中葡萄糖浓度高于正常水平，以空腹血糖高于 7.0 mmol/L（126 mg/dl）或餐后血糖高于 11.1 mmol/L（200 mg/dl）为判断标准。高血糖症是糖尿病（diabetes mellitus）的重要临床特征。糖尿病是由于胰岛素分泌相对或绝对不足以及组织细胞对胰岛素的敏感性降低，引起糖、脂肪和蛋白质代谢紊乱，以血糖升高为特征的代谢性疾病。最近的流行病学调查结果显示，我国 18 岁及以上人群糖尿病患病率为 11.2%。此外，胰高血糖素分泌失调、应激、妊娠、药物、肝病等也可引起高血糖症。

一、病因与发病机制

（一）胰岛素分泌障碍

胰岛素是由胰岛 β 细胞分泌的降低血糖的激素。任何原因引起胰岛 β 细胞功能损害或结构破坏，均可导致胰岛素分泌障碍，使血液中胰岛素含量降低，造成高血糖症。目前认为，遗传因素、免疫因素和环境因素造成胰岛 β 细胞渐进性破坏，使胰岛素的合成与释放减少是 1 型糖尿病的关键发病环节。

知识拓展 5-1

胰腺与糖尿病因果关系的探索和发现

1889 年，德国生理学家 Minkowski 和 Von Mering 进行的研究是将犬的胰腺摘除，并假设犬会因摘除了胰腺而出现食欲减退，由此可以明确胰腺与消化功能的关系。但饲养员却抱怨，被切除胰腺的犬随地排尿，犬舍里气味难闻。两位科学家赶到犬舍发现，胰腺被切除的犬，其尿液上布满了苍蝇和蚂蚁；而未被切除胰腺的犬，其尿液无异常。他们意识到，胰腺与糖尿病之间可能存在某种联系，于是调整了研究方向。随后，他们用实验证明摘除胰腺后的犬可出现血糖升高、多尿和糖尿等典型的糖尿病症状，据此推测胰腺中存在某种可降低血糖的物质，而正是这种物质的丧失导致了糖尿病的发生。两位科学家因为一个偶然的机会，通过深入的探索和反复的实践，第一次在现代科学意义上建立起了胰腺与糖尿病之间的因果关系，这对胰岛素的纯化和糖尿病的治疗具有重要的启示作用。

1. 遗传因素　位于人类第 6 号染色体短臂 6p21 的人类白细胞抗原（human leukocyte antigen，HLA）基因是人类许多自身免疫性疾病的易感基因位点。1 型糖尿病患者体内存在一个或多个与 HLA 不平衡相关的免疫反应基因，从而使其胰岛 β 细胞容易因环境因素与特殊细胞膜抗原的相互作用而受到损伤。HLA 主要由 I 类、II 类和 III 类基因组成。目前认为，1 型糖尿病的易感性与 II 类基因关系最为密切。II 类基因主要包括 DR、DQ 和 DP 三个亚区。约 95% 的 1 型糖尿病患者表达 DR3 和（或）DR4，而非糖尿病人群仅 45% ~ 50% 表达 DR3 和（或）DR4。在非 HLA 易感基因中，位于第 11 号染色体短臂 11p15 的胰岛素基因与 1 型糖尿病的关系最为密切，该基因突变可造成胰岛素合成减少或生物活性降低。

2. 免疫因素　1 型糖尿病是由 T 细胞介导的自身免疫性疾病。在某些环境因素的作用下，T 细胞可诱发以胰岛炎症为病理特征的胰岛 β 细胞自身免疫反应，可损伤胰岛 β 细胞，使其丧失合成和分泌胰岛素的功能，进而引起糖代谢紊乱。

（1）细胞免疫：1 型糖尿病发生的关键环节是胰岛 β 细胞渐进性破坏，其中 90% 由细胞免疫介导。CD4[+] T 淋巴细胞在糖尿病发病过程中具有重要作用。按 CD4[+] T 淋巴细胞所产生细胞因子种类的不同，可将其分为 Th1 细胞（主要分泌 IL-2 和 IFN-γ 等）和 Th2 细胞（主要分泌 IL-4 和 IL-10 等）亚群。生理条件下，Th1/Th2 细胞因子保持相对平衡。发生 1 型糖尿病时，Th1 细胞因子水平升高并占主导地位，IL-2 和 IFN-γ 可直接促进细胞免疫反应，使胰岛 β 细胞受损；适当水平的 IL-4 和 IL-10 对胰岛细胞具有保护作用，但过高水平的 IL-10 可促进单核细胞对胰岛的浸润，同时可加速胰岛 β 细胞的凋亡。当 1 型糖尿病患者发病时，大量 CD8$^+$T 淋巴细胞进入胰岛，可促进胰岛发生炎症和胰岛 β 细胞凋亡。CD8$^+$T 淋巴细胞特异性杀伤靶细胞的机制为：①通过分泌穿孔素，插入靶细胞膜并形成膜的管状结构，使大量 Na$^+$ 及水分进入靶细胞内，导致靶细胞裂解；②可释放多种颗粒酶，促进靶细胞凋亡；③可分泌淋巴毒素及 IL-1，进而杀伤靶细胞；④可促使死亡配体（Fas ligand，FasL）高表达，并通过与靶细胞表面的死亡受体（Fas）结合，诱导靶细胞凋亡。

（2）体液免疫：具有易感基因的个体在某些环境因素的触发下，可产生针对胰岛 β 细胞的一系列自身抗体，并启动对胰岛 β 细胞的自身免疫反应。与 1 型糖尿病有关的自身抗体主要有三种：胰岛细胞抗体（islet cell antibody，ICA）、胰岛素自身抗体（insulin autoantibody，IAA）和谷氨酸脱羧酶抗体（glutamic acid decarboxylase antibody，GAD-Ab，GADA）。各种自身抗体可通过与胰岛 β 细胞发生免疫反应而破坏胰岛 β 细胞，进而导致 1 型糖尿病的发生。

（3）环境因素：胰岛 β 细胞的破坏与环境因素有密切关系，如病毒感染、饮食营养成分改变等均可促发胰岛自身免疫反应。近年来对柯萨奇病毒 B 组的研究证实，糖尿病的发病季节与柯萨奇病毒 B 组的流行季节相一致。此类病毒可能是通过诱导细胞直接溶解而破坏胰岛 β 细胞，也可能是通过引起胰岛发生炎症和损伤，使隐蔽的胰岛抗原释放，从而诱发胰岛 β 细胞的自身免疫反应。某些食物蛋白也可触发胰岛 β 细胞的自身免疫性破坏。牛血清白蛋白与胰岛细胞自身抗原 69kD（islet cell autoantigen 69kD，ICA69）蛋白具有同源性，可使胰岛细胞失去免疫耐受，进而引起胰岛 β 细胞发生自身免疫反应。

（二）胰岛素抵抗

胰岛素抵抗（insulin resistance）是指胰岛素执行其正常生物作用的效应不足，主要表现为胰岛素抑制肝释放葡萄糖的能力下降以及促进外周组织（肌肉、脂肪组织）对葡萄糖的摄取和利用出现障碍，从而引起高血糖症。为了使血糖恢复正常水平，机体代偿性分泌更多的胰岛素，造成高胰岛素血症，从而导致机体发生一系列病理生理变化，这是 2 型糖尿病发生与发展的重要机制。胰岛素抵抗的发生机制主要与胰岛素作用的受体前、受体及受体后基因异常有关。

1. 受体前缺陷　胰岛素发挥作用需要与相应的胰岛素受体结合。受体前缺陷是指胰岛素与受体结合前出现的异常，其原因包括：①胰岛素基因突变而产生异常的胰岛素，使胰岛素的生物活性降低或丧失；②内源性或外源性胰岛素抗体形成，使胰岛素无法与其受体有效地结合；③胰岛素受体抗体形成，该抗体与胰岛素受体结合后可产生兴奋和抑制两种不同的代谢效应，当抗体滴度较高时，可阻断受体与胰岛素的结合，表现为抑制效应，引起高血糖症。

2. 受体缺陷　主要是指胰岛素受体的功能和结构出现异常。功能异常主要是指胰岛素受体数目减少、胰岛素与胰岛素受体的亲和力降低，导致胰岛素与受体的结合减弱；结构异常主要是由于胰岛素受体基因突变而造成受体结构改变，进而导致受体功能部分或全部丧失。

3. 受体后缺陷　主要是指胰岛素与受体结合后出现的细胞内信号转导过程异常。胰岛素与胰岛素受体结合后，可使胰岛素受体和胰岛素受体底物（insulin receptor substrate，IRS）1/2 磷酸化，并能依次激活磷脂酰肌醇 3- 激酶（phosphoinositide 3-kinase，PI3K）中的丝氨酸 / 苏氨酸蛋白激酶，如 3- 磷酸肌醇依赖性蛋白激酶 1（phosphatidylinositide -dependent protein kinase 1，PDK1）和蛋白激酶 B（protein kinase B，PKB）等。当胰岛素受体 /IRS1/2/PI3K/PDK1/PKB 信号通路中有一个或多个信号分子的数量、结构和功能出现异常时，即可减少葡萄糖转运体 4（glucose transporter 4，GLUT-4）由胞质向质膜的转移，使进入细胞内的葡萄糖减少，引起血糖升高。

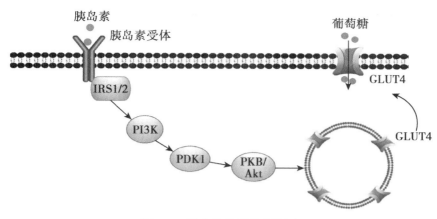

图 5-1　胰岛素信号转导通路

注：IRS1/2：insulin receptor substrate 1/2，胰岛素受体底物 1/2；PI3K：phosphoinositide 3-kinase，磷脂酰肌醇 -3- 激酶；PDK1：phosphatidylinositide -dependent protein kinase 1，3- 磷酸肌醇依赖性蛋白激酶 1；PKB：protein kinase B，蛋白激酶 B；GLUT-4：glucose transporter-4，葡萄糖转运体 4

（三）胰高血糖素分泌失调

胰高血糖素是由 29 个氨基酸残基组成的直链多肽，由胰岛 α 细胞产生。胰高血糖素可与肝细胞膜上的相应受体结合，通过 cAMP-PKA 或 IP3/DAG-PKC 途径，激活肝细胞内的磷酸化酶、脂肪酶以及与糖异生有关的酶系，通过抑制糖原合成、刺激肝糖原分解、酮体生成和增强糖异生作用，使血糖升高。

分泌胰高血糖素的 α 细胞与分泌胰岛素的 β 细胞在胰岛内相互毗邻、相互影响。胰岛 β 细胞分泌的胰岛素可作用于胰岛 α 细胞上的胰岛素受体，通过 IRS-1/PI3K 途径抑制胰高血糖素的分泌。大量证据表明，胰岛素缺乏或抵抗造成其通过 IRS-1/PI3K 途径对胰高血糖素分泌的抑制作用减弱是 2 型糖尿病患者餐后血糖明显升高的主要原因。研究发现，发生糖尿病时，高胰岛素血症与高胰高血糖素血症同时并存，提示胰岛素水平的升高并不能抑制胰高血糖素的分泌，因而存在 α 细胞的胰岛素抵抗。多项实验证实，α 细胞的胰岛素抵抗是由于受体后信号转导通路受损所致，其原因可能与血液中游离脂肪酸增多，脂质的毒性作用导致细胞发生氧化应激反应有关。

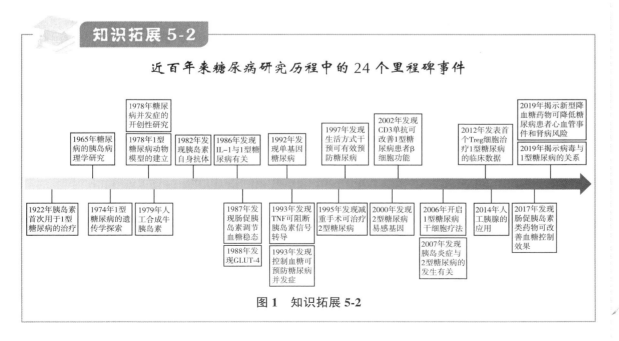

图 1　知识拓展 5-2

近 100 年来，科学家对糖尿病的发生机制有了更深入的认识，使糖尿病的治疗和护理取得了长足的进步。2021 年 6 月，《Nature》网站（https：//www.nature.com/immersive/d42859-021-00002-5/index.html）介绍了百年来糖尿病研究历程中的 24 个重要里程碑，向在攻克糖尿病方面做出贡献的医生、科学家、患者及生物医药公司等各行业人士表达敬意。这也说明科学研究不可能一蹴而就，要善于从失败中总结经验教训，大胆假设、细致推敲、反复实践、多学科合作，才能取得创新性发展。

（四）其他因素

1. 药源性高血糖   某些药物可引起胰岛 β 细胞分泌胰岛素的功能异常或靶细胞对胰岛素的敏感性降低，进而使血糖升高。长期接受糖皮质激素治疗者，糖耐量异常或糖尿病的发生率为 14% ~ 28%。糖皮质激素导致血糖升高的可能机制是：①协同胰高血糖素、生长激素和肾上腺素，使储存在体内的蛋白质和脂肪分解，导致进入肝内的游离脂肪酸增多，同时使细胞内参与糖异生的酶含量增加，与糖异生相关的底物及酶的增多可使肝释放葡萄糖增多；②通过抑制胰岛素与其受体结合，损伤外周组织中的胰岛素受体后葡萄糖转运系统，从而使脂肪和肌肉组织对葡萄糖的利用减少。

2. 应激性高血糖   是指机体在强烈刺激因素（如外科手术、严重感染、大面积烧伤、大出血和休克等）的作用下，处于应激状态而出现血糖升高的现象。应激性高血糖的发生机制非常复杂，主要与应激时机体内分泌失调有关：①应激早期，交感 - 肾上腺髓质系统激活，可释放大量儿茶酚胺，从而拮抗胰岛素的生物效应，并抑制胰岛素的分泌；②应激时，下丘脑 - 脑垂体 - 肾上腺皮质系统激活，可释放大量的糖皮质激素；③应激状态下，交感神经兴奋，可通过激活 β- 肾上腺素受体而促进胰岛 α 细胞分泌胰高血糖素。

3. 肝源性高血糖   是由于肝病导致糖代谢紊乱而引起的血糖升高。肝病导致血糖升高的机制主要有：①肝细胞损害，导致参与糖代谢的酶活性降低，使葡萄糖的氧化利用发生障碍，引起血糖浓度升高；②肝炎病毒及其免疫复合物可直接感染或损伤胰岛 β 细胞，使胰岛素分泌减少；③肝细胞损伤，使细胞膜上的胰岛素受体减少，导致受体与胰岛素的亲和力降低，从而产生胰岛素抵抗；④损伤的肝细胞对胰高血糖素和生长激素等升血糖激素的灭活能力降低，使机体对胰岛素的敏感性降低，外周组织对胰岛素产生抵抗；⑤肝硬化时，门静脉系统旁路形成，肠道吸收的葡萄糖经侧支循环直接进入腔静脉，而未能合成糖原并储存在肝内，进而引起血糖升高。

4. 妊娠性高血糖   正常人妊娠期可出现生理性胰岛素抵抗，其意义在于降低母体糖代谢，为胎儿的生长发育提供充足的葡萄糖和营养成分。多数孕妇体内能分泌足够的胰岛素以满足机体的需要，从而将血糖维持在正常范围内；若胰岛素分泌功能受损，则胰岛素抵抗更为明显，血糖就会超出正常范围。随着孕龄的增加，胎盘分泌的多种激素（孕酮及催乳素等）也相应增多，这些激素可拮抗胰岛素的作用。

🕐 临床应用 5-1

C 肽水平的临床意义

胰岛 β 细胞合成的胰岛素原经酶切后可裂解成胰岛素和 C 肽，二者等量且同时被释放至血液中。胰岛素由肝灭活，其半衰期为 5 ~ 10 min；C 肽不被肝摄取，主要经肾随尿液排出，其半衰期较胰岛素长，且不受外源性胰岛素的干扰。因此，测定血浆 C 肽水平能更好地反映胰岛 β 细胞的功能。空腹血浆 C 肽水平为 0.3～1.3 nmol/L；口服葡萄糖后 0.5～1 h，其分泌达到高峰，峰值为空腹时的 5～6 倍，2～3 h 后又逐渐恢复到空腹水平。进行 C 肽释放试验可测定空腹及口服葡萄糖后不同时间点机体血浆 C 肽水平的变化，有助于判断糖尿病的临床分型以及评价胰岛素的治疗效果。

二、高血糖症对机体的影响

（一）高血糖作用的途径及毒性

生理条件下，葡萄糖主要经有氧氧化、糖酵解、磷酸戊糖途径、糖异生及糖原合成等途径进行代谢。高血糖状态下，葡萄糖可通过激活多元醇通路、己糖胺通路、蛋白激酶 C 和生成糖基化终末产物对组织细胞产生损伤。

1. 多元醇通路　是指葡萄糖经醛糖还原酶催化生成山梨醇，再经山梨醇脱氢酶催化生成果糖的过程。该通路过度激活可导致山梨醇和果糖在血管、神经组织内积聚。由于细胞膜对山梨醇的通透性较差，所以后者一旦形成，即可在细胞内蓄积，导致细胞内渗透压升高，从而引起细胞水肿。

2. 己糖胺通路　是指葡萄糖进入细胞内生成 6- 磷酸葡糖，继而被果糖激酶催化转变为 6- 磷酸果糖，再在 γ- 谷氨酰 6- 磷酸果糖转氨酶的作用下生成 6- 磷酸葡糖胺（己糖胺），最终转化为二磷酸尿苷酸 -N- 乙酰葡糖胺。该物质是蛋白质发生糖基化的糖基主要供体。己糖胺通路过度活化可引起 GLUT-4 发生 O- 糖基化，含 O- 糖基化 GLUT-4 的囊泡不能与质膜结合，难以实现跨膜转运，从而使其转运葡萄糖的功能受到抑制，导致胰岛素抵抗。

3. 蛋白激酶 C　细胞内高浓度葡萄糖可使糖酵解中间产物 3- 磷酸甘油增多。3- 磷酸甘油是二酰甘油（diacylglycerol，DAG）的前体物质，因而二酰甘油的合成也相应增多。二酰甘油是体内最重要的蛋白激酶 C（protein kinase C，PKC）激活剂。PKC 激活后，可通过引起一系列继发反应造成血管内皮损伤：①促进生长因子和原癌基因 c-fos 的表达，使细胞外基质增生；②促进内皮素 -1 的表达，导致血管舒缩功能障碍；③促进细胞间黏附分子的表达，使白细胞黏附增加；④激活纤溶酶原激活物抑制剂，促进血栓形成。

4. 糖基化终末产物　体内的葡萄糖、果糖可与蛋白质发生非酶促的糖基化作用，并生成糖基化终末产物（advanced glycation end-product，AGE）。AGE 与细胞表面特异性 AGE 受体结合后，可上调 TNF-α/IL-1 的表达，引发炎症反应，促进成纤维细胞和血管平滑肌细胞增殖。AGE 聚集在细胞外，可干扰正常的基质 - 基质、基质 - 细胞及细胞 - 细胞的相互作用，损伤神经轴突、间质细胞、微血管等，使血流量减少，引发白内障及神经病变等。

临床应用 5-2

糖化血红蛋白在糖尿病诊断及治疗中的应用

糖化血红蛋白（glycosylated hemoglobin，HbA1c）是血液中葡萄糖与血红蛋白经非酶促反应结合形成的稳定化合物，该过程是不可逆的。糖化血红蛋白的浓度与红细胞寿命（平均为 120 天）及这段时间内血糖的平均浓度有关，可反映机体近 8～12 周的平均血糖浓度。美国糖尿病学会和世界卫生组织分别于 2010 年和 2011 年将 HbA1c≥6.5% 纳入糖尿病的诊断指标。美国糖尿病学会推荐糖尿病患者 HbA1c 水平的预期目标为 ≤7%，以预防糖尿病肾病、糖尿病神经病变、糖尿病视网膜病变等并发症的发生。因此，糖化血红蛋白是诊断糖尿病、监测血糖及调整治疗方案的重要参考指标。

（二）对代谢的影响

1. 代谢紊乱综合征　当胰岛素分泌绝对或相对不足时，肝、肌肉和脂肪组织对葡萄糖的摄取和利用减少，肝糖原分解增加，可导致高血糖症的发生。血糖升高后，机体可通过渗透性利尿作用引起多尿，继而使患者产生渴感而大量饮水。患者体内的葡萄糖不能得到利用，脂肪分解增多，蛋白质合成减少、分解加快，可导致负氮平衡，使患者逐渐消瘦，体重减轻。为补偿损失的糖分，维持机体的活动，患者摄食常增多。因此，发生高血糖症时，患者往往出现典型的"三多一少"症状，即多饮、多食、多尿和体重减轻。此外，胰岛素抵抗还可导致脂蛋白脂肪酶活性降低，三酰甘油分解减慢，以及低密度脂蛋白经其受体介导的代谢受阻，进而导致高脂血症的发生。

知识拓展 5-3

从多尿、尿甜到尿糖——糖尿病临床特征的三部曲

多尿是最早被认识的糖尿病临床症状。公元前 1550 年，古埃及就有对该病患者多尿和体重减轻的描述。我国《黄帝内经》中描述的糖尿病症状为尿流不止，饮水不停，一旦停止饮水，便会烦渴难耐，最终死亡，故将其命名为"消渴症"。公元 2 世纪，希腊医生 Apollonius of Memphis 首次使用"Diabetes"一词描述了这种以多尿为症状的消耗性疾病。

公元 5—6 世纪，印度医生发现某些患者的尿液比正常人黏稠，且能吸引蚂蚁，由此发现"尿甜"，这为糖尿病的诊断提供了特征性的临床依据。我国唐代所著的《外台秘要》中记载："消渴者，原其发动，此则肾虚所致，每发即小便至甜"。17 世纪，英国医生 Thomas Willis 及其合作者首次使用"Mellitus"（意为极甜）一词，并用"Diabetes Mellitus"命名了这种以多尿与尿甜为特征的疾病。

1772 年，英国医生 Matthew Dobson 对糖尿病患者的血液和尿液进行检测，明确了尿液中的甜味物质与糖有关。1815 年，法国化学家 Michel Eugène Chevreul 证实，糖尿病患者尿液中的糖类物质是葡萄糖。正是通过科学家们的细致观察、不断探索以及合作与分享，才逐步明确了糖尿病的临床特征。

2. 糖尿病酮症酸中毒（diabetic ketoacidosis）　糖尿病患者体内胰岛素极度缺乏时，糖代谢紊乱加重，脂肪动员和分解加速，脂肪酸在肝内氧化产生大量酮体，即乙酰乙酸、β- 羟丁酸和丙酮。当酮体生成量剧增并超过肝外组织的氧化利用能力时，可引起血酮体升高，称为酮血症（ketonemia），尿酮体排出增多称为酮尿症（ketonuria），临床上统称为酮症（ketosis）。

乙酰乙酸和 β- 羟丁酸均为酸性较强的有机酸，可消耗体内的储备碱，导致代谢性酸中毒。酮症酸中毒可导致严重的水、电解质紊乱及循环衰竭等一系列功能障碍。

糖尿病酮症酸中毒患者起病时通常会有显著的多尿、烦渴、多饮和乏力等糖尿病加重症状。如果未能及时治疗，则可导致病情恶化，患者通常会出现恶心、呕吐、食欲减退等表现，部分患者呼出气中有烂苹果味。随着疾病的进展，患者常可出现不同程度的意识障碍、嗜睡、昏睡，甚至昏迷。

3. 糖尿病非酮症高渗性昏迷（hyperosmotic nonketotic diabetic coma） 是糖尿病所致急性代谢紊乱的另一种类型，以严重高血糖、高血钠、高血浆渗透压为特征，表现为严重脱水、伴有不同程度的神经系统功能障碍但无酮症的临床综合征。起病时，患者常表现为多尿、多饮，但多食不明显或反而出现食欲减退。随病程进展，脱水逐渐加重，临床主要表现为神经精神症状，如嗜睡、幻觉、定向障碍、偏盲、抽搐甚至昏迷等。

糖尿病非酮症高渗性昏迷的发生机制可能是：胰岛素缺乏一方面可抑制骨骼肌、脂肪和肝对葡萄糖的利用，另一方面可导致高胰高血糖素血症，使肝产生葡萄糖增多，因而使血糖极度升高，导致渗透性利尿。此时若患者因各种原因不能摄入足量水或体液丢失过多，则可导致严重脱水、血液浓缩、血容量减少。血容量减少可引起继发性醛固酮增多，加重高血钠，使血浆渗透压进一步增高，进而导致脑细胞脱水（图 5-2）。

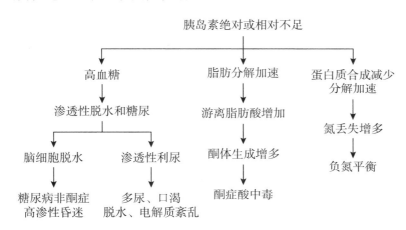

图 5-2　胰岛素绝对或相对不足对物质代谢的影响

案例 5-1B

医生予以补液、胰岛素静脉滴注、纠正酸碱平衡紊乱等治疗后，小静的意识逐渐恢复，血糖降至 11.6 mmol/L，血压为 94/65 mmHg。出院时，医生向小静的父母详细介绍了小静的病情及注意事项。

问题：

1. 小静为什么会出现意识障碍？通过医生对小静意识障碍发生原因的判断，可以得到哪些启示？

2. 作为医护人员，应如何与小静的父母进行交流？

（三）对心血管系统的影响

糖尿病心血管病变是目前威胁糖尿病患者生命最严重的病变，病变范围广泛，包括大血管病变和微血管病变。

1. 大血管病变   动脉粥样硬化可累及主动脉、冠状动脉、脑动脉、肾动脉和肢体动脉等，引起冠心病、缺血性或出血性脑血管疾病、肾动脉硬化以及肢体动脉硬化等。肢体动脉硬化以下肢动脉病变为主，可表现为下肢疼痛、感觉异常和间歇性跛行，严重供血不足者可发生下肢坏疽。高血糖症引起动脉粥样硬化发生的原因除了脂代谢紊乱外，还包括下列因素：①高血糖症患者接受治疗时长期应用外源性胰岛素，可刺激血管平滑肌细胞增殖并促进泡沫细胞的形成；②高血糖状态时，机体内凝血因子增多，血小板聚集性增强，使血液处于高凝状态；③糖基化蛋白在血管壁沉积，可使血管的结构和功能发生改变，其主要作用是使胶原分解减少，细胞外基质增加，最终引起血管管腔狭窄。

2. 微血管病变   高血糖引起的微血管病变主要发生在微小动脉和微小静脉之间、管径在 $100~\mu m$ 以下的毛细血管及微血管网。其发生机制是：高血糖导致血管内皮细胞功能受损；糖基化血红蛋白含量增多，使氧解离障碍而引起组织缺氧；微循环中的血小板功能和凝血机制异常，导致血液黏滞度增高，血流缓慢；微血管基底膜增厚。上述因素共同作用，可导致微血管病变。发生微血管病变时，常伴随微循环障碍，这是导致心肌广泛灶性坏死的病理基础。

（四）对肾的影响

糖尿病肾病（diabetic nephropathy）的严重程度仅次于冠状动脉和脑动脉粥样硬化病变，其发生主要与肾微血管病变有关。糖尿病肾病的病理变化为肾小球硬化，即由细胞外基质蛋白（包括Ⅰ型、Ⅲ型、Ⅳ型胶原蛋白和纤连蛋白）在肾小球系膜间隙积聚导致的弥漫性或结节性纤维化。基质蛋白增多是由于肾小球系膜细胞合成增多或系膜基质金属蛋白酶降解减少所致。

糖尿病肾病Ⅰ期患者常无症状，尿白蛋白＜29 mg/d，肾小球滤过率增高，超过正常范围的40%；Ⅱ期患者肾小球基底膜增厚，尿白蛋白仍＜29 mg/d；Ⅲ期患者可出现微量白蛋白尿（30~300 mg/d），肾小球滤过率开始下降，可伴有高血压；Ⅳ期患者尿液中可出现大量白蛋白（＞300 mg/d），伴有水肿和肾功能减退；Ⅴ期患者可发生肾功能不全或肾衰竭，伴有尿毒症的各种表现。

（五）对眼部的影响

病程超过10年的糖尿病患者大多合并不同程度的视网膜病变，是糖尿病微血管病变的重要表现，也是患者失明的主要原因之一。糖尿病视网膜病变（diabetic retinopathy）可分为三个阶段：①非增生期，视网膜毛细血管膨出、通透性增高而形成微动脉瘤，可引起出血和渗出；②增生前期，视网膜毛细血管及末梢小动脉闭塞，可加重视网膜缺血，部分区域可发生梗死，表现为絮状渗出点；③增生期，视网膜缺血可刺激某些促生长因子的释放，导致视网膜毛细血管新生和纤维组织增生，并可进入玻璃体。新生血管对玻璃体的牵拉可增加玻璃体积血或视网膜脱离的风险，是主要的致盲因素。

高血糖症除可引起视网膜病变外，还可造成黄斑病、白内障、青光眼、屈光改变及虹膜睫状体病变等。高血糖时，晶状体肿胀、出现空泡，使某些晶状体蛋白变性、聚合、沉积，导致白内障。其发生机制主要与以下因素有关：①血糖水平升高引起晶状体蛋白发生糖基化作用；②山梨醇旁路代谢增强，可使山梨醇蓄积，导致晶状体渗透压升高，使其肿胀、混浊，最终导致晶状体纤维化。

（六）对神经系统的影响

1. 中枢神经系统病变   高血糖症患者易发生脑血管疾病，尤其是缺血性脑卒中。高血糖引起脑缺血损伤的机制是：①高血糖可使血管内皮细胞合成舒血管物质减少，而合成缩血管物质增加，导致血管对缩血管物质的反应性增强，从而使脑血流量减少，加重脑缺血。②脑缺血、缺氧时，无氧糖酵解增强，乳酸生成增多，可造成酸中毒，进而引起血管扩张，脑缺血区再灌注，加重脑水肿。③高血糖可促进谷氨酸释放，通过与受体作用，可直接改变细胞膜对 Na^+ 和 Ca^{2+} 的通透性。Na^+ 大量进入细胞内可引起细胞水肿；Ca^{2+} 进入细胞内可激活蛋白酶、磷脂酶等，导致神经元的磷脂膜、细胞骨架蛋白等重要结构解体。

2. 周围神经病变　其发生主要与微血管病变及山梨醇旁路代谢增强有关。微血管病变可导致神经缺血、缺氧；高血糖可激活葡萄糖多元醇通路，使醛糖还原酶活性增强，继而将神经组织内的葡萄糖还原成山梨醇，导致神经细胞内山梨醇蓄积。山梨醇易吸收水分，可引起神经元轴突变性、坏死甚至缺失。临床上，患者常可出现各种疼痛、感觉异常或感觉过敏、肌张力降低以至肌萎缩和瘫痪。

3. 自主神经病变　常可影响胃肠道、心血管、泌尿系统和性器官功能，主要表现为瞳孔改变、排汗异常、胃排空延迟、腹泻、便秘、直立性低血压、心动过速、尿失禁、尿潴留和阳痿等。

（七）对其他器官、系统的影响

高血糖症患者由于末梢神经病变、下肢动脉供血不足及细菌感染等多种因素影响，可出现足部疼痛、皮肤深溃疡、肢端坏疽等病变。神经营养不良和外伤共同作用，可引起营养不良性关节炎，好发于足部和下肢各关节，受累关节有广泛的骨质破坏和畸形。

高血糖症患者常可发生皮肤化脓性感染，如疖、痈等，并且可反复发生，有时可引起败血症或脓毒血症。高血糖症患者容易发生感染的原因包括：①血管病变导致循环障碍，使炎症反应及损伤修复所需的血液细胞和其他物质的运输受阻；②神经病变导致感觉异常，使患者容易忽视微小创伤和感染；③高血糖可引起中性粒细胞和其他免疫细胞功能受损，从而导致机体抵抗力降低。

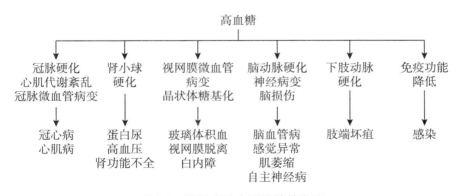

图 5-3　糖尿病的主要慢性并发症

案例 **5-2**

患者张先生，32 岁，长时间从事伏案工作，一日三餐主要是进食外卖食品。他身高 170 cm，体重 85 kg，腰围 104 cm。5 年前体检发现空腹血糖 8.26 mmol/L，但他未加以重视。近 2 个月，他的进食量增加，体重却减轻了 6 kg。除了口渴、尿频外，他还感到倦怠、乏力，双腿时有麻木、针刺样感觉，有时可出现视物模糊。

医生详细地询问了他的病情，并进行了实验室检查检查：空腹血糖 16.2 mmol/L，餐后 2 h 血糖 24.2 mmol/L，糖化血红蛋白 11.6%。尿酮体（+），尿糖（+++），尿蛋白（−）。C 肽水平：空腹 1.07 ng/ml，30 min 1.19 ng/ml，120 min 2.08 ng/ml。IAA 和 GAD-Ab 呈阴性。24 h 尿微量白蛋白 40 mg（↑）、尿白蛋白 / 肌酐（尿 A/C）42 mg/g（↑）。肌电图显示：腓肠神经及腓浅神经感觉神经波幅降低。

张先生得知自己出现了 2 型糖尿病并发症后，紧张地询问医生应该服用什么药物。医生对他进行了耐心、细致的解答。

问题：

1. 张先生为什么会发生 2 型糖尿病？
2. 张先生为什么会出现双腿感觉异常？其发生的原因是什么？
3. 测定 24 h 尿微量白蛋白和尿白蛋白 / 肌酐（尿 A/C）的意义是什么？张先生的检查结果异常与其糖尿病有关吗？
4. 面对焦虑不安的张先生，作为一名医生，应如何与他进行交流？

三、高血糖症防治的病理生理基础

高血糖症的防治应强调综合管理，对患者进行健康教育、生活方式干预、分层管理、药物治疗及血糖监测，并提供社会心理支持。

（一）饮食治疗

合理的饮食治疗可减轻体重、控制血糖，并纠正脂代谢紊乱。患者膳食中由脂肪提供的能量应不超过总能量的 30%，其中，饱和脂肪酸应不超过总能量的 7%；食物中胆固醇摄入量应 <300 mg/d。

（二）运动疗法

根据患者体质嘱其进行适当的体力活动，可增加肌细胞内的胰岛素受体数量，加快血浆葡萄糖在肌肉组织的利用，使血糖降低。运动前、中、后应检测血糖，运动量过大或剧烈运动时，应建议患者调整食物和药物，以免发生低血糖。出现糖尿病慢性并发症者应咨询专业人士进行适宜的运动；而血糖 > 14 ~ 16 mmol/L、有明显低血糖症状或血糖波动较大、有糖尿病急性并发症者则不适宜运动。

（三）药物治疗

治疗高血糖症的药物包括口服和注射用降血糖药。口服降血糖药主要有促胰岛素分泌剂（磺脲类和格列奈类）、双胍类、噻唑烷二酮类、α- 糖苷酶抑制剂、二肽基肽酶 -Ⅳ 抑制剂、钠 - 葡萄糖协同转运蛋白 2 抑制剂（sodium glucose cotransporter-2 inhibitor，SGLT2i）。注射用降血糖药包括胰岛素和胰高血糖素样肽 -1 受体激动剂（glucagon-like peptide-1 receptor agonist，GLP-1RA）。胰岛素的使用原则是：①应在综合治疗的基础上进行；②应从小剂量开始，根据血糖水平逐渐调整至合适剂量；③应力求模拟生理性胰岛素分泌模式，即持续性基础分泌，以保持空腹状态下葡萄糖的产生和利用相平衡；进餐后胰岛素分泌迅速增加，应注意使餐后血糖水平维持在一定范围内，以预防餐后高血糖的发生。GLP-1RA 可通过激活 GLP-1 受体而刺激胰岛素分泌和抑制胰高血糖素分泌，增加肌肉和脂肪组织摄取葡萄糖，抑制肝内葡萄糖的生成，并可抑制胃排空和降低食欲。使用降血糖药进行治疗时，应严格监测患者的血糖水平，防止因剂量过大而导致低血糖反应的发生。

> **知识拓展 5-4**
>
> ### 钠-葡萄糖协同转运蛋白 2 抑制剂——糖尿病药物治疗新进展
>
> 2 型糖尿病患者易发生动脉粥样硬化性心血管疾病、心力衰竭和慢性肾脏病等疾病，这是 2 型糖尿病致残和致死的主要原因。减少临床终点事件的发生也是糖尿病治疗的重点。近年研究显示，钠-葡萄糖协同转运蛋白 2 抑制剂（SGLT2i，列净类药物）除可通过抑制葡萄糖在肾内的重吸收而起到降血糖作用外，还可降低 2 型糖尿病患者心血管及肾不良事件的发生风险。美国糖尿病学会建议，对合并动脉硬化性心血管疾病、多种危险因素或糖尿病肾病的 2 型糖尿病患者应用 SGLT2i、胰高血糖素样肽-1 受体激动剂，或将两种药物联合应用，以降低主要心血管不良事件的发生风险。此外，《欧洲心力衰竭诊疗指南 2021》中还推荐，将 SGLT2i 作为射血分数偏低的心力衰竭患者治疗的基础药物。SGLT2i 对心血管及肾的保护作用机制详见本章数字资源。

第二节　低血糖症

低血糖症（hypoglycemia）是指由多种病因引起的血浆葡萄糖浓度过低所致的临床综合征。非糖尿病患者血糖浓度低于 2.8 mmol/L（50 mg/dl）即可发生低血糖症；糖尿病患者血糖浓度低于 3.9 mmol/L（70 mg/dl）也可认定为低血糖症。低血糖症患者有三个特点：①血糖低于上述极限；②出现以交感神经兴奋和脑细胞缺氧为主的综合征；③应用葡萄糖后，症状可立即缓解。

一、病因与发病机制

低血糖症按发病原因可分为器质性、功能性和药源性 3 种类型。器质性低血糖症由肝病、内分泌系统疾病和恶性肿瘤所致；功能性低血糖症多为进食后胰岛 β 细胞分泌过多胰岛素所致；药源性低血糖症主要由过量使用降血糖药引起。

（一）器质性（空腹）低血糖症

1. 胰岛功能亢进　胰岛素瘤是胰腺内分泌肿瘤中最常见的一种，由于胰岛 β 细胞分泌过多胰岛素，使糖原分解减少，组织利用葡萄糖增多，糖异生作用减弱，导致低血糖症的发生。

2. 自身免疫性低血糖症　系统性红斑狼疮、黑棘皮病等自身免疫性疾病患者体内可出现胰岛素抗体和胰岛素受体抗体。胰岛素抗体可与胰岛素结合，形成无生物活性的复合物，并使胰岛素的降解减少。在某些诱因作用下，胰岛素可与抗体突然解离并释放出大量游离胰岛素，造成低血糖症。当胰岛素受体抗体滴度较低时，具有激动剂作用，可与胰岛素受体结合产生类胰岛素作用，进而引起低血糖症。

3. 肝病源性低血糖症 最常见的原因是肝实质细胞大量破坏和肝衰竭。当肝细胞损伤超过 80% 时，肝糖原储备严重不足，糖异生作用发生障碍，空腹时易发生低血糖。某些遗传性代谢性肝病（如糖原贮积病、半乳糖血症等）患者由于与糖原代谢有关的酶含量降低或功能异常，导致糖异生作用障碍而引起低血糖症。原发性肝癌伴低血糖症的发生率为 4.6% ~ 30%，究其原因，除了肝功能损害外，还包括肿瘤可分泌胰岛素样物质（如胰岛素样生长因子）。

4. 内分泌源性低血糖症 当拮抗胰岛素的激素（如生长激素、肾上腺皮质激素、胰高血糖素）分泌减少时，可引发低血糖症，常见于以下几种情况：①腺垂体功能减退（希恩综合征）；②甲状腺功能减退；③肾上腺皮质功能减退（艾迪生病）。

5. 肾源性低血糖症 空腹状态下，肾的糖异生作用不亚于肝，是拮抗低血糖的主要器官之一。发生肾衰竭时，肾糖原分解和糖异生作用减低，肾对胰岛素的清除率降低，进而导致低血糖症。

（二）功能性（餐后反应性）低血糖症

1. 滋养性低血糖症（倾倒综合征） 见于胃大部切除术、胃肠吻合术、伴有或不伴有迷走神经切断术的幽门成形术患者，进食后食物迅速进入小肠，导致食物被快速吸收，刺激胰岛素大量分泌，导致血糖降低。

2. 功能性低血糖症 多见于情绪不稳定和神经质的中年女性，与自主神经功能紊乱、迷走神经兴奋性增高有关。由于胃排空加快，糖类物质吸收过快，导致胰岛素大量分泌，低血糖常于餐后 2 ~ 4 h 出现。

3. 早期糖尿病餐后低血糖症 患者多为肥胖，餐后胰岛素分泌延迟，血糖升高时才引起胰岛素过量释放，进而导致低血糖，多于餐后 4 ~ 5 h 出现。

（三）药源性低血糖症

药源性低血糖症常见于糖尿病患者使用胰岛素制剂或促胰岛素分泌制剂时，由于用量过大或用法不当，尤其是老年人或合并肝、肾功能不全者，因为药物不能有效被清除而导致低血糖。饮酒及某些药物也可诱发低血糖，如乙醇（刺激胰岛素分泌）、水杨酸制剂（促进糖氧化和抑制糖异生）及磺胺类药物（延长磺脲类药物的作用时间）等。

二、低血糖症对机体的影响

低血糖症对机体的影响以神经系统为主，尤其是交感神经和中枢神经系统。

（一）对交感神经的影响

低血糖可刺激交感神经，引起儿茶酚胺分泌增多，既可刺激胰高血糖素分泌而导致血糖水平增高，又可作用于 β- 肾上腺素受体而引起心动过速、烦躁不安、面色苍白、大汗淋漓和血压升高等交感神经兴奋的表现。

（二）对中枢神经系统的影响

葡萄糖是脑细胞的主要能量来源，但脑细胞储存葡萄糖的能力十分有限，且不能像其他组织那样利用血液中的游离脂肪酸，因此，脑细胞所需要的能量几乎全部来源于血糖。发生低血糖症时，脑部葡萄糖持续得不到补充，可导致神经系统功能紊乱，称为低血糖脑病。患者早期可表现为注意力不集中、思维和语言迟钝、头晕、嗜睡等；若病情进一步加重，则可出现神志不清、癫痫样抽搐、昏迷、瞳孔对光反射消失等。

有的低血糖症患者没有交感神经兴奋的表现，而是直接出现低血糖脑病，这种情况称为无察觉性低血糖症。

三、低血糖症防治的病理生理基础

（一）低血糖症的预防

对于正在使用胰岛素的患者，应严格计算好常规胰岛素与中、长效胰岛素的用量比例，严密观察口服降血糖药（尤其是列格本脲等半衰期较长的药物）的使用情况。若发现患者出现低血糖反应，则应及时调整用药剂量，避免用量过大。当患者过度疲劳或剧烈运动时，应减少胰岛素的用量或及时加餐。由于糖尿病患者长期口服降血糖药或注射胰岛素，应嘱其随身携带适量含糖食物，以备发生低血糖反应时服用。

（二）病因治疗

对确诊为低糖血症的患者，尤其是空腹低血糖发作（多数由器质性疾病所致）者，应及时寻找病因并进行治疗。对由于药物引起低糖血症的患者，应及时停药或调整用药品种和剂量。可引起低血糖症的内分泌肿瘤（如胰岛素瘤）一经确诊，应尽早手术切除。

（三）低血糖发作时的处理原则

当患者出现自主神经功能紊乱和早期中枢神经系统症状时，予以口服葡萄糖或含糖食物即可缓解。当患者症状严重或不能口服葡萄糖时，应静脉注射 50% 葡萄糖溶液 50～100 ml，继而持续静脉滴注 10% 葡萄糖溶液，直至患者病情稳定。

（李　丽）

思 考 题

1. 何谓胰岛素抵抗？简述其发生机制。
2. 简述糖尿病酮症酸中毒的发生机制。
3. 简述糖尿病非酮症高渗性昏迷的发生机制。
4. 案例：患者胡先生，61 岁，多饮、多尿、消瘦 3 年，反复心悸、出汗 3 个月，3 年前被诊断为"2 型糖尿病"，早餐、晚餐前皮下注射精蛋白锌重组人胰岛素，血糖控制在空腹 6 mmol/L，餐后 2 小时 8 mmol/L。近 3 个月，患者夜间反复出现心悸、出汗、头晕，无抽搐，无意识障碍，多次测末梢血糖 2.2 mmol/L。入院当晚出现心悸、出汗、头晕，血压 140/92 mmHg，血糖 2.3 mmol/L，血胰岛素 ≥1000 mU/L。患者口服葡萄糖后，病情有所好转。次日采血测胰岛素抗体 12.200（0.006 以上为阳性）。

问题：

（1）试述患者发生低血糖症的原因及临床表现的病理生理机制。

（2）作为一名医生，应如何指导患者预防低血糖症的发生？

第六章

第六章数字资源

脂代谢紊乱

患者李先生，44 岁，3 天前出现餐后腹部疼痛，自服助消化药后有所缓解。昨天晚餐后，患者再次出现腹部疼痛，自服助消化药后症状未见缓解，腹痛进行性加重，并出现恶心、呕吐，呕吐物为咖啡色胃内容物，遂来院急诊。查体：T 36℃，R 31 次 / 分，BP 85/45 mmHg。脉搏弱，口唇苍白、皮肤湿冷、烦躁不安，呼吸困难。家属陈述患者平时晚餐时饮 53 度白酒 0.5 kg 左右，既往身体健康。辅助检查：TC 3.9 mmol/L，LDL-C 2.8 mmol/L，HDL-C 1.21 mmol/L，TG 22.5 mmol/L（↑），血清淀粉酶 550 U/L（参考值：35 ～ 135 U/L）。急诊腹部 CT 平扫提示胰腺肿胀，边缘模糊，周围有少量渗出。

问题：

1. 该患者的主要疾病是什么？其发病机制是什么？

2. 除主要疾病之外，该患者还出现了哪种病理过程？该过程是如何发生的？

脂质（lipid）是由脂肪酸和醇作用生成的酯及其衍生物的总称。脂质是构成生物膜和参与细胞基础代谢的必需物质。体内的脂质主要通过外源性摄取和内源性合成，其利用方式包括构成生物膜、提供能量、转化为固醇类激素和生成胆汁酸等。遗传因素和（或）环境因素相互作用，可影响正常脂代谢，导致血液及其他组织器官中脂质及其代谢产物的异常，称为脂代谢紊乱（lipid metabolism disorder）。

脂质必须经血液进行运输，因此常以血脂代谢反映全身脂代谢情况。血脂是血浆中脂质成分的总称，包括胆固醇（cholesterol，Ch）、胆固醇酯（cholesterol ester，CE）、甘油三酯（triglyceride，TG）、磷脂（phospholipid，PL）、糖脂和游离脂肪酸（free fatty acid，FFA）等。脂质不溶于水，必须与载脂蛋白（apolipoprotein，Apo）结合形成脂蛋白（lipoprotein）才能溶于血液并进行运输。血脂紊乱（dyslipidemia）是指各种因素造成脂质代谢或转运异常，使血液中脂质 / 脂蛋白升高或降低的病理状态，主要表现为高脂血症（hyperlipidemia）和低脂血症（hypolipidemia）。脂代谢紊乱可引起多种危害人体健康的疾病，如动脉粥样硬化性心脑血管疾病、代谢相关（非酒精性）脂肪性肝病和肥胖等。

第一节　概　述

一、脂蛋白的组成、分类和功能

成熟的脂蛋白为球形颗粒，由含有 CE 和 TG 的疏水性核以及含有 PL、Ch、Apo 的亲水性外壳组成。各类脂蛋白含有的蛋白质、Ch、TG、PL 等成分的比例和含量不同，使得脂蛋白的密度、颗粒大小、分子量和带电荷强度各不相同。应用超速离心法可将血浆脂蛋白分为 5 类：乳糜微粒（chylomicron，CM）、极低密度脂蛋白（very low-density lipoprotein，VLDL）、中密度脂蛋白（intermediate-density lipoprotein，IDL）、低密度脂蛋白（low-density lipoprotein，LDL）和高密度脂蛋白（high-density lipoprotein，HDL）。此外，还有一种脂蛋白称为脂蛋白（a）[lipoprotein（a），Lp（a）]，是载脂蛋白（a）通过二硫键与 LDL 形成的复合物。各类脂蛋白的组成及功能见表 6-1。

表 6-1　脂蛋白的分类、组成与功能

种类	主要脂质	主要载脂蛋白	功能
CM	TG	B-48、A1、A2	将食物中的 TG 和胆固醇从小肠转运至其他组织
VLDL	TG	B-100、E、Cs	将内源性 TG 转运至外周组织，经酯酶水解后释放游离脂肪酸
IDL	TG、CE	B-100、E	属于 LDL 前体，部分经肝代谢
LDL	CE、PL	B-100	是胆固醇的主要载体，经 LDL 受体介导而被外周组织摄取和利用
HDL	PL、CE	A-Ⅰ、A-Ⅱ、Cs	促进胆固醇从外周组织中移出，将胆固醇转运至肝或其他组织再分布
Lp（a）	CE、PL	（a）、B100	不明确，与动脉粥样硬化性心血管疾病呈正相关

CM：乳糜微粒；VLDL：极低密度脂蛋白；IDL：中密度脂蛋白；LDL：低密度脂蛋白；HDL：高密度脂蛋白；Lp（a）：脂蛋白（a）；TG：甘油三酯；CE：胆固醇酯；PL：磷脂。

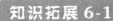 **知识拓展 6-1**

Lp（a）与动脉粥样硬化性心血管疾病

Lp（a）是血浆脂蛋白的一种，于 1963 年由挪威遗传学家 Berg 在研究低密度脂蛋白的遗传变异时发现。Lp（a）是由其特征性的载脂蛋白 Apo（a）与 LDL 以二硫键共价结合形成的复合物。Lp（a）与纤溶酶原（plasminogen）在结构上具有高度同源性。Lp（a）仅在旧大陆灵长类动物和人类中表达，在刺猬中也有类似的蛋白质表达，这在很大程度上限制了对其生理功能的研究。Lp（a）主要在肝内合成后分泌入血，血浆 Lp（a）浓度主要取决于编码 Lp（a）的基因 *LPA* 的遗传异质性。人群中的血浆 Lp（a）浓度个体差异极大，浓度范围为 0～1000 mg/dl。

高 Lp（a）血症 [Lp（a）＞300 mg/dl] 是动脉粥样硬化性心血管疾病发生的独立危险因素，并且是主动脉瓣狭窄的危险因素，但已排除其与静脉血栓事件的相关性。若 Lp（a）浓度极低，则可能增加 2 型糖尿病的发病风险。总之，目前关于 Lp（a）的生理功能尚未明确，Lp（a）是当今脂蛋白相关研究的热点之一。

二、脂蛋白代谢

（一）脂蛋白代谢相关的蛋白质

脂蛋白颗粒中的蛋白质由于具有运载脂质的作用而被命名为载脂蛋白，目前已报道有20余种，主要在肝细胞和小肠黏膜细胞中合成，其中临床意义较为重要且研究得比较清楚的有ApoA、ApoB、ApoC、ApoD、ApoE和Apo（a）等类型。由于氨基酸组成的差异，每一型又可分为若干亚型，如ApoA包括ApoA-I、ApoA-II、ApoA-IV和ApoA-V等。载脂蛋白在脂蛋白功能和代谢等方面具有非常重要的作用，主要体现在：①可与血浆中的脂质结合形成水溶性物质，成为转运脂质的载体；②作为配体与脂蛋白受体结合，使脂蛋白被细胞摄取和代谢；③是多种脂蛋白代谢酶的调节因子。

此外，血浆中还存在着可在脂蛋白间转运TG和CE的蛋白质，包括胆固醇酯转运蛋白（cholesteryl ester transfer protein，CETP）、磷脂转运蛋白（phospholipid transfer protein，PLTP）以及微粒体甘油三酯转运蛋白（microsomal triglyceride transfer protein，MTP）等。

（二）脂蛋白代谢相关的受体和酶

已知参与脂蛋白代谢的受体包括LDL受体（LDL receptor，LDLR）、LDL受体相关蛋白（LDL receptor related protein，LRrP）、VLDL受体和清道夫受体（scavenger receptor，SR）等。调节脂代谢的酶包括卵磷脂-胆固醇酰基转移酶（lecithin cholesterol acyltransferase，LCAT）、脂蛋白脂肪酶（lipoprotein lipase，LPL）、肝脂肪酶（hepatic lipase，HL）、3-羟-3-甲基戊二酰辅酶A还原酶（3-hydroxy-3-methylglutaryl coenzyme A reductase，HMG-CoAR）和酰基辅酶A：胆固醇酰基转移酶（acyl-coenzyme A：cholesterol acyltransferase，ACAT）等。这些受体和酶缺乏或者其活性降低都可能影响脂蛋白代谢，从而导致脂代谢紊乱。

（三）脂蛋白代谢的相关途径

脂蛋白的代谢途径可分为外源性代谢途径、内源性代谢途径和胆固醇逆向转运途径（图6-1）。

1. 外源性代谢途径　是指经饮食摄入的胆固醇和TG在小肠内合成CM的代谢过程。食物中的脂质在小肠内形成新生的CM；新生的CM经淋巴管进入体循环，再通过脂蛋白交换成为成熟的CM；成熟的CM和TG在LPL的作用下被水解，释放出的FFA被外周组织摄取和利用，最终形成CM残粒，并被肝细胞摄取、代谢。

2. 内源性代谢途径　是指由肝合成VLDL后，VLDL转变为IDL和LDL，LDL被肝或其他器官代谢的过程。肝合成VLDL并将其分泌入血，VLDL在LPL水解的作用下转变为IDL；部分IDL被肝细胞摄取、代谢，其余的IDL被LPL和HL进一步水解，转变为LDL后被运输到全身各组织，并与细胞膜表面的LDLR结合，继而被组织细胞摄取和利用。

3. 胆固醇逆向转运途径　HDL能将肝外组织细胞中的胆固醇转运至肝内进行分解代谢，即胆固醇逆向转运（reverse cholesterol transportation，RCT）。胆固醇逆向转运分为三个步骤：①细胞内的游离胆固醇（free cholesterol，FC）从肝外组织细胞中移出，三磷酸腺苷结合盒转运体A1（ATP-binding cassette transporter-A1，ABC transporter-A1）介导FC转运到细胞膜上，HDL中的ApoA-I作为细胞膜胆固醇移出的接受体。②HDL接受的FC在LCAT的作用下生成CE并进入HDL的核心，形成成熟的HDL；在CETP作用下，CE由HDL转移到CM、VLDL和LDL颗粒中。③HDL及这些接受了CE的脂蛋白在代谢过程中被肝摄取时，其中的

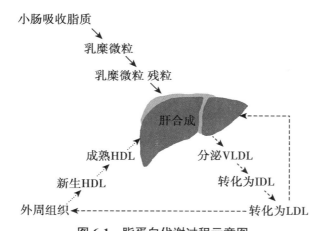

图 6-1　脂蛋白代谢过程示意图

⟶，外源性代谢途径；--⟶，内源性代谢途径；——，胆固醇逆向转运途径

CE 也同时被转运回肝内，在肝内转化为胆汁酸后排出。胆固醇的这种双向转运既保证了全身组织对胆固醇的需要，又避免了过量胆固醇在外周组织中蓄积，具有重要的生理意义。

三、脂代谢紊乱的分类

血脂水平高于正常上限即为高脂血症，我国一般以成人空腹血总胆固醇（total cholesterol，TC）≥6.2 mmol/L（240 mg/dl），TG≥2.3 mmol/L（200 mg/dl）作为判定高脂血症的标准。目前对低脂血症时的血脂水平没有统一的标准，一般认为血浆 TC 低于 3.1 mmol/L（120 mg/dl）是有临床意义的判断标准。

第二节　高脂血症

一、高脂血症的分类

高脂血症的分类主要包括病因分类和临床分类。

1. 病因分类　按高脂血症是否继发于全身系统性疾病，可将其分为原发性和继发性高脂血症。

（1）原发性高脂血症：原发性高脂血症常由单基因或多基因突变所致。由于基因突变所致的高脂血症多具有家族聚集性和明显的遗传倾向，特别是单基因突变者，故临床上通常称为家族性高脂血症（familial hyperlipidemia，FH）。

（2）继发性高脂血症：继发性高脂血症是指由于其他疾病所引起的血脂异常。可引起血脂异常的疾病主要有：肥胖、糖尿病、肾病综合征、甲状腺功能减退症、肾衰竭、肝病、系统性红斑狼疮、糖原贮积症、骨髓瘤、脂肪萎缩、急性卟啉病、多囊卵巢综合征等。此外，应用某些药物（如利尿剂、非心脏选择性 β- 受体阻滞剂、糖皮质激素等）也可引起继发性血脂异常。

2. 临床分类　从临床实用角度出发，常将高脂血症简单地分为四类（表 6-2）。由于 HDL降低引起的临床后果与高脂血症相似，故又将低 HDL-C 血症（HDL-C<1.0 mmol/L 或 40 mg/dl）与高脂血症合并为一类。

表 6-2　高脂血症的临床分类

	TC	TG	HDL-C
高胆固醇血症	升高	—	—
高甘油三酯血症	—	升高	—
混合型高脂血症	升高	升高	—
低高密度脂蛋白血症	—	—	降低

TC：总胆固醇；TG：甘油三酯；HDL-C：高密度脂蛋白胆固醇。

二、病因及影响因素

高脂血症主要由遗传因素和继发性因素引起。遗传因素包括单基因和多基因突变。继发性因素主要包括高脂、高糖膳食及代谢性疾病等。此外，年龄增长、女性绝经后雌激素分泌减少，以及不健康的生活方式（如缺乏运动、酗酒和滥用药物等因素）也可导致高脂血症。

（一）基因突变

脂代谢相关基因突变是导致高脂血症最重要的遗传因素。

1. *LDLR* 基因突变　LDLR 能识别并结合含有 ApoB-100 和 ApoE 的脂蛋白残粒（如 CM 残粒、VLDL 残粒）及 LDL，并将胆固醇转运至细胞内进行代谢。*LDLR* 基因的各种类型突变引起的受体功能障碍均可导致血浆胆固醇水平明显升高。

2. 蛋白质原转换酶枯草杆菌蛋白酶 /kexin 9（proprotein convertase subtilisin/kexin type 9，PCSK9）（又称前蛋白转换酶枯草溶菌素 9）基因突变　PCSK9 可促进肝细胞表面 LDLR 降解，进而影响血脂代谢。*PCSK9* 基因某些位点的突变可导致这种降解作用增强（功能获得型突变），从而使肝清除血脂的能力降低，引起高脂血症。

3. *ApoB* 基因突变　ApoB 是 LDL 的主要载脂蛋白，也是 LDLR 的配体，其主要功能是结合和转运脂质，介导血浆 LDL 的降解与清除，在体内胆固醇代谢平衡中起重要作用。*ApoB* 基因突变与高脂血症的关系密切，家族性载脂蛋白 B-100 缺乏症（familial defective apoB-100，FDB）是由于 2 号染色体上的 *ApoB* 基因突变造成 ApoB-100 上 3500 位的精氨酸被谷氨酸所置换，使 LDL 与 LDLR 结合受阻，进而影响 LDL 的分解代谢。

4. *LPL* 基因突变　LPL 是血液中主要的脂解酶，也是清除血浆脂蛋白中 TG 的限速酶。LPL 的活性依赖于 ApoC-Ⅱ的激活，*ApoC-Ⅱ* 基因突变与 *LPL* 基因突变都可导致 TG 水解障碍而引起高甘油三酯血症。

5. *ApoE* 基因突变　ApoE 在 CM 和 VLDL 残粒清除过程中起关键作用。*ApoE* 基因突变可改变 ApoE 分子的结构、分泌速率及其功能状态，进而影响 CM 和 VLDL 残粒的分解代谢，可引起家族性异常 β- 脂蛋白血症等。

此外，三磷酸腺苷结合盒转运体 G5（ATP-binding cassette transporter G5，ABCG5）、三磷酸腺苷结合盒转运体 G8（ATP-binding cassette transporter G8，ABCG8）、LCAT、衔接蛋白、胆固醇 7α- 羟化酶 1 与脂肪酶成熟因子 1 等基因突变均可导致高脂血症。

（二）营养性因素

在影响血脂水平的诸多因素中，营养是最重要的环境因素。饮食中的胆固醇、饱和脂肪酸和反式脂肪酸含量高均可导致血浆胆固醇水平升高。高糖饮食可引起高甘油三酯血症。一方面，血糖升高可刺激胰岛素分泌，进而促进肝合成 TG 和 VLDL 增多，使血浆 TG 浓度增高；

另一方面，高糖饮食还可诱导 *ApoC-Ⅲ* 基因的表达，而 ApoC-Ⅲ 是 LPL 的抑制因子，可导致 LPL 的活性降低，从而影响 CM 和 VLDL 中 TG 的水解，引起高甘油三酯血症。

（三）疾病性因素

1. 糖尿病　糖尿病患者尤其是血糖水平控制不良者常有 VLDL 升高。1 型糖尿病患者由于体内缺乏胰岛素，使 LPL 活性受到抑制，使 CM 在血浆中积聚，可伴有高甘油三酯血症。2 型糖尿病患者常有胰岛素抵抗，导致内源性胰岛素分泌过多，引起高胰岛素血症，继而减弱胰岛素对 LPL 的激活作用，引起 TG 水平升高。

2. 肾病　肾病综合征患者发生高脂血症是由于脂蛋白合成增加和降解障碍的双重机制引起的，主要表现为血浆 VLDL 和 LDL 升高；而肾衰竭、肾移植术后患者常出现血浆 TG 升高和 HDL 降低。

3. 甲状腺功能减退症　甲状腺激素水平可直接影响脂质代谢的各个环节。发生甲状腺功能减退症时，患者体内 LDLR 活性和 LPL 活性降低，可引起脂代谢紊乱，主要表现为高胆固醇血症及高甘油三酯血症等。

此外，高脂血症还可见于系统性红斑狼疮、多发性骨髓瘤、肝胆疾病（如各种原因引起的胆管阻塞、胆汁性肝硬化）、胰腺炎、糖原贮积症（Ⅰ型）等疾病患者。

（四）其他因素

酗酒、缺乏运动、高龄、长期精神紧张、吸烟、超重以及长期服用某些药物等均可引起高脂血症。

三、发生机制

高脂血症除小部分由全身性疾病导致外（继发性高脂血症），大部分是由脂代谢相关基因突变及其与环境因素相互作用引起的（原发性高脂血症）。以下从脂代谢环节异常的角度来阐述高脂血症的发生机制（图 6-2）。

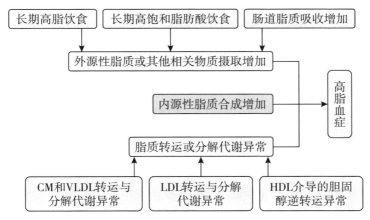

图 6-2　高脂血症的发生机制模式图

（一）外源性脂质或其他相关物质摄取增加

1. 长期高脂饮食　饮食中的脂质主要包括 TG、胆固醇和磷脂，食物源性胆固醇占机体胆固醇来源的 1/3。不同个体对食物源性脂质的摄取存在很大的差异。机体可通过减少内源性胆固醇的合成来平衡外源性胆固醇摄取的增加。长期高脂饮食可通过三方面导致血脂升高：①促使肝内胆固醇含量增多，LDLR 合成减少，使脂质代谢降低；②饮食中大量 TG 被摄取后，可引起小肠经外源性途径合成 CM 显著增加；③促使肝经内源性途径合成 VLDL 增加。

2. 长期高饱和脂肪酸饮食 一般认为饱和脂肪酸摄入量占摄入总能量的比例每增加 1%，血液 TC 含量将增加 0.052 mmol/L，其中主要为 LDL。饱和脂肪酸摄入增加引起胆固醇水平升高的机制是：①降低细胞表面 LDLR 活性；②引起含有 ApoB 的脂蛋白生成增多。经饮食摄入反式脂肪酸具有与摄入饱和脂肪酸类似的效果，二者均可导致血脂升高。

3. 肠道脂质吸收增加 肠道脂质的吸收主要与肠黏膜上皮细胞表达的三种蛋白质有关：尼曼 - 皮克 C1 样蛋白 1（Niemann-Pick type C1 like 1，NPC1L1）、ABCG5 和 ABCG8。正常情况下，ABCG5 和 ABCG8 可将所吸收的几乎全部植物固醇重新转运至肠腔，使得谷固醇等植物固醇经肠道吸收很少（<5%），并可促使肝优先将植物固醇分泌到胆汁中。当 *ABCG5* 基因或 *ABCG8* 基因突变时，植物固醇在肠腔的吸收可成倍增加，使胆固醇吸收增加，导致谷固醇血症，主要表现为血液中谷固醇含量显著增加，伴有 LDL 增加。NPC1L1 的作用是参与肠道脂质吸收，抑制肠道 *NPC1L1* 基因表达，能显著降低胆固醇的吸收和血液胆固醇水平。

（二）内源性脂质合成增加

肝是内源性脂质合成的主要部位，占机体 2/3 的胆固醇、TG 和大部分载脂蛋白（如 ApoB-100、ApoC 和 ApoE 等）均在肝内合成。肝内脂蛋白合成增加的机制主要包括：①高糖、高饱和脂肪酸饮食可导致肝内胆固醇合成限速酶 HMG-CoAR 的活性增高，使胆固醇合成增加；②血液中的胰岛素及甲状腺激素增多时，可诱导肝 HMG-CoAR 表达增加，使胆固醇合成增加；③血液中的胰高血糖素及皮质醇减少时，其对 HMG-CoAR 活性的抑制作用减弱，进而使胆固醇合成增加；④肥胖或胰岛素抵抗等因素引起脂肪动员时，大量 FFA 释放进入血液循环，肝以其为底物合成 VLDL 增加。近来发现肠道也是内源性脂质尤其是 HDL 合成的重要部位，但其在高脂血症发生过程中的病理生理意义尚不清楚。

（三）脂质转运或分解代谢异常

血脂代谢实质上就是血液脂蛋白代谢，参与这一代谢过程的主要因素包括载脂蛋白、脂蛋白受体和脂肪酶等。遗传或环境因素对这些蛋白质的表达或酶活性的影响最终都将导致脂质转运或分解代谢障碍。在脂质转运和分解代谢过程中，CM 和 VLDL 及其受体主要是转运和代谢 TG，LDL 及其受体主要是转运和代谢胆固醇，HDL 则在胆固醇逆向转运过程中起关键作用。

1. CM 和 VLDL 转运与分解代谢异常 虽然 CM 和 VLDL 分别在肠道和肝内合成，并且有不同的转运与代谢途径，但由于两者都富含 TG，所以它们在转运与分解代谢异常方面存在一些共同的机制。① LPL 表达与活性异常：LPL 是分解脂蛋白中 TG 的限速酶，是影响富含 TG 的 CM 和 VLDL 代谢的决定性因素。*LPL* 基因突变可引起 LPL 活性降低或不能表达正常 LPL，进而引起 CM 代谢障碍，导致高甘油三酯血症；同时，CM 和 VLDL 代谢障碍可造成磷脂和载脂蛋白向 HDL 转移减少，使 HDL 生成减少，含量降低。② ApoC-II 表达与活性异常：ApoC-II 是 LPL 发挥活性所必需的辅因子，ApoC-III 则对 LPL 的活性有一定的抑制作用，ApoC-II/ApoC-III 比值对 LPL 的活性具有显著影响。基因突变可造成 ApoC-II 表达减少或功能异常，使 LPL 不能被充分激活，导致 CM 和 VLDL 中的 TG 分解受阻，引起 CM 和 VLDL 升高。③ *ApoE* 基因多态性：*ApoE* 有三个常见的等位基因 *E2*、*E3* 和 *E4*。ApoE 结合的受体包括 ApoE 受体和 LDLR，其中，ApoE2 与这两个受体的结合力均较差，可引起含有 ApoE 的脂蛋白 CM 和 VLDL 分解代谢障碍。

2. LDL 转运与分解代谢异常　① *LDLR* 基因突变：*LDLR* 基因突变可通过不同的机制引起 LDL 代谢障碍（表 6-3）。② *ApoB* 基因突变：*ApoB* 基因外显子 26 中的单碱基置换 G → A 可引起错义突变 CGG（Arg3500）→ CAG（Glu）。此种突变可使 ApoB-100 受体结合域的二级结构发生变化，从而与 LDLR 的结合能力显著降低，导致 LDL 经 LDLR 途径降解减少。③ LDLR 表达减少或活性降低：常由高胆固醇和高饱和脂肪酸饮食、肥胖以及女性绝经后雌激素水平降低等因素引起。④ VLDL 向 LDL 转化增加：发生肾病综合征时，CETP 活性增强，可催化富含 CE 的 HDL 和富含 TG 的 VLDL 残粒的脂质交换，从而加速 VLDL 向 LDL 的转化。此外，由于 LDLR 活性降低，使得 VLDL 经 LDLR 途径分解代谢减少，从而使过多的 VLDL 转化为 LDL。

表 6-3　*LDLR* 基因突变的类型与效应

突变类型	效应
Ⅰ型突变	细胞膜上无 LDLR 存在
Ⅱ型突变	LDLR 合成后不能转运到高尔基体进行修饰，使细胞膜上的 LDLR 明显减少
Ⅲ型突变	LDLR 不能与 LDL 结合
Ⅳ型突变	LDLR 与 LDL 结合后不能内移
Ⅴ型突变	LDLR 不能与 LDL 分离而循环使用

知识拓展 6-2

PCSK9 基因——脂代谢转化医学研究的成功范例

PCSK9 基因是于 2003 年在家族性高胆固醇血症患者中发现的参与脂质代谢调控的基因。PCSK9 主要通过与肝细胞膜上的 LDLR 结合而促进 LDLR 在溶酶体内的降解，以阻断其再循环到肝细胞膜上，从而抑制肝细胞摄取和降解脂质。PCSK9 可通过基因表达改变和基因突变影响血脂代谢。*PCSK9* 基因突变分为功能获得型突变和功能丧失型突变，前者可导致 PCSK9 降解 LDLR 的能力增强，使血脂升高；后者则作用相反。

基于 PCSK9 在脂质代谢调节中的重要作用，以 PCSK9 为靶点的药物研发迅速展开。PCSK9 单克隆抗体于 2016 年获批上市，取得了与他汀类药物相媲美的降血脂效果，并且在降低 LDL-C 的同时还可降低 Lp（a）水平。

继 PCSK9 单克隆抗体之后，PCSK9 小干扰 RNA（small interfering RNA，siRNA）和反义寡核苷酸药物相继研发成功并上市，为临床降血脂治疗提供了除他汀类药物以外的可选药物。

3. HDL 介导的胆固醇逆向转运异常　参与胆固醇逆向转运的蛋白质主要有：ABCA1、LCAT、CETP 和 B 族 Ⅰ 型清道夫受体（scavenger receptor class B type Ⅰ，SR-BⅠ）等。编码这些蛋白质的基因突变常可导致胆固醇逆向转运障碍。例如，家族性胆固醇酯转运蛋白缺陷症患者由于基因突变导致 CETP 缺乏，使 HDL 中的 CE 转运到其他脂蛋白发生障碍，造成 HDL 中的 CE 积聚，表现为 HDL 浓度明显升高而 LDL 浓度偏低，TC 浓度增高。LCAT 是参与脂质代谢的重要酶之一，其主要作用是将卵磷脂 β 位的脂肪酸与胆固醇的 3—OH 作用而生成 CE。LCAT 缺乏时，由于表达该酶的基因突变可导致上述功能异常，使 FC 不能转变为 CE，从而使

HDL 的成熟过程受阻，引起胆固醇逆向转运障碍。丹吉尔病是由于 *ABCA1* 基因突变，引起外周组织胆固醇流出障碍，从而使胆固醇逆向转运受阻。

四、高脂血症与疾病

（一）动脉粥样硬化性心血管疾病

高脂血症引起的动脉粥样硬化性心血管疾病（atherosclerotic cardiovascular disease，ASCVD）发病率与死亡率均较高。

动脉粥样硬化（atherosclerosis）是指在多种危险因素的作用下，血管内膜结构或功能受损，导致血管通透性发生改变，以血脂异常沉积到血管壁为主要特征的渐进性病变，伴有炎症细胞（单核巨噬细胞、T 淋巴细胞、肥大细胞等）浸润，中膜平滑肌细胞迁移、增殖，泡沫细胞形成和细胞外基质合成增加，最终形成动脉粥样硬化斑块。病变部位的脂质主要是胆固醇和胆固醇酯。动脉粥样硬化的危险因素众多，其中，高脂血症是动脉粥样硬化发生最基本的危险因素。

动脉粥样硬化斑块主要从三个方面导致动脉粥样硬化性心血管疾病的发生：①斑块表面出现溃疡、裂隙或斑块破裂，导致斑块所在部位或其下游血栓形成，即动脉粥样硬化血栓形成，使血管管腔部分或完全堵塞；②斑块体积过大，导致血管管腔堵塞，一般认为只有管腔堵塞程度达 50% 以上才会引起临床症状；③斑块部位血管痉挛，使得原本由于斑块存在而堵塞的血管狭窄更严重。

案例 6-2

患者王先生，65 岁，突发胸痛 2 小时就诊。患者自诉活动后胸痛、胸闷 10 余年，疼痛有膨胀感或压迫感，多于劳累、餐后发作，每次持续数分钟，静卧后可减轻。近 2 个月来，患者疼痛频繁，偶尔伴有心悸。2 小时前，患者晚餐后散步时突发心前区绞痛，呈持续性，并逐渐加重，伴有左肩背部放射痛。周围热心群众拨打"120"急救电话，将患者急送入院。查体：T 36.6℃，P 83 次 / 分，R 18 次 / 分，BP 116/78 mmHg。一般情况尚好。实验室血脂检查：TC 6.80 mmol/L（↑），TG 3.22 mmol/L（↑），LDL-C 5.23 mmol/L（↑），HDL-C 1.17 mmol/L。心电图检查提示前壁心肌梗死。予以活血化瘀、扩张冠脉等对症治疗，患者胸痛得以缓解。患者祖父及一个伯父均死于胸痛（具体死因未诊断）。患者身高 1.67 m，体重 82 kg，有 30 余年吸烟史，每天吸烟 1 包。

问题：
1. 该患者的主要疾病是什么？
2. 解释患者临床表现的病理生理基础。

（二）代谢相关（非酒精性）脂肪性肝病

代谢相关脂肪性肝病（metabolic dysfunction-associated fatty liver disease，MAFLD），既往称为非酒精性脂肪性肝病（non-alcoholic fatty liver disease，NAFLD），是指明确排除酒精和其他肝损伤因素所致的以肝细胞内脂质过度沉积为主要特征的临床病理综合征，主要包括三种：非酒精性脂肪肝、非酒精性脂肪性肝炎和非酒精性肝硬化。肝细胞内沉积的脂质主要是 TG。高脂血症是 MAFLD 的主要危险因素之一，MAFLD 也可促进高脂血症的发生。目前解释 MAFLD 发生机制的主要是"二次打击"学说。该学说认为，各种致病因素导致肝脂代谢紊乱，引起肝细胞内 TG 蓄积是对肝的第一次打击。第一次打击之后，由于 TG 沉积导致肝细胞脂肪变性，使得肝细胞对内、外源性损害因子的敏感性增强；第二次打击主要为反应性氧化代谢产物增多，导致脂质过氧化伴线粒体解偶联蛋白 -2 和 Fas 配体被诱导活化，进而引起脂肪变性的肝细胞发生炎症、坏死甚至纤维化。

（三）肥胖

肥胖是指由于摄食过多或机体代谢异常而导致体内脂质沉积过多，造成以体重过度增长为主要特征并可能引起人体一系列病理生理改变的一种状态。肥胖分为单纯性肥胖和继发性肥胖。单纯性肥胖主要与遗传因素和饮食营养过剩有关，患者除有脂质沉积之外，还有脂肪细胞的增生与肥大。继发性肥胖主要为神经内分泌疾病所致，通常认为患者只有脂肪细胞的肥大而没有增生，但也有不同的观点；重度肥胖时，脂肪细胞不再进一步肥大而出现明显的增生。高脂血症时，脂质摄取或合成持续增加，使得脂肪组织中脂质储存也相应增加，同时脂肪组织中脂质的动员分解降低，导致脂质在脂肪组织中大量沉积，从而诱发肥胖。

（四）急性胰腺炎

高甘油三酯血症常可诱发急性胰腺炎，称为高甘油三酯血症性急性胰腺炎（hypertriglyceridemic pancreatitis，HTGP）。当 TG 水平高于 1000 mg/dl 时，HTGP 的发生风险明显增加。本病的发生机制包括两方面：①高浓度的 TG 被胰脂肪酶水解，产生大量 FFA 在胰腺积聚，FFA 可导致胰腺腺泡细胞和毛细血管损伤。胰腺毛细血管损伤引起胰腺缺血和酸中毒，酸中毒激活胰蛋白酶原转变为活化的胰蛋白酶，导致胰腺组织自消化，可进一步增强 FFA 的毒性作用。②高浓度的 TG 可增加血液黏滞度，导致胰腺毛细血管堵塞而处于缺血状态，加重酸中毒并引起胰腺损伤。此外，高甘油三酯血症加重炎症反应也在 HTGP 发生过程中具有重要作用。

高脂血症对机体的影响还包括对大脑和肾等其他器官功能的损伤，以及脂质在真皮内沉积形成黄色瘤和在角膜周缘沉积形成角膜弓等。

知识拓展 6-3

高脂饮食新认识

以往，人们认为低脂饮食甚至素食可以预防高脂血症及其引起的相关疾病。然而，2017 年发表的数篇论文引起了国际医学界、营养学界和健康领域的高度关注。

2017 年，Dehghan 等在 *Lancet* 期刊上发表了一篇研究论文，该研究是一项纳入了 135 335 例样本的大型流行病学队列研究。结果显示，高糖类的摄入可增加总死亡率，脂肪的摄入可降低总死亡率，饱和脂肪的摄入可降低卒中风险，脂肪含量与心肌梗死等心血管疾病没有相关性。Roberts 等在 *Cell* 子刊上发表论文，指出高脂饮食可使小鼠的平均寿命延长 13%，并能使小鼠在老年时期保持更好的记忆力、肌力和运动能力，同时还能降低癌症的发病风险。

对上述研究结果需要进行客观分析。但需要指出的是，脂肪是人体必需营养成分，控制脂肪摄入是针对血脂过高人群而言，而且控制也并不意味着血脂水平越低越好。总体来说，均衡饮食才是健康的根本保障。

五、高脂血症防治的病理生理基础

高脂血症可导致多器官出现病变，其中很多病变的发生和发展过程非常漫长。因此，积极早期干预高脂血症的致病因素，可以延缓或预防相应疾病的发生；采用针对性药物治疗或其他治疗方法，可以控制高脂血症患者的临床症状，并保护靶器官。

（一）消除致病因素

1. 防治原发病　众多疾病均可影响胃肠道对脂质的消化与吸收、肝内脂质的合成与分解，以及脂质在各个器官内的分布。通过消除此类原发病，或者合理应用药物控制原发病的临床表现，可极大地降低高脂血症的发病风险。

2. 控制其他影响因素　采取健康的生活方式是防治血脂异常的基本策略。具体内容包括：①合理健康饮食是防治高脂血症的基础，应适当减少脂质的摄入，并控制其他能量物质（如糖类和蛋白质）的摄入，促进体内的脂肪动员，避免超重或肥胖的发生；②适度参加体力劳动和体育活动，避免长时间久坐不动；③戒除吸烟、酗酒等不良生活习惯；④糖代谢紊乱与脂代谢紊乱常相伴发生、叠加协同，因此，控制糖代谢紊乱对防治高脂血症非常重要。

（二）降低血脂

应进行总体心血管危险评估，根据动脉粥样硬化性心血管疾病的发病风险进行危险分层，采取不同的干预方式降低血脂是防治高脂血症的核心策略。

1. 药物治疗　降血脂药物治疗是临床上防治高脂血症的主要策略之一。针对体内脂质代谢的不同环节，可单独或联合用药。需要指出的是，降血脂可以显著降低脂代谢紊乱相关疾病（如心血管疾病）的发病风险，但对于过度降血脂治疗所引起的低脂血症可能带来的负面影响也必须予以足够的重视。

2. 基因治疗　单基因突变是导致家族性高胆固醇血症的重要因素。矫正这些基因的异常表达，从而恢复正常的脂质代谢是家族性高胆固醇血症基因治疗的病理生理基础。

（三）防止靶器官损害

应采取相应措施促进胆固醇逆向转运，减少脂质在靶器官内蓄积，以免造成靶器官损害。例如，针对动脉粥样硬化病变堵塞血管导致的组织缺血、缺氧，可通过放置血管内支架以恢复血流供应，保护组织免受损伤。脂质氧化修饰后对组织具有更强的损伤作用，可采用抗氧化剂保护组织免受损伤或减轻损伤。

临床应用 6-1

降血脂治疗中的"他汀 6 规则"与 *PCSK9* 基因

他汀类药物是临床上常用的降血脂药。但在长期使用他汀类药物的过程中发现，无论是何种他汀类药物，其药物剂量与药效都不是等比关系。临床上为了强化降血脂效果，将他汀类药物的剂量加倍时，LDL-C 水平并未相应地成倍降低，而是仅能在原先的基础上再降低 6% 左右。C. Dujovne 等 2003 年正式将这种现象称为"他汀 6 规则"。例如，假设某患者服用 10 mg 辛伐他汀后，LDL-C 水平降低了 43%；为强化降血脂效果，将药物剂量增加至 20 mg，LDL-C 水平仅会降低 49%；即使继续将药物剂量增加至 40 mg，LDL-C 水平也仅会降低 55%。

　　"他汀 6 规则"在很长一段时间内使临床心血管医生感到很困惑，直至发现 *PCSK9* 基因后，才阐明了其中的原因。实际上，他汀类药物在抑制内源性脂质合成的同时，还可以上调 PCSK9 的表达，PCSK9 表达增加可导致肝细胞内的 LDLR 被降解，导致肝清除血脂的能力降低，从而部分抵消了他汀类药物的降血脂效果，即表现为"他汀 6 规则"。

第三节　低脂血症

　　低脂血症分为原发性和继发性两种。原发性低脂血症主要由基因突变引起，多为常染色体隐性遗传，纯合子患者可出现明显的临床表现，而杂合子人群则一般很少发病。根据基因突变所致脂蛋白减少的类型不同，可将低脂血症分为两种类型：①影响含有 ApoB 的血浆脂蛋白（如 LDL）减少所致的低脂血症，包括家族性低 β- 脂蛋白血症和无 β- 脂蛋白血症等；②影响含有 ApoA 的血浆脂蛋白（即 HDL）减少所致的低脂血症，如家族性低 α- 脂蛋白血症（又称丹吉尔病，其特征为 HDL 显著降低）、LCAT 缺乏症等。继发性低脂血症的影响因素众多，包括营养不良和消化不良、贫血、恶性肿瘤、感染和慢性炎症、甲状腺功能亢进症、慢性严重肝胆疾病和肠道疾病等。需要指出的是，长时间应用大剂量降血脂药物治疗已成为低脂血症发生的一个重要影响因素。

一、低脂血症的主要发生机制

　　1. 脂质摄入不足　　常见于食物短缺、疾病引起的长期营养不良和长期进食素食者，以及各种原因引起的脂质消化与吸收不良（如吸收不良综合征）患者。其主要机制是：①小肠黏膜原发性缺陷或异常，可影响脂质经黏膜上皮细胞的吸收、转运，进而造成乳糜泻；②胰酶或胆盐缺乏造成的脂质消化不良，如胰腺疾病、胆道梗阻等；③小肠吸收面积不足，如短肠综合征、胃空肠结肠瘘等；④小肠黏膜继发性病变，如小肠炎症、寄生虫病、克罗恩病等；⑤小肠运动障碍，动力过强（如甲状腺功能亢进症）可影响小肠的吸收时间，动力不足（如假性小肠梗阻、系统性硬化）则可导致小肠内细菌过度生长；⑥淋巴回流障碍，如淋巴管梗阻、淋巴发育不良等，可导致乳糜微粒经淋巴进入血液循环受阻。

　　2. 脂质代谢增强　　脂质代谢增强主要包括脂质的利用增加和分解增强。①脂质利用增加：常见于贫血引起的低脂血症患者。贫血可引起红细胞生成增多，使得作为细胞膜主要组成成分的胆固醇利用增加，导致血脂降低，而血脂降低又可使红细胞膜脆性增加，导致红细胞容易破碎，使贫血进一步加重，最终形成恶性循环。②脂质分解增强：常见于甲状腺功能亢进症、恶性肿瘤等引起的低脂血症患者。甲状腺激素具有刺激脂肪合成和促进脂肪分解的双重功能，其总体作用是减少脂肪的储存，降低血脂浓度。

　　发生甲状腺功能亢进症时，高水平的甲状腺激素主要通过以下三条途径导致血脂浓度降低：①刺激 LDLR 表达增加和活性增强，引起经 LDLR 途径清除 LDL 增多；②促使胆固醇转化为胆汁酸而导致排泄增加；③脂蛋白脂肪酶和酯酶活性增强，导致血清中的 TG 清除率增高和 HDL 浓度降低。

恶性肿瘤引起低脂血症与肿瘤细胞表面 LDLR 活性增强和厌食导致的营养不良有关。

3. 脂质合成减少　常见于严重肝病患者，以及各种原因引起的脂质合成所需原料减少。无论是何种原因引起的晚期慢性肝病，都可导致 ApoA 和 ApoB 的合成障碍，使血浆中脂蛋白浓度降低。严重创伤或烧伤时，患者体内参与胆固醇合成的前体羊毛固醇和 7- 胆甾烯醇丢失，可直接导致胆固醇合成不足。

4. 脂蛋白相关基因缺陷　脂蛋白相关基因缺陷是低脂血症发生的重要遗传学机制。遗传性低脂血症分为低 α- 脂蛋白血症和低 β- 脂蛋白血症。

（1）低 α- 脂蛋白血症：主要包括家族性 α- 脂蛋白缺乏症（丹吉尔病）和 LCAT 缺乏症。丹吉尔病由 ABCA1 基因突变所致，是一种常染色体隐性遗传病。LCAT 缺乏症患者虽然 α- 脂蛋白降低，但其 FC 和 TC 水平升高，其发病机制如前所述。

（2）低 β- 脂蛋白血症：主要包括家族性低 β- 脂蛋白血症和无 β- 脂蛋白血症。前者由 ApoB 和 PCSK9 基因突变所致，后者由 MTP 基因突变所致。ApoB 基因突变引起家族性低 β- 脂蛋白血症的机制是：① ApoB 基因突变可导致不完整的 ApoB 蛋白分子产生，后者与 LDLR 的结合力较 ApoB-100 更强，从而导致经 LDLR 清除的血浆 LDL 增多；② ApoB 分泌速率降低，导致 VLDL 和 LDL 合成速率降低。PCSK9 基因某些位点的突变（功能丧失型突变）可使其降解 LDLR 的能力减弱，导致肝细胞表面存在更多的 LDLR 参与血浆 LDL 的清除，从而降低 LDL-C 水平并引起低 β- 脂蛋白血症。无 β- 脂蛋白血症由 MTP 基因突变引起，可导致 ApoB 的合成与分泌缺陷，引起含 ApoB 的脂蛋白（如 CM、VLDL 和 LDL）合成代谢障碍，造成血浆胆固醇和 TG 水平显著降低。

二、低脂血症对机体的影响

1. 对血液系统的影响　由于磷脂酰胆碱与鞘磷脂的比例倒置，故而引起血液系统中出现棘形红细胞；细胞膜脂质含量降低可导致红细胞渗透脆性显著增加，使红细胞出现自溶现象；血小板活力下降，可伴有贫血和凝血机制异常，易引起脑出血。

2. 对消化系统的影响　个体出生后出现脂肪泻可导致脂肪吸收不良，小肠肠壁细胞内充满脂滴，少数患者可出现肝大和转氨酶升高。

3. 对神经系统的影响　个体出生早期即可出现精神和运动发育迟缓，如出现牵张反射和腱反射减弱，以及定向力障碍、步态不稳和言语障碍等。随着中枢神经系统和周围神经系统发生慢性脱髓鞘性病变，多数患者可出现智力障碍、小脑性震颤、共济失调、肌无力、视力减退、视野缩小、夜盲甚至全盲。

低脂血症与结肠癌、子宫内膜癌和肝癌等肿瘤的发生呈明显负相关，但现有证据不能表明低脂血症与肿瘤的发生具有因果关系。此外，低脂血症还可导致患者全因死亡率明显增高。

低脂血症在临床上比较少见，其主要防治措施是消除致病因素和补充脂溶性维生素，以保护靶器官。临床观察显示，PCSK9 基因功能丧失型突变的个体血脂含量极低，但未出现健康受损，无需治疗处理。

（刘录山）

思 考 题

1. 简述高脂血症发生的主要机制。

2. 简述 LDL 转运与分解代谢异常的主要发生机制。

3. 案例：盛夏的某天上午，位于 3 层的青少年肥胖门诊的张医生接诊了一对母女。15 岁的小女孩满脸汗水，气喘吁吁，坐下后不停地敲打膝关节，面露痛苦表情。刚开始时，小女孩言语较少，目光闪躲，不愿与张医生对视，主要由其母亲代述病情。于是，张医生主动给小女孩膝关节进行了按摩，随后其情绪舒缓。小女孩自述喜食荤食、甜食和油炸食品，8 年前开始出现体重快速增长，曾尝试多种方法控制体重，但效果均不佳，其体重呈进行性增长。

张医生初步检查发现，小女孩体型肥胖，腹部膨隆，腹部可见皮下脂肪堆积。身高 162 cm，体重 124 kg，腰围 132 cm，臀围 135 cm，胸围 123 cm，颈围 45 cm。辅助检查：TC 6.5 mmol/L，TG 9.0 mmol/L；患者肝、脾、胰和皮下脂肪含量均明显高于正常人。

问题：

（1）对该患者的诊断及依据是什么？

（2）张医生具备哪些医学人文素养？

第七章

第七章数字资源

缺 氧

案例 7-1

　　患者张先生，72 岁，反复咳嗽、咳痰、气喘、胸闷 15 年，病情加重伴双下肢水肿 2 周入院。

　　查体：神志清楚，精神状态较差。颜面、口唇及四肢甲床发绀，双侧睑结膜、球结膜中度充血。双侧颈静脉怒张。桶状胸，肋间隙增宽。双肺叩诊呈过清音，听诊呼吸音粗糙，双肺下野可闻及细小湿啰音。叩诊心界扩大。肝肋下 1 横指，脾肋下未触及。双下肢重度凹陷性水肿。

　　辅助检查：B 超提示肝淤血；心电图提示右房、右室增大；胸部 X 线检查提示慢性支气管炎、肺气肿、肺源性心脏病。

　　问题：

　　1. 该患者发生缺氧的原因和缺氧时血氧变化的特点及缺氧的机制是什么？

　　2. 该患者是否需要氧疗？如果需要，氧疗的原则是什么？

　　氧是生命活动至关重要的必需物质之一。机体摄入的氧有 80% ~ 90% 在线粒体内参与氧化磷酸化过程，10% ~ 20% 参与体内生物合成及转化等。机体的任何生命活动都离不开能量的支持。三大营养物质（糖类、蛋白质和脂肪）所含有的能量并不能够被机体直接利用，而是主要在线粒体内通过氧化磷酸化生成 ATP，进而为机体提供可直接利用的能量。因此，机体必须不断地从外界获得氧气，以保证细胞活动和物质代谢的需要。

　　静息状态下，正常成人每分钟耗氧量约为 250 ml，但体内储存氧量仅有 1.5 L，只能使机体正常代谢维持 6 min 左右。剧烈运动时，机体耗氧量可增加 8 ~ 9 倍。人体的呼吸、心搏一旦停止，数分钟内就可因缺氧而死亡。氧的获取和利用是一个复杂的过程，必须依靠外界环境供应氧以及通过外呼吸、气体运输和内呼吸不断地进行氧的摄取、运输和利用。以上任何一个环节出现障碍，均可导致缺氧的发生。缺氧（hypoxia）是指因组织供氧不足或氧利用障碍，引起组织细胞代谢、功能和形态结构异常变化的病理过程。缺氧是临床各种疾病中常见的基本病理过程，也是多种疾病引起死亡的重要原因之一，同时还是高原、航天、坑道和密闭环境中常见的现象，防护不当可直接引发疾病。

第一节　常用的血氧指标

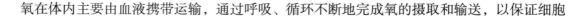

　　氧在体内主要由血液携带运输，通过呼吸、循环不断地完成氧的摄取和输送，以保证细胞

116

生物氧化的需要。

$$组织的供氧量 = 动脉血氧含量 \times 组织血流量$$
$$组织的耗氧量 = （动脉血氧含量 - 静脉血氧含量） \times 组织血流量$$

临床上通过测定某些血气指标可以了解机体供氧和氧利用的总体情况，这些指标称为血氧指标。常用的血氧指标有血氧分压、血氧容量、血氧含量和血氧饱和度等。

一、血氧分压

血氧分压（partial pressure of oxygen，PO_2）是指以物理状态溶解于血液中的氧分子所产生的张力，又称血氧张力（oxygen tension）。血液中物理溶解的氧越多，血氧分压越高，反之亦然。PO_2 的高低可影响血氧饱和度和血氧含量。正常人动脉血氧分压（arterial partial pressure of oxygen，PaO_2）约为 100 mmHg，其高低取决于吸入气的氧分压和外呼吸功能；静脉血氧分压（venous partial pressure of oxygen，PvO_2）约为 40 mmHg，其高低可反映内呼吸状况。

二、血氧容量

血氧容量（oxygen binding capacity，CO_2max）是指在温度为 38℃、氧分压为 150 mmHg、二氧化碳分压为 40 mmHg 的条件下，每 100 ml 血液中血红蛋白（hemoglobin，Hb）所能结合的最大氧毫升数（ml/dl），或每升血液中 Hb 所能结合的最大氧量（mmol/L）。血氧容量取决于血液中 Hb 的质（与氧结合的能力）和量（每 100 ml 或每升血液中所含 Hb 的量）。正常成人平均 Hb 含量为 15 g/dl，当氧充分饱和时，1 g Hb 可结合 1.34 ml 氧，血氧容量正常值约为 20 ml/dl（9 mmol/L）。血氧容量可以反映血液携带氧的能力。

三、血氧含量

血氧含量（oxygen content，CO_2）为每 100 ml 血液实际携带氧的毫升数（ml/dl）或每升血液实际携带的总氧量（mmol/L），包括以物理状态溶解于血浆的氧和与 Hb 实际结合的氧两部分。其中，前者由于量较少，常忽略不计。动脉血氧含量（oxygen content in arterial blood，CaO_2）约为 19 ml/dl（8.55 mmol/L），静脉血氧含量（oxygen content in venous blood，CvO_2）约为 14 ml/dl（6.3 mmol/L）。血氧含量的高低取决于血氧分压和血氧容量。

动 - 静脉血氧含量差为动脉血氧含量减去静脉血氧含量的差值，正常值约为 5 ml/dl（2.25 mmol/L），可以反映组织的摄氧能力。当血液流经组织的速度减慢时，组织从血液中摄取的氧增多，回流的静脉血中氧含量减少，动 - 静脉血氧含量差可增大。如果组织利用氧的能力或氧合血红蛋白释放氧的能力明显降低，则动 - 静脉血氧含量差可减小。

四、血氧饱和度与 P_{50}

1. 血氧饱和度（oxygen saturation，SO_2） 是指血液中与氧结合的氧合血红蛋白量占全部可结合的血红蛋白量的百分比，即血液中 HbO_2 占总 Hb 的百分比，反映的是 Hb 与氧的结合程度。正常动脉血氧饱和度（SaO_2）为 95% ~ 98%，静脉血氧饱和度（SvO_2）为 70% ~ 75%。

SO_2 的高低主要取决于 PO_2，但也与血红蛋白与氧结合的能力相关，两者之间的关系可用氧解离曲线（又称氧合血红蛋白解离曲线）表示（图 7-1）。由于 Hb 与氧结合的生理特点，故而使氧解离曲线呈"S"形。

2. P_{50}　是指 Hb 氧饱和度为 50% 时的氧分压，是反映 Hb 与 O_2 的亲和力的指标，正常值为 26～27 mmHg。当血液 pH 降低、温度升高、CO_2 增多或红细胞内 2,3- 二磷酸甘油酸（2,3-diphosphoglyceric acid，2,3-DPG）增多时，Hb 与 O_2 的亲和力减弱，氧解离曲线右移，有利于向组织供氧；反之，则 Hb 与 O_2 的亲和力增强，氧解离曲线左移。P_{50} 增大提示 Hb 与 O_2 的亲和力减弱，有利于向组织供氧；反之，则 P_{50} 减小则提示 Hb 与 O_2 的亲和力增强，与 Hb 结合的 O_2 不易释放。

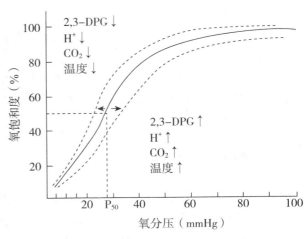

图 7-1　氧解离曲线及其主要影响因素

知识拓展 7-1

血氧饱和度概念的演变

血氧饱和度是一个反映血红蛋白与氧结合程度的指标。生理学中将其定义为 Hb 氧含量与 Hb 氧容量的比值。这一定义能够反映生理状态和大多数缺氧状态（低张性缺氧、循环性缺氧以及各种贫血引起的缺氧等）下血红蛋白与氧结合的程度，即 Hb 自身的结构和功能正常，直接能与氧结合，这称为功能性血氧饱和度。但该概念对于 CO 中毒、高铁血红蛋白血症导致的缺氧状态，则不能真实地反映临床上检测 SO_2 改变的实际情况。近年来将血氧饱和度定义为血液中与氧结合的氧合血红蛋白量占全部可结合的血红蛋白（包括 HbO_2、$HbFe^{3+}OH$、$HbCO$ 和其他变形 Hb 等）量的百分比，也就是血液中 HbO_2 占总 Hb 的百分比，即可以反映各种情况下血红蛋白与氧的结合程度，更符合临床实际情况。

知识拓展 7-2

氧合指数

氧合指数（partial pressure of oxygen in arterial blood/fractional concentration of inspiratory oxygen，oxygenation index）是指动脉血氧分压与吸入气氧浓度的比值，用 PaO_2/FiO_2 表示，正常值为 400～500 mmHg。PaO_2/FiO_2 主要反映器官或组织的氧合能力，也常反映重要脏器与组织的供氧情况，临床上通常作为判断患者是否存在肺部疾病或呼吸道疾病的检查指标。当 PaO_2/FiO_2 低于 300 mmHg 时，通常提示呼吸功能障碍。《新型冠状病毒感染诊疗方案（试行第十版）》指出，成人 $PaO_2/FiO_2 \leqslant 300$ mmHg（1 mmHg=0.133 kPa），高海拔（海拔超过 1000 m）地区应根据以下公式对 PaO_2/FiO_2 进行校正：$PaO_2/FiO_2 \times$[760/大气压（mmHg）]，且不能以新型冠状病毒感染以外的其他原因解释时，即诊断为重型新型冠状病毒感染。

第二节　缺氧的类型、原因与发生机制

外界环境中的氧通过呼吸进入肺泡并弥散进入血液，再与血红蛋白结合，通过血液循环输送到全身，最后被组织细胞摄取和利用，整个过程主要涉及肺部摄氧 - 血液携氧 - 循环运氧 - 组织用氧四个环节，其中任一环节发生障碍，都可引起缺氧。根据缺氧发生的原因和血氧变化特点，可将缺氧分为低张性缺氧、血液性缺氧、循环性缺氧和组织性缺氧四种类型（图 7-2）。

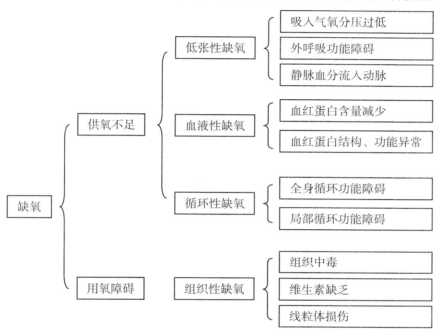

图 7-2　缺氧的原因与分类

一、低张性缺氧

以动脉血氧分压（PaO_2）降低并导致组织供氧不足为特征的缺氧称为低张性缺氧（hypotonic hypoxia），又称乏氧性缺氧（hypoxic hypoxia）。因其特点是动脉血氧含量降低，所以也称为低张性低氧血症（hypotonic hypoxemia）。

（一）原因

1. 吸入气氧分压过低　多发生于海拔在 3000 m 以上的高空、高原或通风不良的矿井、坑道等环境中，或呼吸机使用不当，或吸入被惰性气体或麻醉药过度稀释的空气时。大气压随海拔的升高而降低，海拔平均每升高 100 m，大气压约降低 7.45 mmHg，海拔越高，大气压越低；吸入气氧分压越低，肺泡氧分压和动脉血氧分压也越低（表 7-1），氧从血液向组织弥散的速度越慢，缺氧就越严重。这类因吸入气氧分压过低所引起的缺氧，又称大气性缺氧（atmospheric hypoxia）。其中，因进入高原而引起的缺氧又称为高原性缺氧。

2. 外呼吸功能障碍　肺通气功能障碍可导致肺泡气 PO_2 降低；肺换气功能障碍可使从肺泡弥散到血液中的氧减少，导致动脉血氧分压和血氧含量降低。外呼吸功能障碍引起的缺氧又称呼吸性缺氧（respiratory hypoxia），常见于呼吸道狭窄或阻塞（如异物阻塞、肿瘤压迫、喉

表 7-1   不同海拔高度的大气压、吸入气与肺泡氧分压、动脉血氧饱和度

海拔高度 （m）	大气压 （mmHg）	吸入气氧分压 （mmHg）	肺泡氧分压 （mmHg）	动脉血氧饱和度 （%）
0	760	159	105	95
1000	680	140	90	94
2000	600	125	70	92
3000	530	110	62	90
4000	460	98	50	85
5000	405	85	45	75
6000	355	74	40	70
7000	310	65	35	60
8000	270	56	30	50
9000	230	48	< 25	20 ~ 40

头水肿、慢性阻塞性肺疾病和支气管痉挛等）、胸腔疾病（胸腔积液、积血和气胸等）、肺部疾病（如肺炎、肺水肿、肺气肿和肺纤维化等）、呼吸中枢抑制或呼吸肌麻痹（如严重的低钾血症等）。在严重急性呼吸综合征（severe acute respiratory syndrome，SARS）、中东呼吸综合征（Middle East respiratory syndrome，MERS）和禽流感等引起的急性肺损伤甚至急性呼吸窘迫综合征（acute respiratory distress syndrome，ARDS）以及多器官功能障碍综合征（multiple organ dysfunction syndrome，MODS）患者中，低张性缺氧的问题更加突出。

3. 静脉血分流入动脉   多见于某些先天性心脏病（如房间隔或室间隔缺损伴有肺动脉狭窄或肺动脉高压、法洛四联症等）患者，由于右心的压力高于左心，可引起右向左分流，使静脉血掺入左心的动脉血，导致动脉血氧分压降低。

（二）血氧变化的特点及缺氧的机制

低张性缺氧的血氧变化特点是：① PaO_2 降低，外环境中 PO_2 过低和外呼吸功能障碍均可导致吸入气含氧量减少，静脉血掺杂则可直接使动脉血氧含量降低，导致血液中物理溶解的氧量减少；② CO_2max 正常或增加，如果 Hb 无质和量的改变，则 CO_2max 一般可在正常范围，但慢性缺氧患者常因红细胞代偿性增多而使血氧容量增加；③ CaO_2 减少，PaO_2 降低可导致血液中与 Hb 结合的氧量减少，引起 CaO_2 减少；④ SaO_2 降低，SaO_2 与 PO_2 相关，发生低张性缺氧时，机体 PaO_2 降低，故 SaO_2 降低；⑤动 - 静脉血氧含量差减小或者正常，发生低张性缺氧时，PaO_2 降低，CaO_2 减少，使等量血液中向组织弥散的氧量减少，故动 - 静脉血氧含量差一般是减小的。若慢性缺氧使组织利用氧的能力代偿性增强，则动 - 静脉血氧含量差的变化可不明显。

正常情况下，毛细血管中去氧血红蛋白的平均浓度为 26 g/L。发生低张性缺氧时，毛细血管中去氧血红蛋白的浓度增高，当其浓度达到或超过 50 g/L 时，可使皮肤与黏膜（口唇、舌面及甲床）呈青紫色，称为发绀（cyanosis）。对于血红蛋白正常的人，可根据发绀的程度大致估计其缺氧的程度。当血红蛋白过多或过少时，发绀的程度常与缺氧程度不一致。例如，重度贫血患者的血红蛋白浓度可降至 50 g/L 以下，可发生严重缺氧，但不会出现发绀。真性红细胞增多症患者由于血红蛋白异常增多，使毛细血管内去氧血红蛋白的浓度超过 50 g/L，可出现发绀，但无缺氧。

二、血液性缺氧

由于血红蛋白数量减少或性质改变，使血液携带氧的能力降低或与血红蛋白结合的氧不易释放，所引起的组织供氧不足称为血液性缺氧（hemic hypoxia）。血液性缺氧的主要特征是PaO_2正常，而血氧含量降低，故又称为等张性低氧血症（isotonic hypoxia）。

（一）原因

血红蛋白数量减少或性质改变是血液性缺氧发生的主要原因。

1. 贫血　各种原因引起的严重贫血，可使单位容积血液中的血红蛋白数量减少，导致血液携氧能力降低，又称贫血性缺氧（anemic hypoxia）。贫血是导致血液性缺氧最常见的一种原因。

2. 一氧化碳中毒　一氧化碳（CO）可与血红蛋白结合形成碳氧血红蛋白（carboxyhemoglobin, HbCO）。一氧化碳与血红蛋白的亲和力是氧与血红蛋白的210倍。即使吸入较低浓度的一氧化碳，也可产生大量 HbCO。当吸入气中含有0.1%的一氧化碳时，血液中的血红蛋白可有50%转变为 HbCO，从而使大量血红蛋白失去携氧能力。一个血红蛋白分子虽然可同时与一氧化碳和氧结合，但一氧化碳与血红蛋白分子中的一个血红素结合后，可使其余3个血红素与氧的亲和力增强，故而使其结合的氧不易释出。此外，一氧化碳还可抑制红细胞内糖酵解，使2,3-DPG生成减少，导致氧解离曲线左移。因此，发生一氧化碳中毒时，不仅可影响血红蛋白与氧的结合，还可同时影响氧的释放，容易造成组织严重缺氧。长期大量吸烟者，其动脉血 HbCO 可高达10%，由此引起的缺氧不可忽视。

3. 高铁血红蛋白血症　正常情况下，血红蛋白中的铁主要以二价铁（Fe^{2+}）的形式存在，亚硝酸盐、过氯酸盐及磺胺衍生物等氧化物可使血红蛋白分子中的Fe^{2+}氧化成三价铁（Fe^{3+}），形成高铁血红蛋白（methemoglobin, $HbFe^{3+}OH$），进而导致高铁血红蛋白血症（methemoglobinemia）。高铁血红蛋白中的三价铁与羟基结合牢固，可使羟基丧失携带氧的能力。血红蛋白分子中的4个Fe^{2+}中若有部分被氧化成Fe^{3+}，剩余的Fe^{2+}虽能结合氧，但不易与其解离，从而使氧解离曲线左移，导致组织缺氧进一步加重。生理状态下，血液中的还原剂（如 NADH、维生素 C 和还原型谷胱甘肽等）不断地将高铁血红蛋白还原成亚铁血红蛋白，使高铁血红蛋白含量仅占血红蛋白总量的1%~2%。当食用大量含有硝酸盐的腌菜或者变质剩菜后，硝酸盐可在肠道内被细菌还原为亚硝酸盐，后者可使大量血红蛋白氧化成高铁血红蛋白而导致高铁血红蛋白血症。当高铁血红蛋白含量超过血红蛋白总量的10%时，就可导致缺氧；达到30%~50%，则可造成严重缺氧，患者可出现全身青紫、头痛、精神恍惚、意识不清甚至昏迷。

（二）血氧变化的特点及缺氧的机制

血液性缺氧发生的关键是血红蛋白的质或量发生改变，其血氧变化特点主要是：① PaO_2正常，由于患者外呼吸功能和吸入气氧分压正常，故动脉血氧分压正常。② SaO_2正常或降低，贫血以及 Hb 与氧的亲和力增强而引起缺氧时，SaO_2正常；CO 中毒和高铁血红蛋白血症引起缺氧时，SaO_2均降低。发生 CO 中毒和高铁血红蛋白血症时，由于机体血液中的HbO_2明显降低，但总 Hb 量正常，故 SaO_2降低。③ CO_2max正常或降低，血红蛋白数量减少（贫血）或性质改变（高铁血红蛋白血症）时，CO_2max降低；发生 CO 中毒时，患者的血液经体外用氧充分饱和后，由于大量氧可竞争取代 HbCO 中的 CO 而形成HbO_2，故 CO_2max正常。血红蛋白与氧的亲和力异常增强而导致缺氧（如大量输入库存血时，由于库存血中 2,3-DPG 含量减少而导致氧解离曲线左移）时，CO_2max 正常。④ CaO_2 降低或正常，血红蛋白数量减少（贫血）或性质改变（高铁血红蛋白血症）时，CaO_2 降低；发生 CO 中毒时，患者血液中的部分 Hb 与 CO 结合形成 HbCO，体内 Hb 结合的氧减少，进而导致 CaO_2 降低；血红蛋白与氧的亲和力异常增强时，CaO_2 可正常。⑤动 - 静脉血氧含量差减小，血液与组织、细胞间的氧分压梯度是推动氧向组织弥散的动力，贫血患者的血液流经毛细血管时，毛细血管床中的血氧分压较低，血管 - 组织间氧分压减小，可使氧的弥散速度减慢，导致动 - 静脉血氧含量差减小。当血红蛋白与氧的亲和力异常增强时，与其结合的氧不易释出。CO 中毒患者血液中的 HbCO 可使氧解离曲线左移，导致血氧不容易释放进入组织，进而引起动 - 静脉血氧含量差低于正常。

发生血液性缺氧时，患者皮肤黏膜的颜色可随病因不同而异：单纯血红蛋白减少时，患者氧合血红蛋白浓度降低，使皮肤黏膜呈苍白色；一氧化碳中毒患者，由于 HbCO 呈鲜红色且有光泽，所以当 HbCO 达到血红蛋白总量的 30% 左右时，皮肤黏膜呈樱桃红色；发生高铁血红蛋白血症时，由于 $HbFe^{3+}OH$ 呈深咖啡色或青石板色，故患者皮肤黏膜呈青紫色。因进食导致大量血红蛋白氧化而引起的高铁血红蛋白血症又称为肠源性发绀（enterogenous cyanosis）。

案例 7-2

患者尹先生，59 岁，清晨未起床，亲属发现其神志不清，呼之不应，唤之不醒，并且屋内有煤炉，可闻及煤烟味，遂将其送至医院急诊科。查体：体温 37.2℃，呼吸 23 次 / 分，脉搏 108 次 / 分，血压 103/72 mmHg。神志不清，口唇呈樱桃红色，其余未发现异常。实验室检查：PaO_2 93 mmHg，HbCO 29%，血 HCO_3^- 14.8 mmol/L。入院后予以吸氧、纠酸、补液等治疗后，患者病情逐渐好转。

问题：
1. 引起患者神志不清的原因是什么？简述其发生机制。
2. 该患者为什么会出现血 HCO_3^- 降低？为什么会出现呼吸频率加快？

三、循环性缺氧

循环性缺氧（circulatory hypoxia）是指由于组织血流量减少引起的组织供氧不足，又称低动力性缺氧（hypokinetic hypoxia）。在循环性缺氧中，因动脉血液灌流不足而引起的缺氧称为缺血性缺氧（ischemic hypoxia），因静脉回流障碍而引起的缺氧称为淤血性缺氧（congestive hypoxia）。

（一）原因

1. 全身循环功能障碍   主要见于心力衰竭和休克等患者。心力衰竭患者心输出量减少，既可因组织血液灌流不足而发生缺血性缺氧，又可因静脉回流不畅而发生淤血性缺氧。全身循环障碍引起缺氧时，易导致体内酸性代谢产物蓄积，进而引起酸中毒，使心肌收缩力进一步减弱，心输出量减少，从而加重循环性缺氧，形成恶性循环。病情严重时，患者可因心、脑、肾等重要器官功能衰竭而死亡。

2. 局部循环功能障碍   见于动脉粥样硬化、血栓形成和栓塞、血管病变（如脉管炎）、血管痉挛或受压等患者。局部血液循环障碍的后果主要取决于病变发生的部位，心肌梗死和缺血性脑卒中是常见的致死原因。静脉栓塞或静脉炎则可造成静脉回流障碍，从而引起局部组织淤血性缺氧。

（二）血氧变化的特点及缺氧的机制

单纯循环性缺氧常见于器官局部循环功能障碍患者，动脉血氧分压、血氧容量、血氧含量及血氧饱和度均可正常。由于血流缓慢，血液流经毛细血管的时间延长，使细胞从单位容量血液中摄取的氧量增多，加之局部酸中毒导致氧解离曲线右移，故可使静脉血氧含量降低，导致动 - 静脉血氧含量差增大。但由于供应组织的血液总量减少，所以弥散到组织细胞的总氧量仍不能满足细胞的需要。

当全身循环障碍累及肺（如左心衰竭引起肺水肿，或休克引起急性呼吸窘迫综合征）时，患者可合并呼吸性缺氧，使动脉血氧分压与氧含量均低于正常，也表现出低张性缺氧的血氧变化特点。

发生缺血性缺氧（如失血性休克）时，由于大量血液丧失及组织供血量不足，故可导致患者皮肤黏膜苍白。发生淤血性缺氧时，组织从血液中摄取的氧量增多，使毛细血管中去氧血红蛋白的含量增加，易引起发绀。

四、组织性缺氧

正常情况下，细胞内有 80% ~ 90% 的氧在线粒体内通过氧化磷酸化过程还原成水并生成 ATP。在组织供氧正常的情况下，因组织、细胞出现氧利用障碍而引起的缺氧称为组织性缺氧（histogenous hypoxia），又称氧利用障碍性缺氧（dysoxidative hypoxia）。

（一）原因

1. 组织中毒　细胞色素分子中的铁主要通过可逆性氧化还原反应进行电子传递，是细胞氧化磷酸化的关键步骤。氰化物、硫化物、鱼藤酮和某些药物使用过量皆可引起组织性缺氧，其中最典型的是氰化物中毒。各种无机或有机氰化物，如 HCN、KCN、NaCN、丙烯腈和氢氰酸有机衍生物（多存在于杏、桃、李的核仁中）等，可经消化道、呼吸道或者皮肤进入人体内。氰化物可迅速与氧化型细胞色素氧化酶的三价铁结合为氰化高铁细胞色素氧化酶，后者失去了由 Fe^{3+} 还原为 Fe^{2+} 的能力，不能再接受电子转变为还原型细胞色素氧化酶，也就失去了传递电子的能力，以致呼吸链中断，表现为组织不能正常地利用氧生成 ATP。极少量（60 mg）HCN 即可致人死亡。无论是急性还是慢性氰化物中毒，致死原因均与中枢神经系统出现严重的能量代谢障碍而引起其功能抑制有关。高浓度一氧化碳也可与氧化型细胞色素氧化酶的 Fe^{3+} 结合而阻断呼吸链。硫化氢、砷化物和甲醇等中毒也主要是由于抑制细胞色素氧化酶的功能而影响氧化磷酸化过程，进而使细胞出现氧利用障碍。鱼藤酮和巴比妥等可抑制电子从 NADH 向辅酶 Q 传递，从而阻断呼吸链。因毒性物质抑制细胞生物氧化而引起的缺氧称为组织中毒性缺氧（histotoxic hypoxia）。

2. 维生素缺乏　体内 ATP 高能磷酸键主要来源于线粒体的氧化磷酸化，也可来自底物磷酸化。某些维生素可作为这些磷酸化酶的辅酶，其缺乏可使组织细胞利用氧和 ATP 生成出现障碍。维生素 B_1 是丙酮酸脱氢酶的辅酶成分，其缺乏可引起糖代谢中间产物丙酮酸氧化受阻，使机体尤其是神经组织发生能量代谢障碍，可引起脚气病。维生素 B_2（核黄素）是呼吸链中的一种递氢体，也是构成核黄素脱氢酶的辅基，其缺乏可引起呼吸链中断和广泛的物质代谢障碍。维生素 PP（烟酸及烟酰胺）是辅酶Ⅰ和辅酶Ⅱ的组成分，其缺乏可使细胞出现氧利用障碍和能量代谢障碍。泛酸（辅酶 A 的成分）缺乏可影响以烟酰胺核苷酸脱氢酶类作为递氢体的功能。

3. 线粒体损伤　线粒体是生物氧化的主要部位，线粒体严重损伤不仅可导致细胞能量代谢障碍，还可导致细胞功能障碍甚至死亡。大量放射线照射、细菌毒素、严重缺氧、钙超载、热射病、尿毒症和高压氧等许多因素均可导致线粒体损伤，使细胞生物氧化发生严重障碍。

（二）血氧变化的特点及缺氧的机制

单纯发生组织性缺氧时，患者动脉血氧分压、血氧容量、血氧含量及血氧饱和度均可正常。由于组织细胞出现氧利用障碍，使静脉血氧含量和氧分压高于正常，故动 - 静脉血氧含量差减小。同时，由于组织细胞出现氧利用障碍，使毛细血管中的氧合血红蛋白含量高于正常，故患者皮肤黏膜色泽较红润，可呈玫瑰红色。

临床所见的缺氧多为混合性缺氧。例如，感染性休克时主要是循环性缺氧，同时，内毒素可使组织出现氧利用障碍而导致组织性缺氧；严重失血可引起血液性缺氧，若并发急性呼吸窘迫综合征，则可引起低张性缺氧。

各型单纯性缺氧的血氧变化特点见表 7-2。

表 7-2　各型单纯性缺氧的血氧变化特点

缺氧类型	动脉血氧分压（PaO_2）	血氧容量（CO_{2max}）	动脉血氧含量（CaO_2）	动脉血氧饱和度（SaO_2）	动 - 静脉血氧含量差（CaO_2–CvO_2）
低张性缺氧	↓	N 或 ↑	↓	↓	↓ 或 N
血液性缺氧	N	↓ 或 N	↓ 或 N	N 或 ↓	↓
循环性缺氧	N	N	N	N	↑
组织性缺氧	N	N	N	N	↓

↓：降低；↑：升高；N：正常。

🕐 临床应用 7-1

低氧血症的临床意义

缺氧可引起机体出现低氧血症，即血液中含氧量不足，动脉血氧分压（PaO_2）低于正常同龄人，主要表现为 PaO_2 和 SaO_2 降低。临床上采用指套光电式传感器可以连续无创地监测血氧饱和度。低氧血症是呼吸系统、循环系统和中枢神经系统疾病的常见危重症之一。临床上根据低氧血症的发生速度可将其分为四类：①急性低氧血症，6 小时内出现动脉氧合作用迅速降低；②亚急性低氧血症，动脉氧合作用降低持续 6 小时至 7 天；③持续性低氧血症，动脉氧合作用降低时间为 7～90 天；④慢性低氧血症，90 天内长时间存在动脉氧合作用降低。根据低氧血症的严重程度，又可将其分为三类：①轻度低氧血症，PaO_2 在 50～80 mmHg，SaO_2 为 80% 左右，患者通常不会出现发绀；②中度低氧血症，PaO_2 为 30～50 mmHg，SaO_2 为 60%～80%，患者可出现发绀；③重度低氧血症，PaO_2 低于 30 mmHg，SaO_2 低于 60%，患者可出现明显的发绀。

第三节　缺氧对机体的影响

缺氧对机体的影响取决于缺氧的原因及其发生的速度、严重程度、部位、持续时间，以及机体的功能与代谢状态。发生氰化物中毒时，机体的生物氧化过程迅速受阻，患者可在数分钟内死亡。在海拔为 3700 m 的高原地区，适应良好的个体可以正常工作和生活，一般情况下可不出现明显的症状。发生一氧化碳中毒后，当血液中约半数的血红蛋白与一氧化碳结合而失去携氧能力时，即可危及生命。出现贫血时，即使血红蛋白含量减少一半，患者在静息状态下仍可无明显不适。轻度缺氧主要引起机体的代偿反应；发生严重缺氧且机体代偿不完全时，可导致细胞功能和代谢障碍，甚至结构破坏，影响重要器官系统功能时，可危及生命。发生急性缺氧时，机体往往来不及充分代偿，以损伤表现为主；而慢性缺氧时，机体的代偿反应和缺氧的损伤作用并存。以下以低张性缺氧为例，介绍缺氧对机体的影响。

一、呼吸系统的变化

（一）代偿性反应

动脉血氧分压降低时，呼吸加深、加快，肺通气量增加，称为低氧通气反应（hypoxic ventilatory response），是急性缺氧最重要的代偿反应。其发生机制为：当 PaO_2 降至 60 mmHg 以下时，可刺激颈动脉体和主动脉体化学感受器，冲动经窦神经和迷走神经传入延髓，反射性地引起呼吸加深、加快，使肺泡通气量增加。其代偿意义是：①呼吸深快可动员肺储备功能，增大肺泡弥散面积，促进氧的弥散，从而提高 PaO_2 和 SaO_2；②呼吸深快可使更多的新鲜空气进入肺泡，从而提高肺泡氧分压，降低二氧化碳分压；③胸廓运动增强，使胸膜腔内负压增大，可促进静脉回流，使回心血量增加，进而增加心输出量和肺血流量，有利于血液摄取和运输更多的氧。

低张性缺氧引起的低氧通气反应与缺氧的程度和持续时间有关。在一定范围内，肺泡氧分压降低，可引起肺通气量增大（图 7-3）。当肺泡氧分压维持在 60 mmHg 以上时，肺通气量变化不明显。当肺泡氧分压低于 60 mmHg时，肺通气量随肺泡氧分压的降低而显著增加。到达海拔为 4000 m 左右的高原后，肺通气量可即刻增加，比在海平面时高 65%；2～3 天后可达到海平面时的 5～7 倍；久居高原后，肺通气量可逐渐回降至略高于海平面时的15% 左右。这是因为急性低张性缺氧早期，反射性呼吸增强可引起低碳酸血症和呼吸性

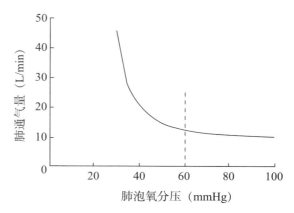

图 7-3　肺泡氧分压与肺通气量之间的关系

碱中毒，对呼吸中枢起抑制作用，使肺通气量增加受阻，所以肺通气量的增加有限；数天后，通过肾代偿性排出 HCO_3^-，使脑组织中的 pH 趋于正常，消除了 pH 升高对呼吸中枢的抑制作用，此时缺氧对呼吸的兴奋作用即表现出来，使肺通气量明显增加；长期的缺氧刺激可使外周化学感受器的敏感性降低，所以肺通气量不再明显增加。由于肺通气量

增加，呼吸肌耗氧量随之增加，从而加剧机体氧的供需矛盾，故长期呼吸运动增强对机体不利。

发生血液性缺氧和组织中毒性缺氧时，如果不合并 PaO_2 降低，则呼吸系统的代偿性反应不明显。循环性缺氧累及肺功能时，可因 PaO_2 降低而引起呼吸加深、加快。

（二）损伤性变化

严重的急性缺氧可直接抑制呼吸中枢，使患者出现周期性呼吸、呼吸减弱甚至呼吸停止。当 $PaO_2 < 30$ mmHg 时，缺氧对呼吸中枢的直接抑制作用超过 PaO_2 降低对外周化学感受器的兴奋作用，患者可发生中枢性呼吸衰竭，表现为呼吸抑制、呼吸节律不规则和通气量减少。

二、循环系统的变化

（一）代偿性反应

低张性缺氧引起循环系统的代偿性反应主要是心输出量增加、血流重新分布、肺血管收缩和组织毛细血管密度增加。

1. 心输出量增加　心输出量增加可提高全身组织细胞的供血量。增加组织的供氧量，对急性缺氧有一定的代偿意义。心输出量增加的机制是：①心率加快，缺氧时，可因肺通气量增加而引起肺膨胀，刺激肺牵张感受器，反射性地引起交感神经兴奋而导致心率加快。但呼吸运动过深也可通过反射使心率减慢、外周血管扩张和血压下降。②心肌收缩力增强，缺氧可引起交感 - 肾上腺髓质系统兴奋，导致儿茶酚胺释放增多，作用于心肌 β- 肾上腺素受体，可产生正性肌力作用。③静脉回心血量增加，胸廓及心脏活动增强，可引起静脉回流量增加和心输出量增加，有利于提高全身组织器官的供氧量。

2. 血流重新分布　发生急性缺氧时，心脏和脑供血量增多，而皮肤、内脏、骨骼肌和肾的血流量减少。血液重新分布的机制是：①急性缺氧时，由于交感神经兴奋，儿茶酚胺释放增多，使皮肤、骨骼肌和腹腔脏器等 α- 肾上腺素受体密度较高的组织血管收缩，导致其血流量减少；②心脏、脑血管的 α- 肾上腺素受体密度较低，对儿茶酚胺不敏感，主要由于局部组织代谢产物乳酸、腺苷、前列腺素 I_2（prostaglandin I_2，PGI_2）等的扩血管作用而使血流量增加；③缺氧时，心脏、脑血管平滑肌细胞膜的 K_{Ca} 和 K_{ATP} 通道开放，使钾外流增加，细胞膜发生超极化，Ca^{2+} 进入细胞减少，引起血管舒张。血流的这种重新分布对于保证重要器官氧的供应是有利的。但也有研究显示，中度缺氧（10%～12%）时，内脏、骨骼肌和非肢端皮肤血管可出现分级扩张，有时可见肾血管适度扩张，肢端皮肤血管收缩，全身总血管阻力降低。

3. 肺血管收缩　肺循环的主要功能是使血液充分氧合，其循环特点是低压力、低阻力。当某部分肺泡气 PO_2 降低及混合静脉血氧分压降低时，可引起该部位的肺小动脉收缩，使血流转向通气充分的肺泡，称为缺氧性肺血管收缩（hypoxic pulmonary vasoconstriction），这是肺循环独有的生理现象。缺氧性肺血管收缩有利于维持缺氧肺泡适当的通气血流比例，使流经这部分肺泡的血液仍能获得较为充分的氧，并维持较高的 PaO_2。同时，当缺氧引起较为广泛的肺血管收缩并导致肺动脉高压时，上部肺组织的血流增加，可使肺尖部肺泡相对较大的通气得到更充分的利用，有助于维持较高的 PaO_2，因而具有一定的代偿意义。

4. 组织毛细血管密度增加　慢性缺氧可引起组织内毛细血管增生，尤其是心脏、脑和骨骼肌的毛细血管增生明显。毛细血管密度增加可缩短氧向组织细胞弥散的距离，增加组织的供氧量，具有代偿意义。缺氧引起毛细血管增生的机制不明，长期缺氧可促进血管内皮生长因子（vascular endothelial growth factor，VEGF）等基因高表达和蛋白质合成，引起缺氧组织内毛细血管增生、密度增加。此外，缺氧时 ATP 生成减少，腺苷增多，也可以刺激血管生成。

（二）损伤性变化

1. 肺动脉高压　与急性缺氧引起肺血管收缩的代偿反应不同，长期缺氧可引起肺血管结构重塑（remodeling），进而形成稳定的肺动脉高压。慢性缺氧引起肺血管结构重塑的主要表现是：直径为 1 mm～100 μm 的小动脉中层环行平滑肌增厚，小动脉和细动脉内层出现纵行平滑肌。此外，肺血管壁中的成纤维细胞肥大、增生，血管壁中的胶原和弹性纤维沉积，与血管平滑肌细胞增殖、肥大共同作用，进而导致血管壁增厚、管腔狭窄，造成血管硬化、反应性降低，形成稳定的肺动脉高压。长期肺动脉高压可增加右心室后负荷而导致右心室肥大，甚至右心衰竭，这是高原性心脏病和肺源性心脏病的主要发病环节。

2. 缺血性心脏病　严重缺氧可损伤心肌的收缩和舒张功能。如果同时存在肺动脉高压，则患者往往先表现为右心衰竭，严重时可出现全心衰竭。

（1）心肌舒缩功能障碍：是缺血性心脏病发生的主要原因。其机制是：①缺氧使 ATP 生成减少，能量供应不足；② ATP 不足可引起心肌细胞膜和肌质网 Ca^{2+} 转运功能障碍，导致心肌 Ca^{2+} 转运和分布异常；③极严重的缺氧可引起心肌收缩蛋白结构破坏，导致心肌细胞变性、坏死，造成心肌舒缩功能障碍。

（2）心律失常：严重缺氧可引起窦性心动过缓、传导阻滞、期前收缩，甚至心室颤动。PaO_2 降低可刺激颈动脉体化学感受器，反射性地引起迷走神经兴奋，可导致心动过缓。心肌细胞内 K^+ 减少、Na^+ 增加，使静息膜电位降低，心肌兴奋性和自律性增高、传导性降低。缺氧部位的心肌静息电位降低，使其与相邻较完好的心肌之间形成电位差，容易产生"损伤电流"，并成为异位激动的起源。严重的心肌受损也可导致完全性传导阻滞。因此，患者可出现期前收缩和各种心律失常，包括心室颤动。

（3）回心血量减少：严重、持久的缺氧可使体内产生大量乳酸、腺苷等代谢产物，可直接引起外周血管扩张，微血管床扩大，导致血液淤滞和回心血量减少。慢性缺氧时，红细胞代偿性增多，使血液黏滞度增高，血液回流阻力增大。严重脑缺氧可导致呼吸中枢抑制和胸廓运动减弱，使回心血量减少。回心血量减少又可进一步降低心输出量，使组织的供血、供氧量减少。

三、血液系统的变化

（一）代偿性反应

缺氧可使红细胞增多、氧解离曲线右移，使血液运输氧和向组织释放氧的能力增强。

1. 红细胞和血红蛋白增多　急性缺氧时，交感神经兴奋，脾、肝等储血器官收缩，将储存的血液释放至体循环，可使循环血中的红细胞数量增多。慢性缺氧时，红细胞增多主要是由骨髓造血功能增强所致。当含氧量较低的血液流经肾球旁器时，可刺激肾小管旁间质细胞生成及释放促红细胞生成素（erythropoietin，EPO）增多。EPO 可促进骨髓干细胞分化为原红细胞，

Note

并促进其分化、增殖、成熟和释放，加速血红蛋白的合成。慢性缺氧时，骨髓还可释放更多网织红细胞进入血液。红细胞增多可增加血氧容量和血氧含量，提高血液的携氧能力，使组织缺氧得到一定程度的改善。

2. 2,3-DPG 含量增多，红细胞释放氧的能力增强 2,3-DPG 是红细胞内糖酵解过程的中间产物，由二磷酸甘油酸变位酶（diphosphoglycerate mutase，DPGM）催化合成，二磷酸甘油磷酸酶（diphosphoglycerate phosphatase，DPGP）可促进其分解（图 7-4）。2,3-DPG 是电负性很强的分子，可结合在血红蛋白分子的中央孔穴内，调节血红蛋白与氧的亲和力。缺氧时，2,3-DPG 含量增高的主要机制是：①合成增加，低张性缺氧时，氧合血红蛋白减少，去氧血红蛋白增多。氧合血红蛋白的中央孔穴小，不能结合 2,3-DPG；而去氧血红蛋白的中央孔穴大，可结合 2,3-DPG（图 7-5）。去氧血红蛋白增多，从而与 2,3-DPG 的结合增多，使红细胞内游离的 2,3-DPG 减少，使 2,3-DPG 对磷酸果糖激酶和 DPGM 的抑制作用减弱，从而使糖酵解增强，2,3-DPG 合成增加。缺氧时出现的代偿性过度通气可导致呼吸性碱中毒，加之去氧血红蛋白偏碱性，故而使 pH 增高，进而激活磷酸果糖激酶，使糖酵解增强。②分解减少，pH 增高可抑制 DPGP 的活性，使 2,3-DPG 分解减少。缺氧时，红细胞内 2,3-DPG 增多、氧解离曲线右移对机体的影响取决于吸入气氧分压、肺泡气氧分压及动脉血氧分压的变化程度。当动脉血氧分压在 60 mmHg 以上时，处于氧解离曲线的平坦段，此时的曲线右移有利于血液中的氧向组织释放；若动脉血氧分压低于 60 mmHg，处于氧解离曲线的陡直部分，此时曲线右移则会影响肺泡毛细血管中血红蛋白与氧的结合，使动脉血氧饱和度下降，因而失去代偿意义。

（二）损伤性变化

红细胞过度增多，可使血液黏滞度和血流阻力明显增加，导致心脏后负荷增加，这是缺氧时发生心力衰竭的重要原因之一。严重缺氧时，红细胞内 2,3-DPG 增多引起的氧解离曲线右移可减少血红蛋白在肺内的氧合，使动脉血氧饱和度降低，造成组织供氧明显不足。

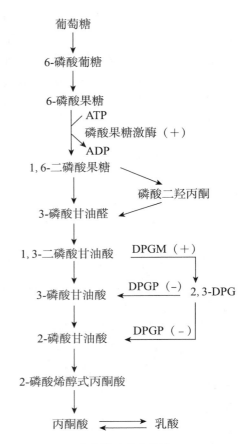

DPGM，二磷酸甘油酸变位酶；DPGP，二磷酸甘油磷酸酶；（＋）pH 增高时促进反应；（－）pH 增高时抑制反应

图 7-4　2,3-DPG 的生成与分解

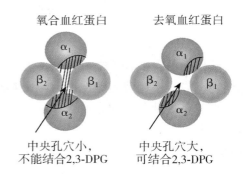

图 7-5　2,3-DPG 与血红蛋白分子中央孔穴结合示意图

四、中枢神经系统的变化

脑内氧和葡萄糖储备量很少，但其对氧和营养物质的需求量却很高。脑重量仅占体重的

2% 左右，脑血流量却占心输出量的 15%，可以说，脑是一个"嗜血"器官。脑所需的能量主要来源于葡萄糖的有氧氧化，其耗氧量约占机体总耗氧量的 23%。因此，脑对缺氧十分敏感，一旦脑血流完全阻断，数分钟内脑细胞即可发生不可逆损害。脑灰质比脑白质的耗氧量多 5 倍，对缺氧的耐受性更差。

缺氧可引起一系列中枢神经系统功能紊乱的症状。急性缺氧患者可出现头痛，烦躁，思维能力、记忆力、判断力降低或丧失及运动不协调等症状，严重者可出现惊厥和昏迷。慢性缺氧时的症状比较缓和，患者可出现注意力不集中、易疲劳、嗜睡及抑郁等症状。

缺氧导致中枢神经系统功能障碍与脑水肿和脑细胞损伤有关。脑水肿的发生机制是：①缺氧可直接引起脑血管扩张，增加脑血流量和毛细血管内压，使组织液生成增多；②缺氧所致代谢性酸中毒可使毛细血管通透性增高，导致脑水肿；③ATP 生成减少，细胞膜钠泵功能障碍，使细胞内钠、水潴留，可导致脑细胞水肿；④脑充血和脑水肿可引起颅内压升高，压迫脑血管，加重脑缺血和脑缺氧，最终形成恶性循环。

五、组织细胞的变化

（一）代偿性反应

在供氧不足的情况下，组织细胞可通过增强利用氧的能力及增强无氧糖酵解，获取维持生命活动所必需的能量。

1. 细胞利用氧的能力增强　慢性缺氧时，细胞内线粒体数量增多和膜表面积增大；同时，呼吸链中的酶（如琥珀酸脱氢酶、细胞色素氧化酶）含量增多，酶活性增强，使细胞利用氧的能力增强。

2. 无氧糖酵解增强　严重缺氧时，ATP 生成减少，ATP/ADP（腺苷二磷酸）比值下降，可使磷酸果糖激酶（控制糖酵解过程最主要的限速酶）活性增强，从而使糖酵解增强，可以在一定程度上补偿能量的不足。

3. 肌红蛋白增加　慢性缺氧可使肌肉中的肌红蛋白（myoglobin，Mb）含量增多，使机体氧储存量增加。肌红蛋白与氧的亲和力较强（图 7-6）。当氧分压为 10 mmHg 时，血红蛋白氧饱和度约为 10%，而肌红蛋白氧饱和度可达 70%；当氧分压进一步降低时，肌红蛋白可释放出大量的氧供细胞利用。

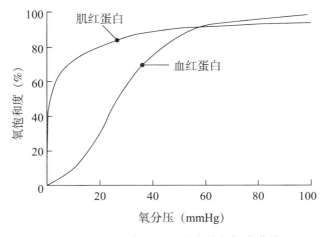

图 7-6　血红蛋白、肌红蛋白的氧解离曲线

4. 低代谢状态   缺氧时，ATP 生成减少，细胞的耗能过程从总体上受到抑制（如糖类和蛋白质的合成减少），细胞处于低代谢状态，氧消耗量减少，以维持氧的供需平衡。缺氧引起细胞低代谢状态的机制目前尚不清楚。

（二）损伤性变化

1. 细胞膜损伤   一般而言，细胞膜是细胞缺氧时最早发生损伤的部位。在细胞内 ATP 减少之前，细胞膜电位就已经开始降低，主要表现为细胞膜离子泵功能障碍、膜通透性增高、膜流动性降低和受体功能障碍。

（1）Na^+ 内流：Na^+ 内流可使细胞内 Na^+ 浓度增高并激活钠泵。由于泵出 Na^+ 时需要消耗 ATP，从而进一步增强线粒体氧化磷酸化过程并加重缺氧。严重缺氧时，ATP 生成减少，钠泵功能降低，导致细胞内水、钠潴留。细胞水肿、线粒体肿胀和溶酶体肿胀是引起细胞损伤和破坏的基础。

（2）K^+ 外流：细胞膜通透性增高可导致 K^+ 外流增多，钠泵功能障碍可使细胞外 K^+ 不能泵入细胞。K^+ 是蛋白质包括酶等物质合成代谢必需的离子，细胞内缺 K^+ 可导致合成代谢障碍，酶活性降低，进一步影响 ATP 的生成和离子泵的功能。

（3）Ca^{2+} 内流：严重缺氧可使细胞膜对 Ca^{2+} 的通透性增高，导致 Ca^{2+} 内流增加。ATP 生成减少，可影响细胞膜和肌质网钙泵功能，使 Ca^{2+} 外流和肌质网摄取 Ca^{2+} 减少，导致细胞内钙超载。Ca^{2+} 进入线粒体增多，可导致线粒体功能障碍，加重 ATP 生成不足；Ca^{2+} 可激活磷脂酶，使膜磷脂分解，进一步引起溶酶体损伤和水解酶释放；细胞内 Ca^{2+} 增多可增加 Ca^{2+} 依赖性蛋白激酶的活性，促进自由基生成而加重细胞损伤。

2. 线粒体的变化   轻度缺氧可使线粒体功能增强，严重缺氧则可导致线粒体受损，损伤的后果是使细胞赖以生存所需要的能量减少。80%～90% 的氧在线粒体内接受电子，并通过氧化磷酸化过程生成 ATP，其余 10%～20% 在线粒体外用于生物合成、降解及生物转化等。严重缺氧引起线粒体损伤的机制是：①氧化应激，缺氧可使线粒体出现单价电子渗漏、毛细血管内皮细胞内黄嘌呤脱氢酶（xanthine dehydrogenase，XD）转化为黄嘌呤氧化酶（xanthine oxidase，XO），从而产生大量氧自由基，可诱发膜脂质过氧化反应，破坏线粒体膜的结构和功能。②钙稳态失衡，缺氧时，胞内 Ca^{2+} 超载可触发线粒体摄取 Ca^{2+}，使 Ca^{2+} 在线粒体内聚集并形成磷酸钙沉淀，从而抑制氧化磷酸化过程，使 ATP 生成减少；Ca^{2+} 能激活多种钙依赖性水解酶，如磷脂酶 C（phospholipase C，PLC）、磷脂酶 A_2（phospholipase A_2，PLA_2）、蛋白酶和内切核酸酶等，从而影响线粒体的结构和功能。缺氧时，线粒体结构损伤主要表现为线粒体肿胀、嵴断裂崩解、钙盐沉积、外膜破裂和基质外溢等。

3. 溶酶体的变化   缺氧时，由于乳酸和酮体生成增多，故可导致酸中毒。pH 降低时，磷脂酶活性增高，细胞的膜性成分包括溶酶体膜的磷脂被分解，使膜通透性增高，可导致溶酶体肿胀、破裂并释放出大量溶酶体酶，进而引起细胞及其周围组织溶解、坏死。

综上所述，机体对缺氧的反应表现为：急性缺氧时以呼吸系统和循环系统的代偿性反应为主；慢性缺氧时，主要表现为血液携氧能力和组织、细胞利用氧的能力增强。缺氧时，肺通气及心脏活动增强发生迅速，但这些代偿方式本身需要消耗能量和氧。红细胞增多和组织利用氧的能力增强虽然发生较缓，但这种代偿方式较为持久。

缺氧除可导致上述呼吸系统、循环系统、血液系统和中枢神经系统器官功能障碍外，严重缺氧还可损害肝、肾、胃肠道和内分泌等功能。

六、缺氧时的细胞反应及其分子机制

（一）低氧状态下的信号通路及分子机制

人体组织细胞如何感受和适应氧水平的变化，是细胞长期进化而产生的一个重要的生理功能。细胞感受和适应氧分压或氧浓度变化时的分子机制是一个关键问题，而细胞在低氧状态下的信号通路及分子机制是目前研究的重要领域。

人类和哺乳类动物细胞对缺氧的适应性调节是通过改变一系列基因表达来实现的。缺氧时，细胞水平发生的代偿适应性反应与缺氧相关基因的表达有密切关系。目前已知缺氧可诱导上百种基因表达，这些基因统称为缺氧相关基因（hypoxia-related gene），其表达均受到转录因子的调控，其中最为重要的是缺氧诱导因子（hypoxia inducible factor，HIF）家族。HIF 家族成员包括 HIF-1、HIF-2 和 HIF-3。其中，HIF-1 主要参与缺氧状态下的调控，由 α 和 β 两个亚基构成。正常情况下下，脯氨酸羟化酶可将 HIF-1α 第 402 位和第 564 位的脯氨酸羟化，进而通过泛素化途径使其降解，因而胞质中的 HIF-1α 保持较低水平。缺氧状态下，脯氨酸羟化酶活性降低，HIF-1α 降解减少而进入细胞核内，并与 HIF-1β 结合形成二聚体，进而激活缺氧相关基因的表达，如介导 *EPO*、*VEGF* 基因的表达等。这些基因所编码蛋白质的功能涉及红细胞生成、血管增生、糖酵解增强、细胞增殖及分化等，在缺氧反应中发挥着重要作用（图 7-7）。

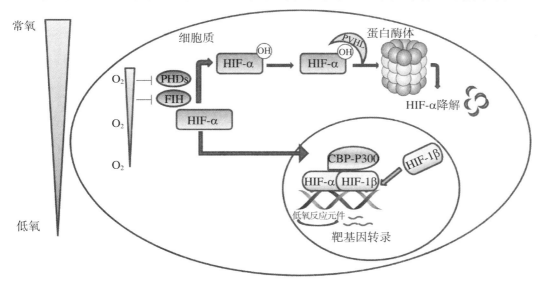

图 7-7　缺氧时 HIF 表达调控机制示意图

> **知识拓展 7-3**
>
> #### HIF 的发现
>
> 1994 年，Semenza 等在研究缺氧刺激肾分泌促红细胞生成素基因表达时发现了一种与特定 DNA 片段结合的蛋白质复合物，这种复合物可随氧浓度变化而发生相应的改变，称为缺氧诱导因子（hypoxia inducible factor，HIF）。后来，Semenza 与 Ratcliffe 鉴定出了编码 HIF 的基因。他们由于在 HIF 介导的细胞缺氧应答信号通路研究中做出的突出贡献而共同荣获 2019 年诺贝尔生理学或医学奖。

（二）缺氧相关信号转导途径

1. 缺氧与 MAPK 通路   丝裂原活化的蛋白激酶（mitogen-activated protein kinase，MAPK）是一组广泛存在于细胞内的丝氨酸/苏氨酸蛋白激酶。慢性中度缺氧时，MAPK 可通过 HIF-1α 和 PKC δ-JNK1 通路诱导细胞自噬；而急性严重缺氧时，MAPK 则可通过 HIF 非依赖途径诱导细胞自噬。在缺氧状态下，NO 可通过 PI_3K 或 MAPK 信号通路诱导 HIF-1 产生，促进血管新生，干扰适应性代谢反应，以适应缺氧的生理环境。

2. 缺氧与 AMPK 通路   AMP 活化蛋白激酶（AMP-activated protein kinase，AMPK）属于丝氨酸/苏氨酸蛋白激酶，在真核细胞生物中广泛存在，低血糖、缺血、缺氧、热休克、运动等刺激因素可以使 AMPK 激活。缺氧或抑制氧化磷酸化的因素可使 AMP/ATP 比值增大，从而激活 AMPK，通过促进糖酵解、葡萄糖摄取和抑制蛋白质合成等途径而使 ATP 生成增多、消耗减少。同时，AMPK 激活后还可促使线粒体酶活性增强，使氧化磷酸化效率提高。

第四节   缺氧与高原病

缺氧是临床上极为常见的病理过程，是引发许多疾病的主要原因之一，也是多种疾病最终导致患者死亡的根本原因。很多疾病或病理过程都可以引起缺氧，缺氧又可以影响多种疾病的发生、发展和转归，如冠心病、肺心病、脑卒中、糖尿病、肿瘤、休克、水肿、呼吸系统疾病和代谢性疾病等。在某些情况下，缺氧还可以直接引发疾病，其中最为典型的就是高原病。

高原病（high altitude disease，HAD）是发生于高原低氧环境的一种高原特发性疾病，高海拔低氧是致病的主要因素。根据发病急缓，可将高原病分为急性高原病和慢性高原病。

一、急性高原病

急性高原病（acute high altitude disease，AHAD）一般是指由平原进入高原或由高原进入更高海拔地区时，人体在数小时至数天内对低气压、低氧环境适应不良，引起代偿功能失调所表现出的一类疾病。我国根据不同的临床表现将其分为以下三种类型。

（一）急性高原反应

急性高原反应（acute high altitude response）又称急性轻型高原病（acute mild high altitude disease，AMAD），是指机体由平原进入到高原或从高原进入到更高海拔地区，在数小时或数日内出现头痛、头晕、心悸、胸闷、气促、乏力、食欲缺乏、睡眠障碍，严重者可出现恶心、呕吐、发绀及水肿等一系列临床综合征。海拔在 4000 m 以上地区的急性高原反应发生率为 60%～90%。通常，快速进入高原的人群发病率高，反应较重，而缓慢进入高原者反应相对较轻。

高原环境下缺氧是引起急性高原反应的根本原因，但并非引起临床症状的直接原因。急性高原反应常发生在到达高原后 6～96 h 内，但进入高原数分钟后，肺泡、动脉和组织中的氧分压即显著降低，这表明缺氧是始动环节，进而引起相应的临床表现。急性高原反应的发病机制可能与以下因素有关。

1. 低氧血症　患者低氧通气反应较弱，肺残气量显著增加，肺通气量和流速减低，弥散功能减弱，摄氧量减少，进而造成低氧血症，使 PaO_2 和 SO_2 显著降低。

2. 体液潴留和体液重分配　目前认为，暴露于高原环境后，适应良好者表现为脱水，而适应不良者则可发生体液潴留。其机制与 ADH 分泌增多，肾素 - 血管紧张素 - 醛固酮系统激活以及心房钠尿肽合成与释放减少有关。

3. 颅内压增高　患者出现头痛、头晕、心悸、恶心和呕吐等症状与颅内压增高有关。其发生机制可能为：① PaO_2 降低可引起脑血管扩张，脑血流量增加，进而导致毛细血管流体静压增高；②缺氧可使血液中的某些代谢产物（如激肽、组胺、花生四烯酸等）增加，导致脑毛细血管通透性增高；③缺氧可直接抑制钠泵功能，使细胞内钠离子积聚，引起脑细胞水肿。

（二）高原肺水肿

高原肺水肿（high altitude pulmonary edema，HAPE）是指进入高原后由于低氧加之某种诱发因素，引起肺循环障碍而产生的以肺间质或肺泡水肿为特征的一种高原特发病，属于非心源性肺水肿。HAPE 的发病率为 0.5% ~ 1%，往往在急性高原反应的基础上发生，发病高峰是在进入高原 3 天内，有的患者进入高原数小时内即发病。临床表现为胸闷、呼吸困难、咳嗽、咳白色泡沫样痰，严重时咳粉红色泡沫样痰，出现严重发绀。HAPE 有明显的个体易感性和再发倾向。高原缺氧是 HAPE 发病的根本原因，肺动脉压过度增高是发病的中心环节。

1. 肺动脉压过度增高　缺氧可导致肺小动脉不均匀收缩，引起肺动脉压增高；同时，血液向肺小动脉收缩较弱的部位转移，使其毛细血管流体静压增高，造成血浆、红细胞经肺泡毛细血管膜漏出，进而导致间质性肺水肿或肺泡性肺水肿。

2. 肺毛细血管通透性增高　缺氧时，肺实质细胞、肺血管内皮细胞、肺泡巨噬细胞、中性粒细胞等可释放氧自由基、白介素 -1、白介素 -6、肿瘤坏死因子、C 反应蛋白等炎症介质，引起肺血管内皮损伤，导致肺毛细血管通透性增高。

3. 肺血容量增加　缺氧可导致交感 - 肾上腺髓质系统兴奋性增强，引起外周血管收缩，使肺血流量增多、流体静压增高。

（三）高原脑水肿

高原脑水肿（high altitude cerebral edema，HACE）是指迅速进入高原或从高原迅速进入到更高海拔地区时由于脑缺氧而引起的严重脑功能障碍，患者可出现严重的神经精神症状、共济失调甚至昏迷。这是急性高原病中最严重的一种类型。其特点是起病急骤，病程进展快，常合并高原肺水肿，并可导致多器官功能衰竭，病死率较高。HACE 发病率为 0.5% ~ 2%，高原缺氧是引起高原脑水肿的根本原因。

1. 脑细胞能量代谢障碍　脑细胞缺氧可导致 ATP 生成减少，钠泵不能正常运转，进而造成脑细胞水肿。另外，缺氧还可导致糖酵解作用增强，引起代谢性酸中毒，进一步抑制脑能量代谢。

2. 脑血管扩张　缺氧可激活细胞膜上的 ATP 敏感性钾通道，导致脑血管平滑肌细胞膜发生超极化和钙离子通透性改变，引起血管舒张。另外，缺氧可刺激脑内一氧化氮、腺苷、前列腺素等多种舒血管物质的生成及释放，导致血管舒张。脑血管扩张可导致脑血流量增加，进而引起脑循环流体静压增加。

3. 脑血管通透性增高　缺氧可引起白介素 -1 及一氧化氮释放增加，使脑毛细血管内皮细胞间的紧密连接破坏，导致血管通透性改变。另外，缺氧时，活性氧生成增加，可引起氧化应激，导致脑血管内皮细胞发生脂质过氧化损伤，使血管通透性进一步增高。

临床应用 7-2

急进高原的注意事项

急进高原前的注意事项：①调整心理状态，消除恐惧心理；②进行健康体检，明确是否存在不宜进入高原或暂缓进入高原的疾病；③进行适应性体能训练，进入高原前1周应停止或减少体能训练；④物资准备，高原护肤霜、高原护唇膏、偏振光墨镜及高原病预防药物，如乙酰唑胺、复方红景天胶囊、复方丹参片和多种维生素等。

急进高原后的注意事项：①到达高原第一天应充分休息，避免做剧烈运动，不洗澡。可根据情况服用复方丹参片、辅酶 Q10、多种维生素等。如果有高原反应，可立即服用乙酰唑胺。乙酰唑胺是防治急性高原病的首选药物。对大多数人而言，乙酰唑胺可改善气体交换效率，使血氧含量增加，从而减轻急性高原反应。②合理安排行程，量力而行；③保证充足的睡眠，入睡困难时可服用小剂量催眠药；④注意饮食卫生，初入高原时以高糖、低脂、优质蛋白饮食为主，注意补充维生素，避免食用生冷食物，少饮酒。

二、慢性高原病

慢性高原病（chronic high altitude disease，CHAD）又称慢性高山病（chronic mountain sickness）是指长期居住在高原的人群由于对高原环境丧失习服而发生的独特临床综合征，以红细胞增多、肺动脉高压和低氧血症为特征，主要发病原因是高原缺氧。高原移居者和世居者均可发病。

（一）高原红细胞增多症

高原红细胞增多症（high altitude polycythemia，HAPC）是最常见的一种慢性高原病，是指长期生活在海拔为 2500 m 以上高原的世居者或移居者，对高原环境逐渐失去习服而导致的临床综合征，主要特征为红细胞过度增多（男 ≥ 200 g/L，女 ≥ 190 g/L）。患者主要表现为头痛、头晕、气促和（或）心悸、睡眠障碍、疲乏、局部发绀、手心和足底灼热感、静脉扩张、肌肉及骨关节疼痛、食欲缺乏、记忆力减退、精神不集中等症状。当患者转移至低海拔地区后，症状可逐渐消失，重返高原后又可复发。HAPC 的主要发生机制是高原低氧环境使 EPO 合成和释放增加，该过程受到低氧诱导因子的调节。

（二）高原心脏病

高原心脏病（high altitude heart disease，HAHD）是指长期生活在海拔为 2500 m 以上的高原地区，由于慢性缺氧而导致肺动脉高压，进而引起右心室肥大或功能不全甚至发生心力衰竭的一种慢性高原病，多发生于高原移居人群。患者平均肺动脉压 > 30 mmHg 或肺动脉收缩压 > 50 mmHg。长期缺氧可使肺小动脉持续收缩，引起肺小动脉肌层肥厚、管腔狭窄而导致肺动脉压持续升高是本病的主要发病机制，因此又将高原心脏病称为高原肺动脉高压（high altitude pulmonary hypertension，HAPH）。

第五节　影响机体缺氧耐受性的因素

机体对缺氧有一定的耐受能力，不同年龄、机体功能、代谢状况、营养状况和生活环境等都可以影响机体对缺氧的耐受，但缺氧耐受力主要取决于机体的代谢状况和机体的代偿能力。

一、机体的代谢状况

基础代谢率较高者耗氧量较多，对缺氧的耐受力较差，如发热、甲状腺功能亢进、中枢神经兴奋、体力活动、寒冷和情绪激动等均可增加机体耗氧量，使机体对缺氧的耐受力减弱。反之，中枢神经系统抑制、低温麻醉及体温降低等可以降低机体耗氧量，提高机体对缺氧的耐受力。

二、机体的代偿能力

机体可通过呼吸、循环和血液系统的代偿性反应增加组织的供氧量，通过组织、细胞的代偿性反应提高对氧的利用率，进而提高对缺氧的耐受力。但这些代偿性反应存在着显著的个体差异。严重的心脏病、肺疾病及血液病患者由于代偿适应能力差，因而对缺氧的耐受力低。锻炼可改善心肺功能，提高肺通气与肺换气效率，增加心输出量，提高血液携氧能力，还可增强各种氧化酶的活性，从而提高机体对缺氧的耐受力。进入高原之前，开展以增强耐力为主的适应性锻炼，可增强机体进入高原后对缺氧的耐受力，降低高原病的发生风险。运动员在适当的低氧环境中进行训练，可以提高缺氧耐受力，进而有效地提高运动成绩。

三、个体差异和器官差异

机体对缺氧的耐受能力存在明显的个体差异。在同一海拔高度地区，有的人可以正常生活而无明显症状，而有的人则可能出现明显的高原反应。在高原环境中，某些身体强壮的年轻人由于代谢率较高、耗氧量较大，如果代偿适应能力较弱，反而表现为对缺氧的耐受力差；相反，某些体弱多病者（除外心脏病、肺疾病者），由于代谢率较低、耗氧量较小，对缺氧的耐受力相对较强。研究显示，高原肺水肿、高原红细胞增多症等急、慢性高原病有遗传易感性，存在相关易感基因。机体内不同器官、组织因耗氧量不同而导致其对缺氧的耐受力不同。中枢神经系统是机体内耗氧量最大的器官，对缺氧的耐受力差；相反，骨骼、结缔组织因耗氧量小，对缺氧的耐受力相对较好。

四、年龄

机体对缺氧的耐受力与年龄有很大的关系。刚出生或出生后 20 天左右的动物对缺氧的耐受力较强。临床上，新生儿在出生过程中对缺氧的耐受力也较强，这可能与体内糖酵解过程较强和心肌内糖原含量较多有关。老年人对缺氧的耐受力较弱，这可能与老年人的肺功能减退以及体内组织细胞摄取和利用氧的效率降低有关。

知识拓展 7-4

高海拔适应与高海拔习服

高海拔适应（adaptation）是指高原世居者通过长期自然选择、进化和遗传变异，引起机体内相应基因发生改变并导致其功能、生化特点和结构发生特征性变化，以适应高原环境。这些改变的特性可通过遗传而巩固下来。高海拔习服（acclimatization）是指从平原或较低海拔地区进入高原或由高原进入更高海拔地区后，为适应高原环境，机体在神经-体液调节下出现的一系列代偿适应性变化，使机体能够在高原环境中正常生活而无不适反应。高海拔习服是后天获得的，而高海拔适应则为高原世居人群经过世代自然选择所获得，具有遗传性。

高原世居者或已习服高原环境的人群进入平原后，机体逐渐失去对高原低氧环境所产生的适应性改变而重新适应平原环境的变化过程为高原脱适应。大部分人由高原重返平原后适应良好，但少部分人可能会出现精神不振、乏力、胸闷、心悸、食欲减退等症状，表现为高原脱适应。

第六节　缺氧治疗的病理生理基础

一、去除病因

去除病因或消除引起缺氧的原因是缺氧治疗的关键，对慢性阻塞性肺疾病、支气管哮喘、肺心病及急性呼吸窘迫综合征等患者应积极治疗原发病，改善肺的通气和换气功能；对急性高原病患者，应尽快使其脱离高原缺氧环境；对先天性心脏病患者，应及时进行手术治疗；对严重创伤、大出血引起的循环功能障碍患者，应及时补充血容量；对中毒引起急性组织缺氧的患者，应及时予以解毒。

二、氧疗

氧疗是临床上最基本的治疗措施。机体缺氧是由于氧债增大。氧债（oxygen debt）简单而言是指机体的需氧量与实测耗氧量之差。临床上许多疾病和病理过程中，如休克、MODS 等，由于供氧不足、循环功能障碍，以及高代谢状态，使机体耗氧量增加，均可导致体内的氧供和氧需求失衡，使组织细胞氧债增大。氧疗就是为了纠正氧债。吸入氧分压较高的空气或用纯氧治疗各种缺氧性疾病的方法称为氧疗（oxygen therapy），一般采用常压氧疗和高压氧疗两种方法。氧疗对各种类型的缺氧均有一定的疗效，可提高肺泡 PO_2，从而提高 PaO_2 和 SaO_2，增加动脉血氧含量。但由于缺氧的类型不同，故氧疗效果也有所不同。

　　氧疗对高原、高空缺氧以及由肺通气功能和（或）换气功能障碍等引起的低张性缺氧效果较好。高原肺水肿患者吸入纯氧具有特殊的疗效，吸氧数小时至数日内，肺水肿症状可得到显著缓解。常压氧疗对由右向左分流所致缺氧的作用较小，因为吸入的氧无法使经动静脉短路流入左心的血液中发生氧合作用。但吸入纯氧可使血浆中物理溶解的氧量从 3 ml/L 增至 20 ml/L，从而使动脉血氧含量增加 10% 左右。吸入 3 个大气压纯氧（高压氧疗）可使血浆中物理溶解的氧量增至 60 ml/L；如果患者心输出量正常，则可维持整个机体的需氧量。

　　血液性缺氧、循环性缺氧和组织性缺氧患者动脉血氧分压和氧饱和度正常，此时吸氧虽然对提高 SaO_2 的作用有限，但可明显提高 PaO_2、增加血液中溶解的氧量，改善组织供氧情况。此外，由于血液、组织液、细胞及线粒体之间的氧分压差是驱使氧弥散的动力，所以当氧分压差增大时，氧的弥散速度加快。发生一氧化碳中毒时，吸入纯氧特别是高压氧可使血氧分压增高，氧可与一氧化碳竞争性结合血红蛋白，促使碳氧血红蛋白解离，因而对一氧化碳中毒所致缺氧的效果较好。发生亚硝酸盐中毒时，应使用亚甲蓝还原剂解毒，对出现呼吸困难者予以吸氧；当患者出现休克、循环功能障碍及心力衰竭等全身性循环功能障碍表现时，除须补充血容量、增强心功能外，还应立即予以吸氧，以纠正全身缺氧状态；发生组织性缺氧时，可采用高压氧疗。

知识拓展 7-5

临床危重症患者的氧疗方法

　　氧代谢障碍是临床上严重的肺疾病、肺水肿、呼吸功能不全、急性呼吸窘迫综合征（ARDS）、多器官功能障碍综合征（MODS）等危重症患者的特征性表现之一，纠正组织缺氧是呼吸功能不全、ARDS、MODS 重要的治疗目标，其治疗措施包括增加全身氧输送、降低需氧量以及改善组织细胞利用氧的能力等。目前应用无创/有创机械通气（高流量氧疗、正压通气）和体外膜氧合（extracorporeal membrane oxygenation，ECMO）是提高动脉氧分压、增加全身氧输送的有效治疗措施。临床实践表明，对于 COVID-19、SARS、MERS、禽流感等引起的急性肺损伤甚至 ARDS 以及 MODS 患者的救治，纠正缺氧是一个关键的治疗措施。应掌握好氧疗的方式及时机，在保持呼吸道通畅的基础上尽早予以有效的氧疗。对重症患者主要采用有创机械通气治疗［如呼气末正压通气（positive end expiratory pressure，PEEP）］和 ECMO 尤为重要，但必须严格明确 ECMO 的适应证，精准把握使用的窗口期是关键。

临床应用 7-3

氧疗及高压氧舱在缺氧治疗中的应用

　　氧疗是临床常用的治疗措施，对缺氧尤其是低张性缺氧有很好的治疗效果。高压氧疗是应用特殊设备在高于 1 个大气压的环境中吸入纯氧或者高浓度氧的一种氧疗方法。在高压氧环境下，血液中物理溶解的氧增加，有助于改善机体的缺氧状况。高压氧舱是进行高压氧治疗的专用医疗设备。患者在高压氧舱中接受治疗，其血液中溶解的氧量可以显著增加。高压氧治疗对一氧化碳中毒及其后遗症、组织性缺氧、颅脑损伤等疾病具有良好的治疗效果。青藏铁路沿线 80% 的地区海拔都在 4500 m 以上。在该铁路修建过程中，通过高压氧舱、吸氧室等一系列劳动保护和高原病防治措施克服高寒缺氧对铁路建设者的影响，创造了 5 年内 14 万筑路大军无一因高原病死亡的高原医学奇迹。

三、氧中毒

吸入气氧分压过高、吸氧时间过长，可引起细胞损伤甚至器官功能障碍，称为氧中毒（oxygen intoxication）。氧中毒的发生主要取决于吸入气氧分压，而不是氧浓度。一般认为，氧中毒的发生与活性氧的毒性作用有关。氧中毒可引起人体全身性的损伤。由于人体各器官的敏感性不同，所以发生氧中毒后的损伤程度也不同。通常，氧中毒主要造成呼吸系统和神经系统以及眼部损伤。根据临床表现的不同，可将氧中毒分为肺型和脑型两种。

1. 肺型氧中毒   肺是氧中毒最容易受累的器官，高浓度氧主要损伤支气管黏膜和肺泡。肺型氧中毒发生于吸入 1 个大气压左右的氧 8 h 以后，表现为咽痛、胸骨后灼热感或刺激感、胸痛、难以控制的咳嗽、呼吸困难、肺活量减小和 PaO_2 降低。肺部病理学表现为炎性病变，可见炎症细胞浸润，出现肺充血、水肿、出血，肺不张，两肺可闻及干、湿啰音，严重者可危及生命。正常人吸入氧浓度超过 60%，吸氧时间超过 1 ~ 2 天，就可引起肺损伤；吸入高浓度氧可抑制细胞线粒体氧化酶活性，使肺泡膜表面活性物质减少，引起肺泡内渗液、肺泡不张等病理变化；长时间氧中毒可引起肺间质纤维化。患者早期表现为肺功能改变，如肺活量减小、肺顺应性减低等。接受氧疗的患者如果发生氧中毒，继续吸氧反而会使 PaO_2 降低，进而加重缺氧。因此，氧疗时应控制吸氧的浓度和时间，严防氧中毒的发生。

2. 脑型氧中毒   吸入 2 ~ 3 个大气压以上的氧，可在短时间（6 个大气压的氧数分钟，4 个大气压的氧数十分钟）内引起氧中毒。患者主要表现为肌束震颤、抽搐、烦躁、惊厥、面色苍白、出汗、恶心、晕厥及癫痫样发作等神经症状，以及幻视、幻听等视觉和听觉障碍相关症状，严重者可昏迷甚至死亡。进行高压氧治疗时，若患者出现神经症状，则应严格区分是脑型氧中毒还是缺氧性脑病。前者表现为先抽搐后昏迷，抽搐时患者是清醒的；而后者则表现为先昏迷后抽搐。对脑型氧中毒患者，应立即控制吸氧，但对缺氧性脑病患者则应加强氧疗。目前对氧中毒尚无特殊的治疗方法，关键是预防。要正确进行氧疗，严格控制吸入气的氧分压、氧浓度和吸氧时间，注意防止氧中毒的发生。

（刘辉琦　刘永年）

思 考 题

1. 缺氧患者是否都会出现发绀？
2. 为什么氧疗对低张性缺氧的效果较好？
3. 案例：患者王女士，35 岁，由平原前往高原地区旅游。到达当地后，患者即出现轻微头痛、头晕，略感恶心，无呕吐及发热，夜间睡眠差；第二天，患者自觉头痛、头晕加重，并出现咳嗽、咳痰、胸闷及呼吸困难，遂到医院就诊。

查体：患者精神状态欠佳，神志恍惚，口唇发绀明显，甲床轻度青紫。双肺叩诊呈过清音，听诊呼吸音粗糙，双肺野可闻及湿啰音。

辅助检查：血常规 WBC $11.7×10^9$/L，中性粒细胞 72.8%。血红蛋白 135 g/L。胸部 X 线检查显示间质性肺水肿。

患者入院后，予以呼吸机辅助呼吸，乙醇湿化吸入、利尿、抗炎等对症支持治疗，并积极予以心理干预，以减轻患者的心理压力。5 天后，患者症状消失，复查 X 线表现恢复正常，痊愈出院。

（1）该患者发生缺氧的原因、类型和缺氧时的血氧变化特点是什么？

（2）简述该患者的发病机制及病理生理过程。

第八章

发 热

案例 **8-1**

患者赵先生，45岁，因发热1天入院。患者于1天前午后无明显诱因出现发热，伴肩背部与四肢肌肉酸痛，测腋温最高达39.1℃，服用对乙酰氨基酚后体温下降。就诊当天上午，患者出现神志不清、言语混乱，体温达39.8℃，再次服用对乙酰氨基酚，并用温水擦拭前胸、后背之后，其神志恢复，但体温下降不明显。

医生认真听取了患者及其家属的描述，并询问患者发热时是否伴有头痛、呕吐，询问了患者的一般情况以及既往病史，对患者及家属进行安抚后开始查体。

查体：T 38.1℃，P 110次/分，R 30次/分，BP 125/85 mmHg。神志清楚，颈软，咽部充血。双肺呼吸音粗糙，未闻及干、湿啰音，心脏、腹部检查未见异常。生理反射存在，病理反射未引出。

辅助检查：WBC 8.86×10^9/L，淋巴细胞53%，中性粒细胞42%。

问题：

1. 请分析导致患者发热的可能原因。

2. 体温调节及发热对于人体的生理意义是什么？

人类和哺乳类动物具有比较完善的体温调节系统，能够使体温保持相对恒定，以适应正常生命活动的需要。正常成人体温保持在37℃左右，昼夜波动范围不超过1℃，即使处于极端温度环境（严寒或酷热）中，体温的变化也很少超过0.6℃。

体温升高包括生理性体温升高和病理性体温升高两种情况。生理性体温升高常见于剧烈运动时、月经前期、应激状态下及妊娠期等，尤其在剧烈运动时更明显。个体在进行较长时间的运动（如马拉松长跑）时，由于肌肉产热过多，体温有时可比正常情况下升高3℃左右。

病理性体温升高可分为调节性体温升高和非调节性体温升高。调节性体温升高即为发热。发热（fever）是指机体在致热原作用下，体温调节中枢调定点（set point，SP）上移而引起的调节性体温升高并超过正常范围的现象。发热不是体温调节障碍，而是将体温调节到较高的水平。

当机体出现非调节性体温升高时，体温调节中枢调定点并没有上移，而是由于体温调节障碍（如体温调节中枢受损）、散热障碍（如鱼鳞病、先天性汗腺缺乏及环境高温导致中暑等）及产热器官功能异常（如甲状腺功能亢进、癫痫大发作剧烈抽搐）等，导致体温调节中枢不能将体温控制在与调定点相适应的水平，因此将此类被动性体温升高称为过热（hyperthermia），又称高体温或体温过高（图8-1）。

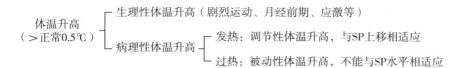

体温升高
（＞正常0.5℃）

生理性体温升高（剧烈运动、月经前期、应激等）

病理性体温升高

发热：调节性体温升高，与SP上移相适应

过热：被动性体温升高，不能与SP水平相适应

图 8-1　体温升高的分类
SP：set point，调定点

知识拓展 8-1

中暑与失温

中暑是指人体因高温引起散热障碍，导致体内热量积蓄过多，从而引发神经器官受损的现象。该病通常发生在夏季高温、高湿的天气。患者一旦出现大汗淋漓、神志恍惚，就应注意降温。若患者出现昏迷，则应立即将其转移至阴凉通风处，予以冰敷等降温措施，并持续监测体温变化。对体温达40℃左右且持续不降的患者，须立刻将其送至医院进行液体复苏治疗。

失温是指机体散热大于产热，从而造成体核温度（即机体深部的温度）下降至35℃左右甚至更低，并引发一系列症状，如寒战、困倦、心肺功能衰竭等，甚至最终导致死亡的病理过程。失温常发生于严寒、戈壁、沙漠环境及极端天气条件下，亦可发生在任何季节和任何气候条件下，包括亚热带或热带春、夏季节遭遇极端天气事件时。失温的急救方法包括减少热量散失（更换干燥、保暖的衣物，及时取暖）和及时转移位置（到避风、干燥、温暖的环境）等。

发热不是独立的疾病，而是多种疾病的重要病理过程和临床表现，也是疾病发生的重要信号。临床上通常把伴有发热表现的疾病称为发热性疾病，大多为传染性疾病和炎症性疾病。不明原因发热（发热待查）者多半有隐伏的潜在病变，甚至可能存在恶性病灶。体温是重要的生命体征，在疾病过程中，体温曲线的变化往往可以反映病情的变化。深入了解病程中发热的特点，对判断病情、评价疗效以及估计预后均有重要的意义。

第一节　发热的原因与机制

一、发热激活物

能够激活机体产内生致热原细胞产生和释放内生致热原（endogenous pyrogen，EP）的物质，称为发热激活物（pyrogenic activator），又称内生致热原诱导物。发热激活物可以是来自体外的致热物质，即外致热原（exogenous pyrogen），也可以是某些体内产物。

（一）体外发热激活物——外致热原

各种病原微生物及其产物是人类主要的外致热原。临床上大多数发热性疾病都是由病原微生物及其产物引起的，占所有发热的 50% ~ 60%。

1. 细菌

（1）革兰氏阳性菌：主要有葡萄球菌、链球菌、肺炎双球菌、白喉杆菌和枯草杆菌等。这类细菌的致热成分包括全菌体、菌体碎片及其释放的外毒素等，如葡萄球菌的细胞壁成分肽聚糖（peptidoglycan）、脂磷壁酸（lipoteichoic acid）可激活单核巨噬细胞，产生并释放致热性细胞因子，进而引起发热。而这些细菌的外毒素，如金黄色葡萄球菌肠毒素（*Staphylococcus aureus* enterotoxin）和中毒休克综合征毒素 -1（toxic shock syndrome toxin-1）主要以超抗原的形式激活 T 淋巴细胞，进而引起发热。

（2）革兰氏阴性菌：典型的菌群有大肠埃希菌、伤寒杆菌、淋球菌、脑膜炎球菌及志贺菌等。这类菌群的致热成分除了全菌体和胞壁中所含的肽聚糖外，最主要的就是细菌胞壁中所含的内毒素（endotoxin，ET）。内毒素的主要成分为脂多糖（lipopolysaccharide，LPS）。LPS 分子包含三个基本亚单位：O- 特异侧链、核心多糖和脂质 A，内毒素的致热性主要取决于脂质 A。内毒素的耐热性高（干热 160℃，2 h 才能被灭活），一般的灭菌方法难以将其清除。临床上在输液或输血过程中所出现的发热反应，多数是由于内毒素所导致的。反复注射内毒素可使动物产生耐受性，连续数日注射相同剂量的内毒素，可使动物的发热反应逐渐减弱。

（3）分枝杆菌：最典型的是结核分枝杆菌。其全菌体及细胞壁中所含的肽聚糖、多糖和蛋白质都具有致热作用。

2. 病毒　常见的有流感病毒、麻疹病毒、腮腺炎病毒、风疹病毒、柯萨奇病毒、流行性乙型脑炎病毒、出血热病毒及严重急性呼吸综合征冠状病毒（severe acute respiratory syndrome coronavirus，SARS-CoV）等。病毒是以全病毒体及其所含有的血细胞凝集素（hemagglutinin）作为致热成分的。反复注射病毒可导致动物产生耐受性。

3. 真菌　许多真菌感染引起的疾病也可导致发热。真菌的致热因素是全菌体及菌体内所含有的荚膜多糖和蛋白质。例如，白念珠菌感染所致的鹅口疮、肺炎及脑膜炎，组织胞质菌、球孢子菌和副球孢子菌引起的深部感染，以及新型隐球菌所致的慢性脑膜炎等，均可引起发热。

4. 螺旋体　引起发热常见的有钩端螺旋体、回归热螺旋体和梅毒螺旋体。钩端螺旋体内含有溶血素和细胞毒因子等。钩端螺旋体感染人体后，可引起钩端螺旋体病，患者表现为发热、头痛及乏力。回归热螺旋体感染人体后，其代谢裂解产物入血后可引起周期性高热、全身疼痛和肝脾肿大。感染梅毒螺旋体后，患者可伴有低热，可能是由螺旋体内所含的外毒素所致。

5. 疟原虫　疟原虫感染人体后，其子孢子可进入红细胞内并发育成裂殖子。当红细胞破裂时，大量裂殖子及其代谢产物（疟色素等）释放入血液，可引起高热。

其他病原微生物（如衣原体、支原体及立克次体）感染机体后，有时也可引起发热，如衣原体肺炎、支原体肺炎及附红细胞体病等患者可出现发热。

（二）体内发热激活物——体内产物

1. 抗原 - 抗体复合物　抗原 - 抗体复合物对产内生致热原细胞有激活作用。例如，许多自身免疫性疾病（如系统性红斑狼疮、类风湿关节炎及皮肌炎等）患者常伴有顽固性发热。患者血液循环中持续存在的抗原 - 抗体复合物可能是其主要的发热激活物。

2. 类固醇　体内某些类固醇（steroid）产物具有致热作用，睾酮的中间代谢产物本胆烷醇酮（etiocholanolone）是其中的典型代表。另外，石胆酸也有类似的致热作用。本胆烷醇酮可能与某些不明原因引起的周期性发热有关，而其他类固醇激素（如糖皮质激素和雌激素）则可抑制内生致热原的产生和释放。因此，有人认为类固醇代谢失调是导致某些疾病患者出现周期性发热（如肝癌、肝硬化及肾上腺癌等患者出现的周期性发热）的原因。

3. 致炎刺激物　研究表明，尿酸盐结晶和硅酸盐结晶等在体内不仅可以引起炎症反应，其自身还可激活单核巨噬细胞产生和释放内生致热原。阻断细胞吞噬过程并不影响内生致热原的产生。

4. 损伤和坏死组织分解产物　组织坏死过程产生的组织蛋白分解产物可作为发热激活物。同时，组织坏死引起的无菌性炎症也可通过释放某些发热激活物而引起发热，见于大面积烧伤、严重创伤、大手术、心肌梗死、脾梗死、肺梗死、物理及化学因子作用所致的组织细胞坏死等。

> **案例 8-2A**
>
> 　　患儿，女，7 岁，因"皮疹 1 个月、间断发热 2 周"入院。患儿于 1 个月前到海边游玩、日晒后出现面部皮疹，为红色斑疹，外用芦荟胶后皮疹消退不明显。2 周前，患儿出现发热、畏寒，体温最高达 38.3℃，无寒战，口服布洛芬混悬液及阿奇霉素后，体温可下降至正常，但仍有反复发热，并出现口腔溃疡，双手腕、双肘关节及左膝关节游走性疼痛，伴四肢肌肉酸痛。发病过程中，患儿未出现雷诺现象、脱发，无咳嗽、咳痰，无胸闷、气促，无腹痛、腹泻，精神状态和食欲欠佳，排尿、排便正常，体重无明显减轻。患儿既往身体健康，疫苗接种完全，无药物过敏史及手术外伤史。
>
> **问题：**
> 1. 请分析患儿体温升高的可能原因。
> 2. 在下一步体格检查中，应注意哪些细节？
> 3. 辅助检查应侧重哪些方面？

二、内生致热原

　　内生致热原是指产内生致热原细胞在发热激活物的作用下，产生和释放的一组具有致热活性并可引起体温升高的细胞因子。内生致热原作为信使，携带着发热信号，可经血流或其他方式将致热信息传递到体温调节中枢。

（一）产内生致热原细胞

　　在发热激活物的作用下，机体内多种细胞被激活，其中能够产生和释放内生致热原的细胞称为产内生致热原细胞。产内生致热原细胞主要有三类：①单核巨噬细胞，包括血单核细胞和各种组织巨噬细胞；②肿瘤细胞，如骨髓单核细胞性肿瘤细胞、白血病细胞、淋巴瘤细胞和肾癌细胞等；③其他细胞，包括内皮细胞、淋巴细胞、朗格汉斯细胞、星形胶质细胞以及肾小球系膜细胞等。其中，单核巨噬细胞是产生内生致热原的主要细胞。

（二）内生致热原的种类

　　从 1948 年 Beeson 发现白细胞致热原（leukocyte pyrogen）以来，目前已有多种具有致热作用的细胞因子被发现。将许多细胞因子注入实验动物体内都可引起发热。目前较为公认的内生致热原主要有以下四种：

1. 白细胞介素 -1（interleukin-1，IL-1）　早期发现的白细胞致热原实际上主要是 IL-1。IL-1 是由单核细胞、巨噬细胞、内皮细胞、星状细胞及肿瘤细胞等多种细胞在发热激活物的作用下产生的多肽类物质，包括 IL-1α、IL-1β 和 IL-1γ/IL-18，IL-1α 和 IL-1β 的分子量为 17 左右。IL-1 不耐热，在 70℃ 条件下 30 min 即可使其灭活。IL-1 受体广泛分布于脑内，其密度在体温调节中枢最大。在 IL-1 家族中，IL-1β 的主要作用是刺激内皮细胞上调 IL-6 的表达，IL-1γ/IL-18 可刺激自然杀伤细胞（natural killer cell）和 T 淋巴细胞分泌干扰素，这表明 IL-1 亦可通过调控 IL-6 和干扰素参与发热过程。

2. 肿瘤坏死因子（tumor necrosis factor，TNF）　TNF 是重要的内生致热原之一。多种发热激活物（如葡萄球菌、链球菌和内毒素等）都可诱导巨噬细胞、淋巴细胞等产生和释放 TNF。TNF 具有许多与 IL-1 相似的生物学活性，包括 TNF-α 和 TNF-β 两种亚型。TNF-α 的分子量为 17 000，TNF-β 的分子量为 25 000。TNF 也不耐热，在 70℃ 条件下 30 min 即可使其灭活。给动物静脉注射中、低剂量的 TNF-α（50～200 ng/kg）可引起单相热，大剂量（10 μg/kg）则可引起双相热，并且多次注射也不会导致耐受。在内毒素导致的发热和肿瘤患者的发热中，TNF 可能是一种主要的内生致热原。TNF 在体内外均可刺激 IL-1 的产生，但它同时也可刺激 IL-10 的产生而发挥解热效应。

TNF 除具有致热作用外，还可作用于众多的靶位，引起多种生物学效应，如促进棕色脂肪组织分解增多，导致负氮平衡。此外，TNF 还可引起厌食及乏力等临床症状。

3. 干扰素（interferon，IFN）　IFN 是一类具有抗病毒、抗肿瘤和免疫调节作用的糖蛋白，主要由单核细胞和淋巴细胞等产生。IFN 有多种亚型，其中，IFN-α、IFN-β 和 IFN-γ 均具有致热性，但它们的作用方式可能不同，所引起的发热反应具有剂量依赖性。IFN 不耐热，在 60℃ 条件下 40 min 即可使其灭活。与 IL-1 和 TNF 不同的是，IFN 反复注射可引起耐受。病毒感染人体后，可明显促进体内 IFN 的表达和分泌，进而引起发热反应。此外，IFN 还具有上调 TNF 的表达及增强自然杀伤细胞活性的作用。

4. 白细胞介素 -6（interleukin-6，IL-6）　IL-6 是一种能够引起发热反应，并具有多种生物学功能的细胞因子，由 184 个氨基酸残基组成，其分子量为 21 000。内毒素、病毒、IL-1、TNF 和血小板生长因子等均可诱导单核细胞、巨噬细胞、内皮细胞、成纤维细胞、淋巴细胞和平滑肌细胞等分泌 IL-6。IL-6 引起发热反应的作用较 IL-1 和 TNF 弱。近来研究认为，脑组织内产生的 IL-6 在发热过程中的作用可能比血浆中的 IL-6 更为重要。

此外，TNF-α、IL-1 和 IL-6 与 LPS 的反应性存在时间及因果关系，静脉注射 LPS 后，可以观察到血浆中 TNF-α、IL-1 和 IL-6 水平依次升高。研究表明，TNF-α 可通过上调 IL-1 而促进 IL-6 的表达，而 IL-6 则可下调 TNF-α 和 IL-1 的表达。

知识拓展 8-2

具有内生致热原作用的其他物质

巨噬细胞炎症蛋白 -1（macrophage inflammatory protein-1，MIP-1）是由内毒素作用于巨噬细胞后诱发形成的肝素结合蛋白。MIP-1 有 MIP-1α 和 MIP-1β 两种类型。对家兔静脉注射纯化 MIP-1 可引起剂量依赖性单相热。

白细胞介素 -2（interleukin-2，IL-2）主要由活化 T 淋巴细胞产生，也可诱导发热，但发热反应出现较晚，因此推测 IL-2 可能是通过作用于其他内生致热原间接引起发热，也可能是一种发热激活物。

此外，睫状神经营养因子（ciliary neurotrophic factor）、白细胞介素 -8(interleukin-8，IL-8）以及内皮素（endothelin）等也可能与发热有一定的关系，但目前尚缺乏较为系统的研究。

（三）内生致热原的产生和释放

内生致热原的产生和释放是一个复杂的细胞信号转导和基因表达的调控过程。这一过程包括产内生致热原细胞的活化以及内生致热原的产生与释放。经典的产内生致热原细胞的活化方式主要包括以下两种：

1. Toll 样受体（Toll-like receptor，TLR）介导的细胞活化　主要为革兰氏阴性细菌脂多糖激活产内生致热原细胞的方式。在上皮细胞和内皮细胞，首先由脂多糖与血清中的脂多糖结合蛋白（lipopolysaccharide binding protein，LBP）结合形成复合物；其次，该复合物中的 LPS 又与可溶性 CD14（sCD14）结合形成 LPS-sCD14 复合物；最后作用于细胞膜上的 Toll 样受体，使细胞活化。而在单核巨噬细胞内，则是由 LPS 与 LBP 形成复合物后，与细胞膜表面的 CD14（mCD14）作用，形成 LPS-LBP-CD14 复合物，再经 Toll 样受体将信号向细胞内传递。较大剂量的脂多糖可以不通过 CD14 途径而直接激活单核巨噬细胞产生内生致热原。

2. T 细胞受体（T cell receptor，TCR）介导的 T 淋巴细胞活化　主要为革兰氏阳性细菌的外毒素（如 SE 和 TSST-1）以超抗原的形式活化细胞，此种方式亦可激活 B 淋巴细胞以及单核巨噬细胞。细菌抗原可直接结合抗原提呈细胞上的 MHC- Ⅱ类分子的抗原结合槽外侧，然后以超抗原的形式与淋巴细胞的 T 细胞受体结合。抗原与淋巴细胞的 T 细胞受体结合后，可以导致一种或多种蛋白酪氨酸激酶活化，胞内有多种酶类及转录因子参与这一过程。

上述两种受体激活后，可启动相应的信号转导途径，活化核因子 κB（nuclear factor-κB，NF-κB）等转录因子，引发内生致热原 IL-1、TNF、IL-6 等细胞因子的基因表达与合成。这些内生致热原在细胞内合成后，即可作为发热信使释放入血，并随血流通过相应的方式作用于体温调节中枢而引起发热。

（四）致热信号传入中枢的途径

目前一般认为体温调节中枢（图 8-2）位于视前区 - 下丘脑前部（preoptic anterior hypothalamus，POAH）。作为发热信使的内生致热原产生后随血流或其他方式作用于体温调节中枢的途径可能有以下几种：

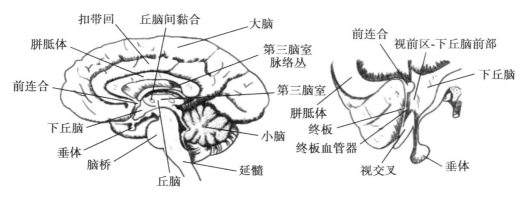

图 8-2　体温调节中枢结构示意图

1. 经血 - 脑屏障直接转运入脑　这是一种较为直接的信号传递方式。研究认为，在血 - 脑屏障的毛细血管床部位存在着对蛋白质分子的可饱和转运机制，推测其可将相应的内生致热原特异性地转运至脑内。另外，内生致热原也可能从脉络丛部位渗入或者易化扩散入脑，再通过脑脊液循环分布到体温调节中枢所在区域。

2. 通过下丘脑终板血管器作用于体温调节中枢　终板血管器（organum vasculosum of lamina terminalis，OVLT）位于第三脑室壁视隐窝上方，紧靠体温调节中枢所在区域（图 8-2）。该区域含有丰富的有孔毛细血管，并且毛细血管未被星形胶质细胞伪足完全包裹，因而对大分子物质具有较高的通透性，内生致热原可能由此弥散入脑。目前认为这可能是内生性致热原作用于体温调节中枢的主要通路。但也有研究认为，内生致热原并不直接进入脑内，而是被分布在此处的相关细胞（巨噬细胞、神经胶质细胞等）膜受体识别并结合，产生新的介质，然后将致热原信息传递到体温调节中枢所在区域。

3. 通过迷走神经传递发热信号　研究发现，细胞因子可刺激肝巨噬细胞周围的迷走神经，迷走神经可将外周的致热信息通过传入纤维传入中枢。向大鼠腹腔内注入 LPS 后，可检测到其脑内 IL-1 生成增多，而切断迷走神经的传入纤维后，则可阻断腹腔注入 LPS 所引起的脑内 IL-1 mRNA 的转录和发热反应。目前认为，胸、腹腔的发热信号可以经迷走神经传入中枢，但是否确实存在肝内化学信号激活迷走神经从而将发热信号传入中枢的机制，还有待进一步深入研究。

三、发热时的体温调节机制

（一）体温调节中枢

体温调节中枢含有热敏神经元，对来自外周和机体深部的温度信息起整合作用。该部位损伤可导致体温调节障碍。将致热原或发热介质微量注射至 POAH 后，可引起明显的发热反应。发热时，该部位的发热介质水平显著升高，但这种体温调节主要表现为正调节。而某些下丘脑外的中枢部位，如腹中隔（ventral septal area，VSA）、中杏仁核（medial amygdaloid nucleus，MAN）和弓状核可释放中枢解热介质，对发热时的体温产生负向调节作用。因此，目前认为发热时的体温调节涉及中枢神经系统的多个部位，由两部分组成：一个是正调节中枢，主要包括 POAH 等；另一个是负调节中枢，主要包括 VSA 及 MAN 等。正、负调节的相互作用决定了调定点上移的水平及发热的幅度和病程。因此，发热时体温调节中枢调定点的改变，可能是在正、负体温调节中枢构成的复杂功能体系的相互作用下完成的。

（二）发热的中枢调节介质

大量研究表明，内生致热原无论是以何种方式进入脑内，都只是作为信使传递发热信息，而不是引起调定点上移的最终物质。内生致热原首先作用于体温调节中枢，引起中枢发热介质的释放，继而引起调定点改变。中枢发热介质可分为正、负调节介质两类，目前较为公认的正调节介质主要有前列腺素 E（prostaglandin E，PGE）、Na^+/Ca^{2+}、环磷酸腺苷（cyclic adenosine monophosphate，cAMP）、促肾上腺皮质激素释放激素（corticotropin releasing hormone，CRH）和一氧化氮（nitric oxide，NO），负调节介质主要有血管升压素（vasopressin）、促黑素细胞激素（α-melanocyte stimulating hormone，α-MSH）和膜联蛋白 A1（annexin A1）。

1. 正调节介质

（1）前列腺素 E（PGE）：细胞膜磷脂可在磷脂酶 A_2（phospholipase A_2，PLA_2）的作用下生成花生四烯酸；花生四烯酸在环加氧酶的作用下生成 PGH_2，随后在异构酶的作用下生成 PGE_2 及 PGD_2，二者均具有致热作用。目前认为，PGE 是引起发热的中枢介质，其致热敏感点在 POAH。在发热动物的脑脊液及第四脑室中，PGE 浓度较高。向下丘脑前部注射微量 PGE，可引起实验动物明显发热；给予 PGE 合成抑制剂阿司匹林后，在降低实验动物体温的同时，PGE 在脑脊液及第四脑室中的含量也下降，提示脑部 PGE 浓度升高与发热密切相关。但也有学者认为，PGE 的前体花生四烯酸也是发热介质，向多种动物脑室内注入花生四烯酸可引起明显发热，且其致热作用不受 PGE 合成抑制剂和水杨酸类药物的影响。

（2）Na^+/Ca^{2+}：研究表明，向多种动物脑室内灌注 Na^+ 可使其体温很快升高，灌注 Ca^{2+} 则可使其体温很快下降；向动物脑室内灌注钙拮抗剂也可引起其体温升高。因此，认为 Na^+/Ca^{2+} 浓度比例改变在发热过程中起着重要的中介作用，强调 Ca^{2+} 浓度是调定点的生理学基础。内生致热原可能先引起体温调节中枢 Na^+/Ca^{2+} 浓度比例升高，再通过其他环节使调定点上移。

（3）环磷酸腺苷（cAMP）：cAMP 作为细胞内的第二信使，在内生致热原引起调定点上移的过程中可能是重要的中介因素。目前已有大量研究表明，cAMP 是重要的发热中枢介质。例如，将外源性 cAMP 注入动物脑室内可迅速引起发热，且潜伏期短；腺苷酸环化酶抑制剂可减弱致热原和 PGE 的致热作用。在致热因素及内生致热原诱导的发热过程中，动物脑脊液中的 cAMP 均明显增高，且与发热效应呈正相关；下丘脑组织中的 cAMP 含量与内毒素和内生致热原双相热期间的体温变化同步增多。

研究表明，Na^+/Ca^{2+} 浓度比例改变不直接引起调定点上移，而是通过 cAMP 起作用。因此，有学者认为，内生致热原→下丘脑 Na^+/Ca^{2+} 浓度比例↑→ cAMP ↑→调定点上移可能是多种致热原引起发热的重要途径。由此推测，cAMP 可能是更接近终末环节的发热介质。

（4）促肾上腺皮质激素释放激素（CRH）：CRH 是一种 41 肽的神经激素，主要由室旁核和杏仁核的神经元产生，参与调控垂体合成并释放 ACTH、β- 内啡肽及促黑素细胞激素等。应激时，CRH 在下丘脑 - 脑垂体 - 肾上腺皮质轴中具有重要作用。同时，中枢 CRH 也具有垂体外生理功能，是一种中枢发热介质。IL-1、IL-6 等均可刺激下丘脑释放 CRH，用 CRH 单克隆抗体中和 CRH 或用 CRH 受体拮抗剂阻断 CRH 的作用，可完全抑制 IL-1β 和 IL-6 等内生致热原的致热作用。向动物脑室内注射 CRH 可引起其体核温度明显升高及下丘脑 cAMP 水平升高。应用相关抑制剂降低 cAMP 水平可阻断 CRH 的致热作用，这表明 CRH 可能通过 cAMP 调控发热反应。但也有研究发现，TNF-α 和 IL-1α 引起的发热并不依赖于 CRH。另外，还有研究表明，向发热动物脑室内注入 CRH 可使其升高的体温下降。因此，目前倾向于认为 CRH 可能是一种双向调节介质。

（5）一氧化氮（NO）：一氧化氮作为一种新型的神经递质，广泛分布于中枢神经系统。目前认为一氧化氮与发热有关的机制可能涉及三个方面：①通过作用于 POAH 及 OVLT 等部位，介导发热时的体温上升；②通过刺激棕色脂肪组织的代谢活动，导致产热增加；③抑制发热时负调节介质的合成与释放。

2. 负调节介质 现已证实，机体内还存在某些对抗体温升高或使体温下降的物质，主要包括血管升压素、促黑素细胞激素和膜联蛋白 A1 等发热抑制物。

（1）血管升压素：血管升压素是由下丘脑神经元合成的神经垂体肽类激素，也是一种与中枢神经系统功能（如心血管中枢和学习、记忆功能）有关的神经递质。研究显示，向动物脑内或经其他途径注射血管升压素具有解热作用。在不同的环境温度条件下，血管升压素的解热作用机制不同，例如，在 25℃ 条件下，血管升压素的解热效应主要表现为增加散热；而在 4℃ 条件下，其解热效应则主要表现为减少产热。这表明，血管升压素是通过中枢机制来影响体温的（也有人认为是影响调定点）。血管升压素拮抗剂或受体阻滞剂可阻断血管升压素的解热作用或增强致热原的致热作用。血管升压素有 V_1 和 V_2 两种受体，某些解热药物（如布洛芬）可能是通过 V_1 受体起作用的。新生儿或刚出生的动物在感染发生时可不出现发热反应，可能与其此时期血浆中高水平的血管升压素有关。

（2）促黑素细胞激素（α-MSH）：α-MSH 是由腺垂体分泌的含 13 个氨基酸残基的肽

类激素。α-MSH 和 γ-MSH 以及 ACTH 均具有解热作用，其共同的前体分子阿黑皮素原（proopiomelanocortin）来源于下丘脑弓状核。α-MSH 是迄今发现效应最强的解热物质，其作用比对乙酰氨基酚（acetaminophen）强 2.5 万倍。研究表明：α-MSH 经不同途径引入脑室、静脉、VSA、POAH 甚至胃内后，均可减弱内生致热原性发热效应；出现内生致热原性发热时，脑室中隔区的 α-MSH 含量增加，而且将 α-MSH 注射于此区可使发热效应减弱，说明其解热效应的作用位点在 VSA；α-MSH 的解热作用与增强散热有关；内源性 α-MSH 可限制发热的程度和持续时间，用 α-MSH 抗体阻断内源性 α-MSH 的作用则可明显增强 IL-1 的致热效应。

（3）膜联蛋白 A1：又称脂皮质蛋白 -1（lipocortin-1），是一种钙依赖性磷脂结合蛋白。其在体内的分布十分广泛，但主要存在于脑及肺等器官内。研究发现，向大鼠中枢神经元内注射膜联蛋白 A1，可明显抑制 IL-1β、IL-6 及 CRH 引起的发热反应。糖皮质激素发挥解热作用依赖于脑内膜联蛋白 A1 的释放。

 知识拓展 8-3

具有负调节介质作用的其他物质

白细胞介素 -10（interleukin-10，IL-10）主要由 T 淋巴细胞产生，也可由单核细胞、角质细胞和活化的 B 细胞产生，可抑制活化的 T 细胞产生细胞因子，因此曾被称为细胞因子合成抑制因子。将 IL-10 注入动物脑室或静脉内，可明显抑制 LPS 引起动物发热时 IL-1β、IL-6 和 TNF 的增多，因此认为 IL-10 可能是发热时参与体温调节的负调节介质。

3. 热限　体温调节中枢调定点上移后，正常血液温度可变为冷刺激，使体温调节中枢发出冲动，对产热和散热过程进行调整，引起调温效应器发生反应，从而将体温升高到与调定点相适应的水平。在体温上升的同时，负调节中枢也可被激活，产生负调节介质，进而限制调定点的上移和体温的上升。正、负调节机制相互作用的结果决定了体温上升的水平。临床和实验研究均表明，发热时体温升高极少超过 41℃，即使显著增加致热原的剂量，也难以超过此界限。这种发热时体温上升的高度被限制在特定范围内的现象称为热限（febrile limit）。热限是机体进化过程中获得的固有自我保护功能和内稳态调节机制，对于维持正常生命活动过程具有极其重要的生物学意义。关于热限形成原因的学说有很多，但体温的负反馈调节是其基本机制。

综上所述，发热时机体对发热激活物损伤性刺激的反应和调控是一个有序递进、逐级整合并涉及准确传递致热信息至体温调节中枢的过程。发热的中枢机制在于体温调节中枢受到致热信息激活后，正、负体温调节中枢通过一系列神经内分泌调控机制以及中枢正、负发热调节介质间的相互作用，最终将调定点重置于与发热激活物刺激强度相适应的高度（图 8-3）。调定点的上移则可使机体随之发生一系列功能与代谢的调节性改变。

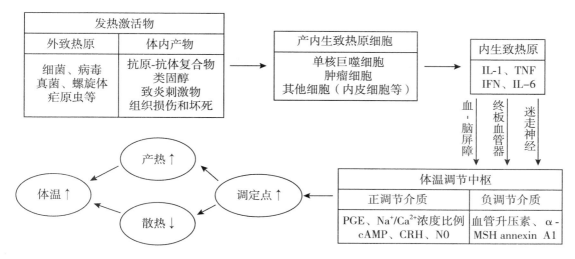

图 8-3　发热的原因和机制示意图

IL-1：interleukin-1，白细胞介素 -1；TNF：tumor necrosis factor，肿瘤坏死因子；IFN：interferon，干扰素；IL-6：interleukin-6，白细胞介素 -6；PGE：prostaglandin E，前列腺素 E；cAMP：cyclic adenosine monophosphate，环磷酸腺苷；CRH：corticotropin releasing hormone，促肾上腺皮质激素释放激素；NO：nitric oxide，一氧化氮；α-MSH：α-melanocyte stimulating hormone，促黑素细胞激素；annexin A1：膜联蛋白 A1

第二节　发热的时相及其热代谢特点

多数发热的临床过程可分为三个时相，即体温上升期、高温持续期和体温下降期，各期的特点及临床表现见表 8-1。

表 8-1　发热的时相及其特点和临床表现

分期	特点	临床表现
体温上升期	SP 上移，体核温度低于 SP 水平；产热＞散热	肤色苍白、畏寒、寒战、立毛肌收缩
高温持续期	体核温度与新的 SP 水平相适应；产热＝散热，产热与散热在高水平保持相对平衡	皮肤发红、口干舌燥，患者自觉酷热
体温下降期	SP 降至正常，体温下降（骤降或逐渐下降），直至与回降的 SP 相适应；产热＜散热	大量出汗、皮肤潮湿

SP：set point，调定点。

一、体温上升期（寒战期）

在发热开始阶段，由于正调节机制占优势，使调定点上移，原来的正常体温变成冷刺激，使体温调节中枢发出调控指令经交感神经到达散热中枢，引起皮肤血管收缩和血流量减少，导致皮肤温度降低，散热随之减少；同时，调控指令到达产热器官，引起寒战和物质代谢加强，产热随之增加。

临床上，患者可出现发冷或畏寒，并可出现立毛肌收缩（"鸡皮"）和寒战、肤色苍白等现象。此期相当于健康人暴露于冷环境中出现的生理性反应。皮肤血管收缩、血流量减少，可导致肤色苍白。皮温下降可刺激冷感受器将信息传入中枢，使患者自觉发冷或畏寒。交感神经传出冲动可引起皮肤立毛肌收缩，汗腺关闭，出现"鸡皮"。有人认为，寒战是由寒战中枢兴奋引起的。位于下丘脑后部、靠近第三脑室壁的寒战中枢发出冲动，经脊髓侧索的网状脊髓束和红核脊髓束，通过运动神经传递到运动终板，可引起骨骼肌不随意的周期性收缩。由于是屈肌和伸肌同时收缩，所以不表现为做功，但产热率较高，机体代谢率可比正常情况下增加 4~5 倍。因此，此期又称寒战期。此期的热代谢特点是散热减少、产热增多，体温不断上升。因此，当患者感到发冷或畏寒时，其体核温度就已经升高了。

二、高温持续期（高峰期）

当体温升高至新的调定点水平时，便不再继续上升，而是在与新的调定点相适应的高水平上波动，所以将此期称为高温持续期，又称高峰期或极期（fastigium）。由于此期体温已与调定点相适应，所以表现为寒战停止并开始出现散热反应。此时，体温调节中枢以与正常情况下相同的方式来调节产热和散热，所不同的是在一个较高的水平上进行调节。

此期患者自觉酷热，皮肤发红、口干舌燥。患者的体核温度已达到或略高于新的调定点水平，故下丘脑不再发出引起"冷反应"的冲动。皮肤血管由收缩转为舒张，浅层血管舒张，使皮肤血流量增多，因而导致皮肤发红、散热增加。由于温度较高的血液灌注使皮温增高，热感受器将信息传入中枢而使患者产生酷热感。高热时，机体水分经皮肤蒸发较多，可引起皮肤和口唇干燥。

不同的发热性疾病，其高温持续期的时间长短不一。疟疾仅为数小时，大叶性肺炎可持续数天，伤寒则可持续 1 周以上。此期的热代谢特点是体核温度与上升的调定点水平相适应，产热与散热在较高的水平上保持相对平衡。

三、体温下降期（退热期）

经历高温持续期后，由于发热激活物、内生致热原及发热介质的消除，体温调节中枢的调定点返回到正常水平。此时，由于机体血液温度高于调定点，使得 POAH 的温敏神经元发放频率增加，通过调节作用使交感神经的活性降低，引起皮肤血管进一步扩张，表现为散热增加，产热减少，患者体温开始下降，并逐渐恢复到与正常调定点相适应的水平。

此期由于血液及皮肤温度感受器传递的热信息刺激发汗中枢，使汗腺分泌汗液增多，故可引起大量出汗，严重者可发生脱水。此期患者体温在数小时或一昼夜降至正常为骤降（如疟疾、大叶性肺炎及输液反应等），体温在数天内逐渐降至正常者为渐降（如伤寒、风湿热等）。对退热期患者应注意监护，及时补充水、电解质，尤其是对体温骤降或伴有心肌劳损的患者，更应密切关注。此期的热代谢特点是散热多于产热，故患者体温下降，直至与回降后的调定点水平相适应。

第三节　发热时机体的代谢与功能变化

除原发病所引起的各种改变以外，发热时的体温升高、内生致热原以及体温调节效应还可使机体发生一系列代谢和功能变化。

一、物质代谢变化

发热时，机体物质代谢的变化特点是通过寒战和基础代谢率提高，使三大营养物质的分解加强，这是体温升高的物质基础。一般认为，体温每升高 1℃，基础代谢率提高 13%，所以发热患者的物质消耗明显增多。如果长时间发热，营养物质没有得到相应的补充，则患者可由于消耗过多而导致消瘦和体重减轻。

1. 糖代谢　发热时，由于机体产热的需要，能量消耗显著增加，因而对糖的需要量增多，从而引起糖的分解代谢加强，糖原储备减少。尤其是在寒战期肌肉活动量加大时更为明显，由于相对氧供不足，无氧糖酵解增强，导致乳酸生成量显著增加，可引起代谢性酸中毒。发热时的肌肉酸痛也可能与此有关。

2. 脂肪代谢　发热时，脂肪分解也明显加强。由于糖原储备不足，加之发热患者食欲较差，营养摄入不足，导致脂肪动员增加。同时，交感 - 肾上腺髓质系统兴奋性增高，使脂解激素分泌增多，从而促使脂肪分解速度加快。此外，发热时人体内的棕色脂肪组织代谢亦明显增强，在婴儿期尤为突出。

3. 蛋白质代谢与急性期反应　发热时，由于高体温和内生致热原的作用，尤其是在 IL-1、PGE 的介导下，患者骨骼肌蛋白分解加强，其尿素氮比正常情况下增加 2 ~ 3 倍。此时如果未能及时补充足够的蛋白质，则可引起负氮平衡。

蛋白质分解加强可为肝提供大量游离氨基酸，用于急性期蛋白的合成和组织修复。急性期反应（acute phase response，APR）是机体在细菌感染和组织损伤等应激情况下所出现的一系列快速的急性时相反应，是机体的一种适应性防御反应。伴随 CRH、ACTH 及肾上腺皮质激素等应激激素的升高，发热患者大多数都可出现急性期反应，在体温升高的同时，急性期蛋白合成增多，血浆微量元素浓度改变（血浆铁和锌含量降低、铜含量升高）及白细胞计数增高。机体发生这些变化有助于抗感染和提高机体抵抗力。

4. 水、电解质及维生素代谢　在发热的体温上升期，由于血液重新分布，肾血流量减少，尿量减少，Na^+ 和 Cl^- 的排出量也减少。在体温下降期，由于尿量恢复和大量出汗，使 Na^+、Cl^- 的排出量增加。在高温持续期，水分经皮肤和呼吸道蒸发增多，加之体温下降期大量出汗，可导致水分和 Na^+、K^+ 大量丢失，严重者可引起脱水。因此，高热患者退热期应及时补充水分和适量电解质。发热尤其是长期发热患者，由于糖、脂肪和蛋白质的分解代谢加强，各种维生素的消耗量也增多，故应注意及时补充。

二、功能变化

1. 中枢神经系统　发热时的症状主要是中枢神经系统症状，患者常感不适、头痛、头晕、嗜睡，呈病态表现。这些症状基本上是由具有致热作用的细胞因子直接引起的。有的高热患者可出现烦躁、谵妄及幻觉。6 月龄~ 4 岁患儿，高热比较容易引起抽搐（热惊厥），这可能与小儿中枢神经系统尚未发育成熟有关。有的高热患者神经系统可处于抑制状态而出现淡漠、嗜睡等表现，可能与 IL-1 的作用有关。

2. 循环系统　发热时，体温每上升 1℃，心率每分钟约增加 18 次，儿童心率加快表现更显著。心率加快主要是血液温度升高刺激窦房结及交感 - 肾上腺髓质系统作用的结果。心率加快可引起心输出量增加，具有增加组织血液供应的代偿性效应，但对心肌劳损或有潜在病灶的患者，则可加重心肌负担而诱发心力衰竭，特别是某些发热激活物（如内毒素）、内生致热原（如 TNF）可直接造成心肌和血管功能损害，导致循环功能不全。在寒战期间，心率加快和外周血管收缩，可使血压轻度升高；高温持续期和退热期，由于外周血管舒张，血压可轻度下降。少数患者可因大量出汗而致虚脱，甚至发生循环衰竭，严重者可发生低血容量性休克，应注意及时预防。

3. 呼吸系统　发热时，由于血液温度升高和酸性代谢产物的刺激作用，引起呼吸中枢兴奋，使呼吸加深、加快。深而快的呼吸在增加散热量的同时，也可引起呼吸性碱中毒。若患者持续体温升高，则可由于大脑皮质和呼吸中枢抑制，使呼吸变浅、变慢或不规则。

4. 消化系统　发热时，消化液分泌减少，胃肠蠕动减慢，使食物的消化、吸收与排泄功能出现异常。患者表现为口干舌燥、口腔异味、食欲减退、恶心和呕吐等。胰液和胆汁分泌不足，可导致蛋白质、脂肪消化不良，加之胃肠蠕动减弱，使食物在肠道内发酵和腐败，导致产气增多，临床表现为便秘和腹胀。这可能与交感神经兴奋、副交感神经抑制以及水分蒸发较多有关。另有研究表明，IL-1 和 TNF 可导致食欲减退。

5. 免疫系统　由于内生致热原本身即为一些免疫调控因子，如 IL-1、IL-6 可刺激 T 淋巴细胞或 B 淋巴细胞的增殖、分化，促使肝细胞产生急性期蛋白，从而诱导细胞毒性淋巴细胞的产生等；IFN 是机体的一类主要抗病毒细胞因子，可增强自然杀伤细胞与吞噬细胞的活性；TNF 具有抗肿瘤活性，可增强吞噬细胞的活性，促进 B 淋巴细胞分化，并诱导其他细胞因子的生成。此外，体温升高本身也可使吞噬细胞的活性增强。因此，发热时免疫系统的总体表现是功能增强。研究发现，被病原体感染的蜥蜴随所处环境温度（35～42℃）的升高，其存活率也增高，这表明发热可提高动物的抗感染能力。但持续高热也可造成免疫系统功能紊乱。有资料表明，发热可降低免疫细胞的功能，如抑制细胞毒性淋巴细胞的活性、降低机体抗感染能力。例如，人工诱导发热可降低感染沙门菌的大鼠的生存率，提高内毒素中毒动物的死亡率等。

临床应用 8-1

孕激素升高体温的作用

孕激素可兴奋下丘脑体温调节中枢，使体温调节中枢调定点上移，进而引起体温升高。正常妇女在排卵前基础体温较低，排卵后基础体温可升高 0.3～0.5℃。这种基础体温的改变，可作为判断排卵的重要指标。由于妊娠后孕激素维持在相对较高的水平，且机体新陈代谢加快、产热增加，因此，妊娠期妇女的体温较正常略有升高。妊娠期间体温只要不超过 37.2℃，即属于正常，通常不需要特殊处理。

第四节　发热防治的病理生理基础

除对原发病进行病因学治疗外，针对发热的治疗即解热治疗应尽可能谨慎地权衡利弊。

临床应用 8-2

发热待查的诊断思路和步骤

1. 根据不同部位的正常体温参考值判断有无体温升高

（1）腋下温度（腋测法）：36.2～37.2℃。

（2）口腔温度（口测法）：36.5～37.5℃。

（3）直肠温度（肛测法）：36.9～37.9℃。

2. 鉴别体温升高的类型　生理性体温升高、发热或过热。

3. 区分感染性与非感染性发热。

4. 病因诊断。

一、发热的一般处理

需要明确的是，发热是机体在进化过程中获得的一种适应性防御反应，也是疾病发生的重要信号。典型的体温曲线变化常具有重要的诊断价值，且适度发热有利于增强机体的免疫功能。某些病原微生物（如淋球菌和梅毒螺旋体）不耐热，一定程度的体温升高即可将其杀灭。因此，对于体温不过高的发热（一般是指体温低于 38.5℃ 且患者无明显不适的发热）且不伴有其他严重疾病者，可不急于降温。尤其是某些具有潜在病灶的患者，除发热以外，其他临床症状尚不明显（如结核病早期），若过早予以降温，则可能掩盖病情，延误原发病的诊断和治疗。同时，应注意结合临床具体情况。如在小儿体温升高时，应注意观察患儿的神态和举止。相比之下，体温为 38℃ 且神情呆滞的患儿与体温为 40℃ 但活动正常的患儿，对前者更应予以注意。

由于发热患者可出现一系列功能与代谢变化，故须对其进行必要的监护。

1. 注意监护心血管功能状况　对既往有心脏病的患者，应注意其体温骤降时须防止发生循环衰竭。

2. 注意营养状况　对消耗性发热患者，应提供足够的营养物质，包括维生素，以防止能量消耗过多和出现负氮平衡。

3. 注意水与电解质代谢状况　对发热患者，应补充足够的水分，以防止发生脱水，并应及时纠正水、电解质紊乱和酸碱代谢平衡失调。

案例 8-2B

医生认真听取了患儿及其家长的描述并进行了详细的问诊。查体：T 38.4℃，P 110 次/分，R 19 次/分，BP 109/80 mmHg。神志清楚，咽部充血，浅表淋巴结无肿大，双肺呼吸音略粗糙，未闻及干、湿啰音。心脏、腹部检查未见异常，双手腕、肘关节压痛，左膝关节肿胀、压痛，四肢肌力正常，生理反射存在，病理反射未引出。

辅助检查：红细胞沉降率 34 mm/h（↑），C 反应蛋白 15.34 mg/L（↑）；血常规：WBC 3.42×10^9/L，N 85%，Hb 120 g/L，PLT 132×10^9/L。尿常规：尿隐血（−），尿蛋白（++）。血生化检测：肝、肾功能以及离子和蛋白激酶未见异常。抗核抗体谱显示：抗核抗体 1∶320，抗双链 DNA 抗体呈阳性，抗核糖体 P 蛋白抗体呈阳性，抗 Sm 抗体呈阳性；补体 C3 0.51 g/L（↓），C4 0.2 g/L。肺部 CT 检查未见异常。

> **问题：**
> 1. 患儿体温升高的原因和机制是什么？
> 2. 患儿出现发热且尿蛋白阳性是泌尿系感染吗？
> 3. 对患儿应如何治疗和护理？

二、必须及时降温的情况

下列患者出现发热可加重原发病的病情或促进疾病的发生、发展，甚至威胁生命，应及时予以快速降温。

1. 高热患者　高热患者（一般是指体温高于 40℃或体温未达到 40℃但已出现明显不适的患者），尤其是体温达 41℃以上的患者，其中枢神经系统和心脏功能可能受到显著影响，可出现昏迷、谵妄等中枢神经系统症状。因此，对于高热患者，无论其是否有明显的原发病，都应尽早予以降温处理。尤其是小儿高热容易诱发惊厥，更应及早预防。

2. 心脏病患者　发热时心率加快，血液循环速度加快，可使心脏负担加重，进而容易诱发心力衰竭。因此，对心脏病患者及有潜在的心肌损害者也须及早予以降温处理。

3. 妊娠期妇女　发热可使胎儿发育障碍而导致畸胎，是一个重要的致畸因子。因此，妊娠期妇女应尽量避免发热或人工过热（如洗桑拿浴），尤其是在妊娠中晚期，循环血量增多，可使心脏负担加重，发热又可进一步加重心脏负担，甚至可能诱发心力衰竭。

4. 肿瘤患者　癌性发热是恶性肿瘤患者的常见症状，由于此类患者机体抵抗力低下、能量消耗较多，发热可导致体能的进一步消耗，故应注意予以紧急降温处理。

三、降温的具体措施

（一）药物降温

1. 化学药物　具有降温作用的解热镇痛药有多种类型，其解热、镇痛、抗炎效果和特点各异。目前临床常用的解热药为对乙酰氨基酚与布洛芬，其解热机制可能是：通过抑制环氧化酶，减少 PGE 合成，产生镇痛、抗炎作用，同时通过下丘脑体温调节中枢而起解热作用。对乙酰氨基酚的抗炎作用较布洛芬弱。

2. 糖皮质激素类药物　糖皮质激素引起体温降低的主要机制可能是：①抑制体温中枢对致热原的反应、稳定溶酶体膜、减少内生致热原的合成和释放；②抑制免疫反应和炎症反应；③中枢效应。

3. 中药　具有清热解毒作用的中药也有一定的降温作用，可适当选用。

（二）物理降温

从发热的机制来看，物理降温的作用有限，因为在调定点降低之前采用物理方法（冷敷、乙醇擦浴等）强行降低体温，可引起机体更明显的产热反应。但当体温过高可能损害中枢神经系统时，局部物理降温可能有助于保护大脑。当患者出现高热或病情危急时，可采用冰帽或冰袋冷敷头部、在四肢大血管处用乙醇擦浴等，以促进散热。也可将患者置于温度较低的环境中，加强空气流通，以增加对流散热。另外，针刺曲池穴、内关穴也有一定的降温作用。

（康毅敏）

思 考 题

1. 体温高于正常范围就是发热吗？为什么？

2. 为什么发热时机体体温不会无限上升？

3. 案例：患儿，男，1岁，因"咳嗽、发热2天，抽搐1次"入院。患儿于入院前2天无明显诱因出现咳嗽，无咳痰，无呼吸困难，体温最高达39.8℃。予以口服药物治疗（具体药名与剂量不详），效果不佳。入院前1小时，患儿再次出现发热，体温达40.1℃，并出现抽搐，持续1分钟左右即自行缓解。发病过程中，患儿无喷射性呕吐，无手拍头现象，精神、食欲欠佳。饮食、大小便正常。家长否认患儿有头部外伤史。

查体：T 39.5℃，P 135次/分，R 35次/分。神志清楚，颈软，咽部充血明显。双肺呼吸音粗糙，未闻及干、湿啰音。心脏、腹部检查未见异常，生理反射存在，病理反射未引出。

辅助检查：WBC 14.21×10^9/L，L 16%，N 80%。

问题：

（1）请分析患儿体温升高的可能原因。

（2）患儿为什么会出现抽搐？

（3）对患儿应如何治疗和护理？

第九章

应　激

第九章数字资源

案例 9-1

　　61 岁的孙阿姨参团旅游，由于大雾天气道路湿滑且车速过快，导致旅游车侧翻并坠入山谷。车祸事故导致 8 人遇难，其他人有不同程度的受伤。幸运的是，孙阿姨只是左侧髋部疼痛、肿胀，不能站立和行走，被送至医院。医生对孙阿姨进行了详细的检查。体格检查：T 37.5℃，P 125 次 / 分，BP 135/80 mmHg。心脏、肺、腹部检查无阳性体征。左下肢呈被动屈膝外展外旋位，左侧髋部肿胀、压痛，呈纵向叩击痛，左髋关节活动障碍。CT 检查显示：左侧股骨粗隆间骨折。予以择期手术固定。

　　住院期间，孙阿姨一直情绪低落，不愿与他人交流，有时可出现幻觉；入睡困难、夜间经常惊醒。医生告诉其女儿，要多和她聊天，并请医院的心理科医生与孙阿姨沟通交流。

问题：
1. 为什么孙阿姨会出现上述情绪变化？
2. 作为主治医师，应如何与患者及其亲属沟通？

第一节　概　述

一、应激的概念及意义

　　应激（stress）是指机体在受到各种内外环境因素及社会、心理因素刺激时产生的全身非特异性反应。应激是机体整个适应和保护机制的重要组成部分，所引起的反应可以是适应或适应不良的。应激反应可提高机体的准备状态，引起格斗 - 逃跑反应（fight or flight response），有利于在变动的环境中维持机体的内稳态，增强机体的适应能力。适度的应激有利于维持机体的内稳态，而过强或持续时间过长的应激则可引起器官功能障碍和代谢紊乱，与多种疾病的发生及发展密切相关。

二、应激原

能够引起应激反应的体内、外刺激因素统称为应激原（stressor）。根据来源不同，可将其分为以下三类：

1. 外环境因素　是指来自外环境的物理、化学和生物因素，如高热、寒冷、射线、噪声、强光、电击、创伤、低氧、化学毒物及病原微生物等。

2. 内环境因素　是指机体内环境紊乱和内稳态失衡，如贫血、休克、酸碱平衡紊乱和器官功能衰竭等。

3. 心理、社会因素　是指机体在遭遇不良事件或者主观感觉到压力和威胁时产生的生理、行为和情绪改变，如工作和人际关系紧张、自然和人为灾祸，以及愤怒、焦虑及恐惧的情绪反应等。

三、应激反应的分类

根据应激原的性质、作用时间及其对机体的影响不同，可将应激反应分为以下几种类型：

1. 躯体应激和心理应激　躯体应激（physical stress）是指由客观存在的内外环境因素造成的应激反应；心理应激（psychological stress）由心理和社会因素所致。随着医学模式向生物 - 心理 - 社会医学模式转变，心理应激及相关疾病已成为多学科研究的重点。

2. 生理性应激和病理性应激　生理性应激又称良性应激（eustress），是指应激原强度和作用时间适度的应激，可调动机体潜能、增强机体的适应能力，如体育竞赛以及适度的工作和学习压力；病理性应激又称劣性应激（distress），是指应激原过于强烈且作用时间持久的应激，可引起机体内稳态严重失调，导致应激性疾病或应激相关性疾病，如大面积烧伤和强烈的精神打击等。

3. 急性应激和慢性应激　急性应激（acute stress）是指机体突然受到躯体或者心理刺激后产生的应激反应，过强的急性应激可诱发急性心肌梗死、心源性猝死以及精神障碍等；慢性应激（chronic stress）是指应激原长时间作用引起的应激，可导致机体消瘦、生长发育迟缓及相关疾病。

机体对应激原的反应存在明显的个体差异，不仅取决于应激原的种类、作用强度和时间，还与个体的遗传素质、个性特点、气质类型及生活经历有关。

知识拓展 9-1

应激研究的历程

19 世纪 80 年代，美国心理学家 Willian James 和丹麦生理学家 Carl Lange 提出情绪的外周理论，认为情绪是对身体变化的知觉。当情绪刺激物作用于感官时，可立刻引起身体变化，并通过神经冲动传至中枢神经系统而产生情绪，是先有生理变化，然后才有情绪。1929 年，美国生理学家 Walter Bradford Cannon 通过反复实验观察发现，当动物受到威胁时，可出现血压升高，血液中的去甲肾上腺素和肾上腺素水平增高，据此提出了交感神经系统在机体紧急情况下具有重要平衡作用的紧急学说（emergency theory）。该理论认为，中枢神经系统是高等动物应激反应的调节中枢。应激时，蓝斑去甲肾上腺素能神经元投射区的去甲肾上腺素水平升高，可引起兴奋、警觉、专注和紧张等情绪应急反应，这种反应使机体可以保护自身，以便应对不良刺激。在此基础上，加拿大病理学家 Hans Selye 提出了一般适应综合征的概念（详见本章数字资源）。

第二节　应激的发生机制

应激的发生机制复杂，涉及整体、器官、细胞和分子多个层面，包括神经内分泌反应、急性期反应和细胞应激反应。

一、神经内分泌反应

中枢神经系统是高等生物应激反应的感受和调节中枢，意识的存在是机体产生应激反应的前提和基础。高等生物通过神经内分泌系统的协调作用对应激原做出整体反应，包括蓝斑 - 交感 - 肾上腺髓质系统（locus ceruleus-sympathetico-adrenomedullary system，LSAM）和下丘脑 - 脑垂体 - 肾上腺皮质轴（hypothalamic-pituitary-adrenal cortex axis，HPAA）激活，并伴有其他多种内分泌激素的变化。

（一）蓝斑 - 交感 - 肾上腺髓质系统

1. 结构基础　脑桥蓝斑是交感 - 肾上腺髓质系统的中枢整合位点，其中的去甲肾上腺素能神经元具有广泛的上、下行纤维联系。其上行纤维主要投射至杏仁体、海马和新皮质，是应激时中枢效应的结构基础；其下行纤维主要支配脊髓侧角，可调节交感神经的张力及肾上腺髓质中儿茶酚胺（肾上腺素、去甲肾上腺素和多巴胺）的分泌，介导应激时的外周效应。另外，去甲肾上腺素能神经元还与下丘脑室旁核存在直接的纤维联系，参与应激时 HPAA 的启动。

2. 中枢效应　由于应激时交感 - 肾上腺髓质系统兴奋，导致杏仁体、海马和新皮质区的儿茶酚胺分泌增多，故可提高机体的警觉性、反应能力和记忆力，同时还可引起紧张和焦虑，甚至认知障碍。

3. 外周效应　交感 - 肾上腺髓质系统兴奋的外周效应主要是儿茶酚胺水平迅速升高，一方面，通过对血液循环、呼吸和代谢等的调节，可保证应激反应时重要器官的能量需求；另一方面，强烈和持续的交感 - 肾上腺髓质系统兴奋也可对机体造成损伤。

（1）增强心功能，调节血液灌流：交感神经兴奋及儿茶酚胺释放可引起心率加快、心肌收缩力增强和外周阻力增加，从而使心输出量增加、血压升高。由于外周血管 α- 肾上腺素受体密度的差异，通过血流重新分布，可使心脏、脑和骨骼肌的血液灌流得到保证。

（2）改善呼吸功能：儿茶酚胺分泌增多，可兴奋支气管平滑肌上的 β- 肾上腺素受体，引起支气管扩张，有利于改善肺泡通气，适应应激时机体耗氧量增加的需求。

（3）促进能量代谢：儿茶酚胺可兴奋 α- 肾上腺素受体，使胰岛素分泌减少；同时可兴奋 β- 肾上腺素受体，使胰高血糖素分泌增多，进而促进糖原分解，使血糖升高；儿茶酚胺可促进脂肪动员，增加血浆中的游离脂肪酸含量；儿茶酚胺可引起促肾上腺皮质激素（adrenocorticotropic hormone，ACTH）、生长激素、肾素、促红细胞生成素及甲状腺激素等分泌增多。上述变化有利于机体适应应激时能量消耗增加的需求。

然而，由于心率加快、心肌耗氧量增加，故可导致心肌缺血；儿茶酚胺可引起外周小血管持续收缩，参与原发性高血压的发生与发展；腹腔内脏血管持续收缩，可导致组织微循环灌注减少，造成内脏组织缺血、缺氧。应激时，机体能量消耗增加，分解代谢增强，能量物质（如蛋白质）大量消耗，可导致负氮平衡。

（二）下丘脑 - 脑垂体 - 肾上腺皮质轴

HPAA 主要由下丘脑室旁核、腺垂体及肾上腺皮质组成。作为该系统中枢部位的室旁核，其上行纤维与边缘系统的杏仁复合体、海马及边缘系统形成广泛的往返联系，下行纤维则通过促肾上腺皮质素释放激素（corticotropin releasing hormone，CRH）控制腺垂体 ACTH 的释放，进一步调控糖皮质激素（glucocorticoid，GC）的合成和分泌。同时，室旁核 CRH 的释放还受到脑桥蓝斑中去甲肾上腺素能神经元的影响。（图 9-1）

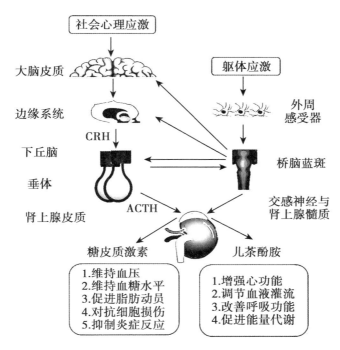

图 9-1　应激时蓝斑 - 交感 - 肾上腺髓质系统与下丘脑 - 脑垂体 - 肾上腺皮质轴的交互作用

1. 中枢效应　应激时，HPAA 兴奋所释放的中枢介质主要是 CRH。CRH 适度增加可促进机体产生适应性反应，表现为兴奋与愉悦等；而 CRH 大量持续增加则可造成机体适应机制障碍，导致抑郁、焦虑、厌食、性欲减退以及学习和记忆能力减退。

2. 外周效应　应激时，HPAA 兴奋的外周效应主要是血液中 GC 水平的迅速增高，可提高机体的防御能力，但 GC 水平持续增高可产生诸多不利影响。

（1）维持血糖水平，保证机体的能量供应：GC 可促进蛋白质分解和糖异生；GC 可保证儿茶酚胺、胰高血糖素等促进脂肪动员的作用；GC 可通过降低肌肉组织对胰岛素的敏感性而抑制外周组织对葡萄糖的利用，提高血糖水平。通过以上途径，可保证机体重要器官的能量供应。

（2）维持循环系统对儿茶酚胺的反应性：GC 本身并不导致血管平滑肌收缩，但 GC 可使儿茶酚胺类激素充分发挥其缩血管作用，称为 GC 的允许作用。其机制可能是通过调节靶细胞膜上肾上腺素受体的数量或受体介导的细胞内信号转导过程，如影响腺苷酸环化酶的活性及 cAMP 的生成等。

（3）稳定溶酶体膜，对抗细胞损伤：GC 可诱导产生巨皮质素（macrocortin），从而抑制磷脂酶 A_2 的活性，减少膜磷脂的降解，抑制多种炎症介质及细胞因子的生成、释放和激活，并稳定溶酶体膜，减少这些因子和溶酶体酶对细胞的损伤。

（4）抑制炎症反应：GC 可抑制多种促炎性细胞因子的产生，并诱导多种抗炎细胞因子的生成。这种调控作用主要通过 GC 受体来实现。

慢性应激时，高水平的 GC 可对机体产生不利影响，具体包括以下几方面：引起蛋白质大量分解，导致机体出现负氮平衡；持续升高的 GC 可使胸腺萎缩、淋巴结缩小、多种细胞因子及炎症介质的生成受到抑制，导致机体免疫力降低，容易并发感染。

（三）其他激素的反应

应激时，广泛的神经内分泌反应还表现为体内其他内分泌激素水平的变化。

1. β- 内啡肽　创伤、休克及严重感染等多种应激原均可引起血浆 β- 内啡肽（β-endorphin）水平明显增高，可达到正常水平的 5 ～ 10 倍。β- 内啡肽可抑制 HPAA 和交感 - 肾上腺髓质系统的激活，以避免应激时两个系统过度兴奋，从而减轻应激对机体的不利影响。此外，β- 内啡肽还具有很强的镇痛作用，可减轻创伤患者的疼痛及由此诱发的其他不良应激反应。

2. 胰高血糖素和胰岛素　应激时，交感 - 肾上腺髓质系统兴奋，引起儿茶酚胺增多，可促进胰岛 α 细胞分泌胰高血糖素，同时抑制胰岛 β 细胞分泌胰岛素，从而使血糖水平明显升高，有利于满足机体应激时增加的能量需求。此外，应激时，外周组织对胰岛素的反应性也降低，表现为胰岛素抵抗，可减少骨骼肌对糖的利用，以保证创伤组织获得充分的葡萄糖。

3. 抗利尿激素与醛固酮　运动、情绪紧张、手术、创伤、感染及休克等因素均可引起抗利尿激素（ADH）分泌增多，同时也可激活肾素 - 血管紧张素 - 醛固酮系统，使血浆醛固酮水平升高。增多的 ADH 和醛固酮可使肾小管对钠、水的重吸收增多，使尿量减少，有利于应激时血容量的维持。

4. 其他激素　持续增加的 GC 可抑制其他激素的产生和释放，包括生长激素、促性腺激素释放激素、黄体生成素、促甲状腺素释放激素、促甲状腺激素及甲状腺激素等。

 知识拓展 9-2

应激研究中基因工程动物模型的应用

基因工程动物模型初步证实了 CRH 及 ACTH 作为 HPAA 主要上游调节分子的生理功能。CRH 及 ACTH 基因敲除小鼠可出现肾上腺萎缩、GC 水平降低；而 CRH 过表达转基因小鼠则可出现生长迟缓、脂肪堆积、肌肉萎缩等类似人类库欣综合征的表现以及焦虑、活动增加等精神与行为改变。

基因工程动物模型揭示了应激时 HPAA 与 LSAM 之间的关系。CRH 受体基因敲除小鼠除表现为应激反应受损、焦虑减轻及肾上腺皮质功能减退外，还可出现肾上腺髓质萎缩；GC 受体基因敲除可导致动物肾上腺素的生物合成发生障碍。

另外，基因工程动物模型还为揭示神经内分泌与免疫系统之间的密切关系提供了一定的依据。例如，IL-6 及白血病抑制因子过表达小鼠的 HPAA 及自主神经功能可发生显著的变化。白血病抑制因子在垂体特异性过表达可引起库欣综合征。IL-6 过表达小鼠可出现肾上腺皮质及髓质增生，血浆皮质酮水平增高，但 ACTH 水平降低，这表明促炎性细胞因子 IL-6 可直接调节肾上腺功能。

知识拓展 9-3

一般适应综合征

1936 年，Selye 提出了一般适应综合征（general adaptation syndrome，GAS）的概念，用以描述应激反应的经典过程。

（1）警觉期：为机体防御机制的快速动员期，此期的神经内分泌改变以交感 - 肾上腺髓质系统兴奋为主，并伴有 GC 分泌增多，其意义在于使机体处于"应战状态"，有利于机体做出格斗 - 逃跑反应。

（2）抵抗期：以交感 - 肾上腺髓质系统兴奋为主的反应逐步消退。此期主要表现为 GC 分泌增多，对于增强机体的抗损伤能力具有重要作用。但机体免疫系统开始受到抑制，表现为淋巴细胞数量减少及功能减退。

（3）衰竭期：机体在经历持续强烈的应激原作用后，其能量储备及防御机制被耗竭，GC 水平虽然高，但 GC 受体的数量及亲和力下降，机体内环境稳态严重失调，可相继出现一个或多个器官衰竭。

GAS 的提出对于人们理解应激过程具有重要意义，但其仅强调了神经内分泌反应，没有涉及细胞、基因水平的变化及心理社会因素，具有一定的局限性。

二、急性期反应

感染、烧伤、大手术及创伤等应激原诱发机体产生的快速反应，除了表现为体温升高、血糖升高、分解代谢增强及负氮平衡外，还表现为血浆中的某些蛋白质浓度迅速变化，这种反应称为急性期反应（acute phase response，APR）。在急性期反应中，机体血浆中浓度迅速变化的蛋白质，统称为急性期蛋白（acute phase protein，APP）。

急性期蛋白属于分泌型蛋白，主要在肝内产生，单核巨噬细胞、血管内皮细胞、成纤维细胞及多形核白细胞亦可产生少量急性期蛋白。正常情况下，血浆急性期蛋白浓度较低，在多种应激原的作用下，急性期蛋白浓度可迅速增高。少数急性期蛋白在应激反应发生时反而减少，称为负性急性期蛋白，如白蛋白、前白蛋白、运铁蛋白和 α_1- 脂蛋白等。

急性期蛋白的生物学功能十分广泛，主要包括以下几方面（表 9-1）：

1. 抑制蛋白酶活性　炎症、创伤、感染等引起应激反应时，体内蛋白水解酶增多，可导致组织细胞损伤。多种急性期蛋白为蛋白酶抑制剂（如 α_1- 抗糜蛋白酶、α_1- 抗胰蛋白酶及 α_2- 巨球蛋白等），可抑制相应蛋白酶的活性，从而减轻组织损伤，具有保护作用。

2. 抗感染、抗损伤　在炎症、创伤及感染等应激状态下，C- 反应蛋白（C-reactive protein，CRP）、血清淀粉样蛋白 A 与补体等在血浆中的浓度常迅速增高，具有非特异性清除异物和坏死组织的作用。C- 反应蛋白容易与细菌细胞壁结合，起抗体样调理作用；同时，C- 反应蛋白可激活补体的经典途径，促进补体介导的吞噬功能，使与其结合的细菌能够迅速被清除；此外，C- 反应蛋白还可抑制血小板磷脂酶，减少炎症介质的释放。由于血浆 C- 反应蛋白水平与炎症反应、组织损伤的程度呈正相关，因此临床上常将 C- 反应蛋白作为判断炎症性疾病活动性的指标。血清淀粉样蛋白 A 可促进细胞修复；纤维连接蛋白可促进单核细胞和成纤维细胞的趋化作用，并激活补体旁路，从而增强单核细胞的吞噬功能；纤维蛋白原的增加有利于止血和防止炎症扩散。

3. 结合与运输功能 结合珠蛋白、铜蓝蛋白、血红素结合蛋白等可与相应的物质结合，避免过多的游离 Cu^{2+}、血红素等对机体产生危害，并可调节它们的体内代谢过程和生理功能。

4. 抑制自由基产生 急性期蛋白中的铜蓝蛋白可促进亚铁离子的氧化，从而减少羟自由基的产生。

持续高水平的急性期蛋白可对机体产生不利的影响，包括引起代谢紊乱、贫血、生长迟缓及恶病质等。在某些慢性应激患者中，血清淀粉样蛋白 A 浓度升高可能导致某些组织发生继发性淀粉样变。

表 9-1   急性期蛋白的特点与功能

名称	反应时间（h）	分子量	应激时的增加幅度	正常血浆浓度（mg/ml）	可能发挥的功能
C- 反应蛋白	6 ~ 10	110 000	>1000 倍	<8.0	激活补体，调理作用，结合磷脂酰胆碱
血清淀粉样蛋白 A	6 ~ 10	180 000	>1000 倍	<10.0	清除胆固醇
α_1- 酸性糖蛋白	24	41 000	2 ~ 4 倍	0.6 ~ 1.2	促进成纤维细胞生成
α_1- 抗胰蛋白酶	10	54 000	2 ~ 4 倍	1.1 ~ 2.0	抑制丝氨酸蛋白酶的活性
α_1- 抗糜蛋白酶	10	68 000	2 ~ 4 倍	0.3 ~ 0.6	抑制组织蛋白酶 G 的活性
结合珠蛋白	24	86 000	2 ~ 4 倍	0.5 ~ 2.0	抑制组织蛋白酶 B、H、L
纤维蛋白原	24	340 000	2 ~ 4 倍	2.0 ~ 4.0	促进纤维蛋白基质形成
血浆铜蓝蛋白	48 ~ 72	132 000	<1 倍	0.2 ~ 0.6	减少自由基产生
补体成分 C3	48 ~ 72	180 000	<1 倍	0.75 ~ 1.65	具有趋化作用，使肥大细胞脱颗粒

三、细胞应激反应

细胞应激反应（cellular stress response）是指各种有害因素导致细胞稳态破坏时，细胞通过调节自身的蛋白质表达及其活性，产生一系列防御性反应，以增强细胞的抗损伤能力，重建细胞稳态。引起细胞应激反应的应激原主要是外环境因素，包括各种理化因素（包括冷、热、低氧、渗透压、射线、活性氧、自由基、化学药物及化学毒物等）、生物因素（细菌或病毒等病原微生物感染）和营养因素（营养不良与过剩）等。

根据应激原的种类不同，可将细胞应激反应分为热应激、冷应激（cold stress）、低氧应激、氧化应激（oxidative stress）、内质网应激（endoplasmic reticulum stress）、遗传毒性应激（genotoxic stress）和代谢应激等。根据应激反应靶向生物大分子的不同，可将细胞应激反应分为遗传毒性应激与内质网应激等。一种应激原可引起两种甚至多种细胞应激反应，如氧自由基可同时攻击膜脂质、蛋白质和核酸，既可导致氧化应激，又可引发遗传毒性应激；DNA 损伤制剂除可引起遗传毒性应激外，还可损伤蛋白质，并可促进活性氧（reactive oxygen species，

ROS）的产生而导致氧化应激。冷应激是指由于寒冷引起的细胞应激反应。冷应激可降低机体酶促反应的效率、减少细胞内外物质的扩散和膜转运，诱导细胞产生许多与热应激相似的非特异性反应。内质网应激属于亚细胞水平的应激反应，是指当各种应激原作用于细胞后，通过诱发内质网腔中错误折叠和未折叠蛋白质的堆积以及 Ca^{2+} 平衡紊乱而激活未折叠蛋白反应、细胞凋亡信号通路等内质网反应。遗传毒性应激是指各种有害因素对生物体基因组的损伤，亦属于亚细胞水平的应激反应。基因组 DNA 损伤可引起基因组结构的改变，影响遗传信息的准确传递。生物体在长期的进化过程中亦获得了一整套的抗 DNA 损伤机制，可对 DNA 损伤做出及时反应并进行修复，以维持基因组的稳定性和遗传信息的准确传递，但如果 DNA 损伤后机体修复不良，则可导致多种疾病的发生。

细胞应激反应是一个高度复杂的有序过程，包括信号感受、转导和效应等环节。细胞通过监控生物大分子损伤间接感受各种应激原的刺激，而大多数应激原引起的生物大分子损伤都与ROS 有关，因此，ROS 被认为是启动细胞应激反应的第二信使。以下重点介绍常见的热激反应和氧化应激。

（一）热激反应

1. 概念　热激反应（heat shock response）是指生物体在应激原作用下，表现出以热激蛋白（heat shock protein，HSP）（又称热休克蛋白）生成增多为特征的细胞反应。20 世纪 60 年代，研究者将 25℃ 条件下培养的果蝇幼虫置于 30～32℃ 的热环境中，发现果蝇唾液腺能合成一些新的蛋白质，便将这种现象称为热激反应，又称热休克反应或热应激。发生热应激时，新合成或合成增多的一组蛋白质统称为热激蛋白（HSP）。HSP 属于非分泌型蛋白质，主要在细胞内发挥功能。后来发现，许多应激原（如缺血、缺氧、寒冷、感染、炎症、饥饿及创伤等）都可以诱导 HSP 的产生，所以 HSP 又称应激蛋白（stress protein）。

2. HSP 的分类　根据分子量大小，可将 HSP 分为多个亚家族。在不同应激原刺激下，HSP 表达的种类和表达水平存在明显的差异。氧化应激可诱导 HSP32 的表达，热应激可诱导HSP70 的表达。同时，HSP 在不同组织中表达的种类亦有差别。如小鼠在 42℃ 环境下 15 min，其心脏组织以诱导 HSP70 的表达为主，肝组织则主要诱导 HSP27/25 的表达。

3. HSP 的功能　HSP 可协助新生蛋白质的正确折叠、移位和维持，并参与受损蛋白质的修复、移除和降解，因此被形象地称为分子伴侣（molecular chaperone）。正常状态下，核糖体上新合成的蛋白质多肽链需经过正确折叠才能形成功能蛋白质。HSP 可通过其 C 端的疏水区与这些新合成的多肽链结合，以帮助其正确折叠，并可协助其转运至其他细胞器而发挥作用。应激时，由于变性蛋白质的疏水区域重新暴露在外，可以互相结合形成蛋白质聚集物，对细胞造成严重损伤。HSP 可促进已经聚集的蛋白质解聚以及变性的蛋白质复性；若蛋白质损伤过于严重，HSP 则可与其共价结合，通过蛋白酶体将其降解，以防止细胞的进一步破坏。另外，HSP 还可增强机体对多种应激原（如发热、内毒素、病毒感染及心肌缺血等）的耐受力，具有协同免疫及抗炎、抗氧化和抗凋亡作用（表 9-2）。

表 9-2　热激蛋白的分类、分布与功能

亚家族	主要成员名称	细胞内分布	主要生物学功能
HSP110	HSP110	核仁、胞质	提高核对热应激的耐受力
	HSP105	胞质	帮助蛋白质折叠
HSP90	HSP90α（HSP86）	胞质	与类固醇激素受体结合，增强热耐受
	HSP90β（HSP84）	胞质	与类固醇激素受体结合，增强热耐受
	GRP94	内质网	帮助分泌型蛋白质折叠

续表

亚家族	主要成员名称	细胞内分布	主要生物学功能
HSP70	HSC70（组成型）	胞质	协助蛋白质折叠及转运
	HSP70（诱导型）	胞质、胞核	协助蛋白质折叠，具有细胞保护作用
	GRP78（Bip）	内质网	协助新生蛋白质折叠
HSP60	HSP60	胞质	协助蛋白质折叠
	HSP58	线粒体	参与线粒体蛋白的折叠与装配
HSP40	HSP40（HDJ-1）	胞质、胞核	协助蛋白质折叠
HSP30	HSP32（HO-1）	胞质	抗氧化
小分子 HSP	HSP27	胞质、胞核	稳定肌动蛋白微丝
	α- 晶状体蛋白	胞质	稳定细胞骨架
泛素	泛素	胞质	参与蛋白质的非溶酶体降解

GRP：葡糖调节蛋白（glucose-regulated protein）；
Bip：免疫球蛋白重链结合蛋白质（immunoglobulin heavy chain binding protein）；
HDJ-1：人类 DnaJ 同源物 -1（human DnaJ homologue -1）；
HSC70：热激关联蛋白 70（heat shock cognate 70）；
HO-1：血红素加氧酶 -1（heme oxygenase-1）。

但是近年研究发现，某些 HSP 也可通过介导炎症反应和免疫反应加速细胞损伤，促进动脉粥样硬化的发生与发展。

4. HSP 表达的调控　正常状态下，HSP 在细胞中存在基础表达；而在应激状态下，HSP 的表达水平显著增高，这种由应激原刺激的 HSP 表达称为诱导型表达（inducible expression）。HSP 的诱导型表达与热激因子（heat shock factor，HSF）的作用有关。HSF 是一种转录因子，正常情况下以无活性单体的形式存在于细胞质内，并与 HSP 结合在一起，不表现出转录活性。应激时，胞质中的变性蛋白质增加，通过与 HSP 结合，游离出 HSF 单体。HSF 单体可进一步聚合形成具有转录活性的三聚体并从胞质转移至核内，与 *HSP* 基因上游的热激应答元件（heat shock response element，HSE）结合，激活 *HSP* 基因的转录，促进 HSP 的合成。HSP 增多一方面可增强细胞的抗损伤能力；另一方面又可与 HSF 结合，以抑制其继续活化，实现负反馈调控（图 9-2）。

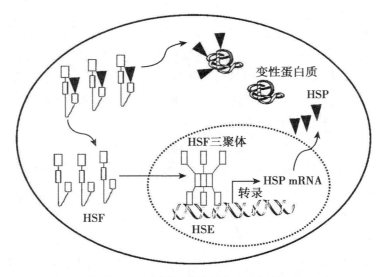

图 9-2　应激时 *HSP* 基因诱导型表达的调控机制示意图

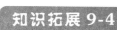

冷激反应和冷休克蛋白

冷刺激（环境温度突然下降）引起的细胞应激反应称为冷激反应（cold shock response）或冷应激（cold stress）。冷激反应能够诱导细胞产生许多与热激反应相似的非特异性反应，还可降低机体酶促反应的效率，减少细胞内外物质的扩散和膜转运。冷激反应可诱导多种冷激蛋白的表达。

冷诱导 RNA 结合蛋白（cold-induced RNA binding protein，CIRP）是一种 RNA 结合蛋白，存在于小鼠、大鼠和人体细胞中，其序列高度保守。CIRP 在正常组织中有低水平的组成型表达；冷应激时，其表达明显上调。CIRP 的表达可被多种应激原诱导，包括紫外线辐射和缺氧等，但不被热应激所诱导。其主要生物学功能是在应激时保护某些 mRNA 的正常结构和功能，抑制其降解，并促进其蛋白质翻译，具有类似 RNA 伴侣的功能。CIRP 在冷应激诱导的细胞周期停滞中也具有一定的作用。

其他冷激蛋白详见本章数字资源。

（二）氧化应激

正常生理状态下，机体的氧化和抗氧化能力保持相对平衡。一方面，机体自身可产生具有氧化作用的自由基；另一方面，机体可通过抗氧化系统来清除自由基。由于各种内外因素使机体自由基产生过多和（或）清除减少，导致氧化与抗氧化稳态失衡，使过多自由基蓄积而引起组织细胞的氧化损伤反应称为氧化应激。氧化应激可通过其氧化作用调节许多生理过程和生化反应，同时也可对细胞、亚细胞结构以及膜脂质、蛋白质和核酸等生物大分子造成氧化损伤。因此，氧化应激具有广泛的生理与病理学意义，可参与神经系统疾病、心血管疾病、糖尿病和肿瘤等多种疾病的病理过程。另外，氧化应激也可激活机体的抗损伤机制。例如，活性氧可激活细胞的多条信号通路以及转录因子，激活含 Mn^{2+} 的超氧化物歧化酶（superoxide dismutase，SOD）、过氧化氢酶和谷胱甘肽过氧化物酶等氧化应激基因，诱导相应蛋白质表达增多，清除氧自由基，产生特异性的细胞保护作用。

细胞应激反应的程度和最终结果因应激原的作用强度及细胞的反应性而异。概括而言，细胞可对有害因素产生积极、主动的反应，以去除有害刺激，防止细胞损伤，或修复已经发生的损伤。若细胞损伤比较严重，则可通过诱导细胞凋亡或促进其他形式的细胞死亡来清除受损细胞，以维护内环境的稳定。

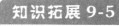

内质网应激

各种应激原作用于细胞后，可通过诱发内质网腔中错误折叠和未折叠蛋白质的堆积以及 Ca^{2+} 平衡紊乱，激活未折叠蛋白反应及细胞凋亡信号通路，称为内质网应激。适度的内质网应激对于增强细胞的抗损伤能力及适应能力具有重要意义，对细胞生命活动具有重要影响。多种理化及生物性应激原可引起内质网应激。内质网应激的主要表现形式是未折叠蛋白反应和细胞凋亡，详见本章数字资源。

Note

第三节　应激时机体的代谢与功能变化

一、物质代谢变化

应激时，机体分解代谢增强，合成代谢减弱，代谢率明显提高，这主要与儿茶酚胺、糖皮质激素、胰高血糖素及某些炎症介质（如肿瘤坏死因子、白细胞介素 -1）释放增多、胰岛素分泌减少等有关。如大面积烧伤患者每天的能量需求可高达 5000 kcal，相当于正常成人安静状态下每天能量需求的 2.5 倍，近似正常人重体力劳动时的代谢率。机体可出现应激性高血糖，血液中的游离脂肪酸和酮体可有不同程度的增加，蛋白质分解代谢增强，这种高代谢率在应激时可以为机体提供足够的能量。但长时间的应激反应可导致脂肪被消耗，血浆中氨基酸水平升高，尿素氮排出量增加，引起负氮平衡（图 9-3）。

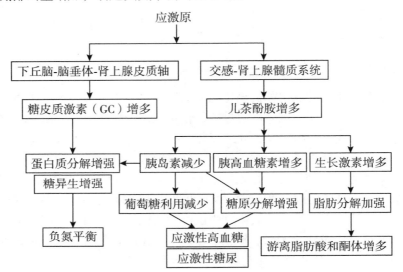

图 9-3　应激时糖、脂肪与蛋白质代谢的变化

二、功能变化

（一）心血管系统

应激时，交感 - 肾上腺髓质系统兴奋，引起儿茶酚胺分泌增多，导致心率加快、心肌收缩力增强、总外周阻力增加及血液重分布，有利于增加心输出量、升高血压，以保证心脏、脑和骨骼肌的血液供应。但是，交感 - 肾上腺髓质系统过度兴奋可导致血压持续升高、冠状动脉痉挛、血小板聚集和血液黏滞度增高，造成心肌缺血甚至心肌梗死。

（二）免疫系统

急性应激时，机体非特异性免疫反应常增强，表现为外周血中性粒细胞数量增多，吞噬细胞活性增强，补体系统激活，C- 反应蛋白、细胞因子、趋化因子及淋巴因子等释放增多。慢性应激和长期心理应激时，糖皮质激素、儿茶酚胺与免疫系统的交互作用增强，常可造成免疫功能抑制或免疫功能紊乱。免疫功能抑制可增加感染和肿瘤的发生风险，免疫功能紊乱常可诱发多种自身免疫性疾病，如系统性红斑狼疮、类风湿关节炎和哮喘等。

（三）血液系统

急性应激时，外周血中白细胞数量增多、核左移；血小板数量增多、黏附与聚集性增强，纤维蛋白原、凝血因子浓度升高，凝血时间缩短。血液系统表现为非特异性抗感染能力和凝血功能增强。慢性应激时，单核 - 吞噬细胞系统对红细胞的破坏加速，常表现为低色素性缺铁性贫血，但予以补铁治疗无效。

（四）泌尿生殖系统

应激时，交感 - 肾上腺髓质系统兴奋，可引起肾血管收缩，使肾小球滤过率降低；肾素 - 血管紧张素 - 醛固酮系统激活，可导致肾入球小动脉收缩，使肾小球滤过率降低；醛固酮及抗利尿激素分泌增多，可导致肾小管对钠、水的重吸收增多。因此，应激时，机体尿量减少、尿比重增高及尿钠浓度降低。应激缓解后，肾血液灌流恢复，上述泌尿功能变化可完全恢复。但如果应激原作用强烈且持续存在，则可能导致肾小管坏死，造成肾器质性损伤。

应激时，由于下丘脑 - 脑垂体 - 肾上腺皮质轴激活，可在各个环节抑制性腺轴。下丘脑分泌的促性腺激素释放激素在应激特别是精神心理应激时降低，或者分泌的规律性被扰乱。此外，应激还可使性腺对性激素产生抵抗，导致突然断乳、性欲减退、月经周期紊乱或停经等。

第四节　应激与疾病

应激可对机体各器官系统产生广泛的影响。应激作为病因，其直接引起的疾病称为应激性疾病（stress disease），如应激性溃疡；而应激作为条件或诱因参与疾病的发生、发展过程，所引起的疾病称为应激相关疾病，如原发性高血压、冠心病、溃疡性结肠炎、支气管哮喘和精神神经疾病等。

一、应激性溃疡

应激性溃疡（stress ulcer）是指在大面积烧伤、创伤、休克、败血症、脑血管意外或严重心理精神刺激等强烈应激原作用下出现的以黏膜糜烂、多发性浅表性溃疡和出血为主要特征的胃、十二指肠急性损伤。应激性溃疡可在严重应激后数小时内出现，发生率达 80% 以上；但如果能及时解除应激刺激，则溃疡可在数日内愈合，且不留瘢痕。应激性溃疡的发生是胃肠黏膜保护性因素降低和损伤性因素增强共同作用的结果，其具体发生机制与下列因素有关：

1. 胃肠黏膜缺血　胃肠黏膜缺血是应激性溃疡发生的基本条件。应激时，由于交感 - 肾上腺髓质系统强烈兴奋，使血液重新分布，导致胃和十二指肠黏膜小血管强烈收缩，血液灌流显著减少。一方面，胃肠黏膜缺血可引起胃肠道组织细胞损伤；另一方面，缺血还可导致细胞产生黏液和碳酸氢盐减少，造成黏液 - 碳酸氢盐屏障被破坏。

2. 黏膜屏障功能降低　应激时，下丘脑 - 脑垂体 - 肾上腺皮质轴激活，使 GC 生成增多，可抑制蛋白质合成，促进蛋白质分解，导致胃肠黏膜损伤，组织细胞的修复和再生能力降低，使黏液和碳酸氢盐的分泌减少，可进一步加重黏液 - 碳酸氢盐屏障的破坏；同时，GC 可促进胃酸和胃蛋白酶的分泌，从而加重胃肠黏膜损伤。

3. 其他损伤性因素 ①酸中毒：应激时，机体分解代谢增强，酸性代谢产物增多；肾小球滤过率下降，酸性产物排出减少，可引起酸中毒。酸中毒可消耗胃肠黏膜细胞中的 HCO_3^-，参与破坏黏液 - 碳酸氢盐屏障；同时，酸中毒可降低溶酶体膜的稳定性，造成组织自损伤，加重溃疡形成。②胆汁等消化液反流：应激时，胃肠运动障碍，可使胆汁酸、溶血卵磷脂及胰酶反流至胃内，进一步加重胃黏膜损伤。③自由基：应激可导致胃肠黏膜发生缺血 - 再灌注，生成大量氧自由基，进而引起黏膜损伤（图 9-4）。

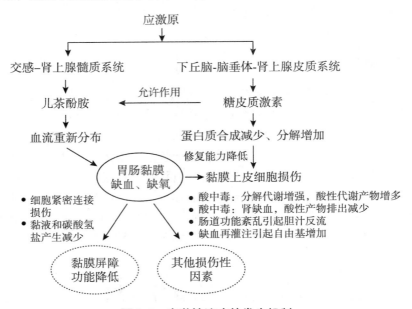

图 9-4　应激性溃疡的发生机制

案例 9-1B

　　孙阿姨入院后第 3 天排出柏油样粪便，医生询问得知孙阿姨既往无胃病史。辅助检查：RBC $3×10^{12}$/L，Hb 90 g/L，WBC $1.5×10^9$/L，粪便隐血试验（+++），凝血功能正常。胃镜检查显示：胃黏膜充血，多处浅溃疡，溃疡处有鲜血。医生立即予以禁食，留置胃管；经胃管注入果胶铋局部止血；静脉注射奥美拉唑和凝血酶，并予以白蛋白营养支持。同时，医生还向患者介绍了出现此类问题的原因，耐心安抚患者后，详细讲解了手术治疗方案。

　　入院后第 10 天，在硬膜外麻醉下行骨折切开复位及钢板内固定术。7 天后，孙阿姨出院回家继续康复。

问题：

1. 孙阿姨为什么会排出柏油样粪便，其发病机制是什么？
2. 临床上还有哪些住院患者容易出现类似情况？应如何预防？

二、心身疾病

　　心身疾病（psychosomatic disease）是指发生、发展、转归及治疗明显受心理因素影响的躯体疾病。不良的心理因素可使躯体疾病加重和恶化。近年研究表明，心理社会因素可引起广泛的躯体疾病。在综合医院就诊的初诊患者中，约 1/3 患有心身疾病。例如，恶性肿瘤患者由于强烈的恐惧心理可导致病情恶化而加速死亡；在长期精神心理应激原（如噪声、工作紧张、焦虑等）作用下，高血压发病率明显上升；心理应激可促进脂质沉积及血小板黏附与聚集，引起动脉粥样硬化斑块形成；在已有冠状动脉病变或心肌损伤的基础上，心理应激易诱发心肌梗死、严重心律失常甚至猝死；心脑血管意外事件常在情绪剧烈波动时发生（表 9-3）。随着医学模式的转变，心身医学已受到广泛的重视。

表 9-3　常见应激相关疾病

系统	疾病
心血管系统	冠心病、原发性高血压、阵发性心动过速、心脏神经症、心律失常等
消化系统	胃溃疡、十二指肠球部溃疡、溃疡性结肠炎、过敏性结肠炎、直肠刺激综合征、贲门失弛症、幽门痉挛等
呼吸系统	支气管哮喘、过度换气综合征、过敏性鼻炎、神经性咳嗽等
神经系统	神经衰弱、慢性疲劳综合征、偏头痛、睡眠障碍、痉挛性发作、雷诺病等
内分泌系统	糖尿病、甲状腺功能亢进症、尿崩症、肥胖症、神经性厌食症等
骨骼、肌肉系统	痉挛性斜颈、慢性腰背痛、类风湿关节炎等
泌尿生殖系统	阳痿、经前期综合征、功能失调性子宫出血、不孕症、更年期综合征等
皮肤系统	神经性皮炎、荨麻疹、牛皮癣、多汗症、白癜风等
其他	恶性肿瘤、进食障碍等

三、应激相关精神障碍

突然遭受强烈的社会心理应激原刺激可导致应激相关精神障碍。这些精神障碍与边缘系统（如扣带回皮质、海马和杏仁复合体）及下丘脑等部位关系密切。根据其临床表现和病程长短，可将应激相关精神障碍分为以下几类：

（一）急性心因性反应

急性心因性反应（acute psychogenic reaction）是指机体突然受到强烈的心理社会应激原刺激后，在数分钟至数小时内发生的功能性精神障碍。患者可表现为伴有情感迟钝的精神运动性抑制，如不言不语、对周围事物漠不关心、呆若木鸡；也可表现为伴有恐惧的精神运动性兴奋，如兴奋、激越、恐惧、紧张或喊叫、无目的地乱跑，甚至痉挛发作。上述症状持续时间较短，一般在数天或 1 周内缓解。

（二）延迟性心因性反应

延迟性心因性反应（delayed psychogenic reaction）又称创伤后应激障碍（post-traumatic stress disorder，PTSD），是指机体受到严重而强烈的应激事件（如经历战争、强烈地震、恐怖场面、凶杀场面、恶性交通事故或被强暴等）打击后，延迟出现（遭受打击后数周至数月）或长期持续存在的精神障碍。患者大多数在遭受创伤后数日至半年内出现症状，主要症状包括以下三个方面：

1. 闯入性体验　表现为反复重现创伤性体验，做噩梦，易触景生情，进而增加患者的主观痛苦。

2. 回避行为　患者不愿提及有关事件，避免有关的想法、感受及交谈。回避行为一方面是个体的一种自我保护机制，但另一方面也会延缓个体的复原。

3. 过度警觉　表现为敏感、容易受惊吓、易激惹或易怒、注意力不集中、对周围事物淡漠、不与周围人接触等。部分患者可出现难以入睡及容易惊醒等睡眠障碍。少数患者表现为多年不愈的慢性病程，或转变为持久的人格改变。

创伤性事件发生后，个体是否发生 PTSD 以及 PTSD 的持续时间与创伤性事件的刺激强度、机体抵抗创伤性事件的反应和促进个体恢复的因素有关。影响个体恢复力的因素包括人格特点、应对方式、认知方式及社会支持情况等，其中既有遗传素质因素，又有后天环境因素。

（三）适应障碍

适应障碍（adjustment disorder）是由于长期存在的心理应激或困难处境，加之个体具有的心理特点或人格缺陷等易感性，而产生的以抑郁、焦虑、烦躁等情感障碍为主，伴有社会适应不良、学习及工作能力下降、与周围接触减少等表现的一类精神障碍。适应障碍常发生在应激事件或环境变化的 1 个月内，持续时间一般不超过 6 个月。

第五节　病理性应激防治的病理生理基础

一、预防或消除应激原

应避免过于强烈的应激原长期作用于人体。若患者存在伴有不良性应激的疾病或病理过程，如严重感染、创伤、烧伤、休克、器官衰竭等，则应予以及时、有效的处理和治疗，以减弱应激原的作用，减轻应激性损伤。具体方法包括改变生活环境、避免不良情绪和有害的神经刺激，避免过度而持久的神经紧张以及改善人际关系等。同时，还应指导患者不断地提高自身的心理素质和身体素质，增强对各种心理应激和躯体应激的耐受力。

二、积极治疗应激性损伤

1. 正确处理应激躯体性损伤　如应激性溃疡、应激性心律失常等。

2. 预防和治疗心理与精神障碍　恰当的心理治疗和护理可及时消除、缓解患者的心理应激，增强患者的康复信心。对于精神、心理障碍患者可采用心理治疗、抗焦虑药物和抗抑郁药物治疗，并辅以针灸、理疗和音乐疗法等进行综合治疗。应指导患者提高自身的心理素质，有意识地主动接受适量的刺激，增强自身的适应能力，以有效应对各种强烈应激。

三、合理使用糖皮质激素

在严重创伤、感染和休克等应激状态下，GC 的释放是一种重要的防御保护机制。对于应激反应低下（如肾上腺皮质功能减退症、年老体弱、严重营养不良等）的患者，及时、适当地补充 GC 可帮助其度过危险期。

四、补充营养

应激时，高代谢率及脂肪、糖原和蛋白质的大量分解，使机体能量消耗显著增加。可经胃肠道或静脉补充氨基酸、蛋白质和葡萄糖等，以缓解能量的消耗。

临床应用 9-1

创伤后应激障碍的防治

创伤后应激障碍（PTSD）是指对创伤等严重应激因素的一种异常精神反应。它是一种延迟性持续性的心身疾病，是由于受到异乎寻常的威胁性、灾难性心理创伤，导致延迟出现和长期持续的心理障碍。简而言之，PTSD是一种创伤性事件后的心理失衡状态。PTSD的应激原往往是具有突发性、威胁性或灾难性的事件，如战争、地震、凶杀等，常引起个体产生恐惧、害怕和无助感。PTSD的治疗宜采用心理治疗联合药物治疗的方法。抗抑郁药是治疗各个时期PTSD的常用药，其治疗效果较好。其他药物包括抗焦虑药、镇静药等。在药物治疗的基础上，还应采用支持性心理治疗，通过支持、解释、倾听、鼓励等方式，建立良好的医患关系，以提高治疗效果。

（杨力明）

思 考 题

1. 简述应激时蓝斑 - 交感 - 肾上腺髓质系统兴奋对机体的代偿意义和不利影响。

2. 简述应激时下丘脑 - 脑垂体 - 肾上腺皮质轴兴奋对机体的代偿意义和不利影响。

3. 案例：患者张先生，35岁，近1个月来，由于工作压力和工作强度非常大，张先生很晚才入睡，且睡眠质量差。2天前，张先生出现头痛、头晕，休息后略缓解。昨晚工作到11点时，他开始出现头痛、头晕，站立时头晕加重，伴有心悸、恶心、出冷汗，遂紧急到医院就诊。

医生认真听取了张先生的主诉，并进行了详细的体格检查。心脏、肺和神经系统检查未见异常。T 36.6 ℃，P 95 次 / 分，R 23 次 / 分，BP 170/105 mmHg。辅助检查：血糖 14.5 mmol/L，糖化血红蛋白 8.5%。头颅磁共振成像、心电图及心脏彩超检查均无异常。

问题：

（1）张先生出现了哪些异常？其发生机制是什么？

（2）作为一名医生，对张先生有哪些建议？

第十章

休 克

案例 10-1

　　患者，男，16 岁，放学途中不慎被汽车撞伤，感头晕、无力，倒地不起，肇事司机被吓得站在一旁不知所措。危急时刻，刚从医院下班路过的王医生看到后，迅速来到伤者身边，主动表明自己的医生身份并施救，同时拨打了"120"急救电话。王医生施救时，旁边有路人劝他不要多事，王医生只是淡淡回应说："我是医生，救死扶伤是我的天职。"急救车到达现场后，王医生向医护人员交代了患者的伤情。看着救护车远去，王医生才松了一口气。

　　入院后查体：T 35.9℃，P 116 次 / 分，R 24 次 / 分，BP 80/55 mmHg。痛苦面容，面色苍白，表情淡漠，四肢湿冷。腹胀、左上腹压痛，伴有轻度肌紧张，移动性浊音阳性，肠鸣音减弱。辅助检查：腹腔穿刺抽出不凝固血液，中心静脉压（CVP）1 cmH$_2$O。

　　问题：

　　1. 患者休克的原因是什么？休克处于哪个时期？

　　2. 解释患者出现临床表现的病理生理基础。

　　3. 从王医生身上能学习到的素质是什么？

　　休克（shock）是指机体在严重失血、失液、感染、创伤等强烈致病因素作用下，有效循环血量急剧降低，组织血液灌流量严重不足，引起组织细胞缺血、缺氧，以致各重要生命器官的功能、代谢障碍或结构损害的全身性危重病理过程。

　　休克一词源于希腊文，原意为"打击""震荡"，最初用来表示人体受伤后的一种危重状态。1731 年，法国医生 Le Dran 首次用法语 secousseuc 来描述患者因创伤而导致的临床危重状态。1743 年，英国医生 Clare 将 secousseuc 翻译成英语 shock，这是第一次用休克来描述类似创伤休克综合征。至今人们对休克的认识和研究已有 200 多年的历史，其间经历了症状描述阶段、急性循环衰竭的认识阶段、微循环学说的创立阶段和细胞分子水平研究阶段四个主要发展阶段。休克是多病因、多发病环节、多种体液因子参与的全身性危重病理过程，可导致多器官功能障碍甚至衰竭等严重后果。

知识拓展 10-1

人类对休克的认识过程

　　人类对休克的认识经历了哪些过程？起初，人们对休克的认识仅限于外部表现和现象的描述，如面色苍白、四肢厥冷、出冷汗、脉搏快而微弱、表情淡漠等。随着人类对休克研究的不断深入，对休克的认识也经历了由整体水平到组织水平再到细胞 - 分子水平的过程。具体内容详见本章数字资源。

第一节　休克的病因与分类

一、病因

　　休克的特征是组织血液灌流障碍。组织血液灌流量取决于微循环自身的状态及其灌注压，后者又取决于血容量、心泵功能和血管容积。各种强烈的致病因子作用于机体，损害上述一个或多个因素，均可引起休克。常见的病因有：

（一）失血与失液

　　1. 失血　由于大量失血引起有效循环血量减少而发生的休克称为失血性休克（hemorrhagic shock），常见于外伤出血、胃溃疡出血、食管下端静脉曲张破裂出血及产后大出血等。失血后是否发生休克，不仅取决于失血量，还取决于失血速度。

　　2. 失液　剧烈呕吐、腹泻、肠梗阻、大量出汗、糖尿病所致多尿等，均可导致大量体液丢失，使有效循环血量锐减而发生休克，又称为虚脱（collapse）。

（二）烧伤

　　大面积烧伤时，机体常伴有血浆大量丢失，使有效循环血量急剧减少，组织器官血液灌流量严重不足。由大面积烧伤引起的休克称为烧伤性休克（burn shock）。休克早期微循环的变化与烧伤引起的疼痛及低血容量有关，后期易继发感染而发展为感染性休克。

（三）感染

　　由细菌、病毒、真菌、立克次体等病原微生物的严重感染而引起的休克称为感染性休克（infective shock），最常见的原因是革兰氏阴性细菌感染。细菌内毒素在革兰氏阴性细菌引起的休克中起着重要的作用，如给动物直接注射内毒素，可引起与感染性休克类似的表现，称为内毒素性休克（endotoxin shock）。严重的革兰氏阴性细菌感染常伴有败血症，故感染性休克又可称为败血症休克（septic shock）。

（四）严重创伤

　　严重创伤时，常因疼痛、大量失血、大面积组织坏死而引起创伤性休克（traumatic shock），尤其在战事（战伤性休克）或自然灾害、意外事故中多见。

（五）心脏功能障碍

大面积急性心肌梗死、急性心肌炎、心脏压塞、严重的心律失常（心室颤动、心房颤动）、心脏破裂等心脏病变可引起原发性心脏功能障碍，使心输出量急剧降低；主动脉瓣狭窄、肺动脉高压等可增加心脏的射血阻力，心脏压塞、张力性气胸、肺栓塞等可阻碍心室舒张期充盈。这些病变均可使心输出量减少、有效循环血量下降，进而导致心源性休克（cardiogenic shock）的发生。

（六）过敏

某些过敏体质的人可因注射某些药物（如青霉素）、血清制品或疫苗，或进食某些食物（如牛奶、虾）、接触某些物质（如花粉）等引发严重的 I 型超敏反应，由此引起的休克称为过敏性休克（anaphylactic shock）。

（七）强烈的神经刺激

出现严重的脑部或脊髓损伤、麻醉和疼痛时，由于交感缩血管功能抑制，不能维持动、静脉血管张力，导致一过性血管扩张，使静脉血管容量增加和血压下降而引起的休克，称为神经源性休克（neurogenic shock）。其发生与血管运动中枢抑制、阻力血管扩张及循环血量相对不足有关。

（八）内分泌疾病

某些内分泌疾病，如慢性垂体功能减退症，急、慢性肾上腺皮质功能减退症，黏液性水肿以及嗜铬细胞瘤等，在一定条件下可引起低血压及休克。

二、分类

引起休克的病因复杂多样，休克的分类方法也有很多种。临床上常用的分类方法有以下几种。

（一）按病因分类

根据病因可以将休克分为失血及失液性休克、烧伤性休克、创伤性休克、感染性休克、过敏性休克、心源性休克、神经源性休克和内分泌休克等。

（二）按始动环节及血流动力学变化特点分类

基于不同的分类方法对休克规范化治疗的影响以及对休克认识的不断深入，尤其是将血流动力学理论应用于临床后，人们开始发现，不同损伤因素引起的休克可以表现为相同或相近的血流动力学变化，即有效循环血量减少是多种原因引起休克的共同发病基础。更重要的是，导致大多数休克患者死亡的主要原因不再是初始损伤，而是之后出现的血流动力学紊乱。良好的心脏功能、正常的血管容积和充足的循环血量是保障微循环灌注的基本条件。各种病因均可通过这些因素影响有效循环血量，引起微循环功能障碍，导致组织灌流量减少，进而引起休克。基于血流动力学理论，新的分类方法将休克分为 4 种类型（表 10-1）。

表 10-1 按休克的始动环节及血流动力学变化特点分类

分类	原因
低血容量性休克	失血性休克（钝挫伤或穿透伤、消化道出血） 体液丢失（腹泻等）或体液进入第三间隙
分布性休克	以外周血管显著扩张为特征，如感染性休克、过敏性休克、SIRS 等
心源性休克	心肌病变，如心肌梗死；心律失常；机械性病因，如瓣膜病变、心包积血
梗阻性休克	心外性：心包缩窄或心脏压塞、腔静脉梗阻、肺动脉栓塞、非栓塞性急性肺动脉高压、主动脉夹层及张力性气胸等； 心内性：瓣膜狭窄、心室流出道梗阻等

注：SIRS：全身炎症反应综合征（systemic inflammatory response syndrome）。

1. 低血容量性休克 由于各种原因导致机体血容量减少而引起的休克称为低血容量性休克（hypovolemic shock），常见于大量失血，大量出汗、严重腹泻或呕吐引起的大量体液丢失，血管穿透性创伤和大面积烧伤等情况。患者血容量绝对减少，导致静脉回心血量不足，可引起心室充盈不足和心输出量减少，血压下降对压力感受器的负反馈调节冲动减弱，引起交感神经兴奋，使外周血管收缩，造成组织血液灌流量进一步减少。低血容量性休克的血流动力学特点是"低排高阻"。临床上常表现为三低一高，即中心静脉压（central venous pressure, CVP）、心输出量（cardiac output）及动脉血压降低，而外周阻力（peripheral vascular resistance）增大。

2. 分布性休克 由于血管床容量病理性增大，使血液重新分布而导致的相对低血容量所引起的休克称为分布性休克（distributive shock）或血管源性休克（vasogenic shock），常见于脓毒症休克、过敏性休克、神经源性休克和内分泌休克。正常机体微循环中约有 20% 的毛细血管轮流开放，其余 80% 的毛细血管处于关闭状态。当机体受到感染、过敏、强烈的神经与体液因素刺激时，在内源性或外源性血管活性物质的作用下，微血管舒张，血管床容积增大，大量血液淤滞在微循环中，使有效循环血量减少而导致休克。

感染可导致全身炎症反应激活，过多的炎症介质使机体对血流的调节处于失控状态，临床表现为血管内容量相对不足和组织灌注压降低；而机体组织低灌注状态又是引起炎症反应的强烈因素，二者之间互为因果，最终形成恶性循环。分布性休克并非仅在感染时才会发生，创伤也是引起机体炎症反应的强烈因素。对创伤或大手术后重症患者补充血容量后，仍有部分患者处于休克状态，此时最有可能合并存在分布性休克。此外，其他各种类型休克同样可作为炎症反应的始动因素。例如，失血引起的低血容量性休克患者，若其血容量减少达 40% 且持续 2 小时以上，即使予以彻底止血及充分补充血容量，也不能使其血压恢复，因为机体已通过产生多种炎症介质引起血管通透性及血管张力改变，低血容量性休克已转化为分布性休克。此时如果继续按照低血容量性休克的治疗原则，非但不能逆转休克，反而会导致严重的医源性损伤。由此可见，炎症介质引起的分布性休克可以是其他多种类型休克发展或恶化的共同通路。

3. 心源性休克 由于心脏器质性损伤引起心脏泵血功能障碍，心输出量急剧减少，使有效循环血量和微循环灌流量显著降低而引起的休克称为心源性休克，常见于心肌梗死、心肌病、心肌炎、严重的心律失常、瓣膜性心脏病及其他严重心脏病的晚期。心源性休克的血流动力学特点为"低排高阻"，但左心衰竭与右心衰竭引起的心源性休克可出现不同的病理生理改变，血流动力学参数也会表现出差异。

4. 梗阻性休克 由于大血管或心脏自身梗阻使血液流出道受阻而引起的休克称为梗阻性

休克（obstructive shock），其症状与心源性休克类似，但两者的发病机制截然不同。根据梗阻的部位可将其分为心外梗阻性休克和心内梗阻性休克。心外梗阻性休克常见于心包缩窄或心脏压塞、腔静脉梗阻、肺动脉栓塞、非栓塞性急性肺动脉高压、主动脉夹层及张力性气胸等。心内梗阻性休克常见于瓣膜狭窄、心室流出道梗阻等。梗阻性休克的血流动力学特点为"低排高阻"，此类休克在所有休克类型中所占的比例最低，但其引起的血流动力学改变最为显著，危害也最大，通常需要快速明确梗阻的部位并及时解除梗阻。

临床应用 10-1

心源性休克的临床分期

心源性休克是由心脏泵功能衰竭引起心输出量显著减少，伴有血压下降、重要脏器血流灌注量不足等表现的一组休克综合征。2019 年，美国心血管造影和介入学会（Society of Cardiovascular Angiography and Intervention，SCAI）提出将心源性休克分为五期，该分期方法在临床上得到了广泛的认可和应用。2022 年，SCAI 发布了休克分期专家共识更新版。新版心源性休克分期继续强调体格检查、生化和血流动力学指标，将休克分为风险期、开始期、典型期、恶化期和终末期五期。每个阶段均涉及休克的严重程度以及患者的病情进展或康复途径，是一个连续的动态过程。确定分期对评估患者的死亡风险、确定管理策略都很重要。新版共识的心源性休克分期"金字塔"可提示每个阶段的严重程度和风险等级（从下往上，病情越来越严重），临床上需要根据表型、风险和合并症对患者进行个体化护理。心源性休克分期"金字塔"示意图详见本章数字资源。

第二节 休克的发生机制

不同原因引起的休克虽然各有特点，但有效循环血量减少、微循环障碍是休克发生、发展的主要病理生理基础。不同病因引起休克的共同特征是急性循环血量减少，微循环处于低灌流状态，导致重要器官血液灌流量不足，引起细胞功能紊乱。

一、微循环机制

微循环（microcirculation）是指微动脉与微静脉之间微血管的血液循环，是循环系统的基本功能结构。典型的微循环由微动脉、后微动脉、毛细血管前括约肌、真毛细血管、直捷通路、动静脉短路和微静脉组成。微循环的功能主要包括三个方面：①通过阻力血管（微动脉和毛细血管前括约肌）的作用参与调节全身血压和血液分配；②通过交换血管（真毛细血管）进行血管内外物质交换；③通过容量血管（微静脉）调控微循环流出量和回心血量。作为直接进行物质交换的场所，微循环是维持器官和组织正常功能的结构基础（图 10-1A）。

20 世纪 60 年代，Lillehei 等对休克时的微循环变化进行了深入的研究，认为各种类型休克的基本发病环节都是微循环血液灌流障碍，由此提出了休克的微循环学说，并以失血性休克为例，根据微循环的变化特点将休克分为三期，即微循环缺血期、微循环淤血期和微循环衰竭期。

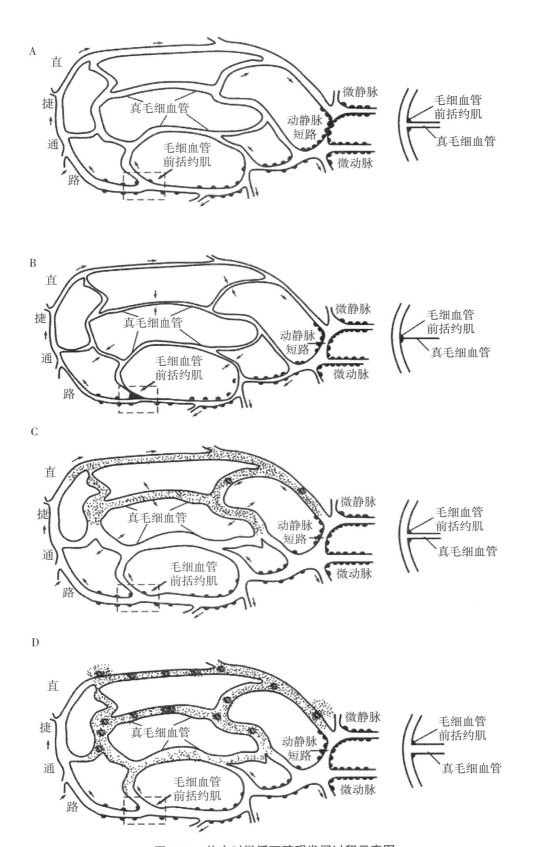

图 10-1 休克时微循环障碍发展过程示意图

A. 正常微循环；B. 休克代偿期，微循环缺血性缺氧；C. 休克失代偿期，微循环淤血性缺氧；
D. 休克难治期，微循环血流停滞或 DIC 形成

（一）微循环缺血期

1. 微循环变化的特点　微循环缺血期为休克早期，在临床上属于休克代偿期，机体可动员多种代偿机制以维持血压，保持内环境稳定。此期小血管持续收缩，微循环血液灌流量减少，组织缺血、缺氧，故又称缺血性缺氧期（ischemic anoxia phase）。主要表现为微血管痉挛。

（1）小动脉、微动脉、后微动脉及毛细血管前括约肌强烈收缩，使毛细血管前阻力增加，导致大量真毛细血管网关闭。微循环血液灌流量急剧减少、压力降低，血流速度减慢，轴流消失，使细胞出现齿轮状运动。由直捷通路回流的血量增加，导致微循环营养通路血流量减少，造成组织严重缺血、缺氧。

（2）微静脉和小静脉对儿茶酚胺的敏感性较低，仅出现轻度收缩。

（3）动-静脉吻合支不同程度地开放，使血液从微动脉经动-静脉吻合支直接流入小静脉。因此，此期微循环灌流的特点为"少灌少流，灌少于流"，组织细胞呈缺血、缺氧状态（图 10-1B）。

2. 微循环变化的机制　此期微循环变化的机制与交感-肾上腺髓质系统强烈兴奋和缩血管物质增多有关。

（1）交感-肾上腺髓质系统强烈兴奋：各种致休克因子均可通过不同的途径引起交感-肾上腺髓质系统兴奋，使儿茶酚胺大量释放入血，引起小血管收缩和痉挛。目前已证实，各种类型休克患者血液中的儿茶酚胺含量比正常情况下高数十倍甚至数百倍。例如，发生低血容量性休克、心源性休克时，由于血压降低，可通过颈动脉窦反射引起交感-肾上腺髓质系统强烈兴奋；发生创伤性休克、烧伤性休克时，由于疼痛和失血而引起交感-肾上腺髓质系统兴奋；发生感染性休克时，内毒素具有较强的拟交感神经作用。不同脏器的血管对儿茶酚胺刺激的敏感性不同。儿茶酚胺主要发挥以下作用：① α- 肾上腺素受体效应，皮肤、腹腔内脏和肾小血管收缩，以微动脉和毛细血管前括约肌收缩最为显著，使毛细血管前阻力明显增大，微循环灌流量急剧减少，导致微循环缺血、缺氧，但对心、脑血管的影响不大；② β- 肾上腺素受体效应，儿茶酚胺作用于 β- 肾上腺素受体，使动-静脉吻合支开放，血液通过开放的动-静脉吻合支和直捷通路直接回流到心脏，可导致组织发生严重的缺血、缺氧。

（2）其他缩血管体液因子的作用：①血管紧张素Ⅱ（angiotensin，Ang Ⅱ），交感神经兴奋和儿茶酚胺增多以及血容量减少均可引起肾素-血管紧张素系统活性增强，使 Ang Ⅱ 生成明显增多。Ang Ⅱ 具有强烈的缩血管作用。②血管升压素（vasopressin），血容量减少、疼痛和血管紧张素Ⅱ增多时，可引起血管升压素大量分泌，对内脏小血管和微血管有收缩作用。③血栓素 A_2（thromboxane A_2，TXA_2），儿茶酚胺可刺激血小板产生具有强烈缩血管作用的血栓素。④内皮素（endothelin），休克时，缺血、缺氧、血小板聚集、凝血酶、肾上腺素等因素可促进血管内皮细胞前内皮素原的表达，使内皮素合成和释放增加。内皮素具有强烈而持久地收缩小血管和微血管的作用。

3. 微循环变化的代偿意义　此期交感-肾上腺髓质系统强烈兴奋，引起儿茶酚胺显著增多，一方面可导致皮肤、腹腔内脏器官缺血、缺氧；另一方面对机体具有重要的代偿意义和调节作用。

（1）有助于维持动脉血压：休克早期患者动脉血压的维持主要通过以下三方面机制实现。

1）回心血量增加：静脉血管属于容量血管，可容纳 60%～70% 的血液总量。静脉收缩可以迅速而短暂地增加回心血量。休克早期交感神经持续兴奋，使儿茶酚胺等缩血管物质大量释放，引起肌性微静脉、小静脉和肝、脾等储血器官血管收缩，导致血管床容量减少，可迅速而短暂地增加回心血量，以利于维持动脉血压。这种代偿机制称为自身输血作用，被认为是休克时增加回心血量和循环血量的"第一道防线"。休克早期交感神经持续兴奋和儿茶酚胺大量分泌，可导致血管明显收缩。由于微动脉和毛细血管前括约肌比微静脉对儿茶酚胺更为敏感，导致毛细血管前阻力比后阻力升高更明显，毛细血管内流体静压下降，使组织液进入血管，引起循环血量增加，起到自身输液的作用，被认为是休克时增加回心血量的"第二道防线"。同时，有效循环血量减少可刺激血管升压素和醛固酮的分泌，促进肾小管对钠、水的重吸收，也有助于回心血量的增加。

2）心输出量增加：休克早期，心脏尚有足够的血液供应，在回心血量增加的基础上，交感神经兴奋和儿茶酚胺增多可使心率加快、心肌收缩力增强、心输出量增加，有助于维持动脉血压。

3）外周血管阻力增大：在回心血量和心输出量增加的基础上，全身小动脉痉挛收缩，使外周血管阻力增大、心功能增强，有助于维持动脉血压。

（2）有助于维持心脏、脑的血液供应：不同器官的血管对儿茶酚胺的敏感性不一致，皮肤及内脏血管具有丰富的交感缩血管纤维，α-肾上腺素受体占优势，对儿茶酚胺的敏感性较高，其血管收缩明显，而脑血管的交感缩血管纤维分布较少，α-肾上腺素受体密度低，在平均动脉压为 60～140 mmHg 范围内，脑血液灌流量可稳定在一定的水平；冠状动脉虽然也有交感神经支配且有 α-肾上腺素受体和 β-肾上腺素受体分布，但 β-肾上腺素受体兴奋的扩血管效应强于 α-肾上腺素受体兴奋的缩血管效应，而且由于休克早期交感神经兴奋和儿茶酚胺增多使心脏活动加强、代谢水平升高，导致大量扩血管物质（如腺苷、PGI_2）生成并在局部蓄积，使冠状动脉扩张，从而增加了心肌血液灌流量。这种不同器官微循环反应的差异可导致血液重新分布，从而保证心脏、脑等重要生命器官的血液供应。

4. 临床表现　患者表现为面色苍白、四肢湿冷、出冷汗、心率加快、脉搏细速、尿量减少以及烦躁不安。由于血液重新分布，心脏、脑血流量仍可维持正常，故患者神志尚清楚。此期患者血压可骤降（如大量失血）或略降，甚至由于代偿作用可正常或轻度升高，但脉压明显减小，患者组织器官的有效血液灌流量明显减少。因此，不能以血压下降与否作为判断早期休克的指标。微循环缺血期属于休克代偿期，应尽早去除休克的病因，及时补充血容量，恢复有效循环血量，以防止休克进一步发展（图 10-2）。

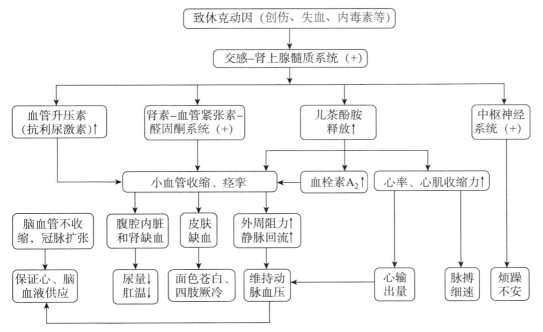

图 10-2　休克早期微循环变化的机制和代偿意义

知识拓展 10-2

休克早期血压的变化

休克最常见于循环衰竭患者，表现为血压下降。然而，应注意休克早期患者血压可能会升高、正常或降低，故不能将血压作为诊断休克的唯一标准。各种病因引起组织灌流量减少的初期，有的患者血压不仅不下降，反而会出现代偿性升高，机体可以动员更多的力量维持血压。缺氧低灌注患者可出现躁动，亦可伴有血压升高。高血压患者组织灌流量减少时，血压亦可正常。因此，在临床工作中应注意，血压正常的患者也有可能发生休克。

对于组织灌注而言，血压并不是最敏感的指标。机体可通过代偿机制保持血压的稳定，甚至不惜牺牲一部分器官或组织（如消化道）的灌注。因此，当患者血压下降时，提示机体已经对某种损伤处于失代偿状态，表明这种损伤作用已经达到一定的严重程度或已经持续了相当长的时间。此时，休克的过程不仅已经开始，而且已呈进行性发展。

（二）微循环淤血期

若休克的原始病因不能及时消除，组织缺血、缺氧持续存在，则休克可继续发展并进入微循环淤血期，即休克进展期或淤血性缺氧期。

1. 微循环变化的特点　此期微动脉、后微动脉和毛细血管前括约肌收缩性减弱，甚至可表现为血管扩张，使大量血液涌入真毛细血管网。微静脉虽然也表现为扩张，但由于血流缓慢、细胞嵌塞，故而使微循环流出道阻力增加，毛细血管后阻力大于前阻力，导致血液淤滞于微循环中。此期微循环的血流速度显著减慢，红细胞和血小板聚集，白细胞滚动、贴壁并黏附于内皮细胞上，导致血液淤滞、微循环淤血，使组织灌流量进一步减少，缺氧更为严重。此期微循环灌流的特点是"灌而少流，灌大于流"，组织呈淤血性缺氧状态（图 10-1C）。

2. 微循环变化的机制　微循环淤滞与长时间微血管收缩、缺血、缺氧、酸中毒及多种扩血管体液因子的作用密切相关。

（1）微循环血管扩张的机制：进入微循环淤血期后，尽管交感 - 肾上腺髓质系统仍持续兴奋，血液中的儿茶酚胺浓度进一步增高，但微血管却表现为扩张，这与以下两个因素有关：①酸中毒，长时间缺血、缺氧引起二氧化碳和乳酸堆积，血液中 H^+ 浓度增高，微血管对儿茶酚胺的敏感性降低，导致微血管收缩性减弱；②扩血管物质生成增多，长期缺血、缺氧及酸中毒可刺激肥大细胞释放组胺增多，引起 ATP 分解增强，导致其代谢产物腺苷在局部堆积；细胞分解破坏后可释放大量 K^+。激肽系统激活，使缓激肽生成增多；当脓毒症休克或其他类型休克引起肠源性内毒素或细菌转运入血时，诱导型一氧化氮合酶（inducible nitric oxide synthase，iNOS）的表达明显增加，从而产生大量 NO 和其他细胞因子。

（2）血液淤滞的机制：血流动力学改变对休克失代偿期微循环淤血的发生和发展具有非常重要的作用。①白细胞黏附于微静脉：在缺氧、酸中毒、感染等因素刺激下，炎症细胞活化，可释放大量炎症因子。在肿瘤坏死因子 -α（tumor necrosis factor-α，TNF-α）、白细胞介素 -1（interleukin 1，IL-1）、白细胞三烯（leukotriene，LT）、血小板活化因子（platelet activating factor，PAF）等体液因子的作用下，细胞表面黏附分子（adhesion molecule）的表达增加，引起白细胞滚动并与血管内皮细胞（vascular endothelial cell）黏附。白细胞黏附于微静脉，可使微循环流出道的血流阻力增大，导致毛细血管内血流淤滞。同时，黏附且激活的白细胞可释放氧自由基和溶酶体酶，导致内皮细胞和其他组织细胞损伤。②血液浓缩：缺氧使组胺、激肽等物质生成增多，可导致毛细血管通透性增高，导致血浆外渗、血液浓缩、血细胞比容增高、血液黏滞度增高，以及红细胞和血小板聚集，进一步减慢微循环血流速度，加重毛细血管内血流淤滞。

3. 失代偿及恶性循环的产生　由于此期微血管反应性低下，血液大量淤滞在微循环内，导致整个微循环系统功能恶化，从而形成恶性循环。

（1）回心血量急剧减少：小动脉、微动脉扩张，真毛细血管网大量开放，使血液被分隔并淤积在内脏器官内，细胞嵌塞导致静脉回流受阻。这些因素均可导致回心血量急剧减少，使有效循环血量进一步下降。

（2）自身输液作用停止：由于毛细血管后阻力大于前阻力，血管内流体静压升高，不仅可引起自身输液作用停止，甚至还可导致血浆渗出到组织间隙。血浆外渗可导致血液浓缩、血液黏滞度增高、红细胞聚集，使微循环血流淤滞加重，导致有效循环血量进一步减少，从而形成恶性循环，使自身输血作用停止。

（3）心脏、脑血液灌流量减少：由于回心血量及有效循环血量进一步减少，导致动脉血压进行性下降。当患者平均动脉压低于 50 mmHg 时，心、脑血管对血流量的自身调节作用丧失，可使冠状动脉和脑血管血液灌流量显著减少。

4. 临床表现　此期患者的临床表现与其微循环变化特点密切相关，主要表现为血压进行性下降、脉压减小、动脉血压进行性降低、脉搏细速、静脉充盈不良和静脉压（包括中心静脉压）下降。大脑血液灌流量明显减少可导致中枢神经系统功能障碍，患者可出现神志淡漠甚至昏迷。冠状动脉血液灌流量不足可导致心搏无力、心音低钝、脉搏细速；肾血流量严重不足可导致少尿甚至无尿，微循环淤血性缺氧，皮肤出现发绀或花斑（图 10-3）。

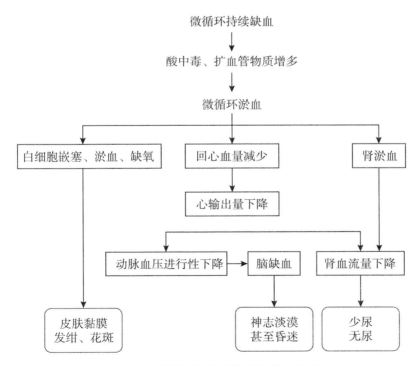

图 10-3　微循环淤血期的主要临床表现

从微循环缺血期发展至微循环淤血期后，休克即由代偿期进入失代偿期。此时如果治疗方案正确，则休克仍然是可逆的。否则，休克将进入难治期。

（三）微循环衰竭期

微循环衰竭期（microcirculatory failure stage）又称休克难治期（refractory stage of shock）、DIC 期或休克不可逆期（irreversible phase of shock）。此期微循环淤滞更加严重，但不像休克由微循环缺血期进入微循环淤血期那样具有明显的微循环变化特征。因此，如何从微循环和临床的角度判断休克的不可逆期，一直存在争议。有学者把此期包括在休克失代偿期内，认为休克不可逆期是休克失代偿期患者临终前的表现。

1. 微循环变化特点　此期微血管发生麻痹性扩张，毛细血管大量开放，导致微循环血流淤滞更加严重，微血栓形成，血流停止，表现为"不灌不流"的状态。组织几乎完全不能进行物质交换，得不到氧气和营养物质供应。休克晚期即使大量输血、补液，使血压回升，毛细血管血流仍不能恢复，称为无复流现象（no-reflow phenomenon），即在输血、补液治疗后，血压可一度回升，但微循环血液灌流量仍无明显改善，毛细血管内淤滞停止的血流也不能恢复流动的现象（图 10-1D）。

2. 微循环变化机制

（1）微血管麻痹性扩张：长期严重缺氧、酸中毒使微血管对缩血管物质的反应性丧失，可导致微血管麻痹性扩张；加之微血管通透性增高，血浆大量外渗，可导致血液浓缩、淤滞，血流缓慢。微血管麻痹性扩张的机制目前尚未完全清楚，可能既与酸中毒有关，也与一氧化氮和氧自由基等炎症介质生成增多有关。

（2）弥散性血管内凝血（disseminated intravascular coagulation，DIC）：微循环衰竭期易发生 DIC，其机制涉及以下三个方面：①血流动力学改变，微循环淤血，血浆外渗，使血液浓缩、血流缓慢、血液黏滞度增高，红细胞和血小板易于聚集而形成微血栓。②凝血系统激活，严重缺氧、酸中毒及内毒素的作用可导致组织细胞受损，大量组织因子释放入血，从而启动外源性凝血途径；同时，血管内皮细胞损伤还可暴露胶原纤维，激活凝血因子 XII，从而启动内源性凝血途径；严重创伤、烧伤等引起休克时，组织大量破坏可导致组织因子的大量表达和释放；发生各种类型休克时，红细胞破坏后释放的 ADP 等可启动血小板的释放反应，从而促进凝血过程。③ TXA_2-PGI_2 平衡失调，PGI_2 具有抑制血小板聚集和扩张小血管的作用，而 TXA_2 则具有促进血小板聚集和收缩小血管的作用。休克时，内皮细胞损伤既可引起 PGI_2 的生成和释放减少，也可因胶原纤维暴露而引起血小板激活、黏附、聚集以及生成和释放增多。因此，TXA_2-PGI_2 平衡失调可促进 DIC 的发生。

3. 微循环改变的严重后果　微循环无复流现象及微血栓形成可导致全身器官持续低灌注，使机体内环境受到严重破坏，特别是溶酶体酶的释放以及细胞因子、活性氧和炎症介质的大量产生，可造成组织器官代谢和功能受损，严重时可导致多器官功能障碍或多器官功能衰竭，甚至导致患者死亡。

4. 临床表现

（1）循环衰竭：患者可出现进行性顽固性低血压，甚至测不到血压。即使应用升压药，也难以恢复血压。心音低弱，脉搏细速，中心静脉压降低，浅表静脉塌陷，静脉输液十分困难。

（2）DIC：DIC 是休克晚期严重的并发症，患者可出现出血、贫血、皮下瘀斑等典型的临床表现。患者一旦发生 DIC，即表明休克进一步恶化，对微循环和器官功能将产生严重的不良影响。但由于休克的病因和个体自身反应性的差异，并非所有休克患者都会发生 DIC。

（3）重要器官功能障碍：持续严重低血压和 DIC 可引起血液灌流停止，加重细胞损伤，造成心脏、脑、肺、肝、肾等重要器官功能与代谢障碍和结构损伤。患者可出现呼吸困难、少尿或无尿、意识模糊甚至昏迷等多器官功能障碍或多器官功能衰竭的临床表现。

由于引起休克的病因和始动环节不同，休克三个发展阶段的微循环变化也不完全遵循循序渐进的发展规律。例如，失血性休克常从缺血性缺氧期开始，逐渐发展为典型的三期微循环变化。严重感染性休克，可能从微循环衰竭期开始，很快引起 DIC 和多器官功能衰竭；严重过敏性休克，由于微血管大量开放和毛细血管通透性增高，微循环障碍起初可能就从淤血性缺氧期开始。由此可见，休克的病因和严重程度不同，体内微循环变化可处在不同阶段。休克微循环三期的微循环变化，既有区别，又相互联系，它们之间并无明显的界限（表 10-2）。

表 10-2　休克各期的微循环变化及临床表现

项目	微循环缺血期	微循环淤血期	微循环衰竭期
微循环变化	血管痉挛； 前阻力＞后阻力	血管收缩性减弱； 前阻力＜后阻力	血管麻痹性扩张，形成微血栓； 前阻力、后阻力均消失
组织血液灌流特点	灌＜流	灌＞流	不灌不流
主要机制	交感 - 肾上腺髓质系统兴奋； 其他缩血管物质生成增多	酸中毒、内毒素和其他扩血管物质产生； 血流动力学改变	微血管麻痹性扩张；DIC 形成
对机体的影响	代偿	失代偿	难治
临床表现	面色苍白，四肢湿冷，脉搏细速，脉压减小，尿量减少，烦躁不安	血压进行性下降，神志淡漠，甚至昏迷，皮肤发绀或出现花斑	循环衰竭、静脉塌陷，多器官功能障碍或衰竭

注：DIC：弥散性血管内凝血。

 临床应用 10-2

休克的诊断标准

休克常可导致多器官功能衰竭，发病率和病死率均较高。休克早期及时治疗效果较好，患者病情可能逆转；一旦进展至终末期，则可发生不可逆的器官损害甚至导致患者死亡。因此，应早期识别、早期治疗，以防止进展为不可逆的器官功能衰竭。

2016 年，急性循环衰竭中国急诊临床实践专家共识提出：①需综合病因、组织灌注不足的临床表现、血压、血乳酸情况早期识别急性循环衰竭（休克）；②休克典型的组织灌注不足表现包括意识改变（烦躁、淡漠、谵妄甚至昏迷），予以充分补液后，患者尿量仍＜0.5 ml/（kg·h），皮肤湿冷、发绀、花斑、毛细血管充盈时间＞2 s；③血压不是诊断休克的必要条件，血压正常也不能排除急性循环衰竭（休克）；④血乳酸水平增高提示低灌注状态下细胞无氧代谢增强。血乳酸水平＞2 mmol/L 是诊断急性循环衰竭（休克）的重要依据，血乳酸＞4 mmol/L 时，感染性休克患者的病死率高达 80%。因此，血乳酸水平可作为评价休克严重程度及预后的指标之一。

二、细胞分子机制

休克时，细胞和器官功能障碍除可继发于神经体液因子的作用和微循环障碍以外，也可由休克的原始动因直接损伤所致。研究发现，休克时细胞膜电位的变化可以发生在血压降低和微循环障碍之前。器官微循环血液灌流恢复后，器官功能仍无好转，而细胞功能的恢复则可促进微循环的恢复，应用改善细胞功能的药物具有抗休克的疗效。因此，休克的发生和发展还与许多细胞分子机制有关。

（一）细胞损伤

细胞损伤是休克时各器官功能障碍的共同病理基础。损伤首先发生在生物膜（包括细胞膜、线粒体膜及溶酶体膜等），然后细胞器可出现功能障碍或结构破坏，最后导致细胞凋亡或坏死。

1. 细胞膜的变化   细胞膜是休克时最早发生损伤的部位。缺氧、ATP生成减少、酸中毒、高血钾、溶酶体酶、氧自由基以及其他炎症介质等都可损伤细胞膜，引起膜离子泵功能障碍或膜通透性增高，使K^+外流而Na^+、Ca^{2+}内流，导致细胞水肿。如血管内皮细胞肿胀可使微血管管腔狭窄，组织细胞肿胀可压迫微血管，加重微循环障碍。

2. 线粒体的变化   休克时最先发生变化的细胞器是线粒体，表现为线粒体肿胀、致密结构与嵴消失，钙盐沉积，最后崩解、破坏。线粒体损伤可导致呼吸链与氧化磷酸化障碍，使细胞能量生成严重不足，进一步影响细胞功能。

3. 溶酶体的变化   休克时，溶酶体损伤可释放溶酶体酶。溶酶体酶包括酸性蛋白酶、中性蛋白酶和β葡糖醛酸酶等，其主要危害是引起细胞自溶。溶酶体酶进入循环系统，可损伤血管内皮细胞，降解基底膜，破坏血管平滑肌，增加血管通透性，激活激肽系统、纤溶系统及促进组胺等炎症介质的释放。因此，溶酶体酶的大量释放可加重休克时的微循环障碍，导致组织细胞损伤和多器官功能障碍，对休克的发生、发展和病情恶化具有重要作用。

4. 细胞死亡   休克时，细胞死亡是细胞损伤的最终结果。休克原发致病因素的直接损伤或休克发展过程中所出现的缺血、缺氧、酸中毒、代谢障碍、能量生成减少、溶酶体酶释放、炎症介质产生等，均可导致细胞凋亡或坏死。细胞凋亡和坏死是休克时多器官功能障碍或衰竭的重要病理基础。

（二）炎症细胞活化及炎症介质表达增多

休克的原发致病因素或休克发展过程中所出现的内环境和血流动力学改变等，均可刺激炎症细胞活化，产生大量炎症介质；促炎性细胞因子（如TNF-α、IL-1β、IL-6与PAF等）大量释放，引起全身炎症反应综合征（systemic inflammatory response syndrome，SIRS），可加速休克的发生与发展。各种类型休克（尤其是感染性休克和创伤性休克）均可引起全身炎症反应综合征。

第三节   休克时机体的代谢与功能变化

休克时，由于微循环灌流量减少、能量和营养物质供应不足、神经内分泌紊乱和炎症介质增多等，机体可发生代谢和功能紊乱。

一、物质代谢紊乱

休克时物质代谢变化一般表现为耗氧量减少，糖酵解加强，糖原、脂肪和蛋白质的分解代谢增强，合成代谢减弱。休克早期由于休克病因引起应激反应，可使机体出现一过性高血糖和糖尿，这与血浆中胰高血糖素、皮质醇及儿茶酚胺浓度升高有关。上述激素可促进脂肪及蛋白质分解，导致血液中的游离脂肪酸、甘油三酯、极低密度脂蛋白和酮体增多，血液中的氨基酸特别是丙氨酸水平升高，尿氮排出增多，出现负氮平衡。发生脓毒症休克、烧伤性休克时，骨骼肌蛋白分解增强，氨基酸从骨骼肌中溢出并向肝转移，可促进急性期蛋白合成。

二、电解质与酸碱平衡紊乱

1. 代谢性酸中毒　休克时微循环障碍及组织缺氧，线粒体氧化磷酸化受抑制，葡萄糖无氧糖酵解增强及乳酸增多。同时，由于肝、肾功能受损，葡萄糖转化和乳酸排出障碍，导致高乳酸血症和代谢性酸中毒。酸中毒可降低心肌收缩力和血管平滑肌对儿茶酚胺的反应性，减少心输出量和降低血压。酸中毒可损伤血管内皮细胞，激活溶酶体酶，诱发 DIC，进一步加重微循环紊乱和器官功能障碍。

2. 呼吸性碱中毒　休克早期由于创伤、出血、感染等刺激作用引起呼吸加深、加快，肺通气量增多，$PaCO_2$ 下降，导致呼吸性碱中毒。呼吸性碱中毒一般发生在血压下降和血液中的乳酸增多之前，可作为早期休克的诊断指标之一。但应注意，休克后期由于肺功能障碍，患者通气、换气功能障碍，又可出现呼吸性酸中毒，机体处于混合型酸碱平衡紊乱状态。

3. 高钾血症　休克时的缺血、缺氧使 ATP 生成明显减少，进而使细胞膜上的钠泵（Na^+-K^+-ATP 酶）功能丧失，细胞内 Na^+ 泵出减少，导致细胞内钠、水潴留，细胞外 K^+ 增多，引起高钾血症。酸中毒时，细胞内外 H^+-K^+ 交换增多而加重高钾血症。

三、器官功能障碍

休克时，微循环障碍和大量炎症介质的共同作用导致组织血液灌流量减少，造成细胞严重受损，继而影响器官功能。因此，休克时各重要器官（如肺、肾、心脏、脑、胃肠和肝）常发生功能障碍，甚至可同时或相继累及多个器官。

（一）肾功能障碍

休克时，肾是最易受损的器官之一。休克患者常发生急性肾损伤，称为休克肾（shock kidney），临床表现为少尿、无尿，同时伴有氮质血症、高钾血症和代谢性酸中毒。近年来发现非少尿型肾衰竭发病率增高，但是患者尿量并无明显减少。因此，对休克患者应根据血清肌酐和尿素氮水平增高及时诊断；否则，若病情发展至器质性肾衰竭，常会成为休克难治的重要因素。

休克早期并发的肾功能变化大多为功能性，并且是可逆的。一旦休克逆转，血压恢复，肾血流量和肾功能即可恢复正常，尿量也会随之恢复正常，故尿量变化是临床判断休克预后和评价疗效的重要指标。若休克持续时间较长或病情严重，则可由于持续肾缺血和肾严重低灌流，以及微血栓形成、炎症介质作用等，引起肾小管上皮细胞坏死，进而发生器质性肾衰竭。

（二）肺功能障碍

据统计，急性呼吸衰竭约占休克患者死因的 1/3，是休克致死的主要原因。休克早期创伤、出血和感染等刺激呼吸中枢，引起呼吸加深、加快，通气过度，可导致低碳酸血症（hypocapnia）和呼吸性碱中毒。随着休克的进展，患者可出现以动脉血氧分压下降为特征的急性呼吸衰竭。一般在脉搏、血压和尿量都趋于平稳之后突然发生，尸检时可发现肺重量增加，呈褐红色，镜下可见严重的间质性肺水肿、肺泡水肿、充血、出血，局部肺不张，微血栓形成和肺泡透明膜形成，称为急性呼吸窘迫综合征（acute respiratory distress syndrome，ARDS）或休克肺（shock lung）。休克肺的发生主要与致休克因子和炎症介质直接或间接损伤肺泡毛细血管膜有关。

（三）心功能障碍

发生心源性休克时，出现心功能障碍是原发性改变，其他各型休克也可引起继发性心功能改变。休克早期，由于血液重新分布，能够维持冠状动脉的血流量，心泵功能一般不会受到明显影响。随着休克的进展，血压进行性下降，可导致心泵功能障碍，甚至发生急性心力衰竭。其主要发生机制与下列因素有关：①冠状动脉血流量减少和心肌耗氧量增加，由于休克时血压降低以及心率加快所引起的心室舒张期缩短、冠脉灌流量减少，导致心肌供血不足；心率加快和心肌收缩力增强可使心肌耗氧量增加，进一步加重心肌缺氧。②休克时出现酸中毒和高钾血症，酸中毒可影响兴奋 - 收缩耦联而使心肌收缩力减弱；高钾血症易引发严重的心律失常，导致心输出量减少。③休克晚期心肌微血管内 DIC 形成，心脏微循环中有微血栓形成，可导致局灶性心肌坏死和出血，从而加重心功能障碍。④休克时炎症介质增多，可损伤心肌细胞；⑤细菌感染或出现肠源性内毒素血症时，内毒素也可直接或间接损伤心肌细胞，抑制心功能。当心功能降低时，心输出量进一步减少，从而促进休克进一步发展。心功能不全是休克恶化的重要因素之一，可导致循环障碍进一步加重。

（四）脑功能障碍

休克早期，通过血液重新分布和脑血流的自身调节，可暂时维持脑的血液供应。患者除可出现应激引起的兴奋性增高、烦躁不安外，无其他明显的脑功能障碍。随着休克的发展，动脉血压显著降低及脑内 DIC 形成，脑血液循环障碍，导致脑供血不足，脑组织缺血、缺氧，可引发一系列神经功能损害，患者可出现神志淡漠，甚至昏迷。缺血、缺氧还可引起微血管壁通透性增高，造成脑水肿和颅内高压。严重者可形成脑疝，压迫延髓生命中枢，进而导致患者死亡。

（五）肝功能障碍

休克时，由于肝缺血、淤血和 DIC 等原因，可引起肝损害，导致肝功能障碍。肝功能障碍时，一方面，由肠道入血的内毒素不能被充分清除，可促进肠源性内毒素血症的发生；另一方面，乳酸不能被肝充分利用与清除，可加重酸中毒。肝功能的这些改变都可导致休克不断恶化。

（六）胃肠道功能障碍

休克时，胃肠道功能的变化主要表现为应激性溃疡和出血。休克早期，机体有效循环血量减少，引起血液重新分布，使胃肠微血管痉挛而导致缺血，继而引起肠壁淤血、水肿，甚至坏死。此外，由于胃肠肽和黏蛋白对胃肠黏膜的保护作用减弱，可导致胃肠黏膜糜烂或形成应激性溃疡。患者发生胃肠道功能改变，严重时可由于黏膜屏障功能减弱、细菌或内毒素移位等进一步导致休克恶化。

（七）器官功能障碍综合征

近年来，随着器官支持疗法的发展，休克所致的单个器官功能衰竭患者存活率已显著提高。休克严重时，可同时或相继出现两个或两个以上的器官功能障碍或衰竭，称为多器官功能障碍综合征（multiple organ dysfunction syndrome，MODS）或多系统器官衰竭（multiple systemic organ failure，MSOF）。MODS 或 MSOF 是休克患者死亡的重要原因（详见第十八章）。

第四节 几种常见休克的特点

一、失血性休克

机体失血后是否会发生休克，取决于失血量和失血速度，一般 15 ~ 20 min 内失血量少于全身总血量的 10% ~ 15% 时，机体可通过代偿使血压和组织灌流量基本保持在正常范围内；若在 15 min 内快速大量失血，并且失血量超过总血量的 20%（约为 1000 ml），则超出了机体的代偿能力，可引起心输出量减少、平均动脉压（mean arterial pressure，MAP）降低，进而发生失血性休克。如果失血量超过总血量的 45% ~ 50%，则可迅速导致患者死亡。

失血性休克的分期特征明显，临床症状典型，是研究休克的基础模型。其发展过程基本上遵循缺血性缺氧期、淤血性缺氧期、微循环衰竭期逐渐发展的特点（图 10-4），患者具有"休克综合征"的典型临床表现。失血性休克易并发急性肾衰竭和肠源性内毒素血症。机体大量失血后，血容量迅速减少。为保证心脏、脑的血液供应，机体血液发生重新分配，故休克早期患者即可出现肾血流灌注不足，导致急性肾损伤，即休克肾。同时，肠血流灌注减少，可导致肠屏障功能降低，引起肠源性内毒素移位及细菌移位，进而导致肠源性内毒素血症或脓毒症休克。这是失血性休克向难治性休克发展的重要原因之一。

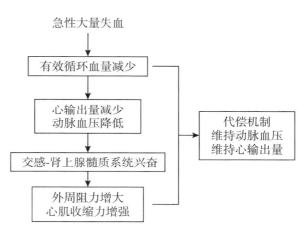

图 10-4　失血性休克的发病机制

二、脓毒症休克

严重感染（如各种细菌、病毒、真菌和立克次体感染等）可引起休克。感染通常先引起全身炎症反应综合征（SIRS），如果病原体及其毒素进入血液循环，则可导致脓毒症（sepsis）。若患者此时伴有明显低血压，则称为脓毒症休克。脓毒症休克是临床常见的休克类型之一，可见于流行性脑脊髓膜炎、细菌性痢疾、大叶性肺炎和腹膜炎等严重感染性疾病。革兰氏阴性菌感染引起的脓毒症休克在临床上最为常见，细菌所释放的内毒素即脂多糖（LPS）是其重要的致病因子。

脓毒症休克的发生机制十分复杂，尚有待进一步研究阐明。目前已知，脓毒症休克的发生与休克的三个始动环节均有关。感染灶中的病原微生物及其释放的各种毒素均可刺激单核巨噬细胞、中性粒细胞、肥大细胞、内皮细胞等，导致大量炎症介质的生成和释放，进而引起 SIRS，进一步加重休克的发生和发展。某些细胞因子和血管活性物质可导致毛细血管通透性增高、血浆外渗、血容量减少或血管扩张，使血管床容量增加，导致有效循环血量相对不足。此外，细菌毒素及炎症介质还可直接损伤心肌细胞，造成心泵功能障碍（图 10-5）。

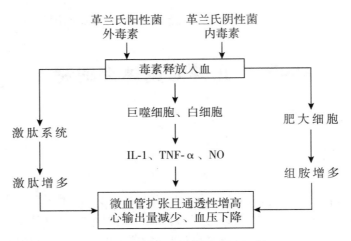

图 10-5　脓毒症休克的发病机制

三、过敏性休克

过敏性休克又称变应性休克，属于 I 型变态反应，即速发型变态反应，患者常伴有荨麻疹以及呼吸道和消化道过敏症状。此型休克发病急骤，若不紧急使用血管收缩药，则可导致死亡。其发生主要与休克的两个始动环节有关（图 10-6）：①血管广泛扩张，血管床容量增大；②毛细血管通透性增高，引起血浆外渗、血容量减少。当变应原（如青霉素等）进入机体后，可刺激机体产生抗体 IgE。IgE Fc 段能持久地吸附在微血管周围的肥大细胞以及血液中的嗜碱性粒细胞和血小板等靶细胞表面，使机体处于致敏状态；当同一变应原再次进入机体时，即可与上述吸附在细胞表面的 IgE 结合形成抗原 - 抗体复合物，引起靶细胞脱颗粒反应，从而释放大量组胺、5- 羟色胺（5-HT）、激肽、补体 C3a/C5a、慢反应物质（白三烯等）、PAF、前列腺素等血管活性物质。这些血管活性物质可导致后微动脉、毛细血管前括约肌扩张和血管通透性增高，使外周阻力明显减小，真毛细血管大量开放，血容量和回心血量急剧减少，动脉血压迅速而显著地下降。

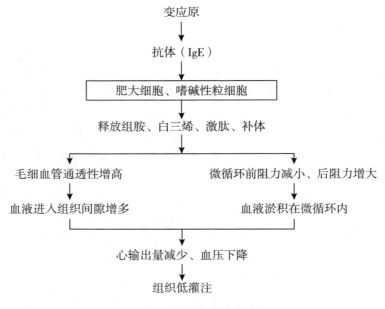

图 10-6　过敏性休克的发病机制

四、心源性休克

心源性休克的始动环节是心泵功能障碍导致的心输出量迅速减少。此型休克的特点是血压在休克早期就显著下降，微循环变化发展过程基本与低血容量性休克相同，死亡率高达 80%。根据血流动力学变化，可将心源性休克分为两型：①低排高阻型，大多数患者表现为外周阻力增高，与血压下降、压力感受器反射受抑制而引起交感 - 肾上腺髓质系统兴奋和外周小动脉收缩有关；②低排低阻型，少数患者表现为外周阻力降低，这可能是由于心肌梗死或心室舒张末期容积增大和压力增高，刺激了心室壁的牵张感受器，反射性抑制交感中枢，导致外周阻力降低（图 10-7）。

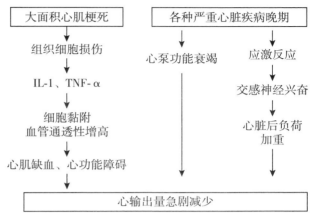

图 10-7 心源性休克的发病机制

案例 10-2A

患者张阿姨，56 岁，因咳嗽、气促、发热 6 天，全身出现散在出血点 1 天入院。患者 6 天前出现咳嗽、流涕、发热，体温达 38.7 ~ 39.7℃；1 天前病情加重，咳黄色脓性痰，呼吸急促，口唇发绀，四肢湿冷，双下肢出现散在出血点，尿量减少，遂入院就诊。门诊以 "肺炎" 将患者收入院。患者既往患慢性支气管炎 10 余年。

查体：T 36.5℃，P 100 次 / 分，R 35 次 / 分，BP 75/55 mmHg。神志欠清楚，嗜睡。全身散在出血点及瘀斑。呼吸急促，口唇发绀，双肺呼吸音粗糙，双侧中下肺可闻及湿啰音。脉搏细速，心律齐，未闻及病理性杂音。腹软，肝、脾未触及，双肾区无叩痛。入院后实验室检查：血常规 WBC16×10^9/L，N 0.92%，L 0.08%，Hb 110 g/L。痰培养、血培养提示革兰氏阴性杆菌感染。

问题：

1. 患者是否发生了休克？原因是什么？
2. 试解释其发病机制。

第五节 休克防治的病理生理基础

各种类型休克的防治均应针对病因和发病学环节，以恢复重要器官的微循环血液灌流和减轻器官功能障碍为目的，采取多种措施综合防治。

一、病因学防治

应积极控制或消除造成休克的原始病因，如及时止血、止痛、补液和输血、修复创伤、抗感染、抗过敏及增强心功能等。应保持呼吸道通畅，早期予以吸氧，及时纠正组织细胞缺氧状况。

二、发病学防治

（一）改善微循环

1. 补充血容量 微循环血液灌流量减少是各种类型休克共同的发病基础。因此，补充血容量是提高心输出量、增加有效循环血量和组织血液灌流量的根本措施。微循环缺血期应尽早、尽快补液，以降低交感 - 肾上腺素髓质系统兴奋性，减少儿茶酚胺释放量，缓解微循环前阻力血管收缩的程度，从而提高微循环血液灌流量，防止休克进一步加重。微循环淤血期的输液原则是"需多少，补多少"，微循环淤血、血浆外渗时，补液量应大于失液量。但应注意不要超量输液，否则输液过多、过快可导致肺水肿，进而诱发心力衰竭，甚至造成水中毒。

2. 纠正酸中毒 休克时，缺血、缺氧可引起乳酸堆积或肾衰竭而导致代谢性酸中毒。酸中毒是加重微循环障碍、抑制心肌收缩、促进 DIC 形成和高钾血症的重要原因，对机体的危害很大。同时，酸中毒还可降低血管对儿茶酚胺的敏感性，影响血管活性药物的治疗效果。因此，在微循环淤血期，应根据酸中毒的程度及时补充碱性药物。

3. 合理使用血管活性药 通常以去甲肾上腺素作为首选的升压药。对于已充分进行液体复苏且使用升压药后仍然存在持续低灌注的患者，建议使用多巴酚丁胺。

（二）抑制过度炎症反应

阻断炎症细胞信号通路的活化、拮抗炎症介质的作用或采用血液净化疗法清除患者体内过多的毒素和炎症介质，均可减轻全身炎症反应综合征和 MODS，提高患者生存率。

（三）减轻细胞损伤

休克时，细胞损伤可为原发性改变，亦可继发于微循环障碍。去除休克的病因、改善微循环是防止细胞损伤的根本措施。此外，还可采用葡萄糖、胰岛素、钾液、ATP-MgCl$_2$ 等改善细胞能量代谢，稳定溶酶体膜；采用自由基清除剂、钙拮抗剂等减轻细胞损伤。

三、器官支持

防治器官功能障碍是降低休克患者死亡率的关键。当患者出现重要器官功能衰竭时，除应采取一般的治疗措施外，还应针对不同器官衰竭采取相应的治疗措施。例如，当患者出现休克肺时，应予以正压通气，改善患者的呼吸功能；当患者发生急性心力衰竭时，除应停止和减少补液外，还应予以强心、利尿，并适当降低前、后负荷；当患者出现肾衰竭时，则应尽早采取利尿和透析等措施，通过多种途径防止出现多系统器官功能衰竭。

四、营养支持疗法

对严重创伤和感染患者，应予以代谢支持疗法，以维持正氮平衡。提供营养素时，应适当增加蛋白质和氨基酸的量，尤其是提高支链氨基酸的比例。应尽可能经口进食，并尽量缩短禁食时间，以促进胃肠蠕动，维持肠黏膜屏障功能。

案例 10-2B

入院后实验室检查：活化部分凝血活酶时间 56.8 s（↑），凝血酶原时间 16.4 s（↑），凝血时间 35.9 s（↑），血浆纤维蛋白 1.4 g/L（↓），D- 二聚体＞0.9 mg/L（↑）。

医生予以抗生素控制感染，葡萄糖盐溶液扩充血容量，碳酸氢钠静脉滴注纠正酸中毒，肝素静脉注射，以及应用血管活性药物等治疗。经过治疗，张阿姨血压恢复正常，面色红润，尿量增多，未见新的出血点，双肺啰音减少，全身出血点逐渐消退，2 周后病愈出院。

问题：
1. 患者的凝血功能是否发生改变？试解释其机制。
2. 应如何进行治疗？

（林 岩）

思 考 题

1. 休克早期微循环改变有何代偿意义？
2. 休克进展期微循环改变会产生什么后果？
3. 为什么 DIC 使休克病情加重？
4. 案例：患者，女，15 岁，因呼吸道感染到诊所静脉滴注青霉素。皮肤试验后数分钟突发恶心、呕吐，随即意识丧失，呼吸困难，双目上视，四肢抽搐。

查体：T 35.2℃，P 120 次 / 分，R 25 次 / 分，BP 70/40 mmHg，患者躁动不安，神志模糊，面色青紫，四肢湿冷，双侧瞳孔散大，直径约为 5 mm，对光反射消失。辅助检查：血氧饱和度85%。

经紧急静脉注射血管活性药物、输液、给氧等治疗，患者病情好转后立即转入医院治疗。

问题：
（1）该患者发生了什么类型的休克？导致休克发生的始动环节是什么？
（2）此类休克的发生机制是什么？
（3）治疗此类休克应首选哪种类型的血管活性药物？

第十一章

凝血与抗凝血平衡紊乱

第十一章数字资源

案例 11-1A

　　王女士，40岁，因妊娠40周胎膜早破入院，妊娠34周做产前检查时被诊断为"轻度妊娠高血压综合征"。

　　查体：T 36.8℃，P 88次/分，R 20次/分，BP 150/100 mmHg，皮肤无出血点，心脏、肺检查未见异常。

　　入院后，患者出现宫缩，医护人员立即对孕妇进行了快速的必要检查，然后迅速安排其进入产房。分娩过程中，患者突发寒战、胸闷、气促、口唇发绀，考虑为"羊水栓塞"。抢救20 min后，患者寒战减轻，顺产一女婴。

　　患者产后气促加重，心悸明显，阴道出血1200 ml以上，且流出的血液不凝固，全身皮肤可见散在瘀斑。查体：T 36.9℃，R 28次/分，P 130次/分，BP 90/60 mmHg。实验室检查发现外周血中有羊水成分。

　　问题：

　　1. 该患者阴道出血且血液不凝固提示其发生了什么病理过程？

　　2. 促使患者发生该病理过程的因素有哪些？

　　机体凝血与抗凝血之间的动态平衡维系着正常生命活动。生理情况下，当血管破损出血时，可出现局部血管收缩，血小板血栓形成和凝血系统激活，为生理性止血。同时，抗凝系统和纤溶系统也被激活，使凝血反应限制在损伤局部，以保持全身血液的流体状态。血小板、凝血系统、抗凝系统、纤溶系统和血管内皮细胞参与了上述平衡的调节。如果由于各种原因导致凝血与抗凝血平衡紊乱，则可造成出血或血栓形成性疾病。

第一节　正常机体凝血与抗凝血平衡

一、血小板

　　血小板的生理功能包括黏附、聚集、释放、收缩和吸附五个方面。血管损伤后，流经损伤处的血小板与血管基底膜胶原纤维黏附，并被激活，导致致密颗粒和α颗粒中的物质释放，释放的物质包括腺苷二磷酸（adenosine diphosphate，ADP）、5-羟色胺（5-hydroxytryptamine，5-HT）、血栓素 A_2（thromboxane A_2，TXA_2）、血小板活化因子（platelet-activating factor，PAF）、缓激肽和凝血因子（coagulation factor）等。这些物质可促进血小板聚集、伸出伪足，并进一步释放活性物质，吸引更多血小板聚集，形成血小板血栓。随后，血小板骨架收缩，使血凝块硬化，从而更加稳固。同时，血小板还可为凝血途径提供磷脂表面，吸附多种凝血因子，促进凝血。

二、凝血系统

凝血系统的基本功能是在血管受损引起出血时，通过血液凝固的酶促反应，使可溶性的纤维蛋白原变为不溶性的纤维蛋白，与血细胞一起形成血栓而达到止血的目的。凝血系统的激活过程可分为三个阶段：①由 FXa、FVa、磷脂及 Ca^{2+} 形成凝血酶原激活物；②凝血酶原激活物将凝血酶原（FⅡ）激活成为凝血酶；③凝血酶催化纤维蛋白原水解，使其转变为可溶性的纤维蛋白单体。在 FⅩⅢa 及 Ca^{2+} 的参与下，纤维蛋白相互交联，导致血液凝固。

凝血过程的启动主要通过两条途径完成：①当血液与带负电荷的细胞表面（如胶原）接触时，凝血因子 FⅫ 被激活，进而激活 FⅪ 和 FⅩ，启动内源性凝血途径（intrinsic coagulation pathway），最终形成凝血酶原激活物；②组织细胞受损后，释放凝血因子 FⅢ 入血，启动外源性凝血途径（extrinsic coagulation pathway）。凝血因子 FⅢ 又称组织因子（tissue factor，TF），广泛存在于各种组织细胞中，尤以脑、肺、胎盘等组织中含量最为丰富。目前认为组织因子途径是启动凝血过程的最主要途径。

三、抗凝血系统

机体的抗凝血系统包括细胞抗凝和体液抗凝两部分。体液抗凝包括抗凝血酶 Ⅲ（antithrombin-Ⅲ，ATⅢ）与肝素、蛋白 C 系统和组织因子途径抑制物（tissue factor pathway inhibitor，TFPI）等。抗凝血酶Ⅲ是由肝细胞合成的丝氨酸蛋白酶抑制物，可灭活凝血酶、FⅦa、FⅨa、FⅩa、FⅪa、FⅫa 等。肝素可增强 ATⅢ 的活性，并刺激内皮细胞释放 TFPI。TFPI 可抑制由组织因子途径启动的凝血过程，从而控制凝血启动。蛋白 C 系统由蛋白 C、蛋白 S 和凝血酶调节蛋白（thrombomodulin，TM）构成。蛋白 C 可被凝血酶激活形成活化蛋白 C，后者有多方面的抗凝作用，可水解灭活 FVa、FⅧa，促进纤溶酶原激活物的释放等。蛋白 S 是活化蛋白 C 的辅酶。凝血酶调节蛋白是内皮细胞膜上凝血酶的受体之一，与凝血酶结合后可降低其凝血活性，同时可促进活化蛋白 C 的抗凝作用。因此，凝血酶调节蛋白是改变凝血酶的促凝作用，转而促进抗凝的重要血管内凝血抑制成分。

细胞抗凝是指单核-吞噬细胞系统及肝细胞所具有的非特异性抗凝作用。单核-吞噬细胞系统可吞噬并清除进入血液的凝血酶、纤维蛋白颗粒及内毒素等促凝物质。肝细胞可合成多种凝血因子。此外，肝还具有合成纤溶酶原以及灭活 FⅪa、FⅨa 和 FⅩa 等凝血因子的作用。

四、纤维蛋白溶解系统

纤维蛋白溶解（简称纤溶）系统，包括纤溶酶原激活物（plasminogen activator，PA）、纤溶酶原、纤溶酶、纤溶酶原激活物抑制物（plasminogen activator inhibitor，PAI）等成分。纤溶酶可催化纤维蛋白和纤维蛋白原水解，形成纤维蛋白降解产物（fibrin degradation product，FDP）。纤溶酶的产生有内源性和外源性两条途径。内源性激活途径是指内源性凝血系统激活时产生的激肽释放酶、活化的凝血因子FXⅡa、FXIa以及凝血酶等共同作用，使纤溶酶原转化为纤溶酶。外源性激活途径是指由血管内皮细胞合成组织型纤溶酶原激活物（tissue-type plasminogen activator，t-PA）以及由肾合成尿激酶型纤溶酶原激活物（urokinase-type plasminogen activator，u-PA），二者使纤溶酶原转化为纤溶酶。FDP不仅具有抗凝作用，还可激活激肽和补体系统，产生扩血管物质，使微循环血管扩张、通透性增高。

五、血管内皮细胞

血管内皮细胞（vascular endothelial cell）是血液与组织间的屏障。完整、光滑的血管内壁有一定的抗凝作用。血管内皮细胞的功能是：生成PGI$_2$、NO等扩血管物质以及肝素等抑制血小板活化与聚集的物质；合成纤溶酶原激活物（t-PA），从而促进纤维蛋白（原）的溶解；生成TFPI，从而抑制外源性凝血过程。此外，血管内皮细胞还是TM/PC和肝素/ATⅢ发挥抗凝作用的场所。

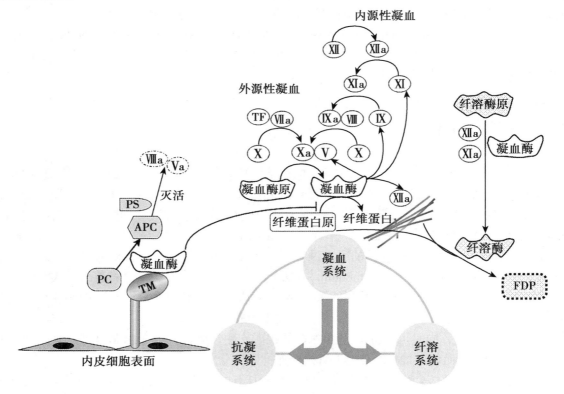

图11-1 凝血与抗凝血平衡示意图

第二节 凝血与抗凝血平衡紊乱的基本类型

根据临床表现，可将凝血与抗凝血平衡紊乱的基本类型分为急性或慢性、局部性或全身性、血栓性或出血性、遗传性或获得性（原发性或继发性）等。根据血液凝固性的变化，可将其分为血栓形成（thrombosis）和止/凝血功能降低两大类，临床上最严重的凝血功能紊乱是弥散性血管内凝血（disseminated intravascular coagulation，DIC）。

一、血栓形成

在活体心血管系统内，血液发生凝固或者血液中的有形成分凝集形成固体质块的过程称为血栓形成。血栓形成可通过阻塞血管而引发一系列疾病，如心肌梗死、脑梗死、静脉血栓形成及肺血栓栓塞等。这些疾病很常见，且致残率和病死率均较高。

知识拓展 11-1

血栓相关性疾病

心肌梗死是指冠状动脉供血急剧减少或中断，使相应的心肌严重而持续性缺血所致的心肌缺血性坏死。冠脉内不稳定粥样斑块破裂继发血栓形成，可引起心肌持续性缺血、缺氧性坏死，导致心肌梗死，患者可并发严重心律失常、休克或心力衰竭，常危及生命。

脑梗死又称缺血性脑卒中，是各种原因所致脑部血液供应障碍，造成局部脑组织缺血、缺氧性坏死，引起相应神经功能损伤的一类临床综合征。按发病机制，可将脑梗死分为动脉粥样硬化性血栓性脑梗死、脑栓塞、腔隙性脑梗死及低血流动力性脑梗死等，约占全部急性脑血管病的70%，以中老年患者多见，致死率和致残率均较高，常给患者及其家庭带来沉重的心理和经济负担。

肺血栓栓塞症是肺栓塞最常见的类型，是指来自静脉系统或右心的血栓阻塞肺动脉或其分支所导致的以肺循环和呼吸功能障碍为其主要临床表现和病理生理特征的疾病。引起肺血栓栓塞症的血栓主要来源于深静脉血栓形成。

血栓形成的主要发病机制包括以下几方面：

1. 血管内皮细胞损伤 缺氧、理化因素、生物学因素及免疫因素等均可引起血管内皮细胞损伤。血管内皮细胞损伤是血栓形成最主要的发病机制。血管内皮细胞损伤可以使组织因子表达增多，启动外源性凝血途径；使内皮下成分（如胶原）暴露，激活 FXII，启动内源性凝血途径，并促进血小板黏附与聚集；使血管壁抗凝作用和纤溶作用减弱，导致血管收缩而促进血栓形成。

2. 血液凝固性增高

（1）遗传性血液高凝状态：*FV* Leiden 突变（R506Q）、凝血酶原基因突变（G20210A）引起 ATIII、PC、PS 缺乏以及高同型半胱氨酸血症等，可造成血栓形成，称为遗传性易栓症（hereditary thrombophilia）。例如，*FV* Leiden 突变后，突变的 *FV* 基因编码的 FVa 蛋白可使 FVa 凝血活性增强，造成血液高凝状态。此类患者容易反复发生深静脉血栓形成。

（2）获得性血液高凝状态：引起获得性高凝状态的因素包括以下几方面。①凝血因子增多：如应激反应、妊娠及分娩前后等情况下，多种外科及内科疾病或病理过程可使血浆多种凝血因子增多，导致血液高凝状态。②抗凝血因子减少：如严重肝病、消化道疾病及口服避孕药引起 ATIII 合成减少；肾病综合征、严重烧伤引 ATIII 丢失过多；严重肝病、维生素 K 吸收不良等可引起获得性 PC 缺乏；妊娠、口服避孕药、急性炎症及维生素 K 缺乏等可引起获得性 PS 缺乏；③血小板活化：血管内皮细胞损伤、凝血酶作用等，可使血小板活化。

3. 纤溶活性降低　过量或不恰当使用抗纤溶药物（如氨基己酸、氨甲苯酸）等，可使机体纤溶活性降低。

4. 血流动力学改变　正常血流是分层的，红细胞和白细胞在血管中轴流动，构成轴流，血小板在其外周；血浆在血管周边流动，构成边流。轴流速度快，边流速度慢。血浆将血小板与血管内膜分开。如果血流缓慢或有涡流，则可导致正常血流分层消失，血小板就会在血管周边流动，且黏附于内膜的可能性显著增加；白细胞也将发生滚动、贴壁和黏附于内皮细胞上；同时，凝血因子也容易在局部聚集并被激活，进而启动凝血过程。涡流或血流缓慢都容易导致血管内皮细胞损伤。此外，血液浓缩、血液黏滞度增高、红细胞聚集也可导致血流速度减慢、血液淤滞或血栓形成。

二、止 / 凝血功能降低

止 / 凝血功能降低是指由先天性或获得性原因引起的，以血液凝固性异常降低为特征的一种病理过程，表现为出血倾向，患者易出现自发性出血或受伤后出血不止。其主要发病机制包括以下几方面。

1. 血液凝固性降低

（1）遗传性血液低凝状态：①遗传性凝血因子减少或缺乏，如 FⅧ缺乏可引起血友病 A，FⅨ缺乏可引起血友病 B，纤维蛋白原缺乏可分为无纤维蛋白原血症或低纤维蛋白原血症；②遗传性血小板减少及功能缺陷，如某些患者可因遗传因素而导致血小板黏附、聚集或释放功能缺陷。

（2）获得性血液低凝状态：①获得性凝血因子减少或活性降低，见于严重肝病、维生素 K 吸收不良、输入大量库存血、DIC 引起多种凝血因子消耗过多等。②获得性血小板减少及功能缺陷，如再生障碍性贫血、各种感染、电离辐射、某些药物及自身抗体可抑制造血干细胞分化，使血小板生成减少；免疫因素可导致血小板破坏过多；血液稀释或脾功能亢进可引起血小板分布异常；慢性肾衰竭、严重慢性肝病、慢性骨髓增生性疾病等可导致血小板功能缺陷。③病理性抗凝物质的作用，包括抗凝血因子抗体和肝素样抗凝物质的作用。例如，血友病 A 患者血浆中缺乏 FⅧ，当反复输入富含 FⅧ的血浆制剂治疗后，患者体内可产生抗 FⅧ抗体。严重肝病、恶性肿瘤及某些自身免疫病患者，其血浆中可能会出现肝素样抗凝物质。

知识拓展 11-2

获得性凝血功能障碍

肝在凝血因子的合成及代谢过程中起重要作用。纤维蛋白原、凝血酶原，以及凝血因子Ⅴ、Ⅶ、Ⅷ、Ⅸ、Ⅹ、Ⅺ和Ⅻ在肝内合成。严重肝病患者上述凝血因子在血浆中的水平降低，表现为出血倾向。

维生素 K 又称凝血维生素，是凝血酶原、凝血因子Ⅶ、Ⅸ和Ⅹ在肝内合成必不可少的物质。严重肝病时，由于胆汁酸代谢异常可影响脂溶性维生素的吸收，导致维生素 K 缺乏，继而引起上述四种凝血因子合成减少、活性降低，表现为出血倾向。

同时，PC 和 PS 也是在肝内合成的维生素 K 依赖性凝血因子。维生素 K 缺乏可引起获得性 PC、PS 缺乏，导致抗凝血因子减少，使血液呈高凝状态。

2. 纤溶功能亢进

（1）先天性或遗传性纤溶亢进：①先天性循环血液中纤溶酶原激活物增多，主要是 t-PA

水平增高；②遗传性 α₂- 抗纤溶酶缺乏症；③先天性或遗传性 PAI-1 结构异常所致活性降低。

（2）继发性纤溶亢进：最常见于急性 DIC 引起的继发性纤溶亢进。

第三节　弥散性血管内凝血

弥散性血管内凝血（DIC）是指在某些致病因子作用下，大量促凝物质被释放入血，凝血因子和血小板活化，使凝血系统激活、凝血酶增多，进而使微循环中形成广泛的微血栓，从而消耗大量凝血因子和血小板，同时或相继引起纤维蛋白溶解功能亢进，机体出现以止 / 凝血功能障碍为特征的病理过程。临床上主要表现为出血、多器官功能障碍、休克及溶血性贫血等。近年来，通过对 DIC 发生机制的深入研究，逐渐认识到微血管体系损伤在 DIC 发生过程中起着重要的作用，因此提出了 DIC 的新概念，即在多种疾病的基础上，以微血管体系损伤为病理基础，凝血系统被激活，导致全身微血管血栓形成，使凝血因子大量消耗并继发纤溶亢进，引起全身出血及微循环衰竭的临床综合征。

由于 DIC 的发病机制和临床表现比较复杂，既往对其有很多种不同的命名。例如：由于发生 DIC 时血液凝固性降低继发于凝血因子大量消耗，所以将其称为消耗性凝血病（consumption coagulopathy）；由于大多数 DIC 患者血浆中纤维蛋白因大量消耗而减少，故又将 DIC 称为去纤维蛋白综合征（defibrination syndrome）；DIC 时先有微血栓大量形成，后又出现继发性纤溶亢进，因此又将 DIC 称为消耗性血栓出血性疾病（consumptive thrombus hemorrhagic disease）等。这些名称都是从不同角度对同一病理过程的命名，目前广泛使用的是弥散性血管内凝血（DIC）。

DIC 并非独立的疾病，而是多种原发疾病的中间病理环节，是一种危重的临床综合征。急性重症 DIC 往往病情进展迅速，若不积极进行救治，则预后凶险。

一、DIC 的病因与诱因

（一）DIC 的病因

DIC 的常见病因见表 11-1。

表 11-1　DIC 的常见病因

类型	所占比例	主要疾病
感染性疾病	31% ~ 43%	革兰氏阴性菌或阳性菌感染、败血症等；病毒性肝炎、流行性出血热、病毒性心肌炎等；寄生虫或立克次体感染等
肿瘤性疾病	24% ~ 34%	白血病、淋巴瘤、前列腺癌、胰腺癌等
产科疾病	4% ~ 12%	羊水栓塞、宫内感染、宫内死胎、子痫及先兆子痫、子宫破裂、胎盘早剥、妊娠急性脂肪肝和前置胎盘等
创伤及手术	1% ~ 5%	大面积烧伤、严重挤压伤、骨折等，脑、前列腺、胰腺、子宫及胎盘等部位手术
严重中毒或免疫反应		药物中毒、输血反应、移植排斥反应、毒蛇咬伤等
其他		恶性高血压、巨大血管瘤、急性胰腺炎、肝衰竭、溶血性贫血、急进性肾小球肾炎、糖尿病酮症酸中毒、系统性红斑狼疮、中暑、脂肪栓塞、放疗、化疗等

（二）DIC 的诱因

1. 单核 - 吞噬细胞系统功能受损　体内的单核 - 吞噬细胞系统可吞噬、清除进入血液的凝血酶、纤维蛋白颗粒及内毒素等促凝物质，也可清除纤溶酶、纤维蛋白降解产物（FDP）等抗凝物质，对调节凝血与抗凝血平衡有一定的作用。当这一功能出现严重障碍或由于大量吞噬了某些物质而使其功能"封闭"时，则可促进 DIC 的发生，如严重的肝脾疾病、多种慢性病、长期大量应用糖皮质激素等均可不同程度地降低单核 - 吞噬细胞系统的功能。大量坏死组织、细菌等吞噬物可"封闭"单核 - 吞噬细胞系统的吞噬功能，使机体凝血与抗凝血失衡，容易诱发 DIC，如发生全身性 Shwartzman 反应时，由于第一次注入小剂量内毒素，使单核 - 吞噬细胞系统"封闭"，第二次注入内毒素则易引起 DIC。

2. 肝功能障碍　肝细胞不仅可以合成多种凝血因子、抗凝物质和纤溶酶原，还可以灭活多种活化的凝血因子。肝功能严重障碍时，可使机体凝血、抗凝、纤溶过程失调，进而诱发 DIC。肝功能障碍诱发 DIC 的可能机制为：①损伤的肝细胞释放大量组织因子；②肝内产生 PC、AT Ⅲ 及纤溶酶原等抗凝物质减少，使血液处于高凝状态；③致肝损伤因素可损伤血管内皮细胞，进而激活内源性凝血途径；④肝内单核 - 吞噬细胞系统的吞噬功能显著降低。

3. 血液高凝状态　临床上因血液高凝状态而诱发 DIC 最常见于妊娠和酸中毒。

妊娠第 3 周开始，孕妇血液中的多种凝血因子和血小板逐渐增多，抗凝物质减少，纤溶活性降低，到妊娠末期最为明显。加之出现某些妊娠并发症（如酮症酸中毒、重症妊娠高血压综合征等）导致血流动力学异常，均可促进 DIC 的发生。因此，发生产科疾病（如宫内死胎、胎盘早剥及羊水栓塞等）时，DIC 发生率较高。

酸中毒可使 DIC 的发生率增高 3 ~ 4 倍。酸中毒是导致 DIC 的原因，可损伤血管内皮细胞，激活凝血系统，引起 DIC 的发生。同时，在酸性条件下，肝素的抗凝血活性减弱、凝血因子活性增强、血小板聚集也增多，使血液处于高凝状态，容易诱发 DIC。

4. 微循环障碍　休克是机体有效循环血量急剧减少所致的急性循环衰竭，其主要病理变化就是微循环障碍。休克可以是 DIC 的重要临床表现之一，也可以是 DIC 发生的重要诱因。休克引起 DIC 的可能机制有：①血流动力学紊乱，休克时，机体易出现血流缓慢、淤滞，甚至呈淤泥状；②组织细胞和血管内皮细胞发生缺氧性损伤，启动凝血过程；③当休克引起酸中毒时，可激活凝血系统、增强血液凝固性；④肝、肾等脏器处于低灌流状态，无法及时清除某些凝血因子或纤溶蛋白降解产物；⑤休克时，多种血管活性物质可使血管通透性增高，导致血液浓缩、血液黏滞度增高。

5. 其他　不恰当地应用抗纤溶药（如氨基己酸、氨甲苯酸等）可造成纤溶系统过度抑制，一旦有较强烈的刺激因素（如严重感染、创伤等）激活凝血系统，即可促进 DIC 的发生。

案例 11-1B

　　进一步对产妇进行实验室检查：RBC $1.5 \times 10^{12}/L$，Hb 50 g/L，WBC $11.0 \times 10^9/L$，PLT $45 \times 10^9/L$。凝血酶原时间（PT）↑，凝血酶时间（TT）↑，纤维蛋白原定量（Fg）↓，血浆鱼精蛋白副凝试验（3P 试验）阳性（+++），D- 二聚体升高，外周血红细胞碎片 > 6%。尿常规：尿蛋白（+++），RBC（+），WBC（+），颗粒管型（+）。在全身麻醉下行子宫全切除术，术中出血量约为 3000 ml，输入冷沉淀 25 U（冷沉淀是指血浆的冷不溶物，就是将新鲜冷冻血浆置于 2 ~ 4℃ 融化，然后离心分离出的冷不溶性白色絮状沉淀，主要含有凝血因子Ⅷ和纤维蛋白原，1 U 冷沉淀为 100 ml±10%），红细胞 12 U（1 U

红细胞约为 200 ml）。术后保持腹部切口敷料清洁、干燥，经引流管引流出血性液体约 50 ml。患者最终痊愈出院。

问题：

1. 该患者发生 DIC 的机制是什么？
2. 请解释患者临床表现的病理生理基础。

二、DIC 发生与发展的机制

正常机体的凝血与抗凝血功能处于动态平衡。DIC 是机体凝血与抗凝血平衡紊乱的一种重要表现，其发病机制极为复杂，至今尚未完全阐明。目前认为，各种病因引起 DIC 的发病机制可归纳为以下几方面。

（一）凝血系统强烈激活

凝血系统活化具有级联反应和正反馈调节的特征。引起 DIC 发生的各种疾病通过不同的机制引起相关凝血因子的活化，再通过凝血级联反应的正反馈放大和（或）抗凝作用的相对或绝对降低，引起过度的凝血反应。

1. 严重组织损伤　外科大型手术、严重或广泛创伤、病理产科、感染、肿瘤坏死或实质性脏器破坏等情况均可导致组织因子或类似物释放入血，激活外源性凝血途径。此外，蛇毒等外源性物质亦可激活此凝血途径，或直接激活因子 FX 及凝血酶原。发生急性坏死性胰腺炎时，大量入血的胰蛋白酶也可激活凝血酶原。

2. 血管内皮细胞损伤　严重感染时，病原微生物、强烈免疫反应生成的抗原 - 抗体复合物、持续广泛的组织缺血缺氧和酸中毒、大量颗粒物质入血等，都可强烈刺激和损伤血管内皮细胞，尤其是毛细血管和微静脉。血管内皮细胞损伤可引起如下效应：①内皮下带负电荷的胶原暴露后可激活血浆中的 FXII，启动内源性凝血途径，同时激活激肽和补体系统，促进 DIC 发生；②损伤的血管内皮细胞可表达、释放组织因子，启动外源性凝血途径；③血管内皮细胞受损，其抗凝作用减弱，NO、PGI_2 及 ADP 等产生减少，抑制血小板黏附、聚集的功能降低，同时内皮下胶原的暴露可使血小板黏附、活化和聚集性增强。

3. 血细胞大量破坏，血小板活化

（1）红细胞大量破坏：异型输血、疟疾及阵发性睡眠性血红蛋白尿等患者血液中的红细胞大量破坏，可释放大量 ADP，促进血小板黏附、聚集等，使凝血过程增强。红细胞膜磷脂则可浓缩并局限 FVII、FIX、FX 及凝血酶原等凝血因子，导致大量凝血酶生成，促进 DIC 的发生。

（2）白细胞破坏或激活：急性早幼粒细胞白血病患者，由于化疗、放疗等导致白细胞大量破坏，释放组织因子样物质，促进 DIC 的发生。血液中的单核细胞、嗜中性粒细胞在内毒素、IL-1、TNF-α 等刺激下，可诱导组织因子表达，从而启动凝血过程。

（3）血小板活化：血管内皮损伤、血流动力学改变、某些药物和多种疾病（如系统性红斑狼疮）均可导致血小板功能亢进、活性增强，从而促进血栓形成。

（二）抗凝系统功能抑制

1. 抗凝血酶减少　血浆中的 ATⅢ是凝血酶最重要的抑制物。严重感染时，ATⅢ明显减少，其原因包括：①因中和大量凝血酶而被消耗；②被活化的嗜中性粒细胞释放的弹性蛋白酶降解;③肝合成 AT Ⅲ 不足。

2. 蛋白 C 系统功能障碍 蛋白 C 系统具有抗凝和纤溶双重作用。肝细胞可合成蛋白 C,血管内皮细胞可产生凝血酶调节蛋白。肝细胞及血管内皮细胞损伤可显著降低蛋白 C 系统的抗凝功能。

3. 血管舒缩性和血流动力学改变 在原发病和不同诱发因素作用引起 DIC 的过程中,常存在交感 - 肾上腺髓质系统兴奋和(或)局部血管舒缩活性的改变,后者与微血管内皮细胞损伤引起的 NO 和 PGI$_2$ 生成减少、内皮素生成增多有关。血小板活化产生的 TXA$_2$、PAF、组胺和缓激肽,也可引起血管通透性增高,局部血液黏滞度增加。由于微血管和血流状态的变化,无论是血管收缩、血流量减少,还是血管舒张、血流淤滞,都不利于促凝物质和活化凝血因子在局部被清除,反而有利于纤维蛋白在局部的沉积和微血栓形成。

(三)继发性纤溶亢进

在 DIC 发生和发展过程中,随着凝血活性的增强,纤溶系统活性也相继进行性增强,故称为继发性纤溶亢进。随着凝血系统的启动,纤溶系统可被多条反馈通路激活:①凝血过程中形成的凝血酶、激肽释放酶、FXIa、FXIIa 等可激活纤溶酶原;②凝血过程中产生的纤维蛋白、缓激肽可刺激正常和轻度受损的血管内皮细胞分泌并释放 t-PA;③血管内凝血引起组织缺氧性损伤,使某些腺体组织(卵巢、子宫与肾上腺等)中的纤溶酶原被激活而形成纤溶酶。

继发性纤溶亢进在促进 DIC 由早期高凝转入后期低凝的过程中起着关键的作用。纤维蛋白降解产物(FDP)不仅具有抗凝作用,还可激活激肽和补体系统,产生扩血管物质,使微循环血管扩张、通透性增高。同时,纤溶酶也是血浆中活性较强的蛋白酶,但特异性较低,除可降解纤维蛋白外,还可水解凝血因子 F Ⅱ、F Ⅴ、F Ⅷ和 FXII 等,导致凝血功能障碍。

继发性纤溶亢进可使凝血因子进一步减少,血液抗凝活性增强,血管床容积扩大、微血管通透性增高,这些都与 DIC 引起出血及休克等临床表现密切相关。

(四)细胞因子释放

在 DIC 的发生与发展过程中,大量血小板、白细胞及免疫细胞被活化,多种细胞因子释放入血,共同参与凝血与纤溶紊乱。

1. IL-1 发生菌血症与内毒素血症时,血清 IL-1 浓度增高。IL-1 是一种作用较强的组织因子表达增效剂。

2. IL-6 IL-6 可介导凝血过程的活化,输入抗 IL-6 单抗,可使内毒素诱导的凝血过程活化完全消除。

3. TNF-α 发生细菌性败血症时,革兰氏阴性菌产生的脂多糖(LPS)可刺激 TNF-α 的产生和释放。适量的 TNF-α 可促进细胞增殖和分化,调节免疫功能。但过度生成 TNF-α 则可触发一系列不可控制的全身炎症反应,引起抗凝系统功能抑制和纤溶系统受损,最终导致感染性休克和 DIC。

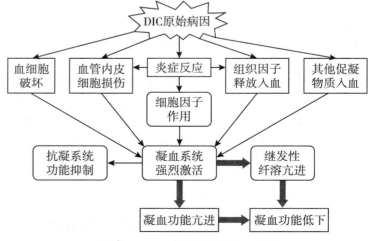

图 11-2 DIC 的发病机制示意图

知识拓展 11-3

免疫血栓形成与中性粒细胞胞外捕获网

2013 年，Engelmann 和 Massberg 提出了免疫血栓形成（immunothrombosis）的概念，即病原体侵入血液后，可激发宿主防御系统并通过血管内免疫血栓形成引起固有免疫反应，识别和破坏病原体，以防止病原微生物的蔓延，但过度免疫血栓形成也可促发 DIC。

在免疫血栓形成过程中，活化的中性粒细胞可以释放中性粒细胞胞外诱捕网（neutrophil extracellular traps，NETs）。NETs 是由 DNA、组蛋白和蛋白酶组成的三维网状结构，可作为血栓形成的支架，使血小板滞留并激活；NETs 的多种组分可直接损伤内皮细胞，并激活内皮细胞表达的组织因子，引起血栓形成；血浆中的循环游离 DNA 可结合 FⅫ和激肽，促进凝血过程，并通过抑制组织型纤溶酶原激活物而抑制纤维蛋白溶解；NETs 的主要成分组蛋白可激活 Toll 样受体，导致凝血酶的产生并激活血小板。中性粒细胞在形成 NETs 的同时，还可释放大量组织因子，进一步捕获循环血小板，导致血栓形成。总之，NETs 的形成可增加血栓形成的风险。

三、DIC 的分期与分型

（一）DIC 的分期

根据病理生理特点及发展过程，可将典型的 DIC 分为以下三期：

1. 初发性高凝期　此期为 DIC 早期，主要病理生理变化为血小板活化、黏附、聚集，并释放大量血小板因子，凝血酶及纤维蛋白大量形成，血液呈高凝状态。微循环中形成广泛微血栓。

2. 消耗性低凝期　随着广泛性微血栓的形成和纤溶系统的激活，大量凝血因子和血小板被消耗和（或）被纤溶酶降解，使血液呈低凝状态，凝血功能障碍渐趋明显。患者有出血倾向，凝血酶原时间（prothrombin time，PT）显著延长，血小板和多种凝血因子水平低下。此期持续时间较长，常引起 DIC 的主要临床表现及实验室检查异常。

3. 继发性纤溶亢进期　多发生在 DIC 后期，但亦可出现在凝血过程激活的同时。此期凝血功能逐渐减弱，纤溶活性继发性增强，产生大量纤溶酶，使微血栓和多种凝血因子被水解，生成的纤维蛋白降解产物（FDP）具有较强的抗凝作用。此期患者出血表现十分明显。

此期继发性纤溶亢进发生的具体机制包括：①活化的 FⅫa 可激活纤溶系统；②纤维蛋白可刺激某些器官（如肺、前列腺及肾等）毛细血管内皮细胞表达并释放组织型纤溶酶原激活物（t-PA），进而激活纤溶系统；③凝血过程中形成的大量凝血酶亦可激活纤溶酶原，从而显著增强纤溶活性。

需要强调的是，DIC 的发生与发展是一个动态过程，微血栓形成与微血栓溶解在时相上并不能截然分开。即使是较为典型的 DIC，三期之间也可能存在交错与重叠。因此，临床上应该严密观察患者的病情变化，进行综合判定。

（二）DIC 的分型

1. 按病情发展速度分型

（1）急性型 DIC：可在数小时内或 1 ~ 2 天内发生，病情凶险，进展迅速，临床表现明显。

常见于严重感染、血型不合输血、严重创伤及移植后发生急性排异反应等患者。

（2）亚急性型DIC：在数天内逐渐发生，常见于恶性肿瘤转移及死胎等患者，其临床表现介于急性型与慢性型之间。

（3）慢性型DIC：病程较长，机体有一定的代偿时间和代偿能力，单核-吞噬细胞系统的功能也较健全，各种异常表现均较轻微或不明显，往往在尸检后行组织病理学检查时才被发现。常见于恶性肿瘤、胶原病、慢性溶血性贫血及慢性肝病等患者。

2. 按机体的代偿情况分型　在DIC发生、发展过程中，凝血因子与血小板不断地被消耗，但是骨髓和肝可通过增加血小板和凝血因子的生成而发挥代偿作用。根据凝血物质的消耗与代偿性生成增多之间的对比关系，可将DIC分为以下三型。

（1）代偿型DIC：凝血因子和血小板的消耗与生成之间基本保持平衡状态，主要见于慢性DIC患者。此型患者可无明显临床表现或仅有轻度出血和血栓形成，易被忽视。

（2）失代偿型DIC：凝血因子和血小板的消耗量超过生成量，主要见于急性DIC患者。此型患者出血及休克等表现明显。

（3）过度代偿型DIC：机体代偿功能较好，凝血因子和血小板生成迅速，甚至超过其消耗量。因此，患者有时可出现纤维蛋白原等凝血因子暂时升高的表现。此型DIC主要见于慢性DIC患者或DIC恢复期患者。此型患者出血或血栓栓塞的表现可不明显，但在致病因子的性质和强度发生改变时，也可转化为典型的失代偿型DIC。

四、DIC 的主要临床表现

DIC的临床表现复杂多样，因原发病、DIC类型与分期不同而存在较大的差异，轻者可无任何临床表现，重者则病情危险，死亡率较高（图11-3）。出血及休克是DIC患者最常见的临床表现。

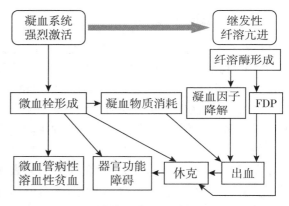

图 11-3　DIC 的临床表现及其发生机制示意图

（一）出血

出血是DIC最常见的临床表现。30%～80%的DIC患者以不同程度的出血为初发表现。其特点是自发性、多发性出血，且无法用原发疾病进行解释。主要表现为皮肤点片状出血、手术切口部位渗血不止，或注射部位大片皮下瘀斑。其次为某些内脏出血，表现为呕血、咯血、尿血或阴道流血不止，严重者可发生颅内出血。重要脏器出血是DIC致死的主要原因。DIC患者出血的机制可能与下列因素有关。

1. 多种凝血因子和血小板被消耗而减少　广泛微血栓形成可消耗大量凝血因子和血小板，特别是纤维蛋白原、凝血酶原、FV、FXIII、FIX及FX等。引起DIC的某些病因可直接导致血小板损伤，或DIC进展过程中血小板黏附、聚集以及微血栓形成，均可导致循环血液中的血小板进行性减少，进而引起凝血功能障碍。

2. 继发性纤溶亢进　随着微血栓的形成，纤溶系统相继被多种物质激活，导致循环血液中的纤溶酶明显增多。纤溶酶是一种活性较强的蛋白酶，不仅可水解纤维蛋白，使已形成的微血栓溶解，还可水解包括纤维蛋白原在内的多种凝血因子，如因子FV、FVIII和凝血酶原等，使血液中的凝血物质进一步减少，引起凝血功能障碍，导致血管损伤部位再出血。

3. 纤维蛋白降解产物的形成　纤溶酶产生后，可将纤维蛋白原分解成 A、B、D、E、X、Y 等片段，将纤维蛋白分解成 X'、Y'、D'、E' 及各种二聚体和多聚体等片段，这些产物统称为纤维蛋白降解产物（FDP）。FDP 具有较强的抗凝血作用，主要表现为以下几方面：①大多数降解片段均有抑制血小板黏附、聚集的作用；②Y、E 片段具有抗凝血酶作用；③D、X、Y 片段具有抑制纤维蛋白交联、聚集的作用；④使毛细血管通透性增高，促进血浆渗出。血液 FDP 大量增多可导致患者出血症状加重。

4. 血管壁损伤　严重组织损伤导致的血管壁受损，以及广泛微血栓形成后由于缺血、缺氧引起的血管壁损伤，均可使血管通透性增高，继而容易造成出血。

🕐 临床应用 11-1

FDP 的检测及意义

各种 FDP 片段的检测对于诊断 DIC 具有重要意义，其中主要有 D- 二聚体测定和 3P 试验（图 1）。

（1）D- 二聚体测定：D- 二聚体（D-dimer）是纤溶酶分解纤维蛋白多聚体后得到的产物，仅在继发性纤溶亢进时出现。原发性纤溶亢进时，如富含纤溶酶原激活物的器官（子宫、卵巢、前列腺等）因手术、损伤等导致纤溶亢进时，由于纤维蛋白原在尚未大量转化成纤维蛋白之前即被降解，所以血液中只有 FDP 增高，而 D- 二聚体并不增高。

（2）3P 试验：即血浆鱼精蛋白副凝试验（plasma protamine paracoagulation test）。FDP 中的 X 片段等可以与纤维蛋白单体（fibrin monomer，FM）形成可溶性纤维蛋白单体复合物，以阻断 FM 之间的聚集。向待检血浆中加入鱼精蛋白，可将复合物中的 FM 及 X 片段分离开来，游离的 FM 又可自行聚合成肉眼可见的凝胶状物析出，此即为阳性反应，主要反映血液中有无 FDP。DIC 患者 3P 试验呈阳性。

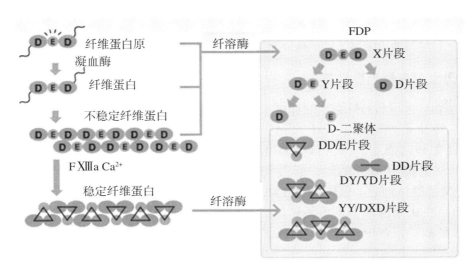

图 1　FDP 和 D- 二聚体的形成过程示意图

5. 微血管舒张，血管通透性增高　DIC 时，大量微血栓形成、休克、缺氧、酸中毒等均可损伤微血管内皮细胞，导致血管通透性增高。另外，激活的血小板和白细胞释放出的多种细胞因子，纤溶亢进时微血栓溶解导致血流再灌注而生成的自由基，随凝血系统激活而相继活化的激肽、补体系统生成的多种血管活性物质以及细胞损伤性体液因子等，都可加重微血管扩张和损伤，是出血发生的血管结构基础。

但是，出血不是 DIC 患者必须具备的临床表现，如慢性代偿型 DIC。

（二）休克

DIC（特别是急性 DIC）患者常伴有休克。此类休克表现为一过性或持续性血压下降，患者早期即可出现肾、肺及大脑等器官功能不全的表现，常伴严重广泛的出血，但休克程度与出血量常不成比例。难治性休克是 DIC 病情严重、预后不良的征兆。DIC 和休克可互为因果，形成恶性循环。

发生 DIC 时易出现休克的具体机制为：①毛细血管和微静脉中大量微血栓形成，导致回心血量明显减少；②广泛出血使血容量丢失，有效循环血量减少；③心肌受累导致结构损伤和功能障碍，使心输出量减少；④在 DIC 的形成过程中，FⅫ被激活后，可相继激活激肽系统、补体系统和纤溶系统，产生血管活性物质，如激肽、组胺和补体成分（C3a 与 C5a 等）。C3a 与 C5a 可使肥大细胞和嗜碱性粒细胞脱颗粒而释放组胺，组胺、激肽可使血管平滑肌舒张，导致血管通透性增高、外周血管阻力降低以及回心血量减少，这也是急性 DIC 时动脉血压下降的重要原因；⑤ FDP 的某些组分（如降解片段 A、B 等）可增强组胺和激肽的作用，促进微血管舒张。

（三）器官功能障碍

发生 DIC 时形成的血栓位于微血管（包括微动脉、微静脉和毛细血管）内，与动、静脉栓塞的临床表现不同，多由于重要脏器的微血管栓塞而表现为难治性休克、呼吸衰竭、意识障碍、颅内高压和肾衰竭等，严重者可导致多器官功能衰竭。另外，微血管栓塞也可发生于皮肤浅层、消化道黏膜，但较少出现局部坏死和溃疡。

DIC 患者尸检或活检时，常发现微血管内有微血栓存在。在某些情况下，患者虽然有典型的 DIC 临床表现，但病理检查却未能发现阻塞性微血栓，这可能是由于体内凝血系统启动后纤溶系统同时被激活，使微血栓溶解所致；也可能是由于继发性纤溶亢进导致纤维蛋白聚合不全。

（四）微血管病性溶血性贫血

DIC 患者可伴发一种特殊类型的贫血，即微血管病性溶血性贫血（microangiopathic hemolytic anemia）。其特征是外周血涂片中可见一些形态特殊的变形红细胞，称为破碎红细胞（schistocyte），呈盔甲形、星形、新月形等（图 11-4），又称裂体细胞。裂体细胞脆性高、变形能力差，在血流的冲击下容易破裂，发生溶血。在实验室检查中，当外周血涂片中裂体细胞所占比例超过红细胞总数的 2% 时，即具有辅助诊断价值。但在某些急性 DIC 或病程较短的 DIC 患者中有时无法发现破碎红细胞。

发生 DIC 时，微血管病性溶血性贫血的发生机制包括以下几方面：

（1）当微血管中有纤维蛋白性微血栓形成

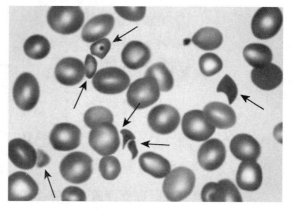

图 11-4　微血管病性溶血性贫血患者血涂片的破碎红细胞（裂体细胞）

时，纤维蛋白丝可在微血管腔内形成细网。当循环中的红细胞流过网孔时，常会黏着、滞留或挂在纤维蛋白丝上。在血流的不断冲击作用下，红细胞容易破裂。

（2）广泛微血栓形成引起的组织缺氧、酸中毒，以及某些导致 DIC 的病因（如内毒素等）可引起红细胞变形性降低、脆性增加，继而容易破裂。

（3）当微血流通道受阻时，红细胞可通过微血管内皮细胞间的裂隙，被"挤压"到血管外，这种机械作用可引起红细胞变形和碎裂。

案例 11-2

患儿，男，14 月龄，因"咳嗽、间断发热 6 天，呼吸急促 1 天"急诊入院。入院前 6 天，患儿无明显诱因开始出现咳嗽、发热。入院前 1 天出现呼吸急促、费力，体温达 39.8℃。医院以"大叶性肺炎、呼吸衰竭"将其收入重症医学科。

查体：T 39.5℃，P 146 次/分，R 46 次/分，BP 120/80 mmHg。嗜睡，双肺可闻及湿啰音。四肢末梢循环较差。

辅助检查：血小板 PLT↓，D-二聚体↑，活化部分凝血活酶时间（APTT）↑，凝血酶原时间（PT）↑。咽拭子 2019-nCoV 核酸检测呈阳性。肺部 CT 检查显示大片状模糊影。经过 10 余天的治疗，患儿病情逐渐好转，肺部病灶明显吸收，出、凝血时间及血小板恢复正常。出院诊断为"新型冠状病毒感染、DIC"。

问题：

1. 该患儿发生 DIC 的主要病因是什么？
2. 该患儿发生 DIC 的可能机制有哪些？

五、DIC 防治的病理生理基础

（一）防治原发性疾病及消除诱因

预防和迅速去除引起 DIC 的病因和诱因是防治 DIC 的根本措施，具体方法包括：控制感染，治疗肿瘤，及时治疗产科疾病和外伤，以及纠正缺血、缺氧及酸中毒等。

（二）改善微循环及有效维持重要器官功能

补充血容量，纠正低血压、缺氧、酸中毒及水、电解质平衡紊乱，可以增加微循环的血流量和供氧量。同时，应密切监测患者的心脏、肺、肾及脑等重要器官功能情况，维持器官功能。

（三）重建凝血与抗凝血动态平衡

1. 抗凝治疗 是终止 DIC 病理过程，减轻器官损伤，重建凝血与抗凝血动态平衡的重要措施。一般认为，DIC 的抗凝治疗应在处理原发疾病的前提下，与补充凝血因子同步进行。部分 DIC 患者临床上常用的抗凝血药为肝素，其治疗 DIC 的机制主要是阻止微血栓继续形成，但对已形成的血栓则无效。需要注意的是，出现下列情况时应慎用或禁用肝素：① DIC 晚期，缺乏多种凝血因子及出现明显纤溶亢进的患者；②手术后或损伤创面未经良好止血者；③近期有大咯血或有大量出血的消化性溃疡患者；④蛇毒所致的 DIC 患者。

发生 DIC 时，由于大量凝血因子及血小板被消耗，所以对已进行病因治疗及抗凝治疗而

DIC 未能得到良好控制，并且有明显出血表现者，可适当输入新鲜冷冻血浆、血小板悬液及纤维蛋白原等。对患有严重肝病合并 DIC 的患者，可考虑应用 F Ⅷ及凝血酶原复合物。

2. 抗纤溶治疗　临床上一般较少应用，仅适用于 DIC 的原发病因及诱因已经去除或控制，并有明显纤溶亢进的临床及实验室检查依据，继发性纤溶亢进已成为迟发性出血的主要或唯一原因者，常用氨基己酸、氨甲苯酸（对羧基苄胺）等。

> **临床应用 11-2**
>
> ### 免疫血栓形成与 DIC 治疗
>
> 免疫血栓形成在 DIC 早期有助于防止病原微生物的入侵与蔓延；但当严重感染进展到晚期阶段，免疫系统不能控制脂多糖（LPS）、β-葡聚糖、鞭毛蛋白等病原体相关分子模式（pathogen-associated molecular pattern，PAMP）和组蛋白、线粒体 DNA 等损伤相关分子模式（damage-associated molecular pattern，DAMP）的扩散时，则可导致免疫血栓形成失控，引发 DIC。基于免疫血栓的防御作用，欧盟和美国的 2012 年国际严重脓毒症和脓毒症休克治疗指南不建议对此时发生的 DIC 进行针对性处理；我国的急诊专家共识推荐采用病因治疗（抗感染），不推荐常规使用肝素进行抗凝治疗，对失代偿型 DIC 患者推荐采用替代治疗，并推荐联合应用中医药治疗。

（四）其他治疗

通常，糖皮质激素不作为本病的常规治疗药物使用，但如果原发疾病需要应用糖皮质激素治疗，或感染性休克并发 DIC 患者已经过有效的抗感染治疗，或 DIC 患者并发肾上腺皮质功能不全，则可适当应用糖皮质激素。

（门秀丽）

思 考 题

1. DIC 的基本发病机制有哪些?
2. 简述 DIC 的临床表现及主要机制。
3. 案例：李先生，32 岁，因严重交通事故导致全身多发性骨折和撕裂伤而急诊入院。患者神志淡漠，呈明显痛苦表情，说话声音微弱，面部、口唇发白，肢体厥冷。

查体：T 36.5℃，P 136 次 / 分，R 30 次 / 分，BP 60/40 mmHg。心音低弱，未闻及杂音。呼吸困难，右侧胸部塌陷，右肺底叩诊呈浊音，右肺呼吸音明显减弱。腹部平软，无压痛及反跳痛，肝、脾未触及。右肩部、髂部及腰骶部有多处撕裂伤和出血，身体不能平卧。

辅助检查：WBC $8.1×10^9$/L，RBC $3.5×10^{12}$/L，Hb 90 g/L，PLT $230×10^9$/L。X 线检查显示：右侧锁骨粉碎性骨折，右肋骨多发性骨折，右髂骨粉碎性骨折。腹部 B 超检查未见异常。

入院后立即予以输血 800 ml。鉴于患者整体情况欠佳，不适于立即进行手术，因此予以清创、包扎、止血处理。输血后，患者情况开始好转，呼吸逐渐平稳，肢体转暖，无躁动。第二天凌晨，患者剧烈咳嗽后出现烦躁不安，神志恍惚，BP 60/30 mmHg。上午 8 时，患者出现皮肤破损部位多处渗血，导尿管内流出粉红色液体。随后，患者神志不清，面色苍白，四肢湿冷，R 36 次 / 分，进入昏迷状态。实验室检查：WBC $8.0×10^9$/L，RBC $2.5×10^{12}$/L，Hb 60 g/L，PLT $40×10^9$/L。血气分析：pH 7.23，PaO_2 55 mmHg，SaO_2 70%。出凝血时间 120 s（参考值 <90 s），凝血酶原时间 25 s（参考值 12～14 s），凝血酶时间 21 s（参考值 16～18 s），纤维蛋白原定量 0.8 g/L（参考值 2～4 g/L），FDP 180 μg/ml（对照 5 μg/ml），D- 二聚体 4 mg/L（参考值 <0.5 mg/L），3P 试验（+++），外周血红细胞碎片 >6%。立即予以对症处理。患者于当日下午因呼吸、心搏停止而死亡。

问题：

（1）请根据该患者的临床表现和辅助检查，分析最终导致患者死亡的主要病理过程及其发生机制。

（2）该患者发生 DIC 的诱因有哪些？为什么？

（3）患者为什么会出现破损部位多处渗血，导尿管内流出粉红色液体？

（4）患者外周血涂片为什么会出现大量红细胞碎片？

第十二章

第十二章数字资源

缺血-再灌注损伤

案例 12-1

张女士，68岁，因胸痛1小时入院，经心电图检查诊断为急性心肌梗死（前间壁）。患者既往有高血压病史15年。

查体：BP 96/72 mmHg。心率42次/分，心律齐，意识淡漠。予以吸氧、心电监护，同时急查心肌酶、凝血因子、电解质和血常规等。入院后约1小时，予以尿激酶150万单位静脉溶栓（30 min内滴注完毕）。用药后，患者胸痛明显缓解，但用药后约20 min时心电监护显示，出现室性期前收缩、室上性心动过速及心室颤动，血压检测不到。立即实施电除颤，同时予以利多卡因、小剂量肾上腺素，BP 93/60 mmHg，心电监护显示患者心律逐渐转为窦性心律，血压达到正常范围。复查心电图显示：广泛前壁心肌梗死。医生安抚患者及其家属后，向其详细介绍了出现此类问题的原因及治疗方案。

问题：

1. 对患者应用尿激酶起到什么作用？
2. 为什么患者用药完毕胸痛症状消失后又出现了严重的心律失常？
3. 作为主治医师，应如何与患者及其家属沟通？

良好的血液循环是组织细胞获得充足氧气和营养物质的基本保障。血管收缩、血栓形成、肿瘤压迫血管、失血和失液等因素均可导致组织血流量减少，进而造成缺血性损伤。近年来，随着溶栓疗法、导管技术、冠状动脉搭桥术、血管成形术、动脉旁路术、心肺复苏、体外循环和断肢再植等技术的发展，机体缺血组织得以恢复血流，从而挽救患者的生命。然而，在临床观察中发现，恢复血流后，部分患者缺血组织器官的功能和结构并没有得到相应的改善，反而使损伤进一步加重。这种在缺血基础上恢复血流后组织损伤反而加重，甚至发生不可逆损伤的现象称为缺血-再灌注损伤（ischemia-reperfusion injury）。

知识拓展 12-1

缺血－再灌注损伤的研究历程

缺血-再灌注损伤现象早在20世纪50年代就被观察到。近年来，其机制被逐渐阐明，关于缺血-再灌注损伤的研究历程，具体内容详见本章数字资源。

第一节　缺血 - 再灌注损伤的原因及其影响因素

一、缺血 - 再灌注损伤的原因

组织器官缺血后进行再灌注可能是引起缺血 - 再灌注损伤的发病原因，主要见于以下几种情况：①组织器官缺血后恢复血流，如器官移植、休克后恢复血液灌注、断肢再植术后；②医疗技术的应用，如溶栓疗法、冠状动脉搭桥术及经皮腔内血管成形术；③体外循环条件下的心脏手术，心肺脑复苏等。

二、影响缺血 - 再灌注损伤的因素

临床上，不是所有缺血的组织器官在血流恢复后都会发生缺血 - 再灌注损伤，许多因素可以影响再灌注损伤的发生及其严重程度，具体包括以下几方面。

（一）缺血时间

缺血时间是决定缺血性损伤程度的首要因素，并且与再灌注损伤的发生密切相关。在一定范围内，缺血时间越长，再灌注损伤越严重，甚至可引起细胞坏死。但缺血时间过短或过长都不易引起再灌注损伤。

（二）侧支循环的建立

侧支循环能够缩短缺血时间并减轻缺血程度，再灌注损伤主要影响组织的微循环。因此，缺血后易于建立侧支循环的组织不易发生再灌注损伤。

（三）需氧程度

再灌注损伤主要影响的是氧和能量依赖性细胞。对氧需求量较高的组织器官（如心脏和脑等）最容易发生再灌注损伤。若缺血前组织器官有较多的能量贮备，则缺血 - 再灌注损伤程度通常较轻。

（四）再灌注条件

再灌注时的压力大小、灌注液的温度、pH 值及电解质浓度与再灌注损伤密切相关。再灌注压力越高，再灌注损伤越严重；适当减少灌注液中 Ca^{2+} 和 Na^+ 的含量，或适当增加 K^+ 和 Mg^{2+} 的含量，可减轻再灌注损伤；适当降低灌注液的温度与 pH 值也能减轻再灌注损伤。

第二节　缺血 - 再灌注损伤的发生机制

缺血 - 再灌注损伤的发生机制十分复杂，自由基生成增多、钙超载和炎症过度激活在其发生与发展中起重要作用。

一、自由基增多

（一）自由基

1. 自由基的概念　自由基（free radical）是指外层轨道上有单个不配对电子的原子、原子团和分子的总称，又称游离基。自由基与离子不同，前者往往是具有共价键的化合物发生均裂的产物，后者则为异裂的产物。以 H_2O 为例，均裂产生 $H\cdot+OH\cdot$；异裂则产生 H^++OH^-。自由基的特点是：在体内存在时间短（平均寿命仅为 1 ms），化学性质极为活泼，易与其他物质反应生成新自由基，呈现出连锁反应。

2. 自由基的种类

（1）氧自由基：由氧诱发的自由基称为氧自由基（oxygen free radical），如超氧阴离子自由基（$O_2^-\cdot$）和羟自由基（$OH\cdot$）。单线态氧（$^1O_2$）及过氧化氢（H_2O_2）虽然不是氧自由基，但其氧化作用很强，与氧自由基共同称为活性氧（reactive oxygen species，ROS）。

（2）脂性自由基：是指氧自由基与多价不饱和脂肪酸作用后生成的中间代谢产物，如烷自由基（$L\cdot$）、烷氧自由基（$LO\cdot$）和烷过氧自由基（$LOO\cdot$）等。

（3）其他：如氯自由基（$Cl\cdot$）、甲基自由基（$CH_3\cdot$）、活性氮（reactive nitrogen species）等。活性氮是气体自由基，其本身是一种氧化剂。缺血 - 再灌注时，NO 能与 $O_2^-\cdot$ 快速反应生成强氧化剂——过氧化亚硝基阴离子（$ONOO^-$）。$ONOO^-$ 具有极强的细胞毒性，在偏酸性条件下极易自发分解生成 $NO_2\cdot$ 和 $OH\cdot$。

3. 自由基的代谢

（1）体内自由基的产生：在生理情况下，线粒体是 $O_2^-\cdot$ 生成的主要场所，氧获得 1 个电子时可还原生成 $O_2^-\cdot$，获得 2 个电子时可生成 H_2O_2，获得 3 个电子时则生成 $OH\cdot$。$O_2^-\cdot+H_2O_2\to O_2+OH\cdot+OH^-$，这是 Fenton 反应。$OH\cdot$ 是体内最活跃的氧自由基，对机体危害最大。因此，$O_2^-\cdot$ 是其他自由基和活性氧产生的基础。此外，在血红蛋白、肌红蛋白、儿茶酚胺及黄嘌呤氧化酶等氧化过程中，也可生成 $O_2^-\cdot$。

（2）自由基的清除：主要依靠小分子自由基清除剂（维生素 E、维生素 A、维生素 C 和谷胱甘肽等）和酶性自由基清除剂，如超氧化物歧化酶（superoxide dismutase，SOD）可清除 $O_2^-\cdot$。过氧化氢酶（catalase，CAT）及过氧化物酶（peroxidase）可清除 H_2O_2。

4. 自由基的生物学意义　自由基及其衍生物可参与许多生理和病理过程。例如，适度 $O_2^-\cdot$ 和 H_2O_2 作为生理功能的信号转导分子，可调节血管张力，抑制血小板黏附，诱导血红素加氧酶基因的表达，激活核因子 κB（nuclear factor-κB，NF-κB）等转录因子（transcription factor），参与细胞增殖和分化等。然而，活性氧浓度过高则可引起氧化应激（oxidative stress）损伤，参与许多疾病和病理过程的发生，如心脑血管疾病、神经退行性疾病、免疫性疾病、炎症和缺血 - 再灌注损伤等。

（二）缺血 - 再灌注时氧自由基生成增多的机制

1. 线粒体单电子还原增多　缺血和再灌注可使 ATP 减少，Ca^{2+} 经钙泵摄入肌质网减少，进入线粒体增多，使线粒体细胞色素氧化酶系统功能失调，导致经单电子还原而形成的氧自由基增多。同时，Ca^{2+} 进入线粒体内，使超氧化物歧化酶、过氧化氢酶和过氧化物酶活性下降，使自由基清除减少，也可导致氧自由基增多。

2. 黄嘌呤氧化酶生成增多　在哺乳动物细胞内，黄嘌呤氧化酶（xanthine oxidase，XO）

系统是缺血 - 再灌注时活性氧产生的主要来源。正常情况下，XO 及其前体黄嘌呤脱氢酶（xanthine dehydrogenase，XD）主要存在于毛细血管内皮细胞中，90% 为 XD，XO 仅占 10%。Ca^{2+} 是 XD 转化为 XO 的必需激活剂。缺血时，ATP 生成减少，膜泵功能障碍，使 Ca^{2+} 进入细胞内，进而激活 Ca^{2+} 依赖性蛋白水解酶，使 XD 转变成 XO；同时，由于大量 ATP 消耗，导致嘌呤代谢产物次黄嘌呤和黄嘌呤大量堆积。再灌注时，大量氧分子随血液进入缺血组织，XO 在催化次黄嘌呤转变为黄嘌呤，并进而催化黄嘌呤转变为尿酸的两步反应中，都以分子氧为电子接受体，从而产生大量的 O_2^- 和 H_2O_2，后者在还原性金属离子——亚铁或亚铜离子参与下形成 OH·（图 12-1）。XO 可在体内循环，攻击体内许多器官。

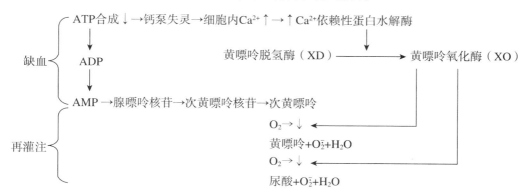

图 12-1　黄嘌呤氧化酶源性氧自由基的生成示意图

3. 中性粒细胞的呼吸爆发　中性粒细胞在吞噬过程中摄取的氧在 NADPH 氧化酶和 NADH 氧化酶的催化下接受电子生成氧自由基，用以杀灭病原微生物及异物。组织缺血时，可激活补体系统或经细胞膜分解产生多种具有趋化活性的物质，如白三烯等趋化因子，以吸引或激活中性粒细胞。再灌注时，组织重新获得 O_2 供应，激活的中性粒细胞耗氧量显著增加，产生大量氧自由基，称为呼吸爆发（respiratory burst）或氧爆发（oxygen burst）。

4. 儿茶酚胺的自身氧化作用增强　在缺血、缺氧的应激因素刺激下，交感 - 肾上腺髓质系统分泌大量儿茶酚胺，后者在自身氧化过程中产生 O_2^-。

（三）自由基的损伤作用

1. 生物膜脂质过氧化增强　再灌注时可产生大量自由基，尤其是 OH·，可引发生物膜多不饱和脂肪酸均裂，形成脂性自由基，进而诱发脂质过氧化（lipid peroxidation），使膜受体、膜蛋白酶、离子通道和膜转运系统等脂质微环境发生改变。其结果是：①膜结构破坏，膜的液态性和流动性减弱，通透性增高；②膜蛋白功能抑制，离子泵功能丧失和细胞内信号传递障碍；③线粒体功能受损，ATP 生成减少（图 12-2）。

2. DNA 断裂和染色体畸变　自由基对细胞的毒性作用主要表现为染色体畸变、核酸碱基改变或 DNA 断裂。这种作用 80% 由 OH· 所致。OH· 可与脱氧核糖及碱基反应，并使其发生改变。无组蛋白保护的线粒体 DNA（mtDNA）对氧化应激和线粒体膜的脂质过氧化较为敏感，故易受自由基攻击而造成碱基片段丢失、碱基修饰及插入突变等。

3. 蛋白质变性和酶活性降低　氧自由基和脂质过氧化物可攻击蛋白质而形成蛋白质自由基，引起蛋白质分子肽链断裂，使酶活性中心的巯基氧化形成二硫键。脂质过氧化的产物——丙二醛是重要的交联分子，可引起胞质和膜蛋白及某些酶交联成二聚体或分子量更大的聚合物。这些物质可造成蛋白质（包括酶）变性和功能丧失。例如，肌纤维蛋白巯基氧化，可使其对 Ca^{2+} 反应性降低，导致心肌收缩力减弱。

4. 诱导炎症介质产生　ROS 是强大的氧化还原剂，可通过脂质过氧化和胞内游离钙增加，

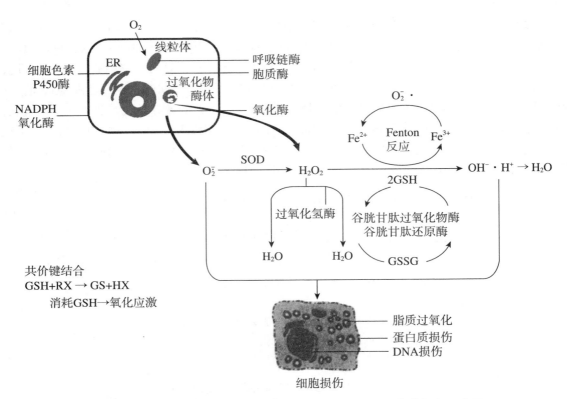

图 12-2　缺血 - 再灌注时活性氧产生增多并导致细胞损伤的机制示意图

激活质膜磷脂酶 A_2（phospholipase A_2，PLA_2），形成花生四烯酸（arachidonic acid，AA）。后者在脂加氧酶及环加氧酶的作用下，可形成具有高度生物活性的前列腺素、血栓素 A_2 和白三烯等。同时，ROS 也可激活 NF-κB，刺激白细胞黏附分子（leukocyte adhesion molecule）和细胞因子（cytokine）基因的表达。因此，ROS 可促进缺血 - 再灌注后白细胞激活、趋化及黏附，导致炎症介质大量产生和释放。

5. 促进细胞凋亡　缺血和再灌注器官中存在坏死和凋亡两种细胞死亡形式。其中，细胞凋亡主要发生在再灌注期。细胞凋亡是再灌注损伤引起细胞功能障碍和结构改变的重要病理生理基础。

知识拓展 12-2

活性氧诱发细胞凋亡的基本机制

　　细胞凋亡是再灌注损伤引起细胞功能障碍和结构改变的一个重要病理生理基础。再灌注期，活性氧的爆发性生成可引发持续的线粒体膜通透性转换孔（mitochondrial permeability transition pore，MPTP）开放，使大量细胞色素 c（cytochrome c，cyt c）释放入胞质，与胞质中的 Apaf-1 结合，激活 caspase-9，引发 caspase 介导的细胞凋亡。已证明 MPTP 抑制剂环孢素以及 caspase-9 和 caspase-3 特异性抑制剂等均可减轻线粒体损伤，防止细胞凋亡的发生。此外，线粒体内还存在不依赖 caspase 的凋亡途径。活性氧可引起核内多腺苷二磷酸核糖聚合酶［poly（ADP-ribose）polymerase，PARP］激活，造成能量底物（如 NAD^+）过度消耗，进而使 ATP 含量减少，形成细胞能量代谢的恶性循环。PARP 激活可引起 MPTP 开放，介导凋亡诱导因子（apoptosis-inducing factor）从线粒体转位到细胞核，造成 DNA 凝集和断裂，形成约 50 kb 大小的特征性片段，这与胱天蛋白酶激活的 DNase（caspase-activated DNase）催化形成的 180～200 bp 的凋亡片段有明显区别。

二、钙超载

各种原因引起的细胞内钙含量异常增多，并导致细胞结构损伤和功能代谢障碍的现象，称为钙超载（calcium overload）。严重者可导致细胞死亡。

（一）细胞内钙稳态调节

正常情况下，细胞内游离钙浓度为 $10^{-8} \sim 10^{-7}$ mol/L，细胞外钙浓度为 $10^{-3} \sim 10^{-2}$ mol/L。上述电化学梯度的维持，取决于生物膜对钙离子的低通透性及细胞膜与细胞器膜上钙转运系统的调节，主要包括钙释放通道、钙泵和细胞膜 Na^+-Ca^{2+} 交换体等。

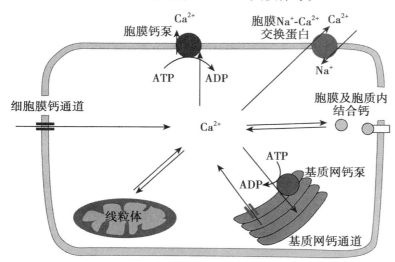

图 12-3　细胞内钙稳态调节示意图

（二）再灌注时细胞内钙超载的机制

再灌注时细胞内钙超载的机制可能与下列因素有关：

1. Na^+-Ca^{2+} 交换异常　生理条件下，Na^+-Ca^{2+} 交换蛋白的主要转运方向是顺浓度梯度将 Na^+ 转运进细胞，逆浓度梯度将细胞内 Ca^{2+} 转运至细胞外，与细胞膜钙泵共同维持细胞内低钙水平。缺血时，ATP 生成减少，钠泵功能丧失，细胞内 Na^+ 浓度升高；再灌注时，Na^+-Ca^{2+} 交换蛋白被迅速激活，以反向转运方式将 Ca^{2+} 转运至胞质内。缺血时，无氧代谢增强，可发生细胞内酸中毒；再灌注时，能量供应和 pH 恢复，细胞内外 pH 梯度差可激活 Na^+-H^+ 交换，使细胞内 Na^+ 进一步增多，这可促进 Na^+-Ca^{2+} 交换蛋白活性增强，使细胞外 Ca^{2+} 大量内流。这是细胞内钙超载的主要机制。

2. 细胞膜通透性增高　①细胞外表面与糖被表面的成分是由细胞膜上的蛋白质与多糖结合形成的糖蛋白，二者由 Ca^{2+} 相连，缺血可使二者解离；②再灌注时，H^+-Na^+ 交换和 Na^+-Ca^{2+} 交换增强，细胞内钙离子增加，可激活磷脂酶，使膜磷脂降解；③细胞内游离钙浓度增高，可引起微管和微丝收缩，导致心肌细胞之间的紧密连接（闰盘）破坏；④再灌注时，细胞膜脂质过氧化增强而使膜结构破坏。上述机制可导致细胞膜通透性增高。再灌注时，Ca^{2+} 顺化学梯度大量内流，可导致细胞内钙超载。

3. ATP 依赖性离子泵功能障碍　缺血 - 再灌注时可产生大量氧自由基，使线粒体膜流动性降低，氧化磷酸化障碍，ATP 生成减少，导致质膜和肌质网膜的钙泵功能丧失，不能排出和摄取钙，造成胞质内游离钙增多。

4. 儿茶酚胺增多　缺血时，内源性儿茶酚胺释放增多，α- 和 β- 肾上腺素受体增多，引起 Ca^{2+} 浓度增高。其机制为：① $α_1$- 肾上腺素受体激活 G 蛋白 - 磷脂酶 C（phospholipase C，PLC）介导的信号通路，促进磷脂酰肌醇 -4,5- 双磷酸（phosphatidylinositol-4,5-diphosphate，PIP_2）分解，生成三磷酸肌醇（IP_3）和甘油二酯（diacylglycerol，DG）。IP_3 可促使肌质网释放 Ca^{2+}，而 DG 可激活蛋白激酶 C（protein kinase C，PKC），刺激 H^+-Na^+ 交换，进而引起 Na^+-Ca^{2+} 交换，导致细胞内钙超载；② β- 肾上腺素受体兴奋，可激活腺苷酸环化酶，使 cAMP 生成增多。cAMP 可激活蛋白激酶 A（protein kinase A，PKA），PKA 可促进电压依赖性 L 型钙通道磷酸化，导致 Ca^{2+} 内流增多。

（三）钙超载引起再灌注损伤的机制

1. 细胞内钙超载导致线粒体功能障碍　细胞内 Ca^{2+} 可通过激活线粒体膜通透性转换孔（mitochondrial permeability transition pore，MPTP）开放而进入线粒体。其机制是：①当细胞内 Ca^{2+} 浓度为 $50 \sim 200$ μmol/L 时，可直接引起 MPTP 开放；②缺血造成的代谢性酸中毒可抑制 MPTP 开放，再灌注时，pH 恢复，可使受抑制的 MPTP 重新开放；③ ROS 也可以激活 MPTP 开放，开放的 MPTP 使大量 Ca^{2+} 进入线粒体。Ca^{2+} 可与含磷酸根的化合物形成不溶性磷酸钙，干扰线粒体的氧化磷酸化，导致 ATP 合成障碍。ATP 供应降低可进一步促进钙超载，最终形成恶性循环。线粒体功能障碍既是钙超载的原因，也是钙超载的损伤结果。

 知识拓展 12-3

线粒体膜通透性转换孔的结构和功能

自 1976 年 Hunter 首先阐述线粒体膜通透性转换孔（MPTP）以来，由于其在细胞生存和凋亡中的重要作用，所以逐渐成为研究热点，其结构和功能也陆续被证实。具体内容详见本章数字资源。

2. 激活钙依赖性降解酶　细胞内游离钙增加，可使 Ca^{2+} 与钙调蛋白（calmodulin，CaM）结合增多，进而激活多种钙依赖性降解酶。其中，磷脂酶可导致细胞膜及细胞器膜受损，生成的花生四烯酸和溶血卵磷脂等可加重细胞功能紊乱；蛋白酶（protease）和内切核酸酶（endonuclease）活化，可引起细胞骨架和核酸的分解。

3. 促进氧自由基生成　钙超载可使钙依赖蛋白水解酶活性增高，促使黄嘌呤脱氢酶转变为黄嘌呤氧化酶，使活性氧生成增多。

三、炎症反应过度激活

缺血组织恢复血流获得再灌注的同时，也可触发炎症反应。因此，再灌注期的细胞损伤是缺血期细胞损伤的延续，也是炎症反应过度激活的结果。中性粒细胞与内皮细胞因氧化应激和钙超载而激活，也可由非细胞成分（如补体）触发。

（一）缺血 - 再灌注组织中白细胞的激活机制

中性粒细胞是在缺血组织中观察到的最主要的细胞类型，也是引起缺血 - 再灌注时微血管堵塞和局部组织损伤的主要细胞。中性粒细胞和血管内皮细胞间的相互作用是引起细胞炎症反应的主要因素。

1. 趋化因子增多并激活　缺血-再灌注组织细胞受损，可使细胞膜磷脂降解，花生四烯酸代谢产物、血小板活化因子、补体及缺血导致组织损伤而产生的激肽具有很强的趋化作用，能吸引大量白细胞进入缺血组织或黏附于血管内皮细胞。

2. 黏附分子生成增多　黏附分子（adhesion molecule）是指由细胞合成的，可促进细胞与细胞之间，细胞与细胞外基质之间黏附作用的一类分子的总称，如整合素（integrin）、选择素（L 选择素、P 选择素）、细胞间黏附分子（intercellular adhesion molecule，ICAM）、血小板内皮细胞黏附分子（platelet endothelial cell adhesion molecule，PECAM）等。缺血-再灌注损伤过程中生成的大量炎症介质和趋化因子可激活白细胞、血小板和血管内皮细胞，表达大量的黏附分子，促进白细胞与血管内皮细胞之间广泛黏附、滚动和穿过血管壁游走到细胞间隙。大量白细胞激活，在发挥其防御功能、清除坏死组织细胞的同时，也可因呼吸爆发产生过量的ROS，加重再灌注组织的损伤；此外，白细胞聚集、黏附也可导致微循环障碍。

（二）炎症反应激活在微循环障碍中的作用与机制

实验与临床观察发现，当去除缺血原因后，缺血区并不能得到充分的血流灌注，此现象称为无复流现象（no-reflow phenomenon）。这种无复流现象不仅存在于心肌，也可见于脑、肾、骨骼肌缺血后再灌注过程。无复流现象是缺血-再灌注损伤中微循环障碍的主要表现。

1. 微血管内血流动力学改变　生理情况下，血管内皮细胞与血液中流动的中性粒细胞的相互排斥作用是保证微血管血液灌流的重要条件。缺血-再灌注过程中，增多、活化的白细胞在黏附分子的参与下，黏附于血管内皮细胞，而且不易分离，极易嵌顿、堵塞微循环血管。此外，在细胞因子与 P 选择素的作用下，大量血小板在缺血组织中聚集、黏附，形成血小板栓子和微血栓等，可进一步加重组织的无复流现象。

2. 微血管结构损伤　激活的中性粒细胞与血管内皮细胞可释放大量致炎物质，如 ROS、蛋白酶和溶酶体酶等，进而引发自身膜结构、骨架蛋白降解等，甚至细胞死亡，从而导致微血管结构损伤。其结果是：①微血管管径狭窄，缺血-再灌注损伤早期，细胞内 Na^+、H^+、Ca^{2+} 增加引起的细胞内渗透压升高与细胞膜结构损伤和膜离子泵、离子通道蛋白功能障碍，可共同导致血管内皮细胞肿胀，引起微血管管径狭窄。②微血管通透性增高，微血管结构损伤，使微血管通透性增高，既能引发组织水肿，又可导致血液浓缩，进一步促进缺血-再灌注组织无复流现象的发生。同时，白细胞从血管内游走到细胞间隙，可释放大量致炎物质也造成周围组织细胞的损伤。

3. 微血管收缩-舒张功能失调　微血管的收缩-舒张平衡是维持正常微循环灌注的基础，它依赖于微血管的缩血管物质和扩血管物质的调控。发生缺血-再灌注时，一方面，激活的中性粒细胞和血管内皮细胞可释放大量缩血管物质，如内皮素、血管紧张素 Ⅱ、血栓素 A_2（thromboxane A_2，TXA_2）等。另一方面，由于血管内皮细胞受损而导致扩血管物质（如 NO、前列环素（prostacyclin，prostaglandin I_2，PGI_2）合成及释放减少。如前文自由基产生机制中所述，自由基损伤可使内皮细胞一氧化氮合酶催化产生的 NO 减少。同时，产生的少量 NO 与 O_2^- 快速反应生成 $ONOO^-$（过氧化亚硝基阴离子），使 NO 进一步减少。PGI_2 主要由血管内皮细胞生成，除具有很强的扩血管作用外，还能抑制血小板黏附、聚集。TXA_2 主要由血小板生成，其不仅是一个很强的缩血管物质，而且也是一种引起血小板黏附、聚集的因子，因此是一个作用很强的致血栓形成物质。缺血、缺氧时，由于血管内皮细胞受损而导致 PGI_2 和 TXA_2 调节失衡，引起强烈的血管收缩和血小板聚集，并进一步释放 TXA_2，从而促使血栓堵塞，有助于判断无复流现象的发生。

目前认为缺血-再灌注损伤的基本机制是自由基、细胞内钙超载及白细胞介导的微循环障碍的共同作用。自由基是各种损伤机制学说中重要的启动因素；而细胞内钙超载是细胞不可逆性损伤的共同通路；白细胞过度激活与微循环障碍是缺血 - 再灌注损伤引起无复流现象的关键原因。

第三节　主要器官缺血 - 再灌注损伤的特点

缺血 - 再灌注损伤的临床表现多种多样，从短暂再灌注性心律失常到致死性多器官功能障碍综合征（multiple organ dysfunction syndrome，MODS）。高胆固醇血症、高血压或糖尿病等危险因素可增强微血管对缺血 - 再灌注损伤的易感性。

一、心脏缺血 - 再灌注损伤

心肌是发生缺血 - 再灌注损伤最常见的组织。实验表明，家兔心肌缺血 40 min 是敏感的时间点，40 min 之前发生的再灌注损伤为可逆性损伤，40 min 之后则多为不可逆性损伤。

（一）心功能变化

1. 心肌舒缩功能降低　主要临床表现为心肌顿抑（myocardial stunning），是指心肌在短暂缺血后并未发生坏死，但引起的功能改变在再灌注后延迟恢复的现象，其特征为收缩功能障碍常需数小时、数天或数周才能恢复。其发生机制与高能磷酸化合物合成能力丧失、冠状动脉微血管痉挛或栓塞、交感神经反应性受损、氧自由基产生、白细胞激活、磷酸激酶活性降低及钙稳态紊乱等有关。其中，氧自由基和钙超载起关键作用。

2. 缺血 - 再灌注性心律失常　发生率较高，以室性心动过速或心室颤动等室性心律失常为主，是短期冠脉缺血后猝死的重要原因。其基本条件是再灌注区存在功能可恢复的心肌细胞，也与缺血时间长短、缺血心肌数量、缺血程度和再灌注恢复速度有关。再灌注性心律失常见于溶栓或心外科手术患者，特别是缺血 15 ~ 20 min 后突然再灌注时。其发生机制是：①氧自由基和钙超载，两者均可造成静息膜电位负值变小，电位震荡，引起早期后除极（early after-depolarization，EAD）和延迟后除极（delayed after-depolarization，DAD）；②再灌注时被释放出的儿茶酚胺可刺激 α- 肾上腺素受体，使心肌细胞的自律性提高；③再灌注可明显降低心室颤动阈值；④再灌注时缺血区离子浓度的快速骤然改变，可导致心肌细胞传导性与不应期不均一，为折返激动心律失常创造了条件。

知识拓展 12-4

早期后除极和延迟后除极

后除极是指当局部出现儿茶酚胺浓度增高、低钾血症及高钙血症时，心房、心室与希氏束 - 浦肯野组织在动作电位后产生的除极活动。根据后除极出现在动作电位的时相，可将其分为早期后除极和延迟后除极，具体内容详见本章数字资源。

（二）心肌能量代谢变化

氧化磷酸化功能障碍，线粒体耗氧量、呼吸控制率、磷氧比及质子 ATP 酶合成活性下降，质子电子比失调，ATP 和磷酸肌酸（creatine phosphate，CP）含量减少。

（三）心肌超微结构变化

再灌注时，由于心肌重新获得能量并排出抑制心肌收缩的 H^+，加之细胞内游离钙增加，可使肌原纤维挛缩、断裂。心肌超微结构出现收缩带，生物膜机械损伤，细胞骨架破坏，线粒体损伤（极度肿胀，嵴断裂、溶解，空泡形成，基质内磷酸盐沉积形成的致密物增多）。

二、脑缺血 - 再灌注损伤

脑是对缺血、缺氧最敏感且耐受能力最差的器官，也是最容易发生缺血 - 再灌注损伤的器官之一。脑缺血 - 再灌注损伤常见于溶栓、颅脑创伤和手术后，主要表现为脑水肿和脑细胞坏死。脑组织的能量储备极少，对缺血、缺氧非常敏感。缺血时，脑组织 ATP 迅速减少，膜上能量依赖性离子泵功能障碍，细胞内高 Na^+、高 Ca^{2+} 等促使脑细胞水肿发生。另外，脑组织富含磷脂，再灌注后由于活性氧大量生成，可发生强烈的脂质过氧化反应，导致膜结构破坏，线粒体功能障碍，细胞骨架破坏，造成细胞凋亡、坏死。

三、肺缺血 - 再灌注损伤

肺缺血 - 再灌注损伤可发生在心肺转流术（cardiopulmonary bypass）、肺梗死和肺移植术后。肺缺血 - 再灌注后，ATP 下降明显，ATP/ADP 比值降低，糖原含量减少，乳酸堆积，DNA 合成减少。再灌注后可造成肺动脉高压、非心源性肺水肿、肺淋巴回流增加、低氧血症及肺顺应性降低等。肺缺血 - 再灌注后，血管内皮细胞和 Ⅰ 型上皮细胞肿胀，线粒体肿胀、嵴消失，内质网扩张；Ⅱ 型肺泡上皮细胞表面微绒毛减少、线粒体肿胀、板层小体稀少，基底膜肿胀，出现较多空泡。在出血区，多数肺泡毛细血管膜严重破坏，可出现严重的不可逆性细胞损伤。

四、肝缺血 - 再灌注损伤

进行肝移植和复杂肝切除术等需阻断血管，均可导致肝缺血 - 再灌注损伤。肝再灌注早期，血管内皮细胞和库普弗细胞肿胀，血管痉挛，白细胞和血小板聚集，导致微循环障碍。细胞肿胀是由于缺血时能量不足引起主动跨膜转运障碍所致。血管挛缩则是 NO 和内皮素（endothelin）间平衡失调的结果。库普弗细胞和中性粒细胞激活，释放 $O_2^-\cdot$、炎症介质和促炎性细胞因子，可进一步加强氧化应激，导致组织不可逆性损伤，表现为肝窦淤血，肝细胞质空泡化和坏死，库普弗细胞进行性变圆、起皱、偏极化、空泡形成和脱颗粒。

除富含黄嘌呤氧化酶的肝血管内皮细胞、库普弗细胞、中性粒细胞和线粒体可产生氧自由基外，肝细胞的过氧化物酶体（peroxisome）也是 ROS 产生的重要部位。ROS 产生系统（XO 和细胞色素 P450 羟基化系统）和抗氧化酶（例如，触酶和 Cu/Zn SOD）都位于过氧化物酶体。因此，过氧化物酶体可能在调节肝细胞内氧化还原反应具有重要作用。

五、肾缺血 - 再灌注损伤

肾缺血 - 再灌注时，血清肌酐明显增高，表明肾功能严重受损。肾组织再灌注时，其损伤程度较单纯缺血时明显加重，线粒体高度肿胀、嵴减少，甚至崩解等。肾缺血 - 再灌注时可发生一系列级联反应，导致细胞损伤和器官功能障碍。肾释放 TNF-α，可引起肾小球纤维蛋白沉积、细胞浸润和血管收缩，导致肾小球滤过率降低。TNF-α 与特异性膜受体结合可激活 NF-κB，进而上调促炎性细胞因子的表达，形成炎症反应的正反馈，从而诱导肾细胞凋亡。

六、胃肠道缺血 - 再灌注损伤

许多病理状态和外科操作（如肠套叠、血管外科手术和低血容量性休克等），均可引起胃肠道缺血 - 再灌注损伤，其后果是导致肠道屏障功能破坏。严重肠管缺血 - 再灌注损伤的特征是黏膜损伤，表现为广泛的上皮细胞与绒毛分离，上皮细胞凋亡，大量中性粒细胞浸润，固有层破损，伴有出血及溃疡形成。肠道缺血 - 再灌注损伤除可影响肠道运动和吸收外，还可造成广泛肠管功能障碍及黏膜屏障通透性增高，导致细菌移位进入门静脉和体循环，并通过细胞因子的瀑布式激活，参与全身炎症反应综合征的发生。

第四节　缺血 - 再灌注损伤防治的病理生理基础

根据缺血 - 再灌注损伤的发生机制、特点和规律，采取各种有效措施尽早恢复缺血组织的血液供给，同时避免或减轻缺血 - 再灌注损伤的发生，是防治缺血 - 再灌注损伤的总体原则。

一、去除缺血原因，尽早恢复血流

缺血是引起再灌注损伤的前提，缺血时间和程度是决定再灌注损伤发生的关键因素。缺血时间越长，越容易发生再灌注损伤。因此，应找到并有效消除缺血原因，尽可能在最短的时间内恢复缺血组织器官血液供应，减轻缺血性损伤，避免不可逆缺血性损伤和再灌注损伤的发生。

临床应用 12-1

常温机械灌注的临床应用

低温（2 ~ 4℃）保存主要通过减少酶的生成来防止器官损伤。温度每降低 10℃，可使器官代谢率降低 50% ~ 66.7%，但同时缺氧环境也可导致器官损伤。例如，细胞内 pH 值降低可导致溶酶体不稳定，ATP 消耗可引起毒性代谢产物、腺苷酸、肌苷和次黄嘌呤蓄积，Na^+-K^+-ATP 酶失活，导致细胞内钙、钠、水蓄积。常温机械灌注是模拟正常生理环境，维持正常器官温度（32 ~ 37℃），提供细胞代谢必需的底物、氧和营养物质，促进 ATP 生成，重建生理灌注，避免低温对器官造成的损伤。在常温保存期间，在提供代谢底物的条件下可以重建组织修复机制，减轻缺血 - 再灌注损伤。在常温条件下，细胞可完成低温条件下无法实现的功能。例如，向灌注液中加入细胞因子后，细胞可重新合成蛋白质，进行组织修复，而这些活动在低温条件下是无法进行的。因此，常温机械灌注为缺血损伤器官修复创造了有利条件，也使体外基因转染和免疫治疗成为可能。

二、控制再灌注的影响因素及条件

采用适当低压、低流量、低温、低钙、低钠和高钾液体灌注，可减轻再灌注损伤。低压、低流量灌注可减少缺血组织中活性氧的产生，减轻组织水肿及流体切应力等机械损伤；适当低温灌注有助于降低缺血组织代谢率，减少耗氧量和代谢产物的堆积；低钙液灌注可减轻因钙超载所致的细胞损伤；低钠液灌注有利于减轻细胞肿胀；适当应用高钾灌注液可以使 Na^+-K^+-ATP 酶活性增强，维持细胞内低 Na^+、高 K^+ 的离子环境，降低心肌细胞兴奋性，从而保护心肌细胞。

三、抗氧化和清除自由基

氧化应激和自由基损伤是发生缺血 - 再灌注损伤的主要机制。因此，抗氧化和清除自由基是防治缺血 - 再灌注损伤的重要手段。可应用低分子自由基清除剂（维生素 C、维生素 E、维生素 A 及谷胱甘肽等）；酶性自由基清除剂（过氧化氢酶、过氧化物酶和 SOD 等）及其他清除剂（甘露醇、二甲基亚砜、铁螯合剂、N- 乙酰半胱氨酸、硫醇及别嘌呤醇等）。另外，丹参和人参等中草药也具有抗氧化和清除自由基的作用。甘露醇可清除 OH·，并通过高渗减轻毛细血管内皮细胞肿胀和降低血液黏滞度，有助于避免或消除无复流现象。

四、减轻细胞内钙超载，调节血管张力

选用维拉帕米（异搏定）等钙通道阻滞剂、H^+-Na^+ 交换阻滞剂和 Na^+-Ca^{2+} 交换阻滞剂等，可阻断细胞外钙内流，减轻细胞内钙超载。使用血管紧张素转换酶抑制剂，可使血管扩张，减轻无复流。

五、抑制炎症介质产生，抗白细胞激活

全身炎症反应失控是缺血 - 再灌注损伤引起细胞损伤，尤其是 MODS 的重要机制。因此，选用非甾体抗炎药、前列环素及抑制中性粒细胞黏附的单克隆抗体，可抑制白细胞的激活和炎症介质的释放，可明显减轻缺血 - 再灌注损伤。

六、激活细胞内源性保护机制

1. 缺血预适应　Murry 等发现，结扎犬冠状动脉前先进行 5 min 缺血 /5 min 再灌注，重复 4 次，可使随后结扎冠状动脉 40 min 引起的心肌梗死面积明显减小。反复短暂的缺血刺激可调动机体组织的内在保护机制，使机体对随后出现更长时间严重缺血的耐受力明显增强的现象称为缺血预适应（ischemic preconditioning）。

2. 缺血后适应　2003 年，Zhao 等首先报道了另一种形式的内源性心肌保护方式——缺血

后适应（ischemic postconditioning）。在结扎犬冠状动脉前降支 1 h 后，予以再灌注 30 s、再结扎 30 s 的连续 3 次循环，随后再灌注 3 h，可以减少 ROS 生成和细胞凋亡，减轻微血管损伤，使梗死面积较单纯缺血 - 再灌注组减小 44%。由此提出缺血后适应的概念，即在冠状动脉长时间缺血后开始再灌注的早期先进行多次短暂血管开通及关闭，随后恢复冠状动脉血流，可调动机体内源性保护机制，明显减轻再灌注损伤。

临床应用 12-2

远程预适应

　　虽然心肌缺血预适应可对心肌本身产生保护作用，但由于心脏是重要的生命器官，对心肌予以短暂缺血在临床应用和安全性方面都存在一定的问题。1993 年，Przyklenk 等首先发现心脏局部缺血预适应对邻近组织有保护作用。心外组织（如肾、小肠及肢体等）短暂缺血不仅能减轻局部器官或组织随后长时间缺血的损伤，还对远隔器官和组织（如心脏）产生明显的保护作用，因此将这种现象称为远程预适应（remote preconditioning，RPC）。远程预适应的发生机制主要涉及血液中的腺苷与缓激肽增多；激发机体血清超氧化物歧化酶（SOD）释放；促使 cAMP 和蛋白激酶 A 生成增多；ATP 敏感性钾（K_{ATP}）通道开放和一氧化氮（NO）含量增加；激活蛋白激酶 C（PKC）；产生保护性热激蛋白，抑制线粒体通透转换孔（MPTP）开放等。

（张伟华）

思 考 题

　　1. 自由基对细胞有哪些损伤作用？

　　2. 细胞内钙超载的机制是什么？

　　3. 案例：李女士，58 岁，因胃部不适伴明显消瘦、乏力就诊。经胃镜及活检确诊为胃底贲门癌。患者入院后，予以营养支持治疗。住院第 5 天凌晨，患者在半小时内先后呕吐咖啡色物及鲜血共 2500 ml，血压下降至 50/20 mmHg，神志模糊。诊断为上消化道大出血，失血性休克。经止血、输血、补液及升压等抢救后，患者血压逐渐回升，神志逐渐清楚。约 20 h 后，患者出现烦躁不安、间歇性意识模糊，无呕血，血压维持在 110～120/80～90 mmHg，血红蛋白 96 g/L。初步诊断为急性脑缺血与再灌注损伤引起神经系统症状。予以营养脑细胞输液、镇静等处理后，患者以上症状逐渐消失。

　　（1）简述脑缺血 - 再灌注时发生脑水肿和脑细胞坏死的机制。

　　（2）试述脑缺血 - 再灌注损伤时脑的代谢与功能变化。

第十三章

呼吸功能不全

第十三章数字资源

案例 13-1

　　钱先生，64 岁，于 16 年前因感冒、发热，出现咳嗽、咳痰，经治疗后好转，但冬春季节或气候突变时仍会反复发作，近 6 年发作频繁。近 2 年来，患者有轻度咳喘，咳白色黏液痰，夜间较重，多于凌晨 4—5 时出现喘息。近 1 周，患者因感冒、发热、咳痰、咳喘加重、尿量减少而入院。

　　查体：T 38.2℃，P 110 次 / 分，R 25 次 / 分，BP 140/90 mmHg。呼气相明显延长，口唇轻度发绀伴颜面部水肿；胸廓前后径增宽，叩诊呈过清音，肺肝界位于右侧第六肋间，双肺可闻及干、湿啰音。实验室检查：PaO_2 52 mmHg，$PaCO_2$ 58 mmHg，HCO_3^- 28 mmol/L，pH 7.26。

　　问题：

　　1. 根据血气分析指标的变化，该患者属于何种类型的呼吸功能不全？

　　2. 患者为何会出现呼气相明显延长？

　　机体通过呼吸不断地从外界环境中摄取氧，并排出代谢所产生的二氧化碳。肺除了具有基本的呼吸功能外，还具有屏障防御、免疫、代谢、分泌等非呼吸功能。正常人动脉血氧分压（arterial partial pressure of oxygen，PaO_2）因年龄、运动及所处海拔高度而异，成人在海平面静息状态下吸入空气，PaO_2 的正常范围为（100-0.32 × 年龄）± 4.97 mmHg，动脉血二氧化碳分压（arterial partial pressure of carbon dioxide，$PaCO_2$）极少受年龄的影响，正常范围为 40 ± 5.04 mmHg。

第一节　呼吸功能不全的概念与分类

一、呼吸功能不全的概念

　　呼吸功能不全（respiratory insufficiency）是指各种原因引起的肺通气和（或）换气功能障碍，以致在静息状态下不能维持足够的气体交换，出现低氧血症（PaO_2 降低），伴有或不伴有二氧化碳潴留（$PaCO_2$ 增高），进而引起一系列病理生理改变和相应临床表现的综合征，又称呼吸衰竭（respiratory failure）。其临床表现缺乏特异性，诊断标准是：在海平面、静息状态、呼吸空气条件下，动脉血气分析显示 $PaO_2 < 60$ mmHg，伴有或不伴有 $PaCO_2 > 50$ mmHg，可诊断为呼吸衰竭。当吸入气氧浓度（fractional concentration of inspired oxygen，FiO_2）< 20% 时，可用呼吸衰竭指数（respiratory failure index，RFI）又称氧合指数（oxygenation index，OI），作为诊断呼吸衰竭的指标（$RFI = PaO_2/FiO_2$，若 $RFI \leqslant 300$，则可诊断为呼吸衰竭）。

二、呼吸功能不全的分类

呼吸功能不全的分类方法较多，通常根据 PaO_2 和 $PaCO_2$ 的变化特点、发病机制、原发病变部位以及病程等进行分类。

（一）根据 PaO_2 和 $PaCO_2$ 的变化特点分类

呼吸功能不全患者必定有低氧血症。根据是否伴有高碳酸血症，可将其分为低氧血症（hypoxemia）型呼吸衰竭（Ⅰ型呼吸衰竭）和低氧血症伴高碳酸血症（hypercapnia）型呼吸衰竭（Ⅱ型呼吸衰竭）。Ⅰ型呼吸衰竭患者仅有 PaO_2 降低，没有 $PaCO_2$ 增高；Ⅱ型呼吸衰竭患者不仅有 PaO_2 降低，还有 $PaCO_2$ 增高。由于两种类型呼吸功能不全的发病原因、发病机制、对机体的影响及治疗原则均不相同，因此，临床上要对这两种类型的呼吸功能不全进行鉴别诊断。

（二）根据发病机制分类

根据呼吸功能不全的发病机制，可将其分为通气功能障碍型和换气功能障碍型呼吸功能不全。

（三）根据原发病变部位分类

根据引起呼吸功能不全的原发病变部位不同，可将其分为中枢性和外周性呼吸功能不全。由于呼吸中枢发生病变造成的呼吸功能不全称为中枢性呼吸功能不全。支配呼吸肌的外周神经和神经肌肉接头损伤，以及外周呼吸器官（胸廓、胸膜、呼吸道、肺等）病变造成的呼吸功能不全称为外周性呼吸功能不全。

（四）根据病程分类

根据呼吸功能不全发生的快慢和持续时间长短，可将其分为急性和慢性呼吸功能不全。急性呼吸功能不全发病急骤，一般在数分钟至数小时内发生，机体往往来不及进行代偿即出现明显的血液气体分压改变和酸碱平衡失调；慢性呼吸功能不全发病缓慢，在数月或更长时间内发生、发展，早期机体可以代偿，只有当代偿失调时，才出现严重的病理生理变化。

第二节　呼吸功能不全的原因与发生机制

呼吸功能不全是有外呼吸功能障碍引起的临床综合征。外呼吸包括肺通气和肺换气两个基本过程，因此，凡是能导致肺通气和肺换气障碍的因素皆可引起呼吸功能不全。

一、肺通气功能障碍

正常成人在静息状态下，肺通气量为 6 ~ 8 L/min，有效通气量约为 4 L/min。有效通气量即肺泡通气量＝（潮气量－无效腔气量）×呼吸频率。因此，除无效腔气量增加可直接减少肺泡通气量外，凡是能使呼吸活动减弱及气道受阻的病变，均可引起肺泡通气不足。根据发病机制不同，可将肺泡通气不足分为限制性通气不足和阻塞性通气不足两种类型。

（一）限制性通气不足

吸气时肺泡扩张受限所引起的肺泡通气不足称为限制性通气不足（restrictive hypoventilation）。正常的呼吸运动包括两个环节，即吸气肌收缩使胸膜腔内压（简称胸内压）下降，将外界气体吸入肺泡的主动过程，以及吸气末肋骨与胸骨借助重力作用复位和肺泡弹性回缩形成高压将肺内气体呼出体外的被动过程。其中，主动过程更容易出现障碍。限制性通气不足主要由肺泡扩张受限所致，其原因主要包括以下四种。

1. 呼吸肌活动障碍 过量镇静药、麻醉药、催眠药引起的呼吸中枢抑制；中枢或周围神经器质性病变，如脑外伤、脑血管意外、脑炎及多发性神经炎等；呼吸肌本身的病变，如长时间呼吸困难和呼吸运动增强所致的呼吸肌疲劳与营养不良所引起的呼吸肌萎缩、重症肌无力；酸中毒、低钾血症和家族性周期性麻痹所致的呼吸肌无力等，均可导致呼吸肌收缩功能障碍，引起限制性通气不足。

2. 胸廓顺应性降低 顺应性（compliance）是指单位压力的变化所引起的容量变化，为弹性阻力的倒数。弹性阻力是指呼吸过程中由气道、肺和胸壁组织因自身弹性和呼吸引力相互作用下变形所造成的阻力。如果弹性阻力增大，顺应性降低，胸廓就难以扩张。反之，如果弹性阻力减小，顺应性增强，胸廓就容易扩张。因此，凡是能增加胸廓弹性阻力、降低顺应性的病变，均可引起肺泡扩张受限而降低肺泡通气量。胸廓顺应性可因胸廓畸形、胸膜粘连增厚或纤维化而降低。

3. 肺顺应性降低 肺顺应性降低多见于以下几种情况：

（1）肺弹性阻力增加：见于严重的肺纤维化、肺淤血、肺水肿、肺不张等肺组织疾病。

（2）肺泡表面活性物质减少：肺泡表面活性物质是指肺泡Ⅱ型上皮细胞合成与分泌的一种脂蛋白，其主要成分是二棕榈酰卵磷脂（二软脂酰卵磷脂），具有降低肺泡液-气界面表面张力、提高肺顺应性、防止肺水肿和保证肺泡大小稳定性的作用。因此，肺泡表面活性物质减少是导致肺顺应性降低，甚至出现肺不张的重要因素。肺泡表面活性物质减少的原因主要包括以下几个方面：①肺泡Ⅱ型上皮细胞受损（如急性肺缺血、缺氧及氧中毒）或发育不全（新生儿呼吸窘迫综合征），导致肺泡表面活性物质合成与分泌不足。②肺泡表面活性物质可因急性胰腺炎、肺水肿、过度通气等情况被大量破坏或消耗。这些均可导致肺顺应性降低，甚至肺不张。

4. 胸腔积液和气胸 大量胸腔积液可导致肺严重受压而出现扩张受限；张力性气胸时，胸膜腔内负压减小，可限制肺扩张，甚至造成压迫性肺萎缩、塌陷，从而导致限制性通气不足。

（二）阻塞性通气不足

由气道狭窄或阻塞所致的通气障碍称为阻塞性通气不足（obstructive hypoventilation）。肺通气阻力主要来自肺组织及胸廓的弹性阻力和呼吸道气流摩擦产生的非弹性阻力即气道阻力两方面。气体在气道内流动必须克服一定的气道阻力。阻塞性通气不足主要是由于气道阻力增高所致。

影响气道阻力的因素有气道内径、长度和形态，以及气体黏滞度、气流速度和形式（层流和涡流）等，其中最重要的是气道内径。当气流为层流时，由泊肃叶定律可知：

$$R = \frac{8\eta L}{\pi r^4}$$

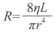

气道阻力（R）与气体黏滞度（η）、气道长度（L）呈正比，与气道半径（r）的四次方呈反比。当气流为涡流（如气道口径或其方向突然发生改变、气道变形）时，则气道阻力比层流时明显增加，一般认为与气道半径的五次方呈反比，即 $R \approx 8\eta L/(pr^5)$。从整体来看，由于并列气道的分流作用，不能仅考虑单一气道的口径，而必须考虑同一级段支气管床的总横截面积。大气道总横截面积小，气体流速快，气流常混有涡流形式，是产生气道阻力的主要部位；而小气道总横截面积反而大，气体流速慢，气流常呈层流形式，所以产生的阻力较小。生理情况下，80% 以上的气道阻力产生于直径大于 2 mm 的支气管和气管；直径小于 2 mm 的外周小气道产生的气道阻力只占总阻力的 20% 以下。气道被异物、渗出物阻塞，管壁肿胀或痉挛（如支气管哮喘），以及肺组织弹性降低使之对气道壁的牵引力减弱等，均可使气道内径变小或气流形式改变而增加气道阻力，从而引起阻塞性通气不足。根据病变部位不同，可将气道阻塞分为中央性与外周性气道阻塞。由于中央气道和外周气道在结构和功能上存在明显的差异，所以阻塞的部位不同，呼吸功能障碍的表现也有不同的特点。

1. 中央性气道阻塞　是指气管杈以上至环状软骨下缘的气道阻塞，又可分为胸外阻塞和胸内阻塞。

（1）胸外阻塞：阻塞位于胸外气道（如声带麻痹、炎症、水肿或气道异物等）时，中央气道的跨壁压力取决于气道内压与大气压之差。吸气过程中，气流经过病灶时可导致文丘里（Venturi）效应（高速流动的流体附近会产生低压）及涡流形成，使得阻塞部位的气道内压明显低于大气压，跨壁压明显增加，因而导致气道阻塞加重；呼气时，则由于气道内压大于大气压，气道呈扩张性变化，使阻塞减轻，故患者表现为吸气性呼吸困难（inspiratory dyspnea）。患者吸气时呼吸肌非常用力，吸气时胸骨上窝、锁骨上窝、肋间隙、肋下及剑突下凹陷。时间稍久，由于机体内缺氧，患者可出现面色青紫、烦躁不安，需要紧急处理（如气管切开），否则可危及生命。

（2）胸内阻塞：阻塞位于中央气道的胸内部位（如气管狭窄和阻塞，见于气管肿瘤、气管异物、甲状腺及纵隔肿瘤压迫等）时，中央气道的跨壁压力取决于气道内压与胸膜腔内压之差。吸气时，胸膜腔内压相对于气道内压力为负压，跨壁压趋向于使胸内气道扩张，可使阻塞减轻；呼气时则相反，气道外压力（胸膜腔内压）上升对阻塞部位可产生压迫，跨壁压趋向于使胸内气道缩窄，可使气道阻塞加重，故患者表现为呼气性呼吸困难（expiratory dyspnea）（图 13-1）。

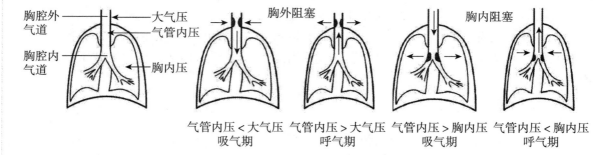

图 13-1　中央气道压力和不同部位气道阻塞所致呼气与吸气时气道阻力的变化

2. 外周性气道阻塞　外周气道是指内径小于 2 mm 的小支气管和细支气管阻塞。内径小于 2 mm 的小支气管软骨为不规则片块状，细支气管无软骨支撑、管壁薄，又与气管周围的肺泡结构紧密相连，所以外周气道的管径在呼吸运动过程中可随肺泡的扩张及回缩而发生相应的变化。吸气时，胸膜腔内压下降，肺泡扩张，气管周围弹性组织被拉紧，管壁受牵拉而使管径增大、气道阻力减小；呼气时，胸膜腔内压增高，肺泡回缩，气管周围弹性组织松弛，对小气道的牵拉力减小，管径减小，气道阻力增大。外周性气道阻塞常见于慢性阻塞性肺疾病患者，表现为明显的呼气性呼吸困难，其发生机制主要包括以下两个方面。

（1）呼气时小气道狭窄更加严重：这是由于慢性阻塞性肺疾病不仅可使管壁增厚或痉挛，而且管腔也可被分泌物堵塞，使管径进一步变小。另外，肺泡壁的损坏还可降低对细支气管的牵引力，使呼气时管周组织的牵拉力显著降低，因此，小气道狭窄加重，使气道阻力进一步增大。

（2）呼气时等压点（isopressure point，IP）移向小气道：用力呼气时，胸膜腔内压和气道内压均高于大气压，在呼出气道上，压力由小气道至中央气道逐渐下降且必有一个气道内压与胸膜腔内压相等的点，该点通常称为等压点。在等压点的上游端（肺泡端），呼气时气道内压大于胸膜腔内压，气道不被压缩；在等压点的下游端（通向鼻腔的一端），呼气时气道内压小于胸膜腔内压，气道可能被压缩。正常人的等压点位于有软骨支撑的较大气道，即便胸膜腔内压大于气道内压，气道也不会被明显压缩。当发生慢性阻塞性肺疾病时，由于病变导致小气道狭窄，使气道阻力异常增大，气流经过狭窄部位时耗能增加，气道内压迅速下降；或由于病变导致细支气管与肺泡壁内的弹性纤维因蛋白酶的作用而降解，使肺泡弹性回缩力下降，气道内压降低，从而使等压点上移（移至肺泡端）。当等压点移到无软骨支撑的膜性气道时，可导致小气道动力性压缩而闭合（图13-2），即引起呼气性呼吸困难。

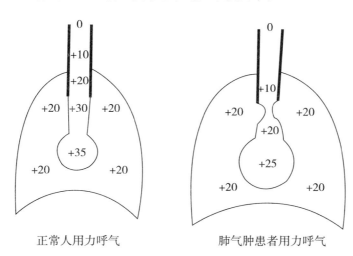

图 13-2　气道等压点上移与气道闭合
压力单位为 cmH_2O ；$0.1\ cmH_2O=0.098\ kPa$

知识拓展 13-1

睡眠呼吸障碍

　　睡眠呼吸障碍一般是指睡眠状态下出现的上气道阻塞性呼吸系统疾病（如鼾症、阻塞性睡眠呼吸暂停综合征和低通气综合征等），广义上还包括呼吸系统疾病患者在睡眠状态下的特殊或特定表现。由于频发睡眠呼吸暂停与低通气可导致血氧饱和度下降，所以患者常有夜间频繁憋醒，白天嗜睡，睡眠不足，注意力难以集中等表现。睡眠呼吸障碍常见于重度鼾症患者。患者睡眠时出现的低氧血症与高血压、心源性猝死、COPD、糖尿病等的发生、发展有密切的关系。

（三）肺泡通气不足时的血气变化

无论是上述哪种类型的通气障碍，氧的吸入和二氧化碳的排出均受阻，肺泡氧分压（P_AO_2）降低，肺泡气二氧化碳分压（P_ACO_2）增高，使流经肺泡毛细血管的血液得不到充分的交换。同时，限制性通气不足时为克服弹性阻力，阻塞性通气不足时为克服气道阻力，均可使呼吸肌做功明显增加，耗氧量和二氧化碳生成量也随之增多，最终导致 PaO_2 降低和 $PaCO_2$ 升高。因此，肺通气功能障碍引起的呼吸功能不全为低氧血症伴高碳酸血症型，即 II 型呼吸衰竭。

二、肺换气功能障碍

肺换气功能障碍包括弥散障碍、肺泡通气血流比例失调和解剖分流增加。

（一）弥散障碍

弥散是指肺泡气中的氧和二氧化碳通过肺泡毛细血管膜（简称肺泡膜，又称呼吸膜）与肺泡毛细血管血液中的气体进行交换的物理过程。气体分子在肺泡内经过的结构包括：含肺泡表面活性物质的液体分子层、肺泡上皮、上皮基底膜、间隙、毛细血管基膜、毛细血管内皮、血浆、红细胞膜，然后才能与血红蛋白分子结合。其中，肺泡膜薄区由肺泡上皮、毛细血管内皮及两者同有的上皮基底膜所组成（图 13-3）。气体弥散的速度取决于肺泡毛细血管膜两侧的气体分压差、肺泡膜的面积与厚度以及气体的弥散能力，弥散能力又与气体的分子量和溶解度即弥散系数相关。此外，气体弥散量还取决于血液与肺泡接触的时间。弥散障碍（diffusion defect）是指由于肺泡膜面积减小、肺泡膜异常增厚或弥散时间缩短所引起的气体交换障碍。

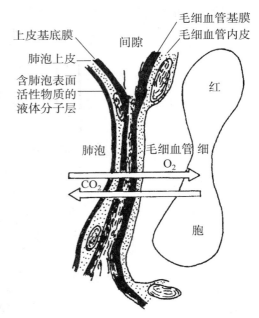

图 13-3   肺泡毛细血管膜结构示意图

1. 弥散障碍的原因

（1）肺泡膜面积减小：正常成人约有 3 亿个肺泡，肺泡膜面积为 60 ~ 100 m^2。安静状态下参与换气的肺泡膜面积仅为 35 ~ 40 m^2，运动时可增至 60 m^2。由于肺泡膜气体弥散的储备能力或代偿能力很强，所以只有在肺泡膜面积减小一半以上时，才会发生弥散障碍。临床上，肺泡膜面积减小见于肺实变、肺不张、肺气肿及肺叶切除等患者。

（2）肺泡膜厚度增加：肺泡膜薄区总厚度不到 1 μm，最薄部位还不足 0.2 μm。肺泡膜的薄区是气体交换的部位，所以气体弥散速度很快。当出现肺水肿、肺泡透明膜形成（主要成分是血浆蛋白和坏死的肺泡上皮碎片）、间质性肺炎及肺纤维化时，由于肺泡膜厚度增加，故可导致气体弥散障碍。另外，肺泡毛细血管扩张或血液稀释可使血浆层变厚，使气体弥散距离增加，从而影响气体弥散功能，导致呼吸功能不全。

（3）弥散时间缩短：正常静息状态下，血液流经肺泡毛细血管的时间为 0.75 s。由于肺泡膜的厚度很薄，只需 0.25 s 血液氧分压就可升高至肺泡氧分压水平。肺部疾患患者尽管由于肺泡膜面积减小和厚度增加可使气体弥散速度减慢，在静息时下进行气体交换仍有充足的接触时间（0.75 s），以达到血气与肺泡气的平衡，而不出现血气异常（图 13-4）。只有在体力负荷增加等使心输出量增加和肺血流加快，血液和肺泡接触时间过于缩短的情况下，才会由于气体交换不充分而发生低氧血症。

2. 弥散障碍引起的血气变化　单纯弥散障碍主要导致 PaO_2 下降，而 $PaCO_2$ 一般不升高。其机制是：CO_2 的分子量虽然比 O_2 的分子量大，但 CO_2 在水中的溶解度却比 O_2 高 24 倍，弥散系数是 O_2 的 21 倍，弥散速率（弥散系数与分压差的乘积）一般比 O_2 快 1 倍，因而血液中的 CO_2 能够较快地弥散到肺泡中，使动脉血中的 CO_2 分压与肺泡中的 CO_2 分压取得平

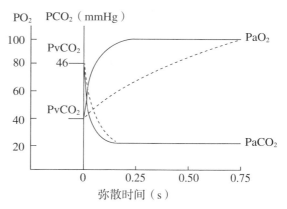

图 13-4　血液通过毛细血管时的血气变化
—表示健康者；---表示肺泡膜增厚者

衡。如果患者肺通气量正常，则可将 CO_2 呼出体外，P_ACO_2 与 $PaCO_2$ 正常。如果存在代偿通气过度，则可造成 P_ACO_2、$PaCO_2$ 低于正常。因此，弥散障碍导致的呼吸功能不全多为 I 型呼吸衰竭。

临床应用 13-1

肺泡弥散量在弥散障碍中的临床意义

　　肺泡弥散功能以弥散量（diffusing capacity，D_L）作为判定指标。肺泡弥散量是指在肺泡膜两侧气体分压差为 1 mmHg 的条件下，单位时间（1 min）内所通过的气体量（ml），可作为判定肺泡弥散功能的指标。在肺内弥散过程中，由于 CO_2 的弥散系数是 O_2 的 21 倍。实际上不存在 CO_2 弥散障碍，故临床上所指的弥散障碍是对于氧而言，其后果是缺氧。由于一氧化碳（CO）与氧分子有类似的特性，临床测定时则常采用 CO 气体。临床上常用单次呼吸法测定。正常值为：男性 18.23 ~ 38.41 ml/（mmHg·min）[187.52 ~ 288.8 ml/（kPa·min）]；女性 20.85 ~ 23.9 ml/（mmHg·min）[156.77 ~ 179.7 ml/（kPa·min）]。其临床意义是：弥散量与年龄、性别、体位及体型等有关，男性高于女性，年轻人高于老年人。弥散量如小于正常预计值的 80%，则提示有弥散障碍。弥散量降低常见于肺间质纤维化、肺气肿、肺结核、气胸、肺部感染、肺水肿、先天性心脏病、风湿性心脏病和贫血等患者。弥散量增加可见于红细胞增多症与肺出血等患者。

（二）肺泡通气血流比例失调

　　有效地进行换气不仅要保证正常的通气量和肺血流量，而且二者应保持一定的比例。当肺通气或（和）血流不均一时，可能造成部分肺泡通气血流比例失调（ventilation perfusion imbalance），引起换气功能障碍，导致呼吸功能不全。这是肺部疾病引起呼吸功能不全最常见和最重要的机制。

　　正常成人在静息状态下呼吸时，肺泡有效通气量（$\dot{V}_A$）约为 4 L/min，肺血流量（$\dot{Q}$）约为 5 L/min，二者的比例（$\dot{V}_A/\dot{Q}$）约为 0.8。由于重力作用，正常人肺内各部分通气与血流的分布是不均匀的。人体处于直立位时，胸膜腔内负压上部比下部大，生理情况下肺尖部肺泡的扩张程度已较大，肺泡的顺应性较低，故吸气时流向肺上部肺泡的气体量较少，使肺泡通

气量自上而下依次递增。但血流量受重力的影响更大，自上而下依次递增的血流量更为显著，因而各部分肺泡的 $\dot{V}_A/\dot{Q}$ 自上而下依次递减。正常年轻人肺尖部 $\dot{V}_A/\dot{Q}$ 可达到 3.0，而肺底部仅为 0.6，且随年龄的增长，两者之间的差异更大。这种生理性 $\dot{V}_A/\dot{Q}$ 不协调是造成正常 PaO_2 比 P_AO_2 稍低的主要原因。但正常人的肺作为整体，其肺泡通气与血流灌注是保持平衡的，即其比值约为 0.8。当发生肺部疾患时，由于病变程度不同及分布不均，使各部分肺的通气血流比例偏离正常，可造成严重的比例失调（图 13-5），导致换气功能障碍，引起呼吸功能不全。

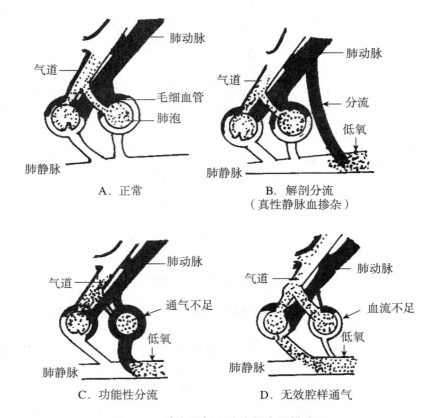

图 13-5　肺泡通气血流比例失调模式图

1. 肺泡通气血流比例失调的类型和原因

（1）部分肺泡通气不足：支气管哮喘、慢性支气管炎、阻塞性肺气肿等引起的气道阻塞，以及肺纤维化、肺萎缩、肺水肿等引起的限制性通气不足，均可引起病变部位肺泡通气不足，但流经该部位毛细血管的血流量并未减少，甚至还可由于炎症充血等原因使血流量增加（如大叶性肺炎早期），导致 $\dot{V}_A/\dot{Q}$。流经这部分肺泡的静脉血未经充分动脉化便掺入动脉血内，故称为静脉血掺杂（venous admixture）。这种情况属于功能性变化，因其与动静脉短路开放类似，故又称为功能性分流（functional shunt）。正常情况下，由于生理性肺内通气分布不均匀，可形成一定量的功能性分流，约占肺血流量的 3%，发生严重的 COPD 时可增加到 30%～50%，进而导致严重的低氧血症。

（2）部分肺泡血流量不足：肺动脉栓塞、弥散性血管内凝血、肺血管收缩等均可使部分肺泡血流量减少，而肺泡通气量无相应减少，导致 $\dot{V}_A/\dot{Q}$ 增高。由于病变部位肺泡血流量少而通气量多，肺泡内的气体不能充分被利用，如同进入没有气体交换功能的气道内，在功能上扩大了生理无效腔，称为无效腔样通气（dead space like ventilation），又称死腔样通气。正常人的生理无效腔约占潮气量的 30%，发生严重肺疾患时，无效腔样通气可高达 60%～70%，从而导致呼吸功能不全。

2. 肺泡通气血流比例失调时的血气变化 无论是功能性分流增加还是无效腔样通气，均可导致 PaO_2 下降，而 $PaCO_2$ 可正常、升高或降低，这主要与健全肺泡的代偿以及氧解离曲线和二氧化碳解离曲线的特点有关。

（1）部分肺泡通气不足时的血气变化特点：当部分肺泡通气不足时，$\dot{V}_A/\dot{Q} < 0.8$，流经该处肺泡的血流未充分动脉化，致使血液氧分压和氧含量都明显下降，二氧化碳分压和含量都明显升高。此时，健全肺泡由于血液氧分压下降而代偿性通气，使健全肺泡通气增加，$\dot{V}_A/\dot{Q} > 0.8$，流经该部肺泡的血液氧分压明显升高。由于氧解离曲线呈"S"形的特点（图 13-6），当氧分压达到 100 mmHg 时，血氧饱和度已达到曲线上端的平坦段，即可达 95% ~ 98%，在此情况下，再提高氧分压，血氧含量也增加极少，无法代偿因通气不足而造成的低氧血症。因此，来自病变部位和正常部位这两部分的血液混合而成的动脉血 PaO_2 和 CaO_2 均降低。由于二氧化碳解离曲线的特点，使血液中二氧化碳的含量与其分压几乎呈直线关系（图 13-6），在健全肺泡代偿性通气过程中，血液中的二氧化碳就可以大量排出，从而代偿因病变肺泡通气不足而造成的二氧化碳潴留，使 $PaCO_2$ 和 $CaCO_2$ 保持正常水平，即 I 型呼吸衰竭。如果代偿过度，则 $PaCO_2$ 和 $CaCO_2$ 可低于正常范围。只有在通气严重障碍和代偿不足的情况下，才会出现 $PaCO_2$ 和 $CaCO_2$ 高于正常范围（表 13-1）。

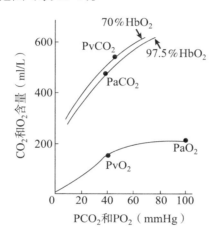

图 13-6 血液氧解离曲线和二氧化碳解离曲线示意图
注：上部的两条曲线表示二氧化碳含量取决于二氧化碳分压和血氧饱和度；
下部的曲线表示氧分压与氧含量的关系

表 13-1 部分肺泡通气不足时的血气变化特点

血气指标	病变肺区	健全肺区		全肺	
V_A/Q	<0.8	>0.8	=0.8	<0.8	>0.8
PaO_2	↓↓	↑↑	↓	↓	↓
CaO_2	↓↓	↑	↓	↓	↓
$PaCO_2$	↑↑	↓↓	正常	↑	↓
$CaCO_2$	↑↑	↓↓	正常	↑	↓

（2）部分肺泡血流量不足时的血气变化特点：当部分肺泡血流量不足时，$\dot{V}_A/\dot{Q} > 0.8$，流经该处的血液氧分压显著升高。同样，由于氧解离曲线的特点，所以氧含量增加有限。健全肺泡由于血流量增加使 $\dot{V}_A/\dot{Q} < 0.8$，流经该处的血液不能充分氧合而致使氧分压和氧含量显著降低，这两部分血液混合而成的动脉血 PaO_2 和 CaO_2 均降低，$PaCO_2$ 和 $CaCO_2$ 根据代偿情况可正常、低于正常或高于正常范围（表 13-2）。

表 13-2   部分肺泡血流量不足时的血气变化特点

血气指标	病变肺区	健全肺区		全肺	
V_A/Q	>0.8	<0.8	=0.8	<0.8	>0.8
PaO_2	↑↑	↓↓	↓	↓	↓
CaO_2	↑	↓↓	↓	↓	↓
$PaCO_2$	↓↓	↑↑	正常	↑	↓
$CaCO_2$	↓↓	↑↑	正常	↑	↓

（三）解剖分流增加

生理情况下，肺内存在解剖分流（anatomical shunt），即一部分静脉血经支气管静脉和极少的肺内动静脉短路直接流入肺静脉。这些解剖分流的血流量占心输出量的 2% ~ 3%。解剖分流的血液未经气体交换过程，故称为真性分流（true shunt）。解剖分流增加可见于以下几种情况：①支气管扩张、支气管癌时，可伴有支气管血管扩张；②肺小血管收缩或栓塞时，可引起肺动脉高压，导致肺内动静脉短路开放；③ COPD 时，支气管静脉与肺静脉之间形成较多的吻合支，使较多的静脉血掺杂入动脉血中。另外，肺部严重病变，如肺实变和肺不张等，可使该部分肺泡完全失去通气功能，但仍有血流，流经的血液完全未经气体交换而掺入动脉血，类似解剖分流。由解剖分流增加导致换气障碍时的血气变化也仅有 PaO_2 降低。有效鉴别真性分流与功能性分流的方法是吸入纯氧。吸入纯氧后可提高功能性分流的 PaO_2；而解剖分流增加所造成的低氧血症，即使吸入纯氧，其 PaO_2 也不能得到明显提高。

三、常见呼吸系统疾病导致呼吸功能不全的机制

呼吸功能不全并不是独立的疾病，而是由多种疾病引起的，亦可有多种原因同时或相继发生作用。在呼吸功能不全的发病机制中，单纯通气不足、单纯弥散障碍、单纯肺内分流增加或单纯无效腔增加的情况较少见，往往是多种因素同时或相继发生作用，如急性呼吸窘迫综合征患者和慢性阻塞性肺疾病患者发生的呼吸功能不全就有多种机制参与。

（一）急性呼吸窘迫综合征

1. 急性呼吸窘迫综合征的概念   急性呼吸窘迫综合征（acute respiratory distress syndrome，ARDS）是指各种肺内外致病因素引起的急性弥漫性肺损伤和逐渐发展为急性呼吸功能不全的临床综合征。临床表现为进行性呼吸窘迫和难治性低氧血症，肺部影像学表现为双肺弥漫性渗出性改变。病理表现主要是肺毛细血管内皮和肺泡上皮弥散性损伤，表现为急性期肺水肿、中性粒细胞浸润、肺透明膜形成、肺泡出血及微血栓形成等。

2. 急性呼吸窘迫综合征的病因   引起 ARDS 的病因很多，可以分为肺内因素和肺外因素。

（1）肺内因素：是指对肺造成直接损伤的因素，包括化学因素，如吸入毒性气体、烟尘和胃内容物等；物理性因素，如肺或胸部挫伤、放射性损伤；生物学因素，如禽流感病毒、新型冠状病毒及细菌等严重肺部感染。

（2）肺外因素：包括全身性病理过程（如休克、大面积烧伤及败血症等）或某些治疗措施（如体外循环或血液透析等）。

ARDS 的患病率与其病因相关。严重感染时，ARDS 患病率可高达 25% ~ 50%；多发性创伤时，ARDS 患病率可达 11% ~ 25%；严重误吸时，ARDS 患病率也可达 9% ~ 26%。若同时

存在 2 个或 3 个危险因素，则 ARDS 患病率可进一步升高。危险因素作用时间越长，患病率越高。

3. 急性呼吸窘迫综合征的发生机制　ARDS 发病的关键环节是致病因素作用引起的肺泡毛细血管膜损伤。其发生机制复杂，尚未完全阐明，可能与下列因素有关。

（1）肺泡毛细血管膜的直接损伤：某些致病因素可直接作用于肺泡膜，进而引起肺损伤。如吸入有毒的烟雾或胃内容物等。

（2）过度炎症反应介导的肺泡毛细血管膜损伤：某些致病因素可通过激活巨噬细胞、血管内皮细胞及白细胞释放活性物质，间接损伤肺泡上皮细胞及毛细血管内皮细胞。例如，中性粒细胞在趋化因子的作用下，聚集于肺，黏附于肺泡 - 毛细血管内皮细胞，释放氧自由基、蛋白酶和炎症介质等，可损伤肺泡上皮细胞及毛细血管内皮细胞；血管内膜受损以及中性粒细胞及肺组织释放的促凝物质，可导致血管内凝血，使血流阻断而进一步引起或加重肺损伤，通过形成纤维蛋白降解产物及释放 TXA_2 等血管活性物质使肺血管通透性进一步增高。

在 ARDS 的发病过程中，由于直接和间接损伤因素的作用，导致肺泡毛细血管膜损伤，继而引起全身炎症反应综合征介导的肺组织损伤，导致急性弥漫性肺损伤，进而发生 ARDS。

为强调 ARDS 为动态发展过程，以便早期干预及提高临床疗效，1994 年 ARDS 欧美共识会议（American-European Consensus Conference，AECC）同时提出了急性肺损伤（acute lung injury，ALI）/ARDS 的概念。ALI 和 ARDS 是同一疾病的两个阶段，ALI 代表早期病情较轻阶段，ARDS 代表后期病情较重阶段。鉴于以不同名称区分疾病严重程度给临床和研究带来的不便，2012 年 ARDS 柏林定义取消了 ALI 的命名，将本病统一命名为 ARDS，原 ALI 相当于目前的轻症 ARDS。

> **知识拓展 13-2**
>
> ### COVID-19 与 ARDS
>
> 　　目前已明确新型冠状病毒（SARS-CoV-2）入侵肺部的机制：SARS-CoV-2 感染人体后，病毒表面的 S- 蛋白与其受体肺泡 Ⅱ 型上皮细胞、血管内皮细胞表面的血管紧张素转换酶 2（ACE2）结合并进入细胞。然后，病毒大量复制、释放并迅速扩散，引起肺组织炎症，从而使肺部免疫细胞不断地被活化，产生大量炎症因子，形成细胞因子风暴甚至导致患者死亡，其发生机制就是典型的 ARDS。

4. 急性呼吸窘迫综合征时呼吸功能不全的发生机制

（1）弥散障碍：肺不张、肺水肿及透明膜形成，可引起弥散障碍。

（2）肺泡通气功能障碍：肺泡 Ⅱ 型上皮细胞损伤，表面活性物质合成减少，加之肺水肿液稀释，肺泡表面张力增高，肺顺应性降低，可引起肺不张，进而导致限制性通气不足。肺不张、肺水肿以及炎症介质引起的支气管痉挛可导致肺泡通气量降低。

（3）通气血流比例失调：肺泡通气血流比例失调是急性呼吸窘迫综合征患者出现呼吸功能不全的主要发病机制。严重肺不张、肺水肿导致部分肺泡通气功能部分或全部丧失，可造成功能性分流；肺内 DIC 及炎症介质引起的肺血管收缩，可造成无效腔样通气。

综上所述，急性弥漫性肺损伤可通过弥散障碍、肺泡通气功能障碍、肺泡通气血流比例失调，导致呼吸功能不全。弥散障碍、肺泡通气血流比例失调可导致难治性低氧血症。由于低氧血症对外周化学感受器的刺激，以及肺充血和肺水肿对肺毛细血管旁 J 感受器

（juxtapulmonary capillary receptor）的刺激，使呼吸运动加深、加快，可导致呼吸窘迫和$PaCO_2$下降，因此患者通常发生Ⅰ型呼吸衰竭。病情严重者，由于肺部病变广泛，肺泡通气量减少，亦可发生Ⅱ型呼吸衰竭（图13-7）。

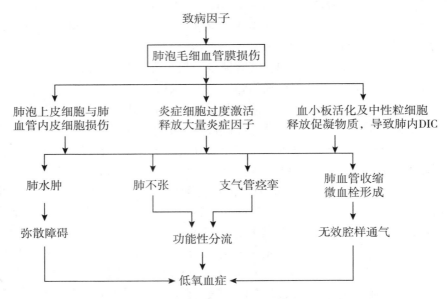

图13-7　ARDS引起呼吸衰竭的发病机制示意图

知识拓展 13-3

新型冠状病毒感染患者的肺部尸检和组织学变化

1. 大体病理变化　胸腔内少量至中等量的淡黄色积液，肺与胸壁之间有不同程度的粘连。双肺有不同程度的萎缩、实变，质地较硬。气管内有少量黏液及肺门淋巴结肿大。

2. 镜检显示　扩大的肺泡间隔有明显的成纤维细胞增生。增殖的纤维组织充满肺泡腔，形成实性肺泡间成纤维细胞栓。肺泡间隔增宽，肺泡壁多呈不规则状破裂，导致肺大疱形成。肺泡壁内侧被厚而均匀的嗜酸性透明膜覆盖，肺泡间隙可见浆液性和纤维性渗出物及出血。小支气管、细支气管、终末细支气管和呼吸性细支气管中脱落的纤毛柱状上皮与分泌的黏液混合形成黏液栓。间质毛细血管内皮细胞消失、血栓形成和血栓形成后血管再通。Ⅰ型肺泡上皮细胞减少或消失，Ⅱ型肺泡上皮细胞增殖，呈簇状或乳头状生长，伴或不伴脱落。肺泡间隙内巨噬细胞明显聚集。病毒沉积在肺泡上皮细胞和巨噬细胞的细胞质内。

（二）慢性阻塞性肺疾病与呼吸功能不全

1. 慢性阻塞性肺疾病的概念　慢性阻塞性肺疾病（chronic obstructive pulmonary disease，COPD）是由于气道异常（由支气管炎、细支气管炎所致）和（或）肺泡异常（由肺气肿所致）引起气道阻塞所导致的以慢性呼吸道症状（呼吸困难、咳嗽、咳痰等）为特征的一种异质性肺疾病。COPD是引起慢性呼吸功能不全的常见原因。

2. 慢性阻塞性肺疾病引起呼吸功能不全的发生机制

（1）阻塞性通气不足：炎症细胞浸润、充血、水肿，黏液腺及杯状细胞增殖，肉芽组织增生，可导致支气管壁肿胀；气道高反应性和炎症介质作用可引起支气管痉挛；炎性渗出物可使支气管管腔阻塞；小气道阻塞、肺泡弹性回缩力降低可导致气道等压点上移。

（2）限制性通气不足：Ⅱ型肺泡上皮细胞受损及表面活性物质消耗过多，使表面活性物质减少；缺氧、酸中毒、呼吸肌疲劳可引起呼吸衰竭；肺纤维化以及炎症累及胸膜，可导致肺顺应性和胸廓顺应性降低。

（3）弥散障碍：肺泡壁损伤可引起肺泡弥散面积减小和肺泡膜炎性增厚。

（4）肺泡通气血流比例失调：气道阻塞不均可引起部分肺泡通气不足；肺气肿可导致肺泡周围的毛细血管受到肺泡膨胀的挤压作用而退化，致使肺毛细血管大量减少，肺泡间血流量减少以及肺小血管收缩、血栓形成，引起部分肺泡血流量不足（图 13-8）。

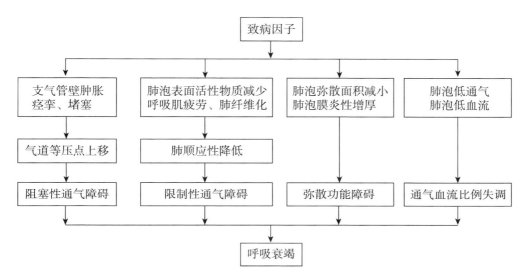

图 13-8　慢性阻塞性肺疾病引起呼吸衰竭的发病机制示意图

知识拓展 13-4

慢性阻塞性肺疾病的常见合并症

COPD 是呼吸系统常见病和多发病，是老年人最常见的肺部疾病之一，也是世界范围内的三大致死性疾病之一。COPD 通常与其他可能对预后有重大影响的慢性疾病共存，其中一些疾病独立于 COPD，而另一些可能与 COPD 有因果关系，如与 COPD 有共同的危险因素，或者又相互促进作用，如由一种疾病增加另一种疾病的风险或加重另一种疾病的严重程度。COPD 常见的合并症包括：心血管疾病（肺源性心脏病、缺血性心脏病、心律失常、周围血管疾病、高血压）、肺癌、骨质疏松、焦虑和抑郁、代谢综合征、糖尿病、胃食管反流、支气管扩张、阻塞性睡眠呼吸暂停及认知损害等。这些合并症对 COPD 的疾病进程可产生显著的影响，其中，肺源性心脏病、肺癌是导致患者死亡的重要原因。

四、临床常用的肺通气功能评价指标

肺通气功能检测是临床诊断呼吸系统疾病和评价呼吸功能的重要辅助检查指标，临床常用的指标包括以下几种。

1. 肺活量（vital capacity，VC）　是指尽力吸气后，从肺内所能呼出的最大气量，是临床上反映肺通气功能最有价值的参数之一。

2. 用力肺活量（forced vital capacity，FVC）　是指深吸气至肺总量后，以最大力量、最快速度所能呼出的最大气量。正常人 FVC=VC；发生气道阻塞时，FVC<VC。

3. 第 1 秒用力呼气容积（forced expiratory volume in one second，FEV₁）　是指最大吸气至肺总量后，尽力呼气第 1 秒内所能呼出的气体量。$FEV_1\%=FEV_1/FVC \times 100\%$，临床上常用于反映气道阻力。

4. 每分通气量（minute ventilation，VE）　是指静息状态下每分钟所呼出的气量，可反映肺通气储备功能。

5. 最大呼气中期流量（maximal mid expiratory flow，MMEF 或 MMF）　是指深吸气后，用力呼气 25%～75% 肺活量的平均流量，是根据用力肺活量曲线而计算得出的 25%～75% 肺活量的平均流量。临床可作为评价早期小气道阻塞的指标。

案例 13-2

患者，男，65 岁，近 2 年来劳累后感心悸、气促，近 2 天加重。吸烟 40 余年，慢性咳嗽、咳痰 20 余年。查体：T 36.5℃，P 114 次/分，R 26 次/分。胸廓前后径增宽，肋间隙增宽；肺部叩诊呈过清音，肺下界下移，双肺可闻及干、湿啰音。血气分析显示：PaO_2 50 mmHg，$PaCO_2$ 56 mmHg，HCO_3^- 27.5 mmol/L，pH 7.24。

问题：

1. 患者发生呼吸功能不全的可能机制有哪些？
2. 如何对该患者进行氧疗？

第三节　呼吸功能不全时机体的代谢与功能变化

血气改变是呼吸功能不全的必然结果，而低氧血症和高碳酸血症是影响全身各系统代谢和功能变化的根本原因。机体在呼吸功能不全早期常以代偿性反应为主，严重呼吸功能不全或呼吸功能不全晚期，则出现以功能和代谢障碍为主的变化，主要表现为以下几方面。

一、酸碱平衡及电解质紊乱

呼吸功能不全可引起单纯型酸碱平衡紊乱，但更多的是导致混合型酸碱平衡紊乱。

（一）呼吸性酸中毒

呼吸性酸中毒在慢性呼吸功能不全患者中最常见。发生 II 型呼吸衰竭时，由于通气不足，CO_2 在体内潴留，导致高碳酸血症，可引起不同程度的呼吸性酸中毒。在呼吸性酸中毒状态下，血清电解质可出现以下变化：

1. 血清钾浓度升高　酸中毒时，由于 H^+、K^+ 离子交换作用使细胞内 K^+ 外流及肾小管排钾减少，导致血清钾增多。

2. 血清氯浓度降低　血浆中急剧增高的 CO_2 可通过弥散作用进入红细胞，并在碳酸酐酶的催化下生成 H_2CO_3；H_2CO_3 进一步解离为 H^+ 和 HCO_3^-，H^+ 主要被血红蛋白和氧合血红蛋白缓冲，而 HCO_3^- 则从红细胞逸出，与血液中的 Cl^- 交换，使 Cl^- 进入红细胞增多；酸中毒时，肾小管对 $NaHCO_3$ 的重吸收增多，同时产生 NH_3 的能力增强，使大量 NH_4Cl 和 $NaCl$ 随尿液排出，导致血清 Cl^- 降低。

（二）代谢性酸中毒

在呼吸功能不全引起严重缺氧的状态下，无氧代谢加强，乳酸等酸性产物增多。若同时伴有肾功能不全，则肾小管排酸保碱功能降低，可合并代谢性酸中毒。如果引起呼吸功能不全的原发病（如感染或休克等）处理不当，则可导致代谢性酸中毒进一步加重。此时，患者病情危重、预后差。发生代谢性酸中毒时，由于 HCO_3^- 降低，肾排 Cl^- 减少，所以呼吸性酸中毒合并代谢性酸中毒时，患者血 Cl^- 可正常。

（三）呼吸性碱中毒

呼吸性碱中毒多见于 I 型呼吸衰竭患者，是由缺氧引起肺通气过度、CO_2 排出过多所致。发生呼吸性碱中毒时，血清钾浓度可降低，血 Cl^- 浓度则可升高。

（四）代谢性碱中毒

代谢性碱中毒多为医源性因素所致，常见于 II 型呼吸衰竭患者。往往在治疗过程中或治疗后，由于机体过多、过快排出 CO_2（如人工呼吸机使用不当），使血浆中碳酸浓度迅速得到纠正，而体内代偿性增加的 HCO_3^- 来不及经肾排出，从而导致代谢性碱中毒。若钾摄入不足或应用糖皮质激素、利尿剂等使钾排出增多，则可导致低钾性碱中毒。在纠正酸中毒时，补碱过量也会引起代谢性碱中毒。

二、呼吸系统的变化

呼吸功能不全时伴有的低氧血症和高碳酸血症可影响呼吸功能。PaO_2 降低可刺激颈动脉体与主动脉体外周化学感受器，反射性引起呼吸运动增强，当 PaO_2 低于 60 mmHg 时，作用才明显。当缺氧程度缓慢加重时，这种反射性兴奋呼吸中枢的作用则会减弱。缺氧对呼吸中枢有直接抑制作用，当 PaO_2 低于 30 mmHg 时，此作用可大于反射性兴奋作用而使呼吸抑制。$PaCO_2$ 升高主要作用于中枢化学感受器，使呼吸中枢兴奋，引起呼吸加深、加快。当 $PaCO_2$ 超过 80 mmHg 时，反而抑制呼吸中枢，此时呼吸运动主要依赖动脉血低氧分压对外周血管化学感受器的刺激得以维持。

呼吸功能不全时，呼吸运动的形式与导致呼吸功能不全的原发病及其机制有关。中枢性呼吸衰竭患者可出现呼吸浅慢，或出现潮式呼吸、间停呼吸、抽泣样呼吸、长吸式呼吸、下颌呼吸等呼吸节律紊乱，其中以潮式呼吸最为常见。其发生机制一般认为是由于呼吸中枢的兴奋性降低，血液中正常的 CO_2 浓度不足以引起呼吸中枢兴奋而导致呼吸暂停；呼吸暂停后，血液中 CO_2 浓度逐渐升高，对呼吸中枢的刺激逐渐增强，进而促进 CO_2 排出，使 CO_2 浓度逐渐降低，对呼吸中枢的刺激又逐渐减弱，呼吸逐渐抑制，直至停止。如此周而复始，即为潮式呼吸。限制性通气不足患者由于牵张感受器或 J 感受器受刺激反射性引起呼吸变浅、变快。阻塞性通气障碍患者由于气道阻力增加，呼吸深慢、呼吸时间延长，因阻塞部位不同，可出现吸气性或呼气性呼吸困难。

知识拓展 13-5

中枢性呼吸衰竭患者呼吸节律紊乱的常见形式

发生中枢性呼吸衰竭时，常见的呼吸节律紊乱形式有潮式呼吸、间停呼吸、抽泣样呼吸、长吸式呼吸及下颌呼吸等。潮式呼吸（Cheyne-Stokes respiration）又称陈 - 施呼吸，其特点是开始呼吸浅慢，之后逐渐加快、加深，达到高潮后，又逐渐变浅、变慢，直至出现呼吸暂停 5～30 s，随后又再次出现上述状态的呼吸。如此周而复始，其呼吸运动呈潮水涨落一般。间停呼吸又称比奥呼吸（Biot breathing），表现为一次或多次强呼吸后，出现长时间呼吸停止，之后再次出现数次强呼吸，其周期持续时间差异较大，短则 10 s，长则 1 min。抽泣样呼吸又称双吸气，是指连续两次吸气动作后呼气，类似于啼哭后抽泣的动作。长吸式呼吸是指长而深的吸气后有一个停顿，是脑干严重损伤的一个重要体征。下颌呼吸是指呼吸时仅看到下颌上下运动，但不能闭合，常见于病情危重的患者及生命垂危者。

三、循环系统的变化

轻度 PaO_2 降低和 $PaCO_2$ 升高可兴奋交感神经和心血管中枢，使心率加快、心肌收缩力增强，腹腔内脏血管收缩，心输出量增加，血压升高。这样可增加组织血流量，同时还可使血流重新分配，以保证心脏、脑的血液供应。这一反应在急性呼吸功能不全时有代偿意义。但严重的缺氧和二氧化碳潴留可直接抑制心血管中枢，并直接造成心肌损害，导致心率减慢、心肌收缩力减弱。CO_2 浓度升高对血管有直接的扩张作用（肺血管除外）。

在慢性肺部病变过程中，由支气管 - 肺组织、胸廓或肺血管病变导致肺血管阻力增加，引起肺动脉高压，继而导致右心结构或（和）功能改变的疾病，称为慢性肺源性心脏病（chronic cor pulmonale），简称肺心病。其发生机制比较复杂，涉及以下多个循环系统结构与功能的改变。

（一）肺动脉高压

1. 肺小血管收缩　缺氧可引起肺血管收缩，若合并二氧化碳潴留，血液 H^+ 浓度增高，则可提高肺血管对缺氧的敏感性，使肺血管收缩进一步加重，从而显著增加肺循环阻力，导致肺动脉压增高。

2. 肺小动脉管壁增厚、管腔狭窄　在缺氧引起肺血管收缩功能改变的基础上，慢性缺氧可引起肺血管结构改变，表现为肺小动脉壁内膜增生、管壁增厚以及小动脉纤维化等，从而导致管腔狭窄、血管阻力增大，引起肺动脉高压。

3. 肺毛细血管网减少　肺气肿时，肺泡内压力增高，肺泡壁毛细血管受压；或肺泡壁萎缩、断裂，使毛细血管结构被破坏，由此造成的毛细血管床减少，亦可引起肺循环阻力增加而导致肺动脉高压。

4. 血液黏滞度增高　有的慢性呼吸功能不全患者，由于缺氧可刺激促红细胞生成素增加，使血液中红细胞增多，因而导致血液黏滞度增高，而后者又可因合并酸中毒而加重，这也是引起肺动脉高压发病的一个因素。

（二）心肌受损

缺氧、高碳酸血症、酸中毒和高钾血症均可直接损害心肌，使心肌舒缩性降低。另外，长期持续缺氧还可导致心肌变性、坏死及纤维化等病变。

（三）心室舒缩活动受限

呼吸困难时，用力呼气可使胸膜腔内压明显增高，使心脏受压，影响心脏的舒张功能；用力吸气时，则胸膜腔内压异常降低（心脏外负压增大），导致心室收缩时负荷增加。心肌受损加之负荷过重，可导致右心衰竭。

呼吸功能不全也可以影响左心功能。近年来临床观察发现，肺源性心脏病患者发生肺水肿者并不少见，失代偿性肺心病患者约有半数可出现肺动脉楔压增高。由此可见，呼吸功能不全同样可累及左心。其发生机制包括以下几方面：①低氧血症、高碳酸血症、酸中毒及高钾血症等因素同样对左心有损害作用，可使左心室心肌收缩力减弱；②血液黏滞度增高也可使左心负荷加重；③胸膜腔内压的高低同样可影响左心的收缩与舒张功能；④右心扩大，右心室压力增高，将室间隔向左推，可使左室顺应性降低、左室舒张期末压增高，进而导致左室舒张功能障碍。

┃四、中枢神经系统的变化

中枢神经系统对缺氧最为敏感，当 PaO_2 降至 60 mmHg 时，患者可出现注意力不集中、智力和视力轻度减退；当 PaO_2 迅速降至 40~50 mmHg 甚至更低时，可引起一系列神经精神症状，如头痛、定向与记忆障碍、嗜睡；当 PaO_2 低于 30 mmHg 时，患者可出现神志丧失甚至昏迷；当 PaO_2 低于 20 mmHg 时，数分钟就可造成神经细胞的不可逆损害。

轻度的 $PaCO_2$ 增加，对皮质下层的刺激加强，可间接引起皮质兴奋。当 $PaCO_2$ 超过 80 mmHg 时，患者可出现头痛、头晕、烦躁不安、言语不清、精神错乱、扑翼样震颤、嗜睡、昏迷、抽搐和呼吸抑制等，称为 CO_2 麻醉（carbon dioxide narcosis）。

由呼吸功能不全引起的脑功能障碍称为肺性脑病（pulmonary encephalopathy）。肺性脑病的发病机制可能与低氧血症、高碳酸血症和酸中毒所致的脑血管结构改变以及脑细胞功能障碍有关。

（一）缺氧和二氧化碳潴留对脑血管的作用

缺氧和二氧化碳增加可引起脑血管扩张，使脑血流量增加，造成脑充血。$PaCO_2$ 每升高 10 mmHg，可使脑血流量增加 50%。缺氧和酸中毒可使血管内皮细胞受损、血管通透性增高，造成脑间质水肿。缺氧时，ATP 生成减少，脑细胞膜上的钠泵功能丧失，可造成脑细胞水肿。脑充血、水肿可使颅内压增高，使血管受压，导致脑缺氧进一步加重，最终形成恶性循环，严重者可形成脑疝。此外，脑血管内皮细胞受损后可引起血管内凝血，也是促进肺性脑病发生的机制之一。

（二）缺氧和二氧化碳潴留对脑细胞的作用

缺氧和二氧化碳可导致脑组织和脑脊液 pH 降低。由于存在血 - 脑屏障，正常情况下，脑脊液 pH（7.33 ~ 7.40）较血液低，缓冲作用也较弱，PCO_2 比动脉血高。当发生 CO_2 潴留时，脂溶性的 CO_2 能自由通过血 - 脑屏障，使脑脊液内碳酸很快增多；同时，血液中的 HCO_3^- 又不易通过血 - 脑屏障进入脑脊液，故脑内 pH 降低更为明显。当脑脊液 pH 低于 7.25 时，脑电波变慢；pH 在 6.8 以下时，脑电活动则完全停止。H^+ 由脑脊液进入脑细胞，可引起细胞内酸中毒。神经细胞内酸中毒一方面可使脑谷氨酸脱羧酶活性增强，使 γ- 氨基丁酸生成增多，导致中枢抑制；另一方面可使磷脂酶活性增强，使溶酶体酶释放增多，进而导致神经细胞和组织损伤。另外，缺氧还可导致能量生成减少，引起脑细胞肿胀、变性、坏死，造成细胞功能严重障碍。

五、肾功能变化

呼吸功能不全患者病情严重时可发生急性肾衰竭，出现少尿、氮质血症和代谢性酸中毒。此时肾结构往往并无明显改变，属于功能性肾衰竭。肾衰竭的发生是由于缺氧与高碳酸血症反射性引起交感神经兴奋，使肾血管收缩、肾血流量急剧减少所致。

六、胃肠道功能的变化

缺氧可引起胃壁血管收缩，进而导致胃壁黏膜屏障功能降低。呼吸功能不全晚期，患者可出现胃肠道黏膜糜烂、坏死、出血和急性溃疡形成。CO_2 潴留可使胃壁细胞碳酸酐酶活性增强，导致胃酸分泌过多，参与溃疡形成。

案例 13-3

李女士，62 岁，出国旅游回家后出现发热、干咳，入院时检测 SARS-CoV-2 核酸呈阳性。胸部 CT 检查显示：双肺多发磨玻璃影、浸润影，少量胸腔积液。李女士及家属都非常紧张。将患者收入重症医学科后进行检查，患者呼吸急促，R 30 次 / 分，SaO_2 82%。随后病情进展迅速，出现胸闷及呼吸窘迫，R 35 次 / 分。血气分析：pH 7.29，$PaCO_2$ 30 mmHg，PaO_2 50 mmHg，SaO_2 72%；复查胸部 CT 显示：双肺多处肺实变、病情持续加重。医院紧急组成抢救团队，日夜守护并全力救治李女士。医护人员予以床旁宣传教育、鼓励和心理疏导，采用俯卧位通气、机械通气等综合治疗后，患者的低氧血症得到明显改善，呼吸窘迫也逐渐缓解。经过一段时间的治疗，患者 SARS-CoV-2 核酸检测呈阴性，病情基本稳定，随后将其转入呼吸科病房。

问题：

1. 该患者是否发生了呼吸衰竭？
2. 该患者出现低氧血症的可能机制是什么？
3. 从抢救该患者的经历谈一谈对从事医学工作的体会。

临床应用 13-2

俯卧位通气的临床效应及适应证与禁忌证

俯卧位通气（prone ventilation）是指患者俯卧位时进行的机械通气，是一种治疗急性呼吸窘迫综合征的辅助措施。其机制是利用重力作用，增加前胸部的血流量和背部的通气量，改善气体交换。通过改变患者体位，使塌陷的肺泡复张，改善肺重力依赖区的通气/血流灌注比值，减少无效腔而增加功能残气量，改善膈肌运动方式和位置，以利于分泌物的引流，进而改善氧合，减少呼吸机相关肺损伤的发生，减少患者因氧合障碍而导致的多器官功能障碍，降低病死率。①适应证：对于通气功能障碍尤其是氧合障碍的患者，通过合理使用呼气末正压通气进行呼吸运动的辅助呼吸，仍不能将 FiO_2 降低到 60% 以下，氧合指数（PaO_2/FiO_2）仍<150 mmHg 时；②禁忌证：存在气道梗阻甚至窒息的风险；心源性肺水肿导致的呼吸衰竭；身体腹侧体表存在损伤或伤口而影响俯卧位；有颈椎、脊柱不稳定性骨折，需要固定；有青光眼或其他眼压急剧升高的情况；存在颅脑损伤等导致的颅内高压；存在明显的肺栓塞高危风险；急性出血性疾病。

第四节　呼吸功能不全防治的病理生理基础

任何患者发生呼吸功能不全都是由一定的原发病引起的，其基本病理生理变化是低氧血症或伴有高碳酸血症。因此，除需对引起呼吸功能不全的原发病进行治疗外，还需对呼吸功能不全的基本病理生理改变进行处理，即提高 PaO_2 和血氧饱和度（SaO_2），以及降低 $PaCO_2$。

一、积极防治原发病

积极防治原发病是防治呼吸功能不全的关键。例如，对由气管和支气管异物阻塞引起通气不足而造成的呼吸功能不全，应尽快取出异物，以解除气道狭窄和阻塞；由支气管哮喘或炎症引起的小气道阻塞，应用解痉、抗炎药物，以解除支气管痉挛和控制炎症与感染，并去除诱发因素的作用。

二、保持呼吸道通畅、改善肺通气，降低 $PaCO_2$

$PaCO_2$ 升高是由呼吸道不畅、肺总通气量下降所致。增加肺通气量的常用方法有：①解除支气管痉挛，应解痉平喘药扩张支气管；②清除呼吸道分泌物，可通过体位引流或吸痰，以清除分泌物；③应用抗炎药，以控制或消除气道黏膜的炎症反应；④必要时可予以呼吸兴奋剂、气管插管及人工辅助通气。

三、提高 PaO_2

无论何种类型的呼吸功能不全，都必定有 PaO_2 降低导致的低氧血症。低氧血症是危及生命最重要的因素。氧疗是指通过不同的吸氧装置增加肺泡氧分压以纠正机体低氧血症的治疗方法。氧疗可直接提高 PaO_2，改善低氧血症造成的组织缺氧，但根据呼吸功能不全时的血气变化特点，可有不同的治疗方案。Ⅰ型呼吸衰竭患者只有缺氧而无 CO_2 潴留，可予以吸入较高浓度的氧（FiO_2 为 40% ~ 50%），尽快使 PaO_2 升高到 60 mmHg 以上。Ⅱ型呼吸衰竭患者既有低氧血症，又有高碳酸血症，由于血液中高浓度 CO_2（$PaCO_2$ 超过 80 mmHg）对呼吸中枢可产生抑制作用，即 CO_2 麻醉，此时主要依靠低氧血症刺激外周化学感受器，反射性兴奋呼吸中枢而调节呼吸运动，因此宜予以吸入较低浓度的氧（FiO_2 为 25% ~ 29%），流速为 1 ~ 2 L/min，以免因使用高浓度氧而加重呼吸中枢抑制作用，使 CO_2 进一步潴留而加重高碳酸血症甚至造成肺性脑病。常用的吸氧装置有鼻导管或鼻塞、面罩、经鼻高流量氧疗（high flow nasal therapy）。正压机械通气是当机体出现严重的通气和（或）换气功能障碍时，以人工辅助通气装置（有创或无创正压呼吸机）来改善通气和（或）换气功能，纠正患者的缺氧状态。机械通气能维持必要的肺泡通气量，降低 $PaCO_2$；改善肺的气体交换效能；使呼吸肌得以休息，有利于恢复呼吸肌功能。

四、改善内环境，支持重要器官功能

应注意及时纠正酸碱平衡紊乱与水、电解质平衡紊乱，积极预防与治疗肺源性心脏病、肺性脑病、肾功能损伤和消化道功能障碍等。呼吸功能不全可导致多器官功能损害以及多种合并症，因此须密切监测机体重要脏器的功能，并予以支持及保护，同时应注意积极防治合并症。

 临床应用 13-3

呼吸支持技术——体外膜氧合

体外膜氧合（extracorporeal membrane oxygenation，ECMO）是体外生命支持技术中的一种，是将患者静脉血引出体外后经氧合器进行充分的气体交换，然后再输入患者体内。根据治疗的方式和目的不同，可将 ECMO 分为静脉-静脉方式 ECMO（VV-ECMO）和静脉-动脉方式 ECMO（VA-ECMO）两种。VV-ECMO 是指将经过体外氧合后的静脉血重新输回静脉，因此仅用于呼吸功能支持；而 VA-ECMO 是指将经过体外氧合后的静脉血输至动脉，由于使回心血量减少，VA-ECMO 可以同时起到呼吸和心脏功能支持的作用。因此，ECMO 是严重呼吸衰竭的终极呼吸支持方式，主要目的是部分或全部替代心肺功能，使其充分休息，以减少呼吸机相关性肺损伤的发生，为原发病的治疗争取更多的时间。

（赵士弟）

思 考 题

1. 什么是阻塞性通气不足？阻塞的部位不同，呼吸困难的性质有何不同，为什么？

2. 试述肺泡通气血流比例失调的表现形式、原因及其血气指标变化。

3. 案例：赵先生，60 岁，因肺心病并发呼吸衰竭入院。查体：神志清楚。动脉血气分析：PaO_2 32 mmHg，$PaCO_2$ 62 mmHg。吸氧后，患者出现神志不清，昏迷。动脉血气分析：PaO_2 71 mmHg，$PaCO_2$ 71 mmHg。半小时后复测 PaO_2 67 mmHg，$PaCO_2$ 81 mmHg。

请回答：

试分析该患者病情恶化的可能原因。

第十四章

第十四章数字资源

心功能不全

案例 14-1A

患者秦先生，51 岁，既往有 10 余年高血压病史。2 年前，秦先生于劳累时出现胸闷、伴气喘，持续 10 余分钟，休息后可缓解。此后，秦先生反复出现上述症状，但治疗后均可缓解。1 周前，在无明显诱因的情况下，秦先生再度出现上述症状，但程度较之前严重，伴有气促、腹胀、双下肢水肿，而且难以平卧，偶尔咳嗽、咳无色泡沫样痰。秦先生自知此次病情较重，于是紧急到医院就诊。

问题：

1. 2 年前，秦先生发病的特点是什么？他出现这些症状的机制可能是什么？
2. 1 周前，秦先生发病的特点是什么？这次病情较重的机制可能是什么？

正常情况下，心脏具有强大的适应代偿能力，又称心力储备（cardiac reserve），包括搏出量储备和心输出量储备，能够使心输出量随着机体代谢水平的升高而增加，但是此作用有一定的限度。心功能不全（cardiac insufficiency）是指各种原因引起心脏结构和功能改变，使心室泵血量和（或）充盈功能低下，以至不能满足组织代谢需要的病理过程，临床上表现为呼吸困难、水肿及静脉压升高等静脉淤血和心输出量减少的综合征，又称心力衰竭（heart failure）。以往强调心功能不全包括心脏泵血功能受损后由完全代偿直至失代偿的全过程，而心力衰竭是指心功能不全的失代偿阶段。但随着对心功能不全早期预防的重视，两者已无明显差别，可以通用。由于心肌肌原纤维自身舒缩功能障碍所致的心力衰竭称为心肌衰竭（myocardial failure）。

随着心血管疾病发病率居高不下及人口老龄化进程的加快，心功能不全的患病率处于持续上升阶段。全世界约有 2% 的成年人患有心功能不全，且患病率随年龄增长而增加；55 岁以下人群发病率为 1%，65 岁及以上人群发病率为 6%~10%，而 70 岁及以上人群发病率超过 10%。国内调查资料显示，心功能不全患病率北方地区高于南方地区，城市地区高于农村地区。目前，我国心力衰竭患者接近 1000 万，冠心病和高血压是其主要发生原因。据世界卫生组织统计，以心力衰竭和脑卒中为代表的心脑血管疾病患者死亡率持续居全球首位，高于肿瘤及其他疾病。心功能不全的防治已成为关系人类健康的重要公共卫生问题。

第一节　心功能不全的原因、诱因与分类

一、原因

心功能不全是多种心血管疾病发展到终末阶段的共同结果。无论是组织结构的改变，还是功能与代谢的变化，只要能使心输出量降低，就可能导致心功能不全的发生。

（一）心肌结构或代谢性损伤

各种原因导致的心肌梗死、心肌炎、心肌病及心肌中毒等可引起心肌细胞变性、坏死及组织纤维化等形态和结构改变。冠状动脉粥样硬化、低血压、严重贫血等引起的心肌细胞缺血、缺氧，严重维生素 B_1 缺乏等，可导致心肌能量代谢障碍，久而久之可累及心肌结构。此外，乙醇和阿霉素等某些药物也可影响心肌的代谢甚至损害心肌结构。心肌的结构或代谢性损伤可造成心肌收缩性降低，这是引起收缩性心功能不全最主要的原因。

（二）心室负荷过重

1. 心室压力负荷（ventricular pressure load）（后负荷）过重　是指心室收缩时所承受的负荷增加。左心室压力负荷过重常见于高血压以及主动脉流出道受阻（如主动脉瓣狭窄、主动脉缩窄等）；右心室压力负荷过重常见于肺动脉高压、肺动脉瓣狭窄和肺栓塞等。血液黏滞度明显增高时，左、右心室压力负荷都会相应增加。

2. 心室容量负荷（ventricular volume load）（前负荷）过重　是指心室收缩前所承受的负荷过大，即心室舒张末期容积过度增加。常见于主动脉瓣或二尖瓣关闭不全所致的左心室容量负荷过重，三尖瓣或肺动脉瓣关闭不全及房间隔或室间隔缺损伴有左向右分流所致的右心室容量负荷过重。另外，甲状腺功能亢进、严重贫血、动静脉瘘、维生素 B_1 缺乏所致的脚气病等高动力循环状态可导致左、右心室容量负荷都增加。

为维持相对正常的心输出量，心肌会发生适应性改变，以承受增加的心室工作负荷。但是随着病情的进展，慢性心功能不全会逐渐进入失代偿状态，最终导致心肌舒缩功能减弱。

（三）心脏舒张及充盈受限

心肌肥厚、心肌纤维化、限制型心肌病、房室瓣狭窄、缩窄性心包炎和心脏压塞等可引起心脏舒张功能异常和顺应性降低，造成心脏舒张及充盈受限，心室舒张末期容积减小，因而使心输出量降低。

二、诱因

据统计，临床 90% 以上的心力衰竭都是在心功能不全基本病因的基础上由许多因素诱发的。凡是能增加心脏负荷，使心肌耗氧量增加和（或）供血、供氧减少的因素，都可能成为心力衰竭的诱因。

（一）感染

呼吸道感染是心力衰竭最常见的诱因，其次是风湿活动、消化系统感染及泌尿系统感染等。各种感染可通过加重心脏负荷和心肌损伤，减弱心肌的舒缩能力而诱发心力衰竭。其主要机制为：①发热时交感神经兴奋，代谢率升高，使心肌耗氧量增加。②致病微生物及其产物可直接损伤心肌细胞。③心率加快，一方面使心肌耗氧量增加，另一方面使心室舒张期缩短，导致冠脉血流量减少，造成心肌供血、供氧不足；同时，心率过快可导致心室充盈不足而使心输出量降低。④呼吸道感染时，肺循环阻力增大，可加重右心室后负荷。

（二）心律失常

心律失常尤其是快速型心律失常，如室上性心动过速、伴有快速心室率的心房颤动、心房扑动等，容易诱发心力衰竭。心率加快可使心肌耗氧量增加，同时使心室舒张期缩短，从而造成心肌供血、供氧和心室充盈不足。此外，心房、心室收缩不协调还可使心脏泵血功能降低。缓慢型心律失常（如重度房室传导阻滞）可因心率过慢而造成心输出量降低，同样可诱发心力衰竭。

（三）酸碱平衡紊乱及电解质紊乱

1. 酸中毒 主要通过干扰心肌 Ca^{2+} 转运而抑制心肌收缩功能，从而诱发心力衰竭。其机制为：① H^+ 竞争性抑制 Ca^{2+} 与肌钙蛋白的结合，引起细胞外 Ca^{2+} 内流和肌质网 Ca^{2+} 释放；② H^+ 可抑制肌球蛋白 ATP 酶活性；③ H^+ 可抑制生物氧化酶活性，使氧化磷酸化减弱，导致 ATP 生成减少。

2. 电解质紊乱 特别是 K^+ 可通过干扰心肌兴奋性、传导性和自律性而导致心律失常，促使心力衰竭发生。

（四）妊娠与分娩

患心脏病的女性在妊娠与分娩时，容易发生心力衰竭。其机制为：①妊娠期血容量明显增加，至临产期可比妊娠前增加 20% 以上，使心脏前负荷加重；②妊娠期血浆容量增加幅度超过红细胞数量的增加幅度，易导致稀释性贫血，造成心肌供血、供氧不足，加重心肌损伤；③分娩时，宫缩疼痛、精神紧张等因素引起交感 - 肾上腺髓质系统兴奋，除可导致心率加快外，还可使静脉回心血量增多，进而加重心脏前负荷，加之外周小血管收缩可加重心脏后负荷，从而诱发心力衰竭。

（五）其他

除上述常见诱因外，过度劳累、情绪波动、气温变化、外伤、手术以及治疗不当（如过量或过快输液等）也可加重心脏负荷。另外，使用钙通道阻滞剂、抗心律失常药以及洋地黄中毒等也可诱发心力衰竭。

近年研究发现，感染仍是心力衰竭最常见的诱因（45.9%），其次为劳累或应激反应（26.0%）和心肌缺血（23.1%）。因此，熟悉心力衰竭的诱因并及时、有效地加以防治对心力衰竭的控制是十分有必要的。

三、分类

（一）按发生部位分类

1. 左心衰竭（left heart failure）　由于左心室受损或负荷过重，导致左心室泵血功能下降，使左心房压力增高，血液从肺静脉回流到左心房受阻。临床上以肺循环淤血、肺水肿为其主要特征。常见于高血压、冠心病、主动脉（瓣）狭窄及关闭不全等。

2. 右心衰竭（right heart failure）　由于右心室受损或负荷过重，导致右心室泵血功能下降，使右心房压力增高，体循环的血液回流到右心房受阻。临床上以体循环淤血、静脉压升高，下肢甚至全身性水肿为其主要特征。常见于肺部疾病引起肺微循环阻力增加，如慢性阻塞性肺疾病引起的缺氧可导致肺小血管收缩；也可见于肺大血管阻力增加，如肺动脉狭窄、肺动脉高压及某些先天性心脏病（如法洛四联症、房室间隔缺损）。

3. 全心衰竭（whole heart failure）　左、右心室同时或先后发生衰竭称为全心衰竭，可见于左、右两侧心室同时受累，如严重的心肌炎或心肌病等。临床上，长期左心衰竭可导致肺循环阻力增加，久而久之合并右心衰竭较为常见。

（二）按左心室射血分数的高低分类

射血分数（ejection fraction，EF）是每搏输出量与心室舒张末期容积的百分比，是评价心室射血效率的指标，能较准确、灵敏地反映心肌收缩功能的变化。临床上，左心室射血分数（left ventricular ejection fraction，LVEF）是评价绝大多数患者左心收缩功能的首选指标，正常成人在静息状态下为55%~70%。

1. 射血分数降低型心力衰竭（heart failure with reduced ejection fraction，HFrEF）　是指LVEF≤40%的心力衰竭，多由于心肌收缩功能障碍导致的心脏泵血量减少引起，属于收缩性心力衰竭（systolic heart failure），常见于冠心病及心肌病等。

2. 射血分数轻度降低型心力衰竭（heart failure with mild reduced ejection fraction，HFmrEF）　是指LVEF介于41%~49%的心力衰竭。患者可出现左心室肥大和（或）左心房扩大，有轻度左心室收缩功能不全，同时也存在心脏舒张功能不全。如果既往LVEF≤40%，治疗后随访复测LVEF＞40%，则这种心力衰竭可称为射血分数改善型心力衰竭（heart failure with improved ejection fraction，HFimpEF）。

3. 射血分数保留型心力衰竭（heart failure with preserved ejection fraction，HFpEF）　是指LVEF≥50%并伴有左心室充盈压增高的心力衰竭，常见于高血压患者，一般不出现左心室扩大，但常出现左心室肥大和（或）左心房扩大及心脏舒张功能异常，属于舒张性心力衰竭（diastolic heart failure）。

（三）按发展速度分类

1. 急性心力衰竭（acute heart failure）　发病急，进展快，心输出量在短时间内急剧下降，机体来不及代偿，多见于急性心肌梗死、急性弥漫性心肌炎、严重心律失常、大面积肺梗死、急性心脏压塞等。临床上以急性左心衰竭最为常见，患者可突然出现晕厥、急性肺水肿、心源性休克等，可危及生命。

2. 慢性心力衰竭（chronic heart failure）　发病缓慢，进展慢，患者常经历心肌肥大（myocardial hypertrophy）等代偿阶段，多见于慢性肺源性心脏病、高血压心脏病等。临床表现以血容量增加、循环淤血和水肿为主。

急性与慢性心力衰竭在不同因素的影响下可以相互转化。急性心力衰竭经代偿或治疗后可持续较长时间而转变成慢性心力衰竭；慢性心力衰竭在多种诱因作用下可急性发作。

（四）按心输出量的高低分类

1. 低输出量性心力衰竭（low output heart failure） 大多数心力衰竭属于此类。患者的心输出量低于正常群体的平均水平，即心输出量绝对减少。常见于冠心病、心肌病、高血压及心脏瓣膜病等引起的心力衰竭。

2. 高输出量性心力衰竭（high output heart failure） 甲状腺功能亢进、严重贫血、动静脉瘘和严重维生素 B_1 缺乏时，由于血容量增加或血液循环速度加快，静脉回心血量增加，心脏过度充盈，使机体处于高动力循环状态。由于心脏容量负荷长期过重，心脏做功增强，能量消耗过多而导致心肌供氧相对不足，一旦发展至心力衰竭，心输出量就会较心力衰竭发生前（心功能不全的代偿阶段）有所减少，不能满足上述病因导致的机体高水平代谢的需要，但仍高于或不低于正常群体的平均水平，这种类型的心力衰竭称为高输出量性心力衰竭，此时患者的心输出量相对减少。

（五）按严重程度分类

临床上为了更好地判定心功能不全患者的病情并指导治疗，常按其严重程度进行分类。对于慢性心功能不全，纽约心脏病学会（New York Heart Association，NYHA）根据患者症状的严重程度将其分为四级（表 14-1），并不断补充、完善。在此基础上，美国心脏病学院 / 美国心脏协会（American College of Cardiology/American Heart Association，ACC/AHA）心力衰竭诊疗指南按照慢性心功能障碍的渐进性发展过程将其分为四期（表 14-2），后者能更好地判断患者的病情轻重程度和指导治疗，尤其强调早期预防的重要性。

表 14-1 心功能不全分级（NYHA）

分级	程度	体力活动	症状
I 级	代偿期	不受限	无心力衰竭的症状
II 级	轻度	轻度受限	静息时无症状，日常活动时可出现呼吸困难、疲乏和心悸等症状，休息后症状可消失
III 级	中度	明显受限	静息时无症状，轻度活动即感不适
IV 级	重度（心力衰竭）	严重受限	静息时即出现心力衰竭症状，轻度活动症状即加重

表 14-2 心功能不全分期（ACC/AHA）

分期	阶段	判断标准	NYHA 心功能分级
A 期	心力衰竭风险增高	存在高血压、动脉粥样硬化性心血管病等心力衰竭的危险因素，但目前尚无相关临床症状、结构性心脏病、心脏受牵张或损伤的标志物异常	无
B 期	前心力衰竭阶段	具备结构性心脏病或充盈压增高的证据，或存在 BNP 或心肌肌钙蛋白持续增高，但从未出现心功能不全的症状	I 级
C 期	症状性心力衰竭	曾有或现有导致心力衰竭症状的结构性心脏病	II 级、III 级和部分 IV 级
D 期	晚期心力衰竭	结构性心脏病晚期患者，有进行性器质性心脏病，如需要进行心脏移植的患者，虽经最佳药物治疗，但仍出现明显心力衰竭的症状	IV 级

案例 14-1B

　　医生一边认真倾听秦先生诉说病情，一边对其进行体格检查。T 36.4℃，P 109 次 / 分，R 20 次 / 分，BP 162/85 mmHg。医生注意到秦先生营养过度、表情淡漠、出现强迫坐位、颈静脉怒张，听诊双肺可闻及湿啰音，心界扩大，心率 109 次 / 分，腹部膨隆，移动性浊音阳性，双下肢重度凹陷性水肿。

　　辅助检查：BNP 340 pg/ml（参考值<100 pg/ml），肌红蛋白 736.7 ng/ml（<100 ng/ml），超敏肌钙蛋白 I（0.2915 ng/ml（≤0.04 ng/ml），降钙素原 0.235 ng/ml（≤0.05 ng/ml），白蛋白 28.0 g/L（40～55 g/L），球蛋白 26.7 g/L（20～40 g/L），丙氨酸氨基转移酶 7 U/L（9～50 U/L），肌酸激酶同工酶 23.1 ng/ml（0.6～6.3 ng/ml），乳酸脱氢酶 258.5 U/L（120～250 U/L），α- 羟丁酸脱氢酶 199.0 U/L（72～182 U/L）。彩超提示：全心增大，左室壁运动弥漫性减弱，左心功能减低，二尖瓣、三尖瓣大量反流，肺动脉高压（中度），腹水。

　　问题：

　　1. 体格检查结果和辅助检查结果提示秦先生发生了什么病理生理过程？其诊断依据是什么？

　　2. 秦先生出现强迫坐位、颈静脉怒张与腹水的机制是什么？

第二节　心功能不全时机体的代偿适应反应

　　生理条件下，机体通过对心率、心室前后负荷和心肌收缩性的调控，使心输出量能够随着机体代谢需要的提高而增加。心输出量减少是心功能不全发病的关键环节。发生心功能不全时，机体可通过一系列代偿反应防止心输出量进一步减少。

一、神经 - 体液调节机制激活

　　心脏泵血功能受损使心输出量降低时，机体可通过多条途径使神经 - 体液调节机制激活，这是心功能不全时机体发生一系列代偿反应的基本机制，也是导致心功能不全发生、发展的关键途径。

（一）交感 - 肾上腺髓质系统兴奋性增强

　　各种原因引起心功能不全时，心输出量绝对或相对减少。由于心腔淤血和血压下降，分别通过增强心交感传入反射和刺激压力感受器而兴奋交感 - 肾上腺髓质系统，使血浆中儿茶酚胺浓度显著升高。儿茶酚胺作用于心脏 β- 肾上腺素受体，使心率加快、心肌收缩性增强，并使心输出量迅速增加；同时，儿茶酚胺可通过刺激 α- 肾上腺素受体而使外周血管选择性收缩、血液重新分布，以维持动脉血压，保障重要器官（脑和心脏）的血流灌注。

　　但是，该系统持久、过度激活的负面影响将成为心功能恶化的重要因素。例如，过量儿茶酚胺使心肌细胞膜离子转运异常，进而诱发心律失常；外周血管阻力增加可加重心脏后负荷；同时，内脏器官供血不足可引起其代谢、功能和结构的改变。

（二）肾素 - 血管紧张素 - 醛固酮系统激活

心功能不全时，心输出量减少引起的肾血流低灌注还可激活肾素 - 血管紧张素 - 醛固酮系统（renin-angiotensin-aldosterone system，RAAS），且 RAAS 的激活与交感 - 肾上腺髓质系统的兴奋性增强密切相关。肾素释放后可触发一系列级联反应。血管紧张素Ⅱ除具有极强的缩血管功能，通过与去甲肾上腺素协同作用对血流动力学稳态产生显著影响外，还可直接促进心肌和非心肌细胞肥大或增殖，引起心室重塑（ventricular remodeling）。同时，醛固酮增多可促进远曲小管和集合小管对钠、水的重吸收，使血容量增加；同时，还可作用于心脏成纤维细胞，促进胶原合成和心室重塑。

研究表明，心肌、肾、脑和血管壁等组织器官均可表达 RAAS 全部组分，且心肌局部 RAAS 在促进心肌细胞重塑中的作用较循环 RAAS 更为重要。其原因是：①可促进心交感神经末梢释放去甲肾上腺素，在提高心肌收缩功能的同时，增加心肌耗氧量；②引起冠脉血管收缩、促进血管壁增生及纤维化；③促进心肌细胞肥大、心肌间质纤维化，这些因素均可激活心室重塑。总之，RAAS 激活在心功能不全的代偿与失代偿调节中的作用是弊大于利。

（三）心房钠尿肽系统激活及其他体液因素

研究表明，循环稳态是由缩血管物质与扩血管物质之间的微妙平衡来维持的。在心功能不全的发病过程中，除具有缩血管及促进钠、水潴留作用的物质［如去甲肾上腺素、血管紧张素Ⅱ、内皮素及抗利尿激素（antidiuretic hormone，ADH）等］大量释放外，还有与之拮抗的扩张血管及促进钠、水排出的体液因素［如心房钠尿肽（atrial natriuretic peptide，ANP）、前列腺素 E_2 及 NO 等］参与。这两类活性物质的平衡与失衡调控心功能代偿与失代偿状态的转换。值得一提的是，钠尿肽家族，包括 ANP、B 型钠尿肽（B-type natriuretic peptide，BNP）和 C 型钠尿肽（C-type natriuretic peptide，CNP）等，是一组参与维持机体水、电解质平衡以及血压稳定、心血管功能稳态等的多肽，具有利钠、利尿、舒张血管和拮抗肾素及醛固酮的作用。BNP 主要由心室肌细胞分泌，生理状态下，循环血中可检测到少量 BNP。心功能不全时，心脏射血量减少，心腔内残余血量增多，刺激心室肌细胞合成释放 BNP 增多。血浆 BNP 含量升高与心功能分级呈显著正相关，临床上动态监测血液中 BNP 浓度已成为心功能不全诊断与鉴别诊断、风险分层以及指导治疗及评估预后的重要指标。

知识拓展 14-1

BNP、NT-proBNP 与心力衰竭

心室负荷过重或室壁张力增加可使心室肌细胞上调 *BNP* 基因，导致 BNP 前体生成增多，然后进一步裂解为有生物活性的 BNP 和无生物活性的 N 末端 B 型钠尿肽原（N-terminal pro-B-type natriuretic peptide，NT-proBNP）。BNP 和 NT-proBNP 都是诊断早期心力衰竭、判断患者病情、指导临床治疗及评估预后的重要指标。但是心力衰竭患者血浆 NT-proBNP 和 BNP 水平并不总是成比例增加，NT-proBNP 稳定性好，故其血浆水平普遍高于 BNP。联合检测 NT-proBNP 和 BNP 可以更准确地评估心力衰竭患者发生不良事件的风险和预后。近年来发现，NT-proBNP/BNP 的摩尔比值与心力衰竭的不良事件发生呈现明显正相关性，为评估心力衰竭患者的预后提供了重要依据。

心功能不全时，在神经 - 体液机制的调控下，机体通过心脏自身和心脏以外一系列代偿反应，以维持心输出量及组织细胞的供氧和用氧。

二、心脏自身的代偿反应

（一）心率加快

这是一种启动迅速、见效快的代偿反应，贯穿于心功能不全发生、发展的全过程。心率加快的机制主要是：①心输出量减少时，对主动脉弓和颈动脉窦压力感受器的刺激作用减弱，经窦神经传至中枢的抑制性冲动减少，使交感神经兴奋；②心脏泵血减少，使心腔内剩余血量增多，心室扩张增大，刺激心交感传入反射，使交感神经系统活性增强；③心输出量减少，使静脉回心血量减少，右心房和腔静脉容量感受器兴奋性降低，经迷走神经传至中枢，使迷走神经抑制，交感神经兴奋；④如伴有缺氧，则可刺激主动脉体和颈动脉体化学感受器，也可反射性地引起心率加快。

心率加快在一定范围内有代偿意义。具体表现为：①可提高心输出量（心输出量 = 每搏输出量 × 心率）；②可提高舒张压，有利于冠脉血液灌流。这对维持动脉血压、保证重要器官的血流供应有积极的意义。但是，心率加快的代偿作用是有限度的。其原因是：①心率加快使心肌耗氧量增加；②当成人心率超过 180 次 / 分时，心脏舒张期明显缩短，不仅影响冠脉血液灌流，加重心肌缺血、缺氧，而且可导致心室充盈量明显减少，反而使心输出量进一步减少。

（二）心肌收缩性增强

心功能损害急性期，由于交感 - 肾上腺髓质系统兴奋，使儿茶酚胺释放增多，通过激活 β-肾上腺素受体，使胞质 cAMP 浓度增高，进而激活蛋白激酶 A，使胞膜钙离子通道蛋白磷酸化，引起胞外 Ca^{2+} 内流，进而触发肌质网大量释放 Ca^{2+}。胞质 Ca^{2+} 浓度升高可增强兴奋 - 收缩耦联而发挥正性肌力效应。这是动用心输出量储备的最基本机制，也是心脏最经济的代偿方式。但是心肌收缩性增强必然会伴有耗氧量增加，有可能使心功能由代偿转向失代偿。慢性心功能不全时，心肌 β- 肾上腺素受体敏感性降低，虽然血浆中存在大量的儿茶酚胺，但其正性肌力效应却显著减弱。

（三）心脏紧张源性扩张

根据 Frank-Starling 定律，肌节长度为 1.7 ~ 2.2 μm 时，心肌收缩能力随心脏前负荷（肌节初长度）的增加而增强。当肌节初长度达到 2.2 μm 时，粗、细肌丝处于最佳重叠状态，形成有效横桥的数目最多，产生的收缩力最大。这个肌节长度称为最适初长度（optimal initial length）。正常情况下，心室舒张期末压为 0 ~ 6 mmHg，肌节长度为 1.7 ~ 1.9 μm，尚未达到最适初长度。因此，心室尚有进一步扩张的余地，以增强心肌收缩力、增加心输出量。研究证实，心肌肌节长度的适度增长能提高肌节对胞质 Ca^{2+} 的敏感性，增强心肌收缩性。心功能不全时，心脏收缩功能受损，使心室舒张末期容积增加，肌节初长度增长（不超过 2.2 μm），导致心肌收缩力增强、心腔扩大的现象称为紧张源性扩张（tonogenic dilatation）。这种代偿有利于将心室内过多的血液及时泵出。针对前负荷的增加而增强心肌收缩力是急性心功能不全时一种有价值的代偿方式，但这种代偿作用也是有限度的。心脏前负荷（心脏舒张末期容积或压力）过重，使肌节长度超过 2.2 μm，导致心肌收缩力减弱、心腔扩张的现象称为肌源性扩张（myogenic dilatation）。此时已丧失代偿意义，而且过度的心腔扩张还会增加心肌耗氧量，加重心肌损伤。

（四）心室重塑

心脏由心肌细胞、非心肌细胞（成纤维细胞、血管平滑肌细胞和内皮细胞等）及细胞外基质（主要是胶原纤维）组成。心室重塑是心肌损伤或长期负荷（容量负荷或压力负荷）过重时，通过改变细胞的代谢、功能和结构而发生的一种慢性代偿适应性反应，不仅有体积增加（心肌肥大），还伴有细胞表型（phenotype）改变，同时，非心肌细胞和细胞外基质也会发生明显变化。

1. 心肌肥大　是指心肌细胞体积增大，在细胞水平表现为直径增宽或长度增加；在器官水平表现为心室壁增厚、质（重）量增加。临床上可采用无创超声心动图等检测心室壁厚度。既往一般认为心肌细胞不增生，但目前发现，当心肌肥大达到一定程度（成人心脏重量超过500 g 或心脏超过体重的 0.43%）时，心肌细胞也可出现数量增多。近年来，将不同来源的干细胞诱导分化为心肌细胞已成为防治心功能不全的重要研究方向。

根据心脏负荷过重的类型和心肌反应方式，可将心肌肥大分为向心性肥大和离心性肥大两种类型。

（1）向心性肥大（concentric hypertrophy）：是指心脏在长期过重的压力负荷作用下，收缩期室壁张力持续增加，引起心肌肌节并联性增生（parallel hyperplasia）、心肌纤维增粗。其特征是心室壁明显增厚，而心腔容积正常甚至缩小，使室壁厚度与心腔半径之比增大。常见于高血压心脏病、主动脉瓣狭窄等疾病。

（2）离心性肥大（eccentric hypertrophy）：是指心脏在长期过重的容量负荷作用下，舒张期室壁张力持续增加，引起心肌肌节串联性增生（series hyperplasia）、心肌纤维增长。其特征是心腔明显扩大与心室壁轻度增厚并存，室壁厚度与心腔半径之比基本正常。常见于二尖瓣或主动脉瓣关闭不全等疾病。

心肌肥大是心肌细胞对室壁应力增加产生的适应性结构变化，是慢性心功能不全时最重要的代偿方式。其代偿意义有：①单位重量心肌的收缩性是降低的，但由于整个心脏重量的增加，故总的收缩力是增加的，这有助于维持心输出量。②心肌肥大时，室壁厚度增加，通过降低室壁张力而使心肌耗氧量减少，有助于减轻心脏负担。心肌肥大后心脏做功增大，心输出量增加，这样心脏在较长一段时间内能够维持机体对心输出量的需求而不致发生心力衰竭。与心率加快比较，心肌肥大是一种较经济且持久有效的代偿方式。

但是，心肌肥大的代偿作用也有一定的限度。过度肥大的心肌细胞具有不平衡生长的特性，即心肌体积或重量增加的速度远超过心肌内毛细血管、心肌内线粒体数目增加的速度，从而使其相对不足、密度降低，导致不同程度的缺血、缺氧、能量代谢障碍以及心肌舒缩功能减弱等，可使心功能由代偿转为失代偿，进而发生心力衰竭。

2. 心肌细胞表型改变　在引起心肌肥大的机械性或化学性信号刺激下，成人心肌细胞中处于静止状态的胎儿期基因可被激活，如 *ANP*、*BNP*、β- 肌球蛋白重链基因等。胎儿期蛋白质合成增加，或者某些功能基因的表达受到抑制，发生同工型蛋白之间的转换，可引起细胞表型的改变。表型改变的心肌细胞在细胞膜、线粒体、肌质网、细胞骨架等方面均异于正常细胞，多通过分泌细胞因子或局部激素等进一步促进其他细胞生长、增殖及凋亡，从而导致其代谢与功能发生变化。

3. 非心肌细胞及细胞外基质的变化　引起心肌肥大的因素（如 RAAS、去甲肾上腺素等）可促进非心肌细胞活化和增殖，分泌大量细胞外基质，引起心肌间质的增生与重塑。细胞外基质是存在于细胞间隙、肌束之间及血管周围结构的糖蛋白、蛋白多糖及糖胺聚糖的总称，以Ⅰ型和Ⅲ型胶原为主。胶原纤维的量和成分是决定心肌伸展和回弹性能的重要因素。Ⅰ型胶原是与心肌肌束平行排列的粗大胶原纤维的主要成分，Ⅲ型胶原则形成较细的纤维网状结构。心室重塑早期以Ⅲ型胶原增多为主，这有利于肥大心肌肌束组合的重新排列以及心室的结构性扩张；而后期则以Ⅰ型胶原增多为主，可提高心肌的抗张强度，防止室壁变薄和心腔扩大。但是，过度的非心肌细胞增殖和基质重塑（Ⅰ型和Ⅲ型胶原纤维的比值增大）可导致心室僵硬度增加而使室壁顺应性降低，从而影响心脏的舒张功能。另外，冠状动脉周围的纤维增生和室壁增厚还可使冠脉循环的储备能力和供血、供氧量降低。同时，心肌间质的增生和重塑还可影响细胞之间的信息传递和舒缩功能的协调性，促进心肌细胞凋亡和纤维化。

三、心脏以外的代偿反应

心功能减退时，机体可以启动心脏以外的其他多种代偿机制，以适应心输出量的降低。

（一）血容量增加

这是慢性心功能不全时的主要代偿方式。其机制为：①交感-肾上腺髓质系统兴奋，心功能不全时，心输出量和有效循环血量减少，可使交感-肾上腺髓质系统兴奋，引起儿茶酚胺释放增多，导致肾血管收缩、肾血流量减少、肾小球滤过率下降，使钠、水排出减少；② RAAS 激活，醛固酮增多可促进远曲小管和集合管重吸收钠、水；③ ADH 释放增多，随着对钠的重吸收增多，ADH 分泌和释放也增多，加之淤血的肝对其灭活作用减弱，血浆中 ADH 水平升高，从而促进远曲小管和集合管对水的重吸收；④拮抗钠、水重吸收的激素（如前列腺素 E_2 和 ANP 等）合成及分泌减少，可进一步促进钠、水潴留。一定程度的血容量增加可提高心输出量，但长期过度的血容量增加可加重心脏负荷，进而使心功能不全的进展速度加快。

（二）血液重新分布

心功能不全时，由于交感神经系统兴奋，使皮肤、骨骼肌、腹腔器官及肾血管收缩，血流量减少，而心脏、脑的供血和供氧量因其血管收缩不太明显而保持不变，甚至有所增加。这样既可防止血压下降，又可保证心脏、脑的血流量和供氧量，对急性或轻度心功能不全有重要的代偿意义。但外周器官长期缺血、缺氧，亦可导致这些脏器功能减退。另外，外周血管长期收缩，还可加重心脏的后负荷，使心输出量进一步减少。因此，血液重新分布对重度慢性心力衰竭的代偿作用有限。

（三）红细胞增多

心功能不全时，体循环淤血和血流速度减慢可引发循环性缺氧；肺淤血、肺水肿又可导致乏氧性缺氧。慢性缺氧可刺激肾间质细胞分泌促红细胞生成素（erythropoietin，EPO），使骨髓造血功能增强、红细胞和血红蛋白生成增多，可提高血氧容量和血氧含量，具有一定的代偿意义。但红细胞过多可使血液黏滞度增高，从而加重心脏后负荷。

（四）组织细胞利用氧的能力增强

心功能不全时，为克服低灌注对周围组织供氧不足的影响，组织细胞可通过对自身代谢、功能与结构的调整使其利用氧的能力增强。例如，慢性缺氧可使细胞线粒体数量增多、表面积增大以及细胞色素氧化酶活性增强，这些变化有助于细胞内呼吸功能的改善；细胞内磷酸果糖激酶活性增强，有助于细胞从糖酵解中获得能量的补充；肌肉中的肌红蛋白含量增加，可改善肌肉组织对氧的储存和利用。研究证实，随着心功能的减退，动静脉血氧含量差增大。其机制是心功能不全时，红细胞内 2,3-二磷酸甘油酸增多，血红蛋白与氧的亲和力降低，有利于血红蛋白释放更多的氧到组织细胞内。

Note

心功能不全时，机体的代偿反应如图 14-1 所示。

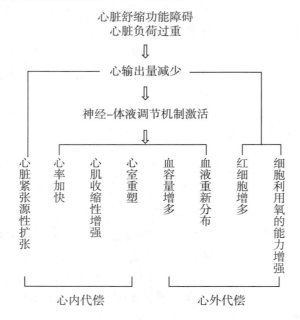

图 14-1 心功能不全时机体的代偿

综上所述，心功能不全时，机体可通过多条信息传递途径使内源性神经 - 体液调节机制激活，从而启动一系列代偿反应，这贯穿于心功能不全的全过程。一般而言，在心功能不全初期或急性阶段，神经 - 体液的适应性变化对于维持心脏泵血功能、血流动力学稳定及重要器官的血流灌注具有非常重要的作用，但长期、慢性的激活状态又必将促进心室重塑、加重心肌损害，进而形成恶性循环，使心功能减退、心功能不全进一步恶化。

第三节 心功能不全的发生机制

心功能不全的发生机制十分复杂，目前尚未完全阐明。心功能不全的发生与发展是多种机制共同作用的结果，但病因不同或发展阶段不同，其发病机制也各异。近年来，神经 - 体液调节失衡在心功能不全发生、发展过程中的作用备受关注，而心室重塑是其分子基础，最终结果是导致心肌舒缩功能障碍。

正常心肌舒缩的分子生物学基础如图 14-2 所示。

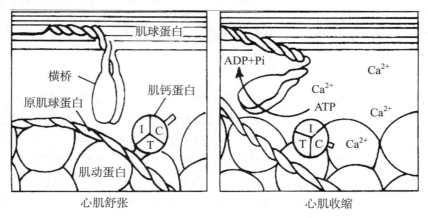

图 14-2 正常心肌舒缩的分子生物学基础

一、心肌收缩功能减弱

心肌收缩功能减弱是导致心脏泵血功能降低的主要原因，可由心肌收缩结构改变、心肌能量代谢障碍以及心肌兴奋 - 收缩耦联障碍三个环节分别或共同引起。

（一）心肌收缩结构改变

1. 心肌细胞数量减少　当严重心肌梗死、心肌炎和心肌病等原因造成心肌损害时，心肌细胞可发生变性、萎缩甚至死亡，使有效收缩的心肌细胞数量减少，进而导致收缩相关蛋白（如肌球蛋白、肌动蛋白、原肌球蛋白与肌钙蛋白）减少，造成原发性心肌收缩力减弱。心肌细胞死亡分为坏死（necrosis）和凋亡（apoptosis）两种形式。

（1）心肌细胞坏死：当心肌细胞受到严重的缺血、缺氧、致病微生物感染及中毒等损伤因素作用后，由于溶酶体破裂，大量溶酶体酶尤其是蛋白水解酶释放，引起细胞自溶，使心肌细胞发生坏死。此时，心肌收缩的分子基础被大量破坏，引起心肌收缩性显著降低。临床上最常见的原因是急性心肌梗死。一般而言，当梗死面积达左室面积的 23% 时，即可发生急性心力衰竭。

（2）心肌细胞凋亡：这也是造成心肌收缩功能减弱的重要原因，尤其是引起老年人心肌细胞减少的主要原因。研究发现，在缺血中心区以细胞坏死为主，而在边缘区则可观察到许多细胞凋亡。引起细胞凋亡最终导致心力衰竭的机制可能与细胞应激 - 生长 - 凋亡失衡，以及促凋亡 - 抑凋亡失衡有关。心功能不全时，心肌细胞凋亡可引起心室壁变薄、心室进行性扩大；细胞凋亡不仅在调节细胞数量和心室重塑过程中起一定作用，而且在代偿性心肌肥大向失代偿转变过程中也具有重要作用。因此，干预心肌细胞凋亡已成为防治心功能不全的重要目标之一。

知识拓展 14-2

铁死亡在心力衰竭发生、发展过程中的作用

铁死亡（ferroptosis）是一种新型的调节性细胞死亡，受铁依赖的脂质过氧化作用调控。近年研究发现，铁死亡可参与心力衰竭等多种心血管疾病的发生与发展。钠 - 葡萄糖协同转运蛋白 -2 抑制剂（sodium glucose cotransporter-2 inhibitor，SGLT2i）可通过抑制铁死亡而减轻 HFpEF 大鼠的心力衰竭症状。另有研究发现，HFpEF 小鼠心脏组织中谷胱甘肽过氧化物酶（可负性调控铁死亡）的表达水平降低；而恢复谷胱甘肽过氧化物酶的表达水平后，小鼠心肌肥厚、心肌纤维化和心室舒张功能障碍均明显减轻。此外，降低内源性 Toll 样受体 4 和 NADPH 氧化酶 4 的表达还可通过抑制铁死亡而延缓大鼠心力衰竭的发展。这些研究提示，铁死亡在心力衰竭的发生、发展过程中具有重要作用。

2. 心肌结构改变　在分子水平，肥大心肌细胞发生表型改变时，可通过不同的信号通路激活胎儿期基因过表达，如肌质网钙泵蛋白和细胞膜 L 型钙离子通道蛋白等参与细胞代谢和离子转运的蛋白质合成减少；在细胞水平，心肌细胞过度肥大时，其肌丝与线粒体数目增加不成比例，肌节不规则叠加，并且显著增大的细胞核对邻近肌节有挤压作用，使肌原纤维排列紊乱，导致心肌收缩性降低；在器官水平，随着心功能的减退，心室几何结构发生改变，心腔扩大而室壁变薄，心脏形状逐渐由椭圆形向球状发展。此外，心室扩张还可引起功能性瓣膜反

流，导致心室泵血功能进一步降低。重塑的心室可出现不同部位的心肌肥大、坏死和凋亡，心肌细胞和非心肌细胞表现为肥大与萎缩、增殖与死亡并存。这种结构不均一性改变是导致心肌收缩性减弱及心律失常进而引发心力衰竭的基础。

（二）心肌能量代谢障碍

心肌收缩是一个主动耗能的过程，Ca^{2+} 的转运和肌丝的滑动都需要消耗 ATP。而心肌细胞能广泛地利用脂肪酸、葡萄糖等物质进行有氧氧化，产生能量后储存于 ATP 和磷酸肌酸（creatine phosphate，CP）分子中。其中，ATP 是心肌唯一能够直接利用的能量形式。因此，凡是干扰能量生成、储存或利用的因素，都可导致心肌收缩性减弱。

1. 心肌能量生成障碍 心脏是绝对需氧器官，心脏活动所需的能量几乎全部来自有氧氧化。要保证心肌的能量供应，就必须保证充分的血液供应。临床上引起心肌能量生成障碍最常见的原因是冠心病导致的心肌缺血、缺氧，休克和严重贫血等也可引起心肌缺血、缺氧。同时，过度肥大的心肌细胞内线粒体含量相对不足且氧化磷酸化水平降低，毛细血管数量增加不足，这些均可导致肥大心肌细胞能量生成减少。此外，维生素 B_1 缺乏引起丙酮酸氧化脱羧障碍也可导致心肌细胞有氧氧化障碍，使 ATP 生成减少。心功能不全时，心肌脂肪酸氧化显著下调，底物代谢从优先利用脂肪酸转为利用葡萄糖，导致糖酵解增强，不仅可引起能量生成减少，还可使局部乳酸生成增多而加重心肌损伤。

2. 心肌能量储存障碍 心肌能量主要以 CP 的形式储存。肌酸可在肌酸磷酸激酶（creatine phosphokinase，CPK）的催化下，与 ATP 之间发生高能磷酸键转移而生成 CP，并能迅速将线粒体内产生的高能磷酸键以 CP 的形式转移至胞质。心肌肥大初期，作为能量储备指数的 CP/ATP 比值尚可维持在正常范围内。随着心肌肥大的进展，产能减少而耗能增加，尤其是 CPK 同工酶谱发生变化，高活性的成人型（MM 型）CPK 减少，而低活性的胎儿型（MB）CPK 增多，使 CPK 活性降低，导致储能形式的 CP 含量减少，CP/ATP 比值明显降低，导致肥大心肌的能量转化与储存障碍。心肌细胞坏死时，细胞膜完整性被破坏，CPK 释放入血，临床上血清 CPK 活性升高可用于评价心肌细胞的损伤程度。

3. 心肌能量利用障碍 心肌对能量的利用是指把 ATP 储存的化学能转化为心肌收缩的机械做功的过程，主要通过位于肌球蛋白头部的 ATP 酶水解 ATP 实现。过度肥大的心肌细胞肌球蛋白头部 ATP 酶活性下降，即使心肌 ATP 含量正常，该酶也不能正常利用（水解）ATP，将化学能转化为机械能而供肌丝滑动。研究发现，人类衰竭心肌细胞中的 ATP 酶活性降低，主要与心肌调节蛋白改变有关，如肌球蛋白轻链 -1 的胎儿型同工酶、肌钙蛋白复合体的肌球蛋白亚单位（TnT）胎儿型同工酶等增多。这些蛋白同工酶的转变被视为心脏对供能不足的一种适应性反应。然而，肌球蛋白 ATP 酶活性降低并不能减少肥大心肌细胞的能量消耗，反而会成为肥大心肌收缩能力降低的重要原因。此外，酸中毒可抑制肌球蛋白 ATP 酶活性，也是造成心肌能量利用障碍的另一个重要原因。

（三）心肌兴奋 - 收缩耦联障碍

心肌兴奋 - 收缩耦联是指从心肌兴奋时膜电位的变化到心肌收缩的整个过程。在此过程中，Ca^{2+} 转运的速度与量是决定心肌收缩强度的重要因素。任何影响 Ca^{2+} 转运和分布的因素都会导致心肌兴奋 - 收缩耦联障碍。

1. 肌质网 Ca^{2+} 转运障碍 肌质网通过摄取、储存和释放三个环节维持胞质 Ca^{2+} 的动态变化，从而调节心肌舒缩功能。心肌收缩所需 Ca^{2+} 总量的 75% 来自肌质网释放的 Ca^{2+}。肌质网主要通过肌质网膜上的雷诺丁受体（ryanodine receptor，RyR）将 Ca^{2+} 释放至胞质中。过度肥大或衰竭的心肌细胞中，肌质网 RyR 的含量或活性明显降低，使 Ca^{2+} 释放量减少；心功能不全时，由于 ATP 供应不足，肌质网钙泵活性降低，心肌复极化时肌质网摄取、储存 Ca^{2+} 减少，因而供给心肌收缩的 Ca^{2+} 不足；如伴有细胞内酸中毒，H^+ 增多，则可使 Ca^{2+} 与钙储存蛋白结合更牢固，不易解离和释放，导致兴奋 - 收缩耦联障碍。

2. 胞外 Ca^{2+} 内流障碍　心肌收缩时，心肌细胞胞质中的 Ca^{2+} 除大部分来自肌质网，还有一部分从细胞外经 L 型钙通道内流。Ca^{2+} 内流不仅能直接提高胞质中 Ca^{2+} 浓度，而且更重要的是能诱发肌质网释放 Ca^{2+}。长期心脏负荷过重、严重心肌缺血、缺氧时，心肌细胞可出现 Ca^{2+} 内流障碍。其机制是：①心肌内去甲肾上腺素合成减少、消耗增加，使其含量下降；②过度肥大的心肌细胞膜上 β- 肾上腺素受体密度相对降低，且对去甲肾上腺素的敏感性降低，均可使 β- 肾上腺素受体依赖的 L 型钙通道磷酸化降低，使离子通道开放减少，导致 Ca^{2+} 内流受阻；③高钾血症及酸中毒时，Ca^{2+} 内流受阻，可导致胞质中 Ca^{2+} 浓度降低。

3. 肌钙蛋白与 Ca^{2+} 结合障碍　完成兴奋 - 收缩耦联过程，最终需要 Ca^{2+} 与肌钙蛋白的结合。这不仅需要胞质中 Ca^{2+} 浓度迅速升高至足以启动收缩的阈值，还需要肌钙蛋白保持活性正常。各种原因引起心肌细胞酸中毒时，细胞内 H^+ 增多，由于 H^+ 与肌钙蛋白的亲和力较 Ca^{2+} 强，于是 H^+ 便占据了肌钙蛋白上 Ca^{2+} 的结合位点，即使胞质中 Ca^{2+} 浓度达到收缩阈值，也无法与肌钙蛋白结合，使心肌的兴奋 - 收缩耦联无法实现。

心肌收缩功能减弱的发生机制如图 14-3 所示。

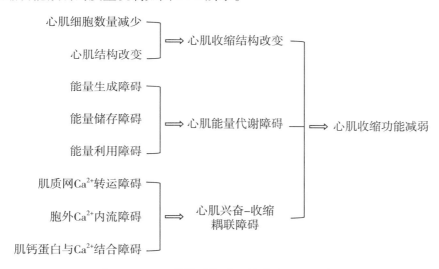

图 14-3　心肌收缩功能减弱的发生机制示意图

二、心肌舒张功能障碍

心脏舒张是保证心室有足够血液充盈的基本因素。任何能使心室充盈量减少、心室僵硬度（ventricular stiffness）增大的因素都可以引起心肌舒张功能降低。据统计，近年来由心肌舒张功能障碍引起的心功能不全在人群中，尤其是老年患者中的发病率逐渐升高。

心肌舒张功能障碍的机制尚未明确，可能与下列因素有关。

1. Ca^{2+} 复位延缓　心肌舒张的前提是胞质中的 Ca^{2+} 浓度迅速降至舒张阈值，这样 Ca^{2+} 才能与肌钙蛋白解离而使其恢复原来的构型。肥大或受损的心肌细胞由于 ATP 供给不足、肌质网或细胞膜上的钙泵活性降低，不能迅速将胞质中的 Ca^{2+} 重新摄入肌质网或移至细胞外，使心肌收缩后胞质中 Ca^{2+} 浓度不能迅速降低并与肌钙蛋白解离，导致心肌舒张迟缓和不完全，造成心肌舒张功能降低。

2. 肌球蛋白 - 肌动蛋白复合体解离障碍 正常心肌细胞舒张时，Ca^{2+} 从肌钙蛋白上脱离，使肌球蛋白 - 肌动蛋白复合体迅速解离，肌动蛋白恢复原有构型，这是一个需要 ATP 功能的主动过程。心功能不全时，由于 ATP 供应不足和肌钙蛋白与 Ca^{2+} 的亲和力增强，使肌球蛋白 - 肌动蛋白复合体难以解离，进而影响心肌舒张。

3. 心室顺应性降低 心室顺应性（ventricular compliance）是指心室单位压力变化所引起的容积改变（dV/dP），其倒数 dP/dV 即为心室僵硬度。心室舒张末期压力 - 容积（$P-V$）曲线可反映心室的顺应性或僵硬度（图 14-4）。当心室顺应性降低（或心室僵硬度增大）时，$P-V$ 曲线向左移；反之则向右移。引起心室顺应性降低的主要原因是高血压及肥厚型心肌病导致的心室壁增厚和（或）心肌炎症、心肌纤维化、间质增生等引起的室壁成分改变。心室顺应性降低对诱发或加重心功能不全具有重要作用。其原因是：①心室的扩张及充盈受限，可导致心输出量降低；②由于 $P-V$ 曲线明显向左移，左室舒张末期容积扩大时，左室舒张末期压进一步升高，肺静脉压随之升高，出现肺淤血、肺水肿等左心衰竭的临床表现；③影响冠脉血液灌流量，加重心肌缺血、缺氧。

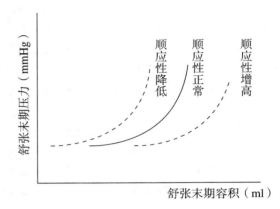

图 14-4 心室舒张末期压力 - 容积（$P-V$）曲线

三、心脏各部舒缩活动协调性障碍

心脏为了实现正常的泵血功能，必须保持房室之间、左右心之间以及心室本身各区域的舒缩活动处于高度协调状态。一旦这种协调性被破坏，即可引起心脏泵血功能障碍，进而导致心输出量减少。各种引起心功能不全的疾病，如心肌炎、甲状腺功能亢进症、严重贫血、高血压心脏病、肺心病等，其病变呈区域性分布，病变轻的区域心肌舒缩活动减弱，病变重的区域则功能完全丧失，非病变区心肌功能相对正常甚至代偿性增强。三种状态的心肌共处一室，特别是病变面积较大时，必然会引起心脏舒缩活动不协调，最终导致心输出量下降（图 14-5）。例

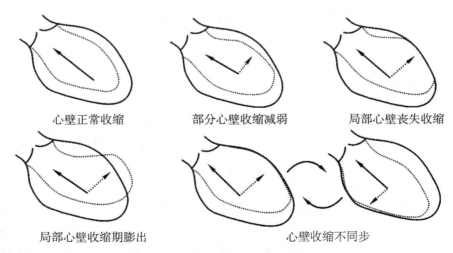

图 14-5 心室壁收缩不协调的常见类型

注：实线为舒张末期心腔容积，虚线为收缩末期心腔容积；实线箭头示心室收缩期指向流出道的射血向量，虚线箭头示心室收缩期分流的射血向量。

如，心肌梗死部分形成瘢痕组织后可以变薄，心室收缩时，瘢痕不仅不缩短，反而向外膨出，形成所谓心室壁瘤（ventricular aneurysm）。心室壁瘤可引起心肌反常运动，即心室收缩时这一部位膨出，血液停留在室壁瘤内；心室舒张时，这部分血液又回到心室腔内；室壁出现运动不协调，导致心输出量下降。

此外，心脏舒缩活动协调性异常还见于各种类型的心律失常患者，特别是冠心病心肌梗死患者，其病变区和非病变区的心肌在兴奋性、自律性、传导性和收缩性方面都存在差异，在此基础上易引起心房颤动以及左、右束支传导阻滞和房室传导阻滞等不同类型的心律失常。

综上所述，心功能不全的发生机制如图 14-6 所示。

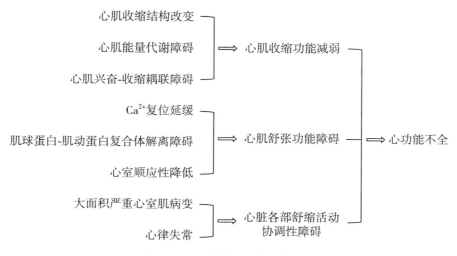

图 14-6　心功能不全的发生机制

第四节　心功能不全临床表现的病理生理基础

心功能不全时，由于心脏泵血功能障碍与神经 - 体液调节机制过度激活的共同作用，可导致全身血流动力学异常。临床上表现为两类综合征：一类是心输出量减少引起的低输出量综合征，又称前向衰竭；另一类为静脉回流障碍导致的静脉淤血综合征，亦称后向衰竭。

一、心输出量减少

（一）心脏泵血功能降低

心力储备反映心脏的代偿能力。心功能减退是心功能不全时最根本的变化，主要表现为心力储备降低、心输出量减少；同时，射血后心室残余血量增多。心功能不全时，通常用于评价心脏泵血功能的指标均发生显著变化。

1. 心输出量减少及心指数降低　心输出量是评价心脏泵血功能的重要指标之一。心指数（cardiac index）是心输出量经单位体表面积标准化后的心脏泵血功能指标，横向可比性较好。心脏泵血功能受损的早期阶段，心力储备降低；随着心功能不全的进展，心输出量会明显降低，发展至失代偿期后，每搏输出量显著降低，需要依靠升高的充盈压或（和）加快的心率以尽量满足组织代谢对心输出量的需要；发生严重心力衰竭时，患者心输出量多低于 3.5 L/min，心指数低于 2.2 L/（min·m²）。此时即使经机体最大代偿，心输出量也难以满足静息状态下机体代谢的需要。

2. EF 降低　EF 较少受心室舒张末期容积的影响，能较准确、灵敏地反映心肌收缩能力的变化。心功能不全时，由于心肌收缩性减弱，每搏输出量减少，因而心室收缩末期残余血量较多，心室舒张末期容积也必然增大，故 EF 降低。临床上，可采用超声心动图检查来监测 EF，以帮助判断心室的射血效率，也是区分心力衰竭类型的重要手段。此外，反映心肌收缩性能的指标［如等容收缩期心室内压上升的最大速率（$+\mathrm{d}p/\mathrm{d}t_{\max}$）］以及反映心肌舒张性能的指标［如等容舒张期心室内压下降的最大速率（$-\mathrm{d}p/\mathrm{d}t_{\max}$）］在心功能不全时均有不同程度的降低。但是，EF 受到心室压力负荷和容量负荷的影响，故不应单纯以 EF 判断是否存在心功能不全，如射血分数保留型心力衰竭。

3. 心室充盈受限　心室舒张末压升高是心功能不全时出现较早的变化。心脏泵血功能障碍导致 EF 降低，收缩末期心室残余血量增多，引起心室收缩末期容积增大，心室容量负荷加重，进而导致心室充盈受限。临床上通常以肺毛细血管楔压（pulmonary capillary wedge pressure，PCWP）反映左心房压与左心室舒张末压（left ventricular end diastolic pressure，LVEDP）；以中心静脉压（central venous pressure，CVP）反映右心房压与右心室舒张末压（right ventricular end diastolic pressure，RVEDP）。

4. 心率加快　由于交感神经系统兴奋性增高，心功能不全患者早期即可出现心率加快。因此，心悸是心功能不全患者最早出现和最明显的症状。随着心肌收缩能力的降低，每搏输出量减少，机体更大限度地依赖心率加快以维持心输出量。而静息状态持续过快的心率既是心功能不全时机体代偿机制启动的标志，也是心功能减退的临床体征。

（二）动脉血压的变化

急性心力衰竭（如急性心肌梗死）时，由于心输出量骤减，使动脉血压下降，组织灌注量减少，患者甚至可发生心源性休克。慢性心力衰竭时，机体可通过外周血管阻力增大、心率加快以及血容量增多等代偿反应，使动脉血压维持在正常范围内；而当心功能急剧恶化时，由于交感-肾上腺髓质系统过度激活，患者甚至可出现血压升高的现象。

（三）器官血流重新分配

心输出量减少可使神经-体液调节系统激活，引起循环血中儿茶酚胺、血管紧张素 Ⅱ 等缩血管物质含量增加，而阻力血管收缩程度不一，加之各组织器官的灌注压降低，可导致器官血流的重新分配。心功能不全较轻时，心脏、脑血液供应可维持正常，而皮肤、肾及其他腹腔内脏器官和骨骼肌等的血流量则显著减少。当心功能不全进展到严重阶段时，心脏、脑的血液供应也可减少。

1. 肾血流量减少　心输出量减少可通过对压力感受器和肾球旁装置的刺激而使肾血流量显著减少、肾小球滤过率降低和肾小管重吸收增加，引起钠、水潴留，患者可出现少尿甚至氮质血症等。因此，尿量在一定程度上可以反映心功能的状态。

2. 骨骼肌血流量减少　这是心功能不全患者出现体力活动能力降低的主要机制。早期由于心输出量减少，使骨骼肌血流量也相应减少，表现为运动耐力降低、易疲劳，但可通过减少骨骼肌耗氧量以适应血液低灌注，具有一定的保护意义。然而，由于心功能不全患者的血管内皮功能受损、缺血或运动引起的扩血管反应减弱，难以抗衡神经-体液调节系统激活造成的外周血管收缩。长期低灌注可导致骨骼肌萎缩、氧化代谢酶活性降低、线粒体数量减少以及氧化能力降低，从而使患者的运动耐力不断降低。

3. 皮肤血流量减少　急性心力衰竭时，患者由于供血不足、血管收缩而表现为肤色苍白或皮肤温度降低；慢性心力衰竭尤其是右心衰竭时，患者可因体循环淤血而出现发绀。

4. 脑血流量减少　随着心输出量的不断降低，脑血流量也可减少。脑供血不足可导致患者出现头痛、头晕、失眠、烦躁不安及记忆力减退等，部分患者还可有晕厥等直立性低血压的表现，甚至可发生心源性晕厥、阿 - 斯综合征。

知识拓展 14-3

阿 – 斯综合征与心力衰竭

阿 - 斯综合征（Adams-Stokes syndrome）即心源性脑缺血综合征，是由于突然发作严重的致命性缓慢型或快速型心律失常或者某些原因导致心输出量在短时间内显著减少，引发严重脑缺血、缺氧以及意识丧失、晕厥及抽搐等症状的一组临床综合征。心功能不全较轻时，患者脑血液供应可维持正常，而当心功能不全进展到严重阶段时，脑血液供应可减少。如果同时伴发致命性心律失常，则可引发阿 - 斯综合征，这是造成心源性猝死的重要原因。因此，在临床工作中及时发现恶性心律失常的先兆并实施急救，以防止阿 - 斯综合征的发生，这是挽救患者生命的关键。

二、静脉淤血综合征

慢性心功能不全患者常以钠、水潴留以及血容量增加、静脉淤血和组织水肿为突出表现。心输出量减少和血容量增多是造成静脉淤血的两个主要因素。随着心肌收缩性的不断减弱和神经 - 体液调节机制的过度激活，通过增加血容量和收缩容量血管所致的前负荷增加不仅不能使心输出量有效增加，而且可导致充盈压进行性升高，进而造成静脉淤血。根据静脉淤血的部位不同，可将其分为体循环淤血和肺循环淤血。

（一）体循环淤血

体循环淤血见于右心衰竭和全心衰竭患者，以体循环静脉系统过度充盈、静脉压升高、内脏淤血和水肿为主要表现。

1. 静脉淤血和静脉压升高　右心衰竭时，由于钠、水潴留及 RVEDP 升高，使上、下腔静脉回流受阻，导致静脉异常充盈。临床上以受重力影响最大的下肢和内脏淤血表现最明显。严重时，患者可出现颈静脉怒张，按压右上腹部，颈静脉充盈更加明显，称为肝颈静脉反流征阳性。

2. 水肿　是右心衰竭及全心衰竭的主要临床表现之一，可以表现为皮下水肿、腹水及胸腔积液等，一般统称为心源性水肿（cardiac edema）。由于受到重力作用的影响，下肢毛细血管血压升高更为明显，故心源性水肿以下肢出现早、程度重为特点。静脉淤血所致的毛细血管血压升高和钠、水潴留是引起心源性水肿的主要机制。此外，胃肠道淤血引起的消化与吸收功能障碍、肝功能损害导致的低蛋白血症以及淋巴回流障碍也是参与心源性水肿发生和发展的因素。

3. 肝大及肝功能障碍　右心衰竭时，由于下腔静脉回流受阻，引起肝静脉压升高，肝小叶中央区淤血，肝窦扩张、出血及周围水肿，导致肝淤血、肿大，局部压痛；加之心输出量减少使肝动脉血液灌流量不足，久而久之即造成肝细胞变性、坏死和纤维组织增生。患者可出现转氨酶水平升高及黄疸等，严重时则可发展为心源性肝硬化。

4. 胃肠道功能的改变　由于胃肠道淤血和动脉血液灌流量不足，可导致消化系统功能障碍，表现为消化不良、食欲缺乏、恶心、呕吐及腹泻等。

（二）肺循环淤血

肺循环淤血见于左心衰竭。左心功能不全可引起肺循环淤血，严重时可导致肺水肿（pulmonary edema）。呼吸困难（dyspnea）是左心衰竭最早出现的症状，其病理生理基础是肺淤血与肺水肿。呼吸困难是指患者主观上感到呼吸费力或"喘不上气"的现象，具有一定的限制体力活动的保护意义，也是判断肺淤血严重程度的指标。

1. 呼吸困难的发生机制　肺淤血与肺水肿引起的效应：①肺顺应性降低，要吸入等量的空气，呼吸肌需增加做功和消耗更多的能量，故患者易感到呼吸费力；②肺毛细血管血压增高和间质水肿，使肺间质压力增高，刺激肺毛细血管旁 J- 感受器，经迷走神经传入中枢而引起反射性呼吸浅快；③支气管黏膜充血、肿胀及小气道内分泌物增多，导致气道阻力明显增大。

2. 呼吸困难的表现形式　根据肺淤血与肺水肿的严重程度，呼吸困难可有不同的表现形式。

（1）劳力性呼吸困难（exertional dyspnea）：是左心衰竭时最早出现的症状之一，是指患者仅在体力活动时出现呼吸困难，休息后减轻或消失。体力活动引起呼吸困难的机制是：①四肢血流量增加，回心血量增多，进而加重肺淤血；②心率加快，心室舒张期缩短，左心室充盈减少，进而加重肺淤血；③需氧量增加，但衰竭的左心室不能相应地增加心输出量，反而使缺氧进一步加重，刺激呼吸中枢，使呼吸加深、加快，引起呼吸困难。

（2）夜间阵发性呼吸困难（paroxysmal nocturnal dyspnea）：是左心衰竭患者的典型表现，是指患者夜间入睡后因突感憋气而被惊醒，坐起咳嗽和喘气后有所缓解。其发生机制是：①入睡后，迷走神经兴奋性相对增高，使小支气管收缩，导致气道阻力增大；②入睡后，患者往往处于平卧位，使下肢静脉回流及水肿液吸收入血增多，进而加重肺淤血、肺水肿，并使膈肌上移而导致肺活量降低；③熟睡后，中枢神经系统处于抑制状态，对传入刺激的敏感性降低，只有当肺淤血较严重、PaO_2 降到一定程度时才能刺激呼吸中枢，使患者突感呼吸困难而被憋醒。

（3）端坐呼吸（orthopnea）：是指患者在静息状态下已出现呼吸困难，平卧时加重，故被迫采取端坐位或半卧位，以减轻呼吸困难。患者采取端坐位的机制是：①下肢和腹腔内脏器血液回流量减少，可以使肺淤血、肺水肿减轻；②膈肌下移，胸腔容积随之增大，可使肺活量增加，呼吸困难得以缓解；③下肢和腹腔水肿液的吸收减少，可以使肺淤血、肺水肿减轻。

（4）急性肺水肿：发生重度急性左心衰竭时，由于肺静脉和肺毛细血管内压力急剧升高，使毛细血管通透性增高，血浆渗出到肺间质和肺泡，可引起急性肺水肿。患者可出现发绀、气促、端坐呼吸、咳嗽、双肺听诊湿啰音、咳粉红色（或无色）泡沫样痰等症状和体征。如果患者气促、咳嗽时伴有哮鸣音，则称为心源性哮喘（cardiac asthma）。

左心衰竭引起的肺淤血、肺循环阻力增加，可使右心室后负荷不断增加，久而久之即可引起右心衰竭。当发展为全心衰竭时，由于部分血液淤积在体循环，肺淤血反而可较单纯左心衰竭时减轻。心功能不全临床表现的病理生理基础图 14-7 所示。

> **案例 14-1C**
>
> 医生予以吸氧联合硝酸异山梨酯、螺内酯和缬沙坦等治疗。经过一段时间的治疗后，秦先生病情缓解出院。出院时，医生与秦先生共同制订了出院后康复计划。
>
> 问题：
> 1. 医生为什么给予秦先生硝酸异山梨酯、螺内酯及缬沙坦治疗？
> 2. 作为一名医护人员，应如何与秦先生共同制订出院后康复计划？

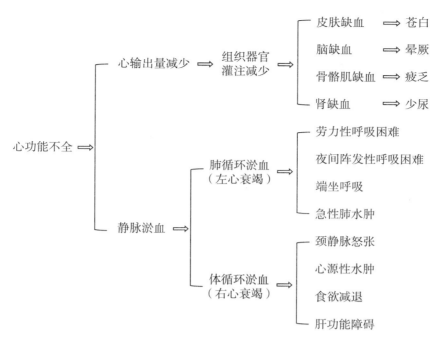

图 14-7　心功能不全临床表现的病理生理基础

第五节　心功能不全防治的病理生理基础

随着对心功能不全发病机制认识的不断深入，心功能不全的防治策略、目标与方法也得以不断完善。心功能不全的治疗方法已从以往改善短期血流动力学或药理学措施转变为长期的修复性策略，以改变功能不全心脏的生物学性质；从采用强心、利尿、扩血管药物转变为应用神经 - 体液调节系统阻断剂，并积极联合应用非药物治疗。心功能不全的治疗目标不仅仅是改善症状、提高患者的生活质量，更重要的是针对心室重塑的机制，防止和延缓心室重塑的发展，从而降低心力衰竭患者的住院率和死亡率。

> **知识拓展 14-4**
>
> ### 心功能不全治疗方法的演变过程
>
> 心功能不全治疗方法的演变过程分为以下几个阶段。
>
> 非药物治疗时代：20 世纪 80 年代之前，心功能不全的治疗侧重于改变或限制生活方式，如卧床休息、限制活动和液体摄入。
>
> 药物治疗时代：20 世纪 80—90 年代，心功能不全的治疗侧重于正性肌力药和利尿剂的广泛使用。随后，又将血管紧张素转换酶抑制剂（angiotensin converting enzyme inhibitor，ACEI）、β 受体阻滞剂、盐皮质激素受体阻滞剂（MRA）、SGLT2i 等相继用于治疗心功能不全。
>
> 器械治疗时代：进入 21 世纪，心脏再同步化治疗、植入型心律转复除颤器、左心室辅助装置、全人工心脏等治疗手段陆续投入临床，用于治疗心功能不全。
>
> 细胞 / 基因治疗时代：随着基因治疗、细胞植入和再生以及异种移植（如干细胞移植）技术的成熟，心功能不全的治疗即将进入细胞 / 基因治疗时代。

一、防治原发病及消除诱因

应采取积极、有效的措施防治可能导致心功能不全的原发性疾病，或控制心力衰竭的危险因素（一级预防）。例如，应用药物控制高血压、纠正血脂异常、戒烟、控制肥胖、限制饮酒和坚持有规律的运动等，以降低动脉粥样硬化性心血管疾病的发病率；采用溶栓、冠脉支架置入或冠状动脉搭桥术，解除冠状动脉堵塞，以减少或延缓结构性心脏病的发生。

二级预防主要是预防心力衰竭的再次发作。临床上多数心力衰竭的发生都与其诱因有关，因此，避免和消除感染、过度劳累、心律失常、电解质紊乱与酸碱平衡失调等诱因是防治心力衰竭不容忽视的重要环节。

二、纠正神经 - 体液调节系统失衡及干预心室重塑

治疗心功能不全的关键是阻断神经 - 体液调节系统的过度激活以及由此导致的心室重塑。ACEI/ 血管紧张素受体脑啡肽酶抑制剂（angiotensin receptor neprilysin inhibitor，ARNI）主要通过抑制循环和心脏局部的 RAAS，延缓心室重塑，是目前临床治疗慢性心功能不全的常规药物。对于不能耐受 ACEI/ARNI 者，可应用血管紧张素 Ⅱ 受体阻滞剂（angiotensin Ⅱ receptor blocker，ARB）。β- 肾上腺素受体阻滞剂可防止交感神经对衰竭心肌细胞的恶性刺激，改善心脏功能，延缓或逆转心室重塑。此外，盐皮质激素受体阻滞剂对中、重度心力衰竭患者也有一定的心脏保护作用。

临床应用 14-1

SGLT2i 在心力衰竭治疗中的应用

SGLT2i 是一类新型抗糖尿病药物。近年研究发现，抑制钠 - 葡萄糖协同转运蛋白 2 可通过减轻心脏纤维化、炎症反应、氧化应激和交感神经系统的激活而发挥直接的心脏保护作用。《2022 年美国心脏病学会 / 美国心脏协会 / 美国心力衰竭学会心力衰竭管理指南》推荐，将 SGLT2i 应用于有症状的慢性 HFrEF、HFmrEF、HFpEF、心功能不全 C 期（症状性心力衰竭）患者，以降低心力衰竭患者的再住院率和心血管疾病死亡率。对于患有 2 型糖尿病和已有心血管疾病或具有心血管疾病高风险的患者，指南建议使用 SGLT2i 来降低心力衰竭相关的发病率和死亡率。目前，我国临床上将 SGLT2i 应用于心力衰竭的治疗尚在探索中，有望将其推广应用。

三、减轻心脏的前负荷和后负荷

1. 减轻心脏前负荷　前负荷过重可引发甚至加重心力衰竭。对于伴有钠、水潴留和静脉淤血症状和体征的患者，使用利尿剂可通过减少肾小管对钠、水的重吸收而降低血容量，以减轻心脏前负荷。同时，限制钠、水摄入以及输液时适当使用血管扩张药（如硝酸甘油等），也可减少回心血量。

2. 降低心脏后负荷　心功能不全时，由于交感神经兴奋以及大量缩血管物质的分泌，使外周血管阻力增加，从而加重心脏后负荷。合理选用 ACEI 和 ARB 等药物，不仅可以降低外周血管阻力、减轻心脏后负荷、减少心肌耗氧量，而且由于使射血时间延长及射血速度加快，可以在每搏功不变的条件下增加心输出量。对于不能耐受此类药物的患者，可联合应用血管扩张药（如肼屈嗪和硝酸异山梨醇），但须注意适量应用，否则可导致血压过度降低而影响冠脉灌流量，从而加重心肌损伤。

四、改善心肌的收缩性和舒张性

1. 应用正性肌力药物　对于 HFrEF 患者，临床上可选择性应用洋地黄类药物，它通过抑制心肌细胞膜的 Na^+-K^+-ATP 酶，使细胞内 Na^+ 浓度升高，促进 Na^+-Ca^{2+} 交换，提高细胞内 Ca^{2+} 浓度，从而发挥正性肌力效应，使心肌收缩力增强。需要注意的是，该药虽然可缓解症状，但不能降低患者死亡率。因此，应根据病变程度联合应用利尿剂、ACEI、钙拮抗剂、钙增敏剂、β- 肾上腺素受体阻滞剂等。对于 HFpEF 患者，目前尚无明确的治疗措施和方案，多采取针对原发病或伴随疾病（如高血压、糖尿病和冠心病等）综合治疗的原则。

2. 改善心肌的能量代谢　心肌能量药物（如能量合剂、葡萄糖、氯化钾、肌苷等）均具有改善心肌代谢的作用。脂肪酸是心肌优先利用的底物，但当缺血、缺氧时，其氧化的限速酶活性增强，产生等量的 ATP 需消耗更多的氧，故脂肪酸作为心肌能量的来源不如葡萄糖有效。因此，有学者主张提高心肌对丙酮酸的氧化能力，以增加供能。抗心肌缺血药物曲美他嗪可抑制脂肪酸的 β 氧化，增加葡萄糖的氧化供能，从而改善心脏功能。

3. 纠正缺氧　由于心功能不全所造成的缺氧和严重呼吸困难是常见的病理过程，严重时可危及生命，所以须尽早及时对患者予以氧疗。对心功能不全患者予以氧疗时，根据病情与病程不同，可采用常规鼻导管吸氧和面罩吸氧、无创正压通气、经鼻高流量湿化氧疗和有创机械通气等。

4. 心脏再同步化治疗　又称双心室起搏，是在传统起搏的基础上增加左心室起搏，通过双心室起搏的方式，从多方面纠正心脏电、机械不同步性，产生更为同步的双心室收缩。这种方法不仅可以增加心输出量，有效地改善慢性心力衰竭患者的临床症状，提高其运动耐量以及生活质量，长期使用还能明显减轻心室重塑的程度。但是有 30%～40% 的患者对此常规治疗无反应。因此，希氏束起搏、左束支起搏、单纯左心室起搏、多点起搏和左心室心内膜起搏等技术应运而生。

五、其他

植入型心律转复除颤器可用于预防伴有心力衰竭的心室颤动及影响血流动力学的室性心动过速所致的心源性猝死。对于伴有严重血流动力学障碍的瓣膜狭窄或反流患者，可考虑行心脏瓣膜修补术或置换术；对于难治性心力衰竭患者，可考虑行人工心脏置入术或心脏移植术。目前，基因治疗和干细胞移植已成为防治心力衰竭的新方向。

临床应用 14-2

补充铁剂在心力衰竭治疗中的应用

　　铁是人体正常生命活动必不可少的微量元素之一，也是最容易缺乏的一种元素。铁缺乏在稳定型慢性心力衰竭患者中很常见，其发生率高达 30%～50%；在急性失代偿性心力衰竭患者中甚至可达到 72%～83%。对于伴有铁缺乏的慢性心力衰竭患者，尤其是同时存在左心室射血分数降低的患者，静脉补充铁剂具有良好的耐受性和安全性，可显著改善患者的心功能分级、运动能力和生活质量，进而降低患者的住院率、心血管疾病死亡率和全因死亡率。对于急性心力衰竭患者，静脉补充铁剂治疗也可降低患者出院后的再次住院率。《2022 年美国心脏病学会 / 美国心脏协会 / 美国心力衰竭学会心力衰竭管理指南》推荐，将静脉补充铁剂应用于铁缺乏的 HFrEF 患者，可以改善患者的心功能状况和生活质量。

案例 14-2

　　9 年前，刚离职退休 1 年的康先生就发现自己劳累时会出现胸闷、气喘，伴心悸，休息后可缓解。康先生曾到医院就诊，诊断为"扩张型心肌病"，经治疗后好转出院。康先生觉得自己的身体没什么问题，就没有遵医嘱服药。之后，上述症状反复发作，他多次住院治疗。1 天前，康先生突然再次出现胸闷、气喘，症状比之前严重，而且伴有夜间难以平卧、恶心、干呕等不适。他服药后几乎无效，于是紧急到医院就诊。医生检查发现康先生精神状态较差，询问得知他食欲、睡眠欠佳，尿量减少。进一步检查：T 36.3℃，P 112 次 / 分，R 28 次 / 分，BP 142/96 mmHg，半卧位，双肺可闻及湿啰音，心界扩大，心率 112 次 / 分，二尖瓣听诊可闻及 3/6 级收缩期杂音、双下肢凹陷性水肿。BNP 262 pg/ml（<100 pg/ml）。心脏彩超结果提示：全心增大，二尖瓣、三尖瓣中等量反流，肺动脉高压（中度），左心功能减低。

　　问题：

　　1. 此次住院时，康先生发生了何种病理生理过程？其诊断依据是什么？

　　2. 为什么要对康先生进行 BNP 水平检测？

　　3. 对于康先生未遵医嘱服药的情况，作为一名医生，应如何与他进行交流？

（张丽著）

 ## 思 考 题

　　1. 心功能不全时，心脏自身通过哪些代偿方式维持组织和器官的血液供应？

　　2. 冠心病患者突发心肌梗死并发生心力衰竭，请解释患者发生心力衰竭的机制。

　　3. 为什么说心肌肥大是心功能不全时的重要代偿形式，但其心肌不平衡生长却可促进心力衰竭的发生？

4. 案例：林阿姨，47 岁，8 年前发现经常头晕、头痛，到医院检查后，被诊断为"原发性高血压"。医生嘱其按时服药。林阿姨自觉无不适症状时就不服药，出现头晕、头痛时才服药，症状消失后就再度停药。这种情况持续了多年。1 年前，林阿姨发现自己步行上 5 层楼时出现胸闷、气喘的症状，平卧时加重，坐位休息后减轻。3 天前，林阿姨做完家务后上述症状加重，夜间不能平卧入睡，于是紧急到医院就诊。体格检查：BP 168/100 mmHg，双下肺可闻及湿啰音。心浊音界扩大。心脏彩超检查结果提示：左心室增大，左心功能降低，LVEF 为42%。BNP 311.20 pg/ml（0 ~ 100 pg/ml）。

问题：

（1）患者发生了何种病理生理过程？其诊断依据是什么？

（2）解释患者出现上述临床表现的病理生理基础。

（3）作为一名医生，应如何指导林阿姨预防心力衰竭急性发作？

第十五章

第十五章数字资源

肝功能不全

案例 15-1A

　　谢先生，33岁，出现乏力，食欲缺乏1个月，2天前出现性格改变、烦躁、言语混乱、行为异常，次日昏迷不醒，无发热、头痛、喷射样呕吐、抽搐及排尿、排便失禁等。既往史：患者于4个月前在当地医院被诊断为"继发性肺结核"，规律口服四联抗结核药物（具体不详），未定期复查肝、肾功能。

　　查体：T 38℃，P 104次/分，R 26次/分，BP 127/68 mmHg。昏迷状态，皮肤、巩膜重度黄染，无明显肝掌与蜘蛛痣。双侧瞳孔等大、等圆，直径2.0 mm，对光反射迟钝。双下肺可闻及散在湿啰音。心界不大，各瓣膜听诊区未闻及杂音。腹软，肝、脾未触及，移动性浊音阴性，双下肢无水肿。

　　辅助检查：总胆红素454 μmol/L，直接胆红素256.2 μmol/L，间接胆红素197.8 μmol/L，丙氨酸氨基转移酶（ALT）541 U/L，天门冬氨酸氨基转移酶（AST）67 U/L，血氨202 μmol/L。血糖、血脂与肾功能检查未见异常。

　　问题：

　　1. 患者发病有何特点？他最可能患的是何种疾病？

　　2. 患者为什么会昏迷不醒？其原因和机制是什么？

　　肝是人体最大的腺体和代谢器官，由肝实质细胞（即肝细胞）和非实质细胞（如肝星状细胞、肝血窦内皮细胞和库普弗细胞等）构成，涉及分泌、消化、合成、生物转化、解毒、凝血及免疫等多种生理功能。微生物及其毒素、循环障碍与毒性代谢产物等多种因素可导致肝损害，引起炎症、细胞结构改变、黄疸、出血、肝性脑病及肾功能障碍等一系列临床综合征，称为肝功能不全（hepatic insufficiency）。肝衰竭（hepatic failure）是肝功能不全的晚期阶段，主要临床表现为肝性脑病及肝肾综合征。

第一节　肝功能不全的病因与分类

一、病因

（一）生物学因素

1. 病毒感染　目前已发现甲型、乙型、丙型、丁型、戊型、己型、庚型 7 种肝炎病毒可导致病毒性肝炎。其中，甲型肝炎病毒（hepatitis A virus，HAV）及戊型肝炎病毒（hepatitis E virus，HEV）主要导致急性肝功能不全；乙型肝炎病毒（hepatitis B virus，HBV）主要引起慢性肝功能损害，在临床上最为常见，危害也较大。肝炎病毒感染肝细胞后，可引起机体的免疫反应，后者可清除肝炎病毒，同时也可以损伤肝细胞，导致肝功能障碍。

2. 其他病原体感染　某些细菌、阿米巴滋养体可引起肝脓肿；某些寄生虫（如华支睾吸虫、血吸虫、线虫及绦虫）可寄生在肝组织内，造成肝损伤。

（二）化学性因素

药物、乙醇、黄曲霉毒素以及农药、氯仿、四氯化碳等可导致肝损害。多数药物及体内外的毒性物质经肝内生物转化而被解毒并排出体外，但药物（如对乙酰氨基酚）使用过量时，可在其代谢过程中，通过脂质过氧化、硫代氧化等方式损伤蛋白质，导致肝细胞损伤甚至死亡。表 15-1 列出了导致肝损害较为常见的药物，主要包括抗生素、解热镇痛药、抗癫痫药、抗心律失常药及抗肿瘤药等。乙醇的代谢主要在肝内进行，乙醇及其代谢衍生物尤其是乙醛均可导致肝损害，长期酗酒引发的酒精性肝病患者正逐年增多。食物中的黄曲霉毒素、亚硝酸盐及毒蕈等也可促进肝病的发生与发展。

（三）营养性因素

单纯及轻度营养不足导致肝病者较为罕见。但长期或严重的营养缺乏，可因造成肝糖原与谷胱甘肽等物质不足而降低肝的解毒功能，促进肝病的发生与发展。相反，若由于营养过剩而使脂肪在体内过多堆积，则可导致脂肪肝。

（四）免疫学因素

适当的免疫反应可以杀灭入侵体内的微生物及清除异源物质，但过度的免疫激活可导致肝细胞损伤；相反，严重的免疫抑制可诱发感染 HBV 的患者出现肝功能衰竭。免疫学因素在原发性胆汁性肝硬化、慢性活动性肝炎等肝病的发病过程中亦具有重要作用。

（五）遗传学因素

多种肝病的发生、发展与遗传因素有关。例如，肝豆状核变性（Wilson 病）是导致肝损伤的常染色体隐性遗传病，患者由于肝合成铜蓝蛋白障碍，铜不能分泌到胆汁中而在肝内沉积，导致肝硬化。含铁血黄素沉着症也是一种遗传性代谢病，由于含铁血黄素在肝内淤积而引起肝损害。

表 15-1　引起肝损害的常见药物

肝损害类型	代表性药物及种类
急性肝损伤	异烟肼（抗结核药）；对乙酰氨基酚（解热镇痛药）
慢性肝损伤	苯妥英（抗癫痫药）；异烟肼（抗结核药）
自身免疫性肝炎	米诺环素（抗生素）、呋喃妥因（抗生素）
肉芽肿性肝炎	卡马西平（抗癫痫药）；奎尼丁（抗心律失常药）
脂肪性肝炎	胺碘酮（抗心律失常药）、丙戊酸钠（抗癫痫药）
淤胆型肝炎	氟氯西林、阿莫西林（抗生素）；雌激素（甾体激素类药）
胆管消失综合征	阿莫西林（抗生素）、甲氧苄啶（抗生素）
肝硬化	甲氨蝶呤（抗肿瘤药）
肝结节性再生性增生	硫唑嘌呤（免疫抑制剂）；硫鸟嘌呤（抗肿瘤药）

二、分类

根据病程经过，可将肝功能不全分为急性和慢性两种类型。

1. 急性肝功能不全　又称暴发性肝衰竭，其特征为起病急骤，进展迅速，发病数小时后即可出现黄疸，并很快进入昏迷状态，有明显的出血倾向，且常伴发肾衰竭。病毒及药物等因素所致的急性重型肝炎是急性肝功能不全的典型代表。

2. 慢性肝功能不全　起病及进展缓慢，病程长，呈迁延性，多见于各种类型肝硬化的失代偿期或肝癌晚期。临床上常因上消化道出血、感染、碱中毒、服用镇静药等诱因使患者病情突然恶化，诱发肝性脑病。

 知识拓展 15-1

常用的肝功能不全评分分级方法

肝功能分级按照 Child Pugh 标准分为 A、B 与 C 三级，具体量化指标包括白蛋白、胆红素、凝血酶原时间、腹水与肝性脑病五项。每一项按照严重程度评分 1~3 分，共计 15 分。其中肝功能 A 级评分 5~6 分，尚属正常水平；B 级评分 7~9 分，为中度肝功能损害；C 级评分 10~15 分，为肝功能不全进展期。肝功能 A 级患者多考虑为肝硬化失代偿期，需要积极针对病因治疗，如对病毒性肝炎患者进行抗病毒治疗及保肝治疗。对肝功能 B 级或 C 级患者，除需要进行抗病毒治疗及积极护肝治疗外，必要时还应行血浆静脉输入或人工肝治疗。常见的肝病种类较多，有乙型病毒性肝炎、丙型病毒性肝炎、肝硬化等，这些疾病大多可引发肝功能损害。当肝功能损害达到一定程度时，肝功能会受到明显影响，严重者可出现自发性出血、肝衰竭、肝性脑病，甚至可危及生命，因此要做好定期体检。一旦发现轻微病变，即应进行早期干预。

第二节　肝功能不全时机体的代谢与功能变化

一、物质代谢障碍

（一）糖代谢障碍

肝糖原的储备对机体维持血糖水平的稳定具有重要意义。肝细胞通过胰高血糖素及胰岛素共同调节糖原的合成与分解、糖酵解及糖异生等过程，从而维持血糖稳态。肝功能不全患者易发生低血糖，主要机制是：①肝细胞大量损伤或死亡，使糖原合成及糖异生能力降低，导致肝糖原储备严重减少；②受损肝细胞内质网中的葡糖-6-磷酸酶活性降低，影响肝糖原转化为葡萄糖；③肝细胞对胰岛素的灭活不足，使血液中的胰岛素水平升高而导致血糖水平下降。值得注意的是，肝功能障碍患者并非都伴有低血糖，部分患者在饱餐后可出现持续时间较长的血糖升高及糖耐量减低的情况。

（二）脂代谢障碍

肝是参与调节脂质代谢的主要器官，可调节脂质的消化、吸收、分解、合成及转运等过程。胆汁酸盐有助于脂质的消化和吸收。机体出现肝功能障碍时，由于胆汁酸分泌较少，可造成脂质消化、吸收障碍，引起脂肪泻、厌油腻、食欲缺乏等症状。同时，由于磷脂及脂蛋白合成不足、肝内脂肪输出障碍，患者可出现脂肪肝。肝内卵磷脂-胆固醇酰基转移酶可将胆固醇酯化为胆固醇酯后进行转运。肝功能不全时，胆固醇酯化障碍及转运能力降低，可导致血浆胆固醇水平升高。

（三）蛋白质代谢障碍

肝是合成蛋白质的重要场所。约有31种蛋白质在肝内合成并分泌入血，进而发挥不同的作用。其中，白蛋白占肝合成蛋白质总量的25%左右。肝细胞功能障碍可引起血浆白蛋白合成不足，使血浆胶体渗透压降低，导致腹水形成；凝血因子合成减少，可导致出血倾向；运铁蛋白、铜蓝蛋白等急性期蛋白合成障碍，可降低机体在应激反应中的防御能力。

二、水与电解质代谢紊乱

（一）肝性水肿

严重肝功能不全常导致体液异常积聚，称为肝性水肿（hepatic edema），主要表现为腹水（ascites），常见于肝硬化及某些类型肝病晚期。其发生机制包括以下几方面。

1. 肝静脉窦压力升高　　主要原因是门静脉高压。门静脉系统起自小肠毛细血管，止于肝静脉窦，收集来自消化道、胰腺、胆囊及脾的静脉血。正常门静脉的压力为 5～10 mmHg。由于肝静脉窦壁很薄，门静脉系统内无静脉瓣，内脏血管床阻力升高等因素，可导致门静脉高压。主要机制是慢性肝损伤导致肝硬化的进程中，由于静脉窦损坏、表面积减小，肝细胞结节状再生，肝内纤维组织增生及收缩，压迫门静脉支系，使门静脉压力增高。

2. 钠、水潴留　慢性肝损伤可导致抗利尿激素（antidiuretic hormone，ADH）及某些血管舒张活性介质的灭活减少，引起外周血管扩张、阻力下降，动脉充盈不足，可激活压力感受器及肾素-血管紧张素-醛固酮系统，使肾远曲小管对水和钠的重吸收增多，导致体循环血量及门静脉血流量增多。最终，门静脉压增高使肝静脉窦及肠系膜毛细血管血压增高，导致腹水生成增多。

3. 血浆胶体渗透压降低　肝功能不全患者肝合成白蛋白不足，血浆胶体渗透压降低，使得肝组织及静脉窦周围组织液返回微循环的动力不足，促进腹水的形成。

4. 淋巴回流障碍　肝硬化时，肝内静脉窦受压，使毛细血管流体静压增高，可导致组织液生成增多。同时，淋巴管也受压，使淋巴回流受阻，导致组织液生成超过淋巴回流，从而促进腹水的形成。

（二）电解质紊乱

1. 低钾血症　如上所述，肝硬化晚期，由于醛固酮生成增多、灭活减少，使肾排钾增加，加之肝功能不全患者食欲缺乏、钾摄入不足，可导致低钾血症。

2. 低钠血症　由于门静脉高压，血液淤滞于消化系统，使有效循环血量减少，引起 ADH 分泌增加；同时由于肝灭活 ADH 不足，肾小管对水的重吸收增多，超过醛固酮的保钠效应，或由于长期使用利尿药、大量放腹水等因素，导致钠丢失过多，血浆水、钠比例失衡，可造成稀释性低钠血症。

三、胆汁代谢障碍

（一）高胆红素血症

肝细胞主要参与胆红素代谢，包括摄取、转运、酯化与排泄等过程。生理性衰老或凋亡的红细胞或肌细胞释放出血红蛋白、肌红蛋白，分解产生血红素，被吞噬细胞吞噬处理后，生成非酯型胆红素，经血浆白蛋白运载至肝细胞，在肝细胞内酯化为酯型胆红素后排入毛细胆管。肝炎病毒、药物、毒物及遗传等因素可使肝细胞对胆红素的代谢发生障碍，导致高胆红素血症（hyperbilirubinemia），临床上可出现黄疸（jaundice），表现为皮肤及其他组织黄染。

（二）肝内胆汁淤积

肝内胆汁淤积（intrahepatic cholestasis）是指肝细胞对胆汁酸的摄取、转运及排泄障碍，导致胆汁淤积于胆道的现象，多由环孢素 A、秋水仙碱及氯丙嗪等药物及体内毒性产物蓄积损害肝细胞引起胆汁酸代谢障碍所致。

四、凝血功能障碍

肝损害时，机体出现凝血功能障碍十分常见，临床上表现为自发性出血，如鼻出血、皮下出血等。由于大部分凝血因子及抗凝因子由肝合成，激活的凝血因子及纤溶酶原激活物亦由肝灭活，故出现肝功能障碍后，机体凝血、抗凝血及纤溶系统出现平衡紊乱而导致凝血功能障碍，严重时可诱发 DIC。

五、生物转化功能障碍

肝是体内生物转化的主要场所。某些对机体有生物学效应或毒性的物质，包括激素、神经递质、药物及代谢产物等，需要被及时清除，以保证机体正常的生理功能。然而，这些物质在排出前需要在肝内进行氧化与结合等生物转化，降解为无毒、低毒或水溶性较强的产物，继而随胆汁或尿液排出。肝功能不全可导致生物转化功能障碍，使毒性物质在体内蓄积而影响机体的生理功能。

（一）激素灭活功能减弱

肝细胞受损后，对激素的灭活能力减弱，可导致激素水平持续升高并出现相应的临床症状。例如，胰岛素灭活不足，可导致血糖降低及骨骼肌对支链氨基酸的利用增强，造成氨基酸代谢失衡；醛固酮、ADH 灭活减少，可导致钠、水潴留及低钾血症；雌激素灭活不足，可引起月经失调、小动脉扩张等变化。

（二）药物代谢障碍

肝细胞受损可影响药物的转化及排泄。例如，白蛋白不足可导致血液中的游离型药物增多；发生肝硬化后，侧支循环建立，可使药物绕过肝的转化过程，易引起药物蓄积及中毒。因此，肝病患者应慎用药物。

（三）解毒功能障碍

肝细胞受损时，机体对体内毒性产物的解毒能力减弱，可导致毒物蓄积。例如，对源自肠道的氨的解毒功能障碍，可导致体循环中血氨升高，影响脑的正常生理功能，引发肝性脑病。

六、免疫功能障碍

库普弗细胞（Kupffer cell）是肝窦内的一类巨噬细胞，具有重要的免疫防御作用，负责吞噬并清除来自肠道的细菌、病毒、异物及毒素，同时可监视或杀伤肿瘤细胞。肝功能不全时，由于库普弗细胞功能障碍及补体水平下降，导致机体免疫功能低下及对肠道微生物的清除障碍，患者易发生肠道细菌移位、感染及内毒素血症等。相反，部分肝性脑病患者体内辅助性T 淋巴细胞（如 Th17、Th22 细胞等）异常活跃，可导致血清及脑脊液中的促炎性细胞因子增多，引起神经炎症（neuroinflammation）。

综上所述，肝功能不全可引起糖、脂肪及蛋白质等重要物质的代谢改变、水和电解质紊乱以及多个系统功能障碍，导致低血糖症、低钾血症、黄疸、出血及高氨血症等并发症，严重者可出现中枢神经系统功能紊乱和肾衰竭，以下重点介绍肝性脑病和肝肾综合征。

第三节　肝性脑病

▍一、概念、分类与分期

（一）概念

肝性脑病（hepatic encephalopathy，HE）是继发于急性或慢性肝功能不全、以脑功能代谢障碍为主要特征的神经精神综合征，早期主要表现为轻度人格改变、认知功能损害及意识障碍等，多为可逆性，其特征性症状是扑翼性震颤（asterixis），是指患者手部在被动伸展时出现的痉挛性抽搐；晚期则发展为难以逆转的肝昏迷（hepatic coma）甚至死亡。

（二）分类

1998 年，第 11 届世界胃肠病学大会统一了肝性脑病的分类。根据肝功能障碍的病因和性质，可将肝性脑病分为三种类型。① A 型：见于急性肝衰竭患者，常于发病后 2 周内出现神经精神症状。② B 型：由单纯门 - 体静脉分流所致，患者无明确的肝病，如门静脉血栓形成，经颈静脉肝内门 - 体分流术（transjugular intrahepatic portosystemic shunting，TIPS）等。③ C 型：由各种类型肝硬化引起，伴门静脉高压及门 - 体静脉分流，是最为常见的类型。

（三）分期

临床上，根据神经精神症状的严重程度可将肝性脑病分为四期，各期的主要特点见表 15-2。

表 15-2　肝性脑病的分期及特点

分期	精神症状	神经症状	脑电图表现
一期（前驱期）	轻度性格及行为改变，如淡漠、易怒等，睡眠节律紊乱，但对答准确	扑翼样震颤（轻微）； 生理反射（＋）； 病理反射（－）	轻度改变或异常
二期（昏迷前期）	一期症状加重，嗜睡，时间定向障碍，言语、书写障碍	扑翼样震颤（＋） 肌张力↑； 生理反射（＋）； 病理反射（－）	异常
三期（昏睡期）	终日昏睡，但可被唤醒，意识欠清楚，精神错乱，言语不清，记忆和计算能力丧失	扑翼样震颤（＋）； 肌张力↑↑； 生理反射（＋）； 病理反射（－）；	明显异常
四期（昏迷期）	神志完全丧失，不能唤醒，对疼痛刺激无反应，伴有阵发性抽搐	扑翼样震颤（－）； 生理反射（－）； 病理反射（±）	明显异常

二、发病机制

对肝性脑病的病因和机制探索已有 100 多年的历史。既往观察发现，多数肝性脑病患者脑组织无明显的结构改变。然而，近年的磁共振成像检查显示，部分急性暴发性肝衰竭所致的肝性脑病患者脑内含水量增多，尸检及病理学检查可见脑水肿及星形细胞肿胀。目前普遍认为，这些变化是继发性的，是由于脑组织功能及代谢障碍所致，但其确切机制尚不清楚。目前有多种学说解释肝性脑病的发病过程，如氨中毒学说、γ - 氨基丁酸学说、假性神经递质学说及血浆氨基酸失衡学说等。各种学说从不同的侧面阐述肝性脑病的发生与发展，为其临床治疗提供了理论依据，但也各有其局限性。

（一）氨中毒学说

氨中毒学说（ammonia intoxication hypothesis）是目前解释肝性脑病最重要的假说，最早可以追溯到 19 世纪末。当时研究者注意到，对实验动物（犬）施行门静脉 - 下腔静脉吻合术后喂饲肉食可诱发类似肝性脑病的症状，并将其描述为"肉中毒综合征"。随后研究发现，实验动物摄入含氨物质后，可出现昏迷甚至死亡，且其脑内氨水平提高近 3 倍，据此认为脑病的发生与血氨升高有关，并首次提出肝性脑病的概念。后来大量临床观察也证实，血氨水平与肝性脑病具有相关性。例如，肝硬化患者摄入较多含氮食物可诱发肝性脑病症状；约 80% 的肝性脑病患者血液及脑脊液中氨水平升高，且降血氨治疗有效。动物实验结果也验证了上述过程。这些研究结果为氨中毒学说的确立提供了充分的科学证据。

脑组织主要包含神经元及星形胶质细胞。神经元参与脑的各种功能，而星形胶质细胞则为神经元提供营养物质，如乳酸、α- 酮戊二酸、谷氨酰胺及丙氨酸等。氨中毒学说的基本内容是：高血氨可导致星形胶质细胞及神经元功能受损，最终影响神经元的代谢和功能，促进肝性脑病的发生与发展。

人体内 NH_3 的生成和清除之间保持着动态平衡。正常人血氨浓度为 18 ~ 72 μmol/L。当 NH_3 生成增多而清除不足时，可使血 NH_3 水平增高。过量的 NH_3 通过血 - 脑屏障进入脑内，可干扰脑细胞的代谢和功能，引发肝性脑病。

1. 血氨增高的原因

（1）氨清除不足：肝是体内氨代谢清除的重要场所。氨主要通过肝腺泡内的鸟氨酸循环（ornithine cycle）被转化为低毒性及水溶性的尿素后随粪便和尿液排出，所以该循环又称尿素循环（urea cycle）。该循环由一系列酶促反应组成，其反应速度随底物（鸟氨酸、瓜氨酸与精氨酸等）浓度及酶活性的增高而加快，且需要消耗能量。每次鸟氨酸循环可转化 2 分子 NH_3，生成 1 分子尿素，同时消耗 4 分子 ATP。严重肝功能受损时，由于该循环所需酶的合成减少、肝细胞产能障碍及底物合成不足，可导致尿素生成障碍，使血氨水平升高。

（2）氨产生增多：血氨主要来源于肠道。①肠道内的蛋白质经降解产生氨基酸，在肠上皮细胞谷氨酰胺酶及肠道细菌氨基酸氧化酶的作用下产生氨；②经肠肝循环弥散入肠道的尿素，在细菌尿素酶作用下产生氨。正常情况下，肠道每日产氨约 4 g，氨可经门静脉进入肝，再经鸟氨酸循环解毒。

肝功能严重障碍时，可通过多种途径导致血氨升高，其中以肠道产氨增多为主。其机制是：①严重肝硬化，由于门静脉高压，门静脉血流受阻，肠黏膜淤血、水肿，可导致肠蠕动减弱，胆汁分泌减少，影响食物尤其是蛋白质的消化和吸收，引起肠道内蛋白质潴留增多；若合并胃底静脉曲张及上消化道出血，则可导致食物蛋白质和血红蛋白产氨增多。②肠道细菌活跃，细菌释放氨基酸氧化酶和尿素酶增多，可导致氨生成增多。③肝硬化晚期患者多伴有肾功能障碍，造成肾小管上皮细胞泌 H^+ 及泌 NH_4^+ 障碍；同时，尿素排出减少而弥散入肠道，可导致血氨浓度增高。④肝性脑病患者昏迷前，易出现躁动、肌束震颤等症状，可导致腺苷酸分解增强，产氨增多。另外，肝性脑病尤其是肝硬化所致肝性脑病患者多伴有肌肉减少症（sarcopenia），导致骨骼肌通过谷氨酰胺酶将氨转化为谷氨酰胺减少，也可引起血氨水平升高。

肠腔内酸碱度可影响氨的吸收。pH 升高时，氨的吸收增多；相反，pH 下降时，氨的吸收减少。根据这一特性，临床上常采用口服乳果糖降低血氨。其原理是：乳果糖在肠道不易被吸收，且易被肠道细菌分解生成乳酸、醋酸而使肠腔 pH 值降低，使 NH_3 转化为溶解度低、难以吸收的 NH_4^+ 而导致血氨降低。另外，乳果糖还可改变肠道微生物环境，使产尿素酶的菌群减少而导致血氨降低。

2. 氨对脑的毒性作用　氨可自由通过血 - 脑屏障。血氨增高时，氨进入脑组织增多；血 - 脑屏障通透性增高时，即使血氨水平不高，进入脑组织内的氨也可增多。肝性脑病患者血 - 脑屏障通透性通常是增高的，主要原因是免疫系统被过度激活，导致血浆中的 IL-6、IL-17、TNF 等促炎性细胞因子及自由基增多，进而损害血 - 脑屏障。因此，部分患者血氨水平虽然正常，但由于血 - 脑屏障通透性改变，脑组织内氨含量可增多，可导致神经炎症，患者也可出现明显的神经精神症状。脑内血氨增多对脑功能的影响及其机制包括以下几方面。

（1）干扰神经递质稳态及神经信号转导：正常状态下，脑内兴奋性神经递质（谷氨酸、乙酰胆碱、去甲肾上腺素及多巴胺等）与抑制性神经递质（γ- 氨基丁酸、谷氨酰胺、5- 羟色胺及甘氨酸等）可保持动态平衡，以维持正常的神经信号转导及脑功能。脑内氨含量增多，可造成神经递质失衡。其机制是：①氨进入星形胶质细胞内，在谷氨酰胺合成酶的作用下，可与谷氨酸结合生成谷氨酰胺，虽然可部分降低氨的毒性，却消耗了兴奋性神经递质谷氨酸，增加了抑制性神经递质谷氨酰胺。另外，谷氨酰胺增多还可使星形胶质细胞内的渗透压增高而导致细胞肿胀及功能改变，进而影响星形胶质细胞和神经元之间的信号传递。同时，血氨增多可过度激活 N- 甲基 -D- 天冬氨酸（N-methyl-D-aspartate，NMDA）受体，导致神经元死亡及神经传导中断。②氨可使 α- 酮戊二酸脱氢酶（α-ketoglutarate dehydrogenase）和丙酮酸脱氢酶（pyruvate dehydrogenase）活性降低，影响丙酮酸的氧化脱羧过程，使兴奋性神经递质乙酰胆碱生成减少。③氨水平增高，可使谷氨酸脱羧酶的活性增强，介导谷氨酸转化为抑制性神经递质 γ- 氨基丁酸（gamma-aminobutyric acid，GABA）。④脑内氨水平增高，可导致多巴胺与去甲肾上腺素等兴奋性神经递质水平降低。

可见，脑内氨增多可导致中枢兴奋性神经递质减少，抑制性神经递质活动增强，造成脑内神经递质平衡失调、神经信号转导障碍及中枢神经系统功能紊乱。目前认为，氨导致神经信号转导障碍对肝性脑病发生、发展的影响产生较早，且强于脑能量代谢障碍的影响。

知识拓展 15-2

神经炎症在肝性脑病中的作用

肝性脑病患者可表现为一定程度的免疫系统功能紊乱。例如，Th17、Th22 细胞等可活化、增殖并释放大量促炎性细胞因子，如 IL - 6、IL - 21、IL - 17、IL - 18、TNF、IL - 1β、IL - 15、IL - 22、CCL20、CXCL13 及 CX3CL1 等。这些炎症因子进入脑组织后可引发神经炎症，影响信号转导，导致认知及运动功能损害。神经炎症主要是干扰氨基酸能神经元的信号转导，但其详细机制尚未阐明。既往多认为神经炎症可增加肝性脑病患者大脑皮质 GABA 能神经元的张力而促使患者产生神经抑制，同时影响海马功能，导致学习和记忆障碍。新近研究表明，GABA 能神经元张力增高不仅出现在大脑皮质，也可出现在小脑，并与肝性脑病患者出现的运动功能障碍和共济失调有关。

（2）干扰脑细胞能量代谢：脑部的神经活动耗能较多，能量主要来源于葡萄糖的有氧氧化。氨增多可干扰脑细胞的能量代谢，使产能减少或耗能增多，从而影响正常的意识及认知功能。① NH_3 可抑制丙酮酸脱氢酶的活性，使乙酰辅酶 A 生成减少，三羧酸循环底物不足，ATP 合成减少。② NH_3 可抑制 α- 酮戊二酸脱氢酶活性及三羧酸循环，ATP 产生减少。③ NH_3 可与 α- 酮戊二酸结合，损耗三羧酸循环的中间产物，同时消耗大量的 NADH，影响 ATP 的生成。④ NH_3 可与谷氨酸结合生成谷氨酰胺，也会消耗大量 ATP。

（3）影响神经细胞膜的功能：氨增多主要通过两个途径影响神经细胞膜的功能：① NH_3 可抑制神经细胞膜的 Na^+-K^+-ATP 酶活性，影响复极后细胞膜的离子转运，降低神经细胞的兴奋性；② NH_3 可竞争性抑制 K^+ 内流，改变神经细胞内外 Na^+、K^+ 的正常分布，影响神经元的去极化及复极化过程，干扰神经信号转导。

总之，由于血氨的来源增多，或者肝对氨的解毒作用不足，可导致血氨及脑内氨升高。氨可通过干扰脑细胞神经递质稳态、能量代谢及神经细胞膜的兴奋性促进肝性脑病的发生与发展（图 15-1）。氨中毒学说是阐明肝性脑病最重要的学说，但无法解释某些患者血氨并不升高的原因，且降血氨治疗并非对所有患者均有效，这表明肝性脑病的发生还有其他机制的参与。

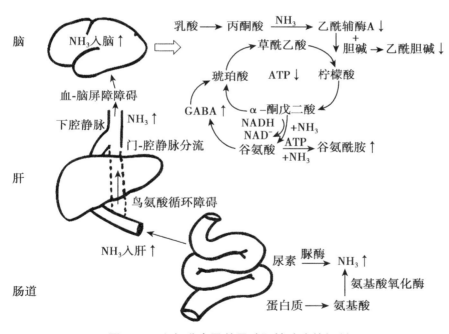

图 15-1　血氨升高及其导致肝性脑病的机制

（二）GABA 学说

GABA 是中枢神经系统中重要的抑制性神经递质，与其他递质协同作用，维持人脑的正常功能。GABA 学说的基本内容是：GABA 水平升高或其受体数量增多，导致 GABA 能神经元抑制性活动增强而引发肝性脑病。临床观察发现，部分急性肝衰竭患者血清 GABA 水平比正常人高 10 倍，且 GABA 水平的高低与神经精神症状的严重程度呈正比，表明 GABA 在肝性脑病发生与发展过程中具有重要作用。

1. GABA 水平升高　血液中的 GABA 主要源自肠道，由肠道细菌脱羧酶催化谷氨酸而产生。正常情况下，GABA 通过门静脉被肝摄取、代谢并清除。肝功能严重障碍时，GABA 分解减少或通过侧支循环绕过肝，导致血清 GABA 水平升高，加之血-脑屏障通透性增高，致使 GABA 入脑增多。

2. GABA 受体增多　肝性脑病患者不仅血液及脑脊液中的 GABA 水平升高，其脑内 GABA 受体的数量亦发生变化。实验动物模型及肝性脑病患者尸检结果显示，脑神经元突触后膜 GABA 受体的数量及密度明显增加。

3. GABA 对脑的毒性作用　GABA 入脑后，与神经元突触后膜上的 GABA$_A$ 受体结合，可通过改变 Cl$^-$ 内流及神经元的极化状态而抑制神经信号的传导。

GABA$_A$ 是一个超分子复合体，主要由 2 个 α 亚单位、2 个 β 亚单位及 Cl$^-$ 通道组成。其中，α 亚单位含苯二氮䓬（benzodiazepine，BZ）受体及巴比妥类受体，β 亚单位含 GABA 受体。苯二氮䓬类药物和巴比妥类药物以及 GABA 与相应亚单位上的受体结合时，可活化 GABA$_A$ 复合体。一般情况下，当神经元兴奋时，GABA 从突触囊泡中释放至突触间隙，然后与突触后膜 β 亚基上的 GABA 受体特异性结合，引起 Cl$^-$ 通道开放及 Cl$^-$ 内流，促进突触后膜的极化而发挥其神经抑制作用。肝性脑病患者脑内 GABA 增多时，GABA$_A$ 被过度激活，导致突触后膜对 Cl$^-$ 的通透性增高，使 Cl$^-$ 内流增多，导致突触后膜处于超极化状态，从而产生明显的突触后抑制作用，患者可出现反应迟钝、嗜睡甚至昏迷等中枢抑制症状。值得注意的是，配体 GABA、苯二氮䓬、巴比妥与其受体 GABA$_A$ 结合产生的效应具有协同、累加作用，而非竞争作用。例如，GABA 可以增强地西泮及苯巴比妥的催眠效果，而苯二氮䓬及苯巴比妥亦能增强 GABA 的抑制效应。因此，此类药物是肝性脑病的常见诱因之一，临床上应慎用。部分肝性脑病患者使用苯二氮䓬受体拮抗药氟马西尼（flumazenil）可阻抑 GABA$_A$ 复合体的效应而改善中枢抑制症状（图 15-2）。这些观察结果为 GABA 假说提供了临床依据。

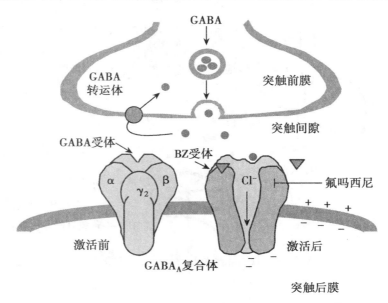

图 15-2　GABA 在肝性脑病中的作用机制示意图

注：当 GABA ↑时，Cl$^-$ 内流增多，使突触后膜处于超极化状态

（三）假性神经递质学说

1. 脑干网状结构与觉醒　脑干网状结构上行激活系统对维持大脑皮质兴奋性和机体的觉

醒状态具有十分重要的作用。去甲肾上腺素和多巴胺等为该激动系统的主要神经递质。若这两种神经递质含量正常，则可维持脑干及大脑皮质之间正常的神经信号传递，使机体保持觉醒或容易唤醒的状态，故称为正常或真性神经递质。

2. 假性神经递质增多及其对觉醒的影响　食物中的芳香族氨基酸（如苯丙氨酸和酪氨酸）在肠道细菌氨基酸脱羧酶的作用下，分别被降解为苯乙胺和酪胺。后两者经门静脉进入肝，在单胺氧化酶的催化下被氧化分解而解毒。严重肝功能障碍时，肝内单胺氧化酶活性降低，这些胺类物质不能有效地被降解而进入体循环，或因门静脉高压、肠道淤血，肠内蛋白质腐败分解增强，使过多的苯乙胺和酪胺经门 - 体分流直接进入体循环，并通过血 - 脑屏障进入脑组织，在神经细胞内非特异性 β- 羟化酶作用下，分别被羟化而生成苯乙醇胺（phenylethanolamine）和羟苯乙醇胺（octopamine）。后两者的化学结构与正常神经递质去甲肾上腺素和多巴胺极为相似（图 15-3），但生理效应很弱，故称为假性神经递质（false neurotransmitter）。当假性神经递质增多时，可竞争性地取代正常神经递质而被神经元摄取、贮存和释放，但由于其生理效能很弱，不能行使正常神经递质的功能，导致上行激活系统功能障碍，使大脑皮质从兴奋状态转为抑制状态，从而导致患者出现昏睡、昏迷等症状。

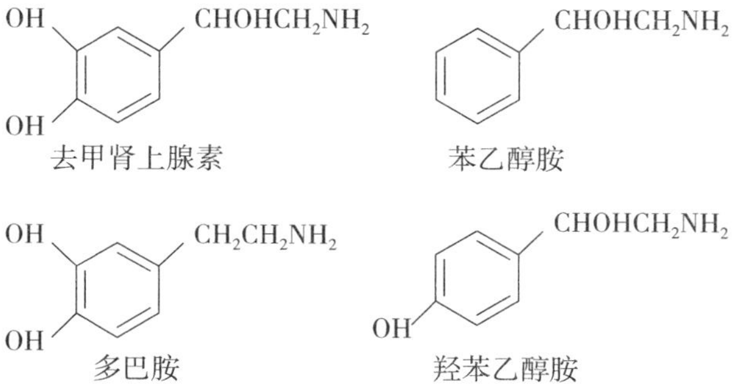

图 15-3　正常神经递质与假性神经递质的化学结构

根据这个学说，临床上使用左旋多巴可以明显改善肝性脑病患者的症状。其原理是，左旋多巴可通过血 - 脑屏障进入脑内，转化为多巴胺和去甲肾上腺素，使正常神经递质水平升高，竞争性地削弱假性神经递质的作用，从而改善上行激活系统的功能。然而，研究结果显示，部分肝性脑病患者脑内多巴胺和去甲肾上腺素水平并未降低；向大鼠脑室内注入超量的羟苯乙醇胺不能诱导肝性脑病症状，表明假性神经递质学说具有局限性。因此，假性神经递质学说的提出者进一步完善该学说，并提出了氨基酸失衡学说。

（四）氨基酸失衡学说

正常情况下，血浆中支链氨基酸（branched chain amino acid，BCAA）（如缬氨酸、亮氨酸、异亮氨酸等）的含量远高于芳香族氨基酸（aromatic amino acid，AAA）（如苯丙氨酸、酪氨酸、色氨酸等），BCAA/AAA 的比值为 3 ~ 3.5。肝性脑病患者或施行门 - 体分流术后的动物，常出现血浆氨基酸失衡，表现为 BCAA 减少、AAA 增多，两者的比值可降至 0.6 ~ 1.2，补充支链氨基酸可缓解肝性脑病患者的神经精神症状。基于此，研究者提出了氨基酸失衡学说。

1. 氨基酸失衡的原因　BCAA 和 AAA 的平衡主要受胰岛素及胰高血糖素的调节。严重肝功能障碍时，肝细胞灭活胰岛素和胰高血糖素不足，使两者的浓度均增高，其中以胰高血糖素浓度升高更为显著，导致血液中胰岛素 / 胰高血糖素比值下降及氨基酸代谢失衡。AAA 增多的原因和机制是：①过多的胰高血糖素使组织（主要是骨骼肌和肝）蛋白质分解代谢增强，大量芳香族氨基酸释放入血；②肝功能严重障碍时，肝对芳香族氨基酸的降解能力减弱，故

AAA 增多；③肝的糖异生作用减弱，使芳香族氨基酸转变为糖的能力降低，血液中的 AAA 含量增高。BCAA 减少的原因和机制是：①胰岛素增多可促进肌肉组织摄取和利用支链氨基酸，导致血液中的支链氨基酸含量减少；②血氨增高亦可增强骨骼肌及脑组织对支链氨基酸的代谢作用，即支链氨基酸的氨基通过转氨基作用与 α- 酮戊二酸结合生成谷氨酸，谷氨酸与 NH_3 结合生成谷氨酰胺而发挥解毒作用，但由于大量支链氨基酸提供氨基而转化为相应的酮酸，故造成血浆支链氨基酸水平降低。

2. 芳香族氨基酸的毒性作用　正常情况下，BCAA 与 AAA 均为电中性氨基酸，两者借助同一种载体通过血 - 脑屏障进入脑组织。当血浆中 AAA 增多和 BCAA 减少时，AAA 尤其是苯丙氨酸与酪氨酸进入脑组织增多，在氨基酸脱羧酶及 β- 羟化酶的作用下，分别生成苯乙胺及羟苯乙醇胺，造成脑内假性神经递质明显增多，进而干扰正常神经递质的合成及功能，导致抑制性神经活动增强，严重者可出现昏迷。同时，色氨酸也可在脱羧酶及 β- 羟化酶的作用下生成大量抑制性神经递质 5- 羟色胺，进而干扰脑细胞的功能。

由此可见，氨基酸失衡最终也可导致脑内假性神经递质增多。因此，氨基酸失衡学说实际上是对假性神经递质学说的补充和发展。临床上对肝性脑病患者输注富含 BCAA 的氨基酸平衡液，可部分缓解患者的症状，为氨基酸失衡学说提供了临床依据。然而，并非对每个患者使用支链氨基酸治疗都有效；即使有效，也不能提高患者总体存活率。因此，氨基酸失衡学说同样也存在其局限性。

（五）其他学说

除外上述氨、谷氨酰胺、假性神经递质等毒性物质对中枢神经系统的影响外，其他神经毒性物质（neurotoxic substance），包括锰、硫醇、酚、短链脂肪酸、乳酸酯、多巴胺代谢产物、组织胺、5- 羟色胺等，也参与了肝性脑病的发生与发展过程。

锰是人体必需的微量元素之一，是体内多种酶的组分或激活剂，参与糖类、脂质和蛋白质代谢、骨骼生长发育、抗氧化等生理过程，对中枢神经系统的功能也有重要作用。人体内锰含量为 12 ～ 20 mg，血清锰浓度为 0.4 ～ 1.4 μg/dl。糙米、坚果及茶叶等均富含锰。正常膳食中的锰随食物被消化、吸收，多余的锰经肝代谢，随胆汁经肠道排出体外。肝功能不全可导致血锰升高，使过多的锰积聚于基底节，影响星形胶质细胞对谷氨酸的摄取及能量代谢，患者可出现震颤、僵硬与运动失能等肝性脑病锥体外系症状。

硫醇和酚是蛋氨酸的代谢产物，由蛋氨酸在肠道细菌的作用下产生，正常时在肝内被解毒。肝功能受损时，肝细胞对硫醇和酚的代谢作用减弱，可导致硫醇和酚在体内积聚，抑制鸟氨酸循环而影响氨的解毒，并干扰线粒体呼吸链及 ATP 生成，从而促进肝性脑病的发生与发展。

短链脂肪酸是脂肪酸的降解产物。肝功能障碍时，肝对脂肪酸的清除不足，导致血液及脑脊液中的短链脂肪酸增多，干扰神经细胞膜的离子转运，抑制神经信号转导，加重肝性脑病患者的神经精神症状。

5- 羟色胺的前体是 α- 氨基 -3- 吲哚丙酸，后者是色氨酸在肠道细菌作用下的代谢产物，正常情况下经肝解毒。肝功能不全时，肝对吲哚的解毒不足，使吲哚转化为 5- 羟色胺增多。5- 羟色胺进入脑组织后，可干扰神经递质稳态，抑制神经信号转导，加重肝性脑病患者的中枢抑制症状。

综上所述，肝性脑病的机制较为复杂，难以用单一因素来解释其发病过程。肝性脑病是多种机制综合作用的结果，且各机制之间又相互联系，共同促进肝性脑病的发生与发展。其中，高氨血症是肝性脑病的核心环节。过多的氨不仅可干扰脑细胞的能量代谢，还可引发神经递质失衡，表现为兴奋性神经递质减少，抑制性神经递质尤其是 GABA 增多，使 GABA 能神经元的活性增强，加重患者的意识障碍和认知功能障碍；肝功能不全及高血氨可导致胰岛素 / 胰高血糖素失衡，进而使支链氨基酸生成减少，芳香族氨基酸增多，后者在脑内转化为假性神经递质，可干扰正常神经信号的传导，加重中枢抑制效应。随着研究的深入，肝性脑病诸多因素之间的联系及相互作用会逐渐明确，并有望通过综合性的治疗措施提高肝性脑病的治疗效果。

案例 15-1B

　　医生进行肝移植、血浆置换、抗感染、利胆降氨、调节内环境稳定，改善凝血，营养支持等对症治疗后，患者逐渐清醒，肝功能逐渐恢复。

　　问题：

　　1. 肝性脑病的常见诱因有哪些？该患者出院后有哪些注意事项？

　　2. 分析该病例可以得到哪些启示？

三、肝性脑病的常见诱因

（一）氨负荷增加

氨负荷过度是诱发肝性脑病最常见的因素。

1. 消化道出血　肝硬化所致肝性脑病患者多伴有门静脉高压及食管下段和胃底静脉曲张，曲张的静脉较为脆弱，易破裂出血，使血红蛋白和血浆蛋白等含氮物质进入肠腔，导致肠产氨增多。同时，出血可导致血容量不足，加重肝及脑部的缺血性损害，从而诱发肝性脑病。

2. 高蛋白饮食　肝功能不全患者的肠道对蛋白质的消化、吸收能力减退，若摄入高蛋白饮食，则可进一步增加肠道氨负荷，使氨及其他有毒物质生成增多，从而诱发肝性脑病。

3. 电解质紊乱　肝病患者多伴食欲缺乏、肾功能障碍等，容易出现电解质失衡，尤其是低钾血症，导致肠道蠕动减慢甚至麻痹性肠梗阻、消化不良、食物排空延迟，造成食物腐败产氨增加。

4. 碱中毒　肝功能不全患者由于呼吸急促或肾功能紊乱，容易合并呼吸性或代谢性碱中毒，促进氨的生成和吸收，使血氨升高。

5. 便秘　各种原因引起的便秘均可导致机械性肠梗阻，影响肠道排空，引起肠道菌群失调，加重食物腐败，造成产氨增多。

（二）门 - 体静脉分流

1. 自发性　肝硬化晚期多并发门静脉高压。长期门静脉高压可导致肝侧支循环及门 - 体静脉分流的形成，氨绕过肝的尿氨酸循环而使血氨升高，从而诱发肝性脑病。

2. 医源性　由于顽固性胃底静脉曲张出血等原因施行经颈静脉肝内门腔内支架分流术的患者，氨未被肝解毒而直接进入体循环，也容易诱发肝性脑病。

（三）血 - 脑屏障通透性增高

如前所述，肝功能不全患者由于周围神经非特异性炎症反应或脑内神经炎症，使细胞因子及氧自由基增多，导致血 - 脑屏障受损而造成通透性增高，使神经毒性物质进入脑组织增多，促进肝性脑病的发生与发展。

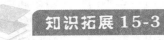

自由基在肝性脑病中的作用

　　发生肝性脑病时，患者体内的 Th17 细胞等免疫细胞活化，不仅可产生大量炎症因子导致神经炎症，同时也可产生大量自由基——活性氧和活性氮。自由基可来自神经元、星形胶质细胞、小胶质细胞及血管内皮细胞，引起氧化应激和亚硝化应激，造成蛋白质翻译后修饰、RNA 氧化、细胞信号转导障碍及基因表达改变等，导致血 - 脑屏障和神经胶质细胞损伤，加重氨对脑组织的毒性作用。

（四）其他因素

　　1. 使用镇静药　使用地西泮等苯二氮䓬类药物或类罂粟碱等药物，可增强 GABA 能神经元的抑制效应，加重肝性脑病的中枢抑制症状，临床上应慎用。

　　2. 感染　肝硬化患者由于门静脉高压、胃肠道淤血、食物排空延迟等原因，容易合并肠道菌群失调和肠道细菌感染，引起体内分解代谢加强，导致产氨增多；同时，细菌及毒素可加重肝损害，进而诱发肝性脑病。

案例 15-2A

　　患者伍先生，60 岁，3 天前无明显诱因出现精神行为异常，表现为健忘、计算能力与定向力障碍，神志淡漠，伴乏力，无头晕、头痛，无食欲缺乏、恶心、呕吐，无发热、寒战，无呕血、排黑便、便秘，无扑翼样震颤等不适。随后患者出现嗜睡，呼之可应，无排尿、排便失禁及意识障碍等，遂至我院急诊就诊。

　　既往病史：既往诊断为乙型病毒性肝炎 20 余年，服用抗病毒药 2 年。2 年前于外科行"复杂肝癌根治术＋胆囊切除术"治疗，长期口服"仑伐替尼"抗肿瘤治疗。1 年于外院行经颈静脉肝内门腔内支架分流术。半年前因"精神行为异常伴意识障碍"入院治疗，予以抗感染、护肝、利胆、降血氨、抗病毒等治疗后好转出院。否认高血压、冠心病、糖尿病病史。

　　问题：
　　1. 该患者的发病特点是什么？
　　2. 应做哪些检查以辅助诊断？

四、肝性脑病防治的病理生理基础

（一）消除诱因

　　鉴于诱因在肝性脑病发生、发展过程中的作用，去除诱因非常重要。研究表明，去除诱因可有效缓解 90% 患者的症状。

1. 防止上消化道出血　避免进食粗糙、质硬或刺激性食物，可预防上消化道出血。一旦出血，应及时止血，并及时灌肠、排出积血，以减少氨的产生。

2. 减少蛋白质摄入　根据患者的具体情况，严格控制或调整蛋白质摄入量，尤其是昏迷患者应进食无蛋白质流质饮食，以减轻肝性脑病症状。

3. 防治便秘　食用富含纤维素的食物或服用药物防治便秘，以减少肠道氨和其他有毒物质的产生和吸收。

4. 纠正电解质及酸碱平衡紊乱　应注意及时纠正低钾血症及碱中毒，以减少氨的产生和吸收。

5. 抗感染　使用利福昔明（rifaximin）等抗生素防治肠道细菌感染，服用益生菌改善肠道菌群失调，均可减少肠道氨的产生。

（二）针对发病机制的治疗

1. 降低血氨　口服乳果糖可降低肠道 pH 值，减少肠道对氨的吸收。使用利福昔明及新霉素等抗生素，可抑制肠道菌群产氨。

2. 应用苯二氮䓬受体拮抗药　使用氟吗西尼封闭苯二氮䓬类受体，抑制 GABA$_A$ 复合体的激活，降低 GABA 能神经元的张力，改善肝性脑病患者的意识障碍。

3. 应用左旋多巴　左旋多巴易透过血 - 脑屏障进入脑内，在脱羧酶的作用下生成多巴胺，可拮抗假性神经递质的作用，有利于中枢神经系统功能的恢复。

4. 提高支链氨基酸水平　口服或注射以支链氨基酸为主的氨基酸混合液，可纠正氨基酸失衡，减少假性神经递质的产生。

案例 15-2B

　　查体：T 36.5℃，P 85 次 / 分，R 19 次 / 分，BP 123/76 mmHg。嗜睡，呼之可应，肝病面容，皮肤、巩膜中度黄染，全身淋巴结未扪及肿大，颈静脉无怒张。心脏、肺检查未见异常。腹部外形无异常，全腹柔软，无压痛及反跳痛，腹部未触及包块，肝、脾肋下未触及。移动性浊音阴性。

　　辅助检查：总胆红素（TBi）65.9 μmol/L，直接胆红素（DBi）40.9 μmol/L，间接胆红素（IBi）25.0 μmol/L，ALB 31.7 g/L，AST 147 U/L，ALT 100 U/L。血氨 70 μmol/L。凝血功能 4 项检测 +D 二聚体定量测定：PT 18.50 s，PTA 49%，INR 1.66，APTT 38.00 s，D- 二聚体 599 ng/ml。

　　入院后予护肝、退黄、降血氨、输注血浆、冷沉淀补充凝血因子、调节肠道菌群、补充支链氨基酸、灌肠等治疗后，患者病情好转出院。

　　问题：

　　1. 该患者的主要诊断是什么？最可能的发病诱因是什么？

　　2. 该患者为什么会出现神志改变？该患者的治疗原则是什么？

　　3. 该患者出院后有哪些注意事项？

第四节 肝肾综合征

肝肾综合征（hepatorenal syndrome）是继发于严重肝功能不全的可逆性肾衰竭，典型特征为外周小动脉扩张，但肾血管收缩，肾血流量及肾小球滤过率显著降低，表现为少尿、无尿、氮质血症、低血钠和低尿钠等，多见于肝硬化失代偿期或急性重症肝炎患者。多数肝肾综合征患者表现为功能性肾衰竭，大多表现为急性病程，偶尔有慢性起病者。传统上认为，肝肾综合征是一种功能性肾功能失调，而非器质性肾功能失调，患者肾组织学检查结果正常。但2012年美国肝病研究协会（American Association for the Study of Liver Diseases，AASLD）成人肝硬化腹水诊治指南指出，肝肾综合征患者存在一定的组织学损伤，即管球反流。近年来随着对肝肾综合征研究的深入，从发病机制到治疗均取得了较大进展，提出了急性肾损伤（acute kidney injury，AKI）的概念，在此基础上修订了肝肾综合征的诊断标准和治疗指南。

一、病因与分类

肝肾综合征的常见病因包括各种类型的肝硬化、重型病毒性肝炎、暴发性肝衰竭、肝癌等。临床上，肝肾综合征分为两种类型。①Ⅰ型：病情急，患者在肝衰竭2周内出现少尿，血清肌酐明显升高等急性肾衰竭表现，但肾组织没有实质性损坏；肝病病情改善后，患者肾功能可恢复，即肾衰竭为功能性。②Ⅱ型：见于病程较长的肝衰竭患者，常伴有顽固性腹水，可因消化道出血、休克、缺血、缺氧、感染等并发症而导致急性肾小管坏死等损害，表现为器质性肾衰竭。其发生机制可能与严重缺血、缺氧以及内毒素血症有关。

二、发病机制

肝肾综合征的发病机制较为复杂，目前尚不明确。各种原因导致的有效循环血量减少、缩血管物质增多导致肾血流量不足可能是其发病的关键环节。

（一）有效循环血量减少

严重肝功能不全患者由于门静脉高压，使血液淤滞在门静脉系统，可导致回心血量减少和腹水生成；肠道淤血易并发脓毒血症而导致外周血管扩张；食管 - 胃底静脉曲张容易并发上消化道出血，或由于反复大量使用利尿剂等因素，使患者的有效循环血量明显减少，可造成肾灌注量不足，导致肾小球滤过率下降而发生少尿、毒性代谢产物蓄积等肾衰竭表现。

（二）缩血管活性物质增多

由于有效循环血量减少，使交感神经系统、肾素 - 血管紧张素 - 醛固酮系统激活，引起儿茶酚胺、血管紧张素等缩血管物质释放增多，加之肝对肾素、醛固酮等灭活不足，导致肾动脉收缩，肾灌注量及肾小球滤过率降低而发生少尿；缩血管物质增多可导致肾血流重新分布，肾皮质因血管分布较多，则收缩更为明显，可导致肾小球滤过率下降；而肾髓质血管相对较少，缩血管效应不明显，故肾小管重吸收功能基本正常甚至相对增多。这两种变化的净效应是尿量减少。

此外，还有研究表明，严重肝病也常引起前列腺素减少、白三烯增多、缓激肽不足等变化，促进肝肾综合征的发生与发展。肝肾综合征的发病机制如图 15-4 所示。

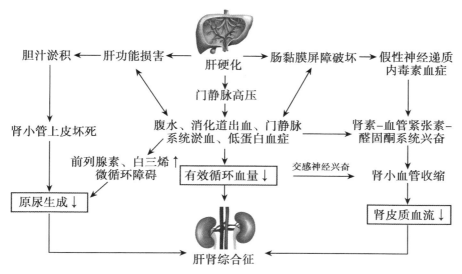

图 15-4　肝肾综合征发病机制

三、肝肾综合征防治的病理生理基础

（一）消除诱因

1. 积极治疗原发病　肝肾综合征多由肝硬化、门静脉高压等引起，故应先明确病因，治疗原发病。

2. 停用加重急性肾损伤的药物　大量利尿剂、非甾体抗炎药等可加重肝肾综合征患者的肾损害，应停止使用。

3. 停用减少有效循环血量和肾灌注量的药物　β- 肾上腺素受体阻滞剂可预防肝硬化、门静脉高压患者的食管静脉曲张出血，同时也可降低心输出量，使循环血量和肾血流量减少，加重肾损伤，应予停用。

4. 预防感染　肝肾综合征易发感染性腹膜炎而加重肾损害，故根据患者的具体情况使用抗生素预防感染。

（二）药物治疗

肝肾综合征患者多表现为肾血管痉挛及肾皮质缺血，故使用血管活性药是重要的治疗手段。常用的血管活性药包括特利加压素、去甲肾上腺素、米多君联合奥曲肽。对严重肝硬化伴腹水的患者常需要大量腹腔放液，可导致血浆白蛋白降低，因此，使用血管活性药的同时，常联合静脉输注白蛋白，以减少腹水形成、缓解肾病变及改善临床症状。

（三）血液透析

对肝肾综合征患者早期应用血液透析治疗，可延缓肾衰竭，改善患者的生活质量。

（四）手术治疗

手术治疗主要是针对门静脉高压进行经颈静脉肝内门腔内支架分流术等。对病情严重者可能需要行肾移植或肝肾联合移植手术。

（潘尚领）

思 考 题

1. 简述肝硬化导致消化道出血及肝性脑病的机制。

2. 部分肝性脑病患者使用氟吗西尼后症状可得到缓解，请简述其机制。

3. 案例：患者黎先生，57 岁，3 天前无明显诱因出现排黑色稀便，每天 4 次，每次量约 50 g，伴持续性腹胀、发热，体温最高达 38.8℃，无畏寒，无呕吐、呕血，无腹痛，无咳嗽、咳痰，无胸闷、心悸等不适，自服"布洛芬"后体温降至正常，但仍反复发热，未予以规范诊治。1 天前，患者出现呕血 1 次，呈鲜红色伴有血块，量约 100 ml，伴头晕、乏力、尿色加深，无腹痛，无反酸、嗳气，无胸闷、气促等不适，遂至医院急诊。

既往病史：既往有乙型病毒性肝炎病史 30 年，未服用抗病毒药，自行服用中药治疗（具体成分不详）。

个人史：否认吸烟史，偶尔饮酒。

查体：T 36.8℃，P 122 次 / 分，R 20 次 / 分，BP 113/66 mmHg。神志清楚，贫血面容，结膜苍白，双侧巩膜轻度黄染。双侧瞳孔等大、等圆，直径为 3.0 mm，对光反射灵敏。无明显肝掌、蜘蛛痣。双肺听诊呼吸音粗糙，两肺底可闻及细湿啰音。心界不大，心律齐，各瓣膜区未闻及杂音。腹部膨隆，全腹柔软，无压痛及反跳痛，腹部未触及包块，肝、脾肋下未触及。移动性浊音阳性。

辅助检查：血常规 WBC $10.3×10^9$/L，N 76%，Hb 88 g/L，PLT $74×10^9$/L。凝血功能 6 项 +D 二聚体定量测定：PT（凝血酶原时间）37.00 s，PTA（凝血酶原活动度）22%，PT-INR（凝血酶原时间 - 国际标准比值）3.32，APTT（活化部分凝血活酶时间）38.90 s，FIB（纤维蛋白原）1.45 g/L，TT（凝血酶时间）20.10 s，D- 二聚体 1734 ng/ml。降钙素原 4.450 ng/ml。C 反应蛋白（全程）：77.40 mg/L。血氨 134 μmol/L。肝功能：总胆红素 123.7 μmol/L，直接胆红素 78.7 μmol/L，间接胆红素 45.0 μmol/L，ALB 22.1 g/L，AST 293 U/L，ALT 251 U/L。肾功能检查显示：BUN 15.63 mmol/L，Scr 165 μmol/L。急诊感染性疾病检查：HbsAg 238.790 IU/ml。腹部 B 超检查显示：肝硬化声像；肝内多发稍高、稍低回声结节（硬化结节？）

入院后患者再次呕血，呈暗红色，量约 500 ml，精神状态差，计算力、定向力减退，伴头晕、乏力。查体：T 36.0℃，P 125 次 / 分，R 20 次 / 分，BP 138/78 mmHg。神志尚清醒，但嗜睡，精神状态差，巩膜中度黄染，全身轻至中度黄染，双肺可闻及少量湿啰音。腹部膨隆，全腹柔软，压痛及反跳痛检查配合欠佳，无压痛、反跳痛，腹部未触及包块，肝、脾肋下未触及。移动性浊音阳性。

辅助检查（复查）：血常规 Hb 66 g/L。凝血功能：PT 35.30 s，PTA 23%，PT-INR 3.17，APTT 45.30 s，FIB 1.14 g/L，TT 22.40 s。D- 二聚体 1062 ng/ml。血氨 126.7 μmol/L。肝功能检查：总胆红素 88.9 μmol/L，直接胆红素 64.9 μmol/L，间接胆红素 24.0 μmol/L，ALB 17.9 g/L，AST 461 U/L，ALT 327 U/L。

问题：

（1）该患者的发病特点是什么？入院时的主要诊断是什么？

（2）请制订诊疗计划。

（3）患者再次呕血后为什么会出现神志改变？其发病机制是什么？

（4）从该病例中可以得到哪些启示？

第十六章

肾功能不全

案例 16-1

患者，男，19 岁，不慎从高处坠落，事发后由他人急送至医院。查体：T 36.8℃，P 125 次/分，BP 65/50 mmHg。面色苍白、脉搏细弱，四肢发冷、出汗，耻骨联合及左侧大腿根部大片瘀斑、血肿。入院后予以止血、扩容、升压等处理，患者血压虽有所回升，但尿量进行性减少，每日 130～150 ml。辅助检查：血 K^+ 11.8 mmol/L，pH 7.24，HCO_3^- 19.3 mmol/L，BE −8 mmol/L。血尿素氮（BUN）26.7 mmol/L，血肌酐（Scr）446.6 μmol/L。尿液检查：蛋白质（+++），红细胞 10～12 个/高倍镜视野，白细胞 1～4 个/高倍镜视野，尿比重 1.010，24 h 尿蛋白定量 2.2 g（↑）。

问题：

1. 该患者有无急性肾损伤？判断依据是什么？
2. 患者发生急性肾损伤的机制是什么？

肾是人体重要的生命器官，通过泌尿功能排出体内代谢产物、药物和毒物，维持体液量及各种成分的恒定，调节机体水、电解质和酸碱平衡。肾还具有内分泌功能，可产生肾素（renin）、促红细胞生成素（erythropoietin，EPO），1,25-（OH）$_2$D$_3$ 和前列腺素（prostaglandin，PG），并且可灭活促胃液素及甲状旁腺激素等。此外，肾也具有一定的代谢功能，如参与氨的生成、糖异生。因此，肾对于维持人体内环境稳定具有非常重要的作用。

当各种原因引起肾功能严重障碍时，可造成多种代谢产物、药物和毒物在体内蓄积，水、电解质和酸碱平衡紊乱，以及肾内分泌功能障碍，从而引发一系列症状和体征，这种临床综合征称为肾功能不全（renal insufficiency）。肾衰竭（renal failure）是肾功能不全的晚期阶段。根据病因和发病的急缓，可将肾衰竭分为急性和慢性两种。急性肾衰竭一般起病急骤，病情进展快，机体来不及代偿适应，代谢产物骤然在体内大量堆积可导致严重的后果，但若处理及时，大多数是可以逆转的，这与慢性肾衰竭的不可逆明显不同。无论是急性还是慢性肾衰竭，当发展到严重阶段时，患者最终均可出现终末期肾病（end-stage renal disease，ESRD）和尿毒症（uremia）。

第一节　肾功能不全的基本发病环节

肾发挥排泄与调节作用是通过肾小球滤过、肾小管重吸收及肾的内分泌与生物代谢活动实现的，其中任何一个环节发生异常，都可引起肾功能不全。因此，肾小球滤过功能障碍、肾小管功能障碍和肾内分泌功能障碍是肾功能不全的基本发病环节，亦是肾衰竭主要临床表现的病理生理基础。

一、肾小球滤过功能障碍

正常情况下，成人每天通过肾小球滤过形成 180 L 超滤液（125 ml/min），其中 99% 被肾小管重吸收回血液。肾小球仅允许水和小分子物质自由通过，而不滤过血浆蛋白等大分子，具有选择性滤过功能。肾小球滤过率（glomerular filtration rate，GFR）降低和（或）肾小球滤过膜面积以及通透性的改变，均可导致肾小球滤过功能障碍。

（一）肾小球滤过率降低

肾小球滤过功能通常以肾小球滤过率来衡量，正常成人约为 125 ml/min。导致 GFR 降低的因素包括以下两方面：

1. 肾血流量减少　人体在安静状态且无神经、体液因素影响的情况下，当动脉血压维持在 80～180 mmHg 范围时，肾血流量能保持相对恒定的现象称为肾血流量的自身调节。由于存在自身调节机制，肾血流量受血压变化的影响很小，肾小球滤过率相对稳定。当发生休克、严重脱水及心力衰竭等情况使动脉血压低于 80 mmHg，或发生过敏反应引起肾小球血管痉挛或高血压导致肾小球动脉硬化时，可使肾血流失去自身调节能力而显著减少，GFR 随之降低。

2. 肾小球有效滤过压降低　肾小球有效滤过压 = 肾小球毛细血管血压 −（肾小球囊内压 + 血浆胶体渗透压）。大量失血、休克等引起全身动脉血压降低时，肾小球毛细血管血压也随之下降；尿路梗阻、肾小管阻塞和肾间质水肿等压迫肾小管时，可引起肾小球囊内压增高而导致肾小球有效滤过压降低。

知识拓展 16-1

肾血流量的自身调节

解释肾血流量自身调节的机制主要有肌源性学说和管球反馈学说。肌源性学说是指当肾灌注压增高时，入球小动脉压力增高，引起入球小动脉平滑肌上的 L- 型钙通道开放，使钙离子内流。Ca^{2+} 与钙调蛋白结合，可导致肌球蛋白轻链磷酸化激活及血管收缩，使血管口径相应缩小；当肾灌注压降低时，则发生相反的变化，入球小动脉压力降低，导致平滑肌舒张。肌源性机制在肾小球血流量改变的急性期具有重要作用。

管球反馈学说是指肾小管 - 肾小球反馈（tubulo-glomerular feedback），即肾小管液流量的变化反馈性影响肾血流量和肾小球滤过率的现象。经肾小球滤过的 Na^+、Cl^- 在致密斑处由钠-钾-氯协同转运蛋白2（NKCC2）转运，可激活致密斑产生腺苷酸以及血管紧张素Ⅱ（AngⅡ）等，从而影响入球小动脉以及出球小动脉的收缩，使肾血流量以及肾小球滤过率保持恒定。此外，肾局部产生的NO和前列腺素等也参与管球反馈的调节过程。

（二）肾小球滤过面积减小

广泛的肾小球病变可导致肾小球滤过面积显著减小。例如，急性肾小球肾炎时，炎性渗出物和内皮细胞肿胀，或慢性肾炎、慢性肾盂肾炎等导致有功能的肾单位数量显著减少时，均可引起肾小球滤过面积减小，使肾小球滤过率显著降低，导致少尿，肾小球破坏严重时甚至无尿。

（三）肾小球滤过膜通透性改变

肾小球滤过膜由毛细血管内皮细胞、基底膜和肾小球囊脏层上皮细胞（即足细胞）三层结构组成（图 16-1）。由于在肾小球基底膜和足突间被覆有一层含黏多糖并且带负电荷的薄膜，所以正常肾小球滤过时，带负电荷的分子（如白蛋白）受同性电荷排斥作用，滤过极少。在病理状态下（如肾炎及肾病综合征时），由于炎症及免疫损伤作用，可造成基底膜和上皮细胞破坏，引起肾小球滤过膜通透性增高，加之黏多糖减少，电荷屏障作用减弱，导致血浆白蛋白滤出增多而使患者出现蛋白尿和血尿。

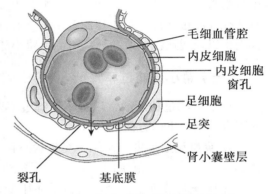

图 16-1　肾小球滤过膜结构示意图

二、肾小管功能障碍

肾小管的重吸收、分泌和排泄功能对维持机体内环境稳定具有重要的调节作用。不同区段的肾小管结构与功能各异，所以不同部位损伤后所引起的功能障碍表现也各异。

（一）近曲小管功能障碍

近曲小管能重吸收原尿中的水、葡萄糖、氨基酸、蛋白质、碳酸氢盐、磷酸盐、钠（60%～70%）和钾（绝大部分）等。因此，当近曲小管功能障碍时，即可导致肾性糖尿、氨基酸尿、蛋白尿以及因碳酸氢盐重吸收障碍而引起的肾小管性酸中毒。此外，近曲小管还具有排泄功能，能排出对氨马尿酸、酚红、青霉素及某些泌尿系造影剂等。因此，当近曲小管功能障碍时，可导致上述物质在体内潴留。

（二）髓袢功能障碍

当原尿流经髓袢升支粗段时，Cl^- 被肾小管上皮细胞主动重吸收，而 Na^+ 则随电化学梯度被动重吸收，但此处肾小管上皮细胞对水的通透性低，故形成了肾髓质间质的高渗状态，这是原尿浓缩的重要条件。因此，当髓袢功能障碍时，肾髓质的高渗环境被破坏，可引起原尿浓缩机制障碍，使患者出现多尿、低渗尿。当尿液的浓缩与稀释功能均出现障碍时，患者可出现等渗尿。

（三）远曲小管和集合管功能障碍

在抗利尿激素（antidiuretic hormone，ADH）的作用下，远曲小管和集合管对水的通透性增高，可使重吸收水增加，从而使尿液浓缩。因此，当远曲小管和集合管功能障碍时，患者可出现肾性尿崩症。在醛固酮的作用下，远曲小管和集合管能分泌 H^+、K^+ 和 NH_3，并与原尿中的 Na^+ 交换，对调节电解质和酸碱平衡具有重要作用。因此，远曲小管和集合管功能障碍可导致钠、钾代谢障碍和酸碱平衡紊乱。

三、肾内分泌功能障碍

肾是人体重要的内分泌器官，可以产生和分泌多种激素和生物活性物质，这些物质在调节血压、水和电解质平衡、红细胞生成以及钙磷代谢等方面具有重要的作用。因此，肾损伤必然会引起内分泌功能障碍，使血液中的多种活性物质浓度发生改变，进而导致多方面的病理变化。

（一）肾素分泌增多

肾素是由肾小球旁细胞分泌的一种蛋白水解酶，能使血浆中无活性的血管紧张素原（14 肽）分解成血管紧张素 I（10 肽）；后者经血管紧张素转换酶（angiotensin converting enzyme，ACE）的作用而转化为血管紧张素 II（angiotensin，Ang II）；血管紧张素 II 可被氨基肽酶催化生成血管紧张素 III（Ang III）。Ang II 和 Ang III 可作用于肾上腺皮质球状带，促进醛固酮生成。同时，Ang II 具有强烈的缩血管作用。

肾素的分泌受肾入球小动脉处的牵张感受器、致密斑和交感神经三方面因素的调节。当肾缺血、肾动脉狭窄、脱水、低钠血症及交感神经紧张度增高时，可引起肾素分泌增多，激活肾素 - 血管紧张素 - 醛固酮系统（renin-angiotensin-aldosterone system，RAAS），使血浆中的 Ang II 和醛固酮浓度增高，从而升高动脉血压和促进钠、水潴留。

（二）促红细胞生成素合成减少

正常人约有 90% 的促红细胞生成素（EPO）在肾内合成。EPO 主要是由肾小球基底膜外侧肾小管周围的间质细胞合成和分泌的一种多肽类激素，可促进红系祖细胞的增殖与分化，并促进网织红细胞释放入血，使红细胞生成增多。慢性肾病患者的肾组织被大量破坏，EPO 合成减少，是造成其出现肾性贫血的主要原因。另外，肾功能不全时，某些毒性物质（红细胞生成抑制因子）对促红细胞生成素具有抑制作用，可降低骨髓对促红细胞生成素的反应，从而引起贫血。

（三）前列腺素合成不足

肾是产生前列腺素（PG）的重要器官，主要产生 PGE_2、PGI_2 和 PGF_2，合成的部位是髓质的间质细胞和集合管上皮细胞。PGE_2、PGI_2 主要具有以下两种作用：①作用于平滑肌，可使细胞内 cAMP 浓度增高，抑制结合钙转变为游离钙，从而抑制平滑肌收缩，使血管扩张、外周阻力降低。此外，PGE_2、PGI_2 还能抑制交感神经末梢释放儿茶酚胺，使平滑肌对缩血管物质的反应性降低，间接引起血管扩张，使外周阻力降低。②抑制 ADH 对集合管的作用，减少集合管对水的重吸收，促进水的排泄。此外，PG 还可通过 cAMP 途径抑制近曲小管对钠的重吸收，从而促进钠的排出。因此，这两种 PG 具有强大的降血压作用。肾损伤时，可引起 PG 合成不足，是高血压的一个重要发病环节。

（四）肾激肽释放酶 - 激肽系统功能障碍

肾（尤其近端小管上皮细胞）富含激肽释放酶（kallikrein），可作用于血浆 α_2 球蛋白（激肽原）而生成激肽。激肽可以对抗血管紧张素的作用，引起小血管扩张，使血压降低，同时还可作用于肾髓质乳头部的间质细胞，引起前列腺素释放。如果肾激肽释放酶 - 激肽系统（renal kallikrein-kinin system，RKKS）出现功能障碍，则易促进高血压的发生。

（五）1,25-(OH)$_2$D$_3$ 减少

肾是体内唯一产生 1α- 羟化酶的器官，通过肾皮质细胞（主要是肾小管上皮细胞）合成。维生素 D$_3$ 本身并无生物学活性，其发挥生理作用前必须经过代谢转变。维生素 D$_3$ 首先在肝细胞线粒体内经 25- 羟化酶的作用形成 25-(OH)-D$_3$，再经肾皮质细胞内的 1α- 羟化酶作用，才能形成具有生物活性的 1,25-(OH)$_2$D$_3$。肾实质损伤时，由于 1α- 羟化酶生成障碍，活化的 1,25-(OH)$_2$D$_3$ 减少，可影响钙在肠道的吸收，从而诱发骨营养不良，在成人表现为肾性骨软化症，在儿童则表现为肾性佝偻病。

（六）对激素的灭活作用减弱

正常情况下，甲状旁腺激素（parathyroid hormone，PTH）主要经肾灭活。肾严重损伤时，对甲状旁腺激素的灭活作用减弱，可使其在血液中的浓度升高，导致骨质疏松和软化。促胃液素可部分经肾灭活，故当肾严重受损时，血液中的促胃液素浓度升高，使胃黏膜易受蛋白酶的水解而形成溃疡。

知识拓展 16-2

肾功能测定

1. **肾清除率测定**　是指肾在单位时间内清除血浆中某一物质的能力，推算出肾每分钟能清除多少毫升血浆中的该物质，并以标准体表面积进行校正，可用于测定肾小球滤过率。其中，菊粉清除率测定结果比较准确，可作为金标准，但操作较为复杂。可采用放射性核素（如 ^{99}Tc DTPA、^{51}Cr EDTA 等方法）检测肾小球滤过功能。临床最常用的检测方法为血肌酐、尿素氮及内生肌酐清除率，但这些检测方法容易受到多种因素的影响，临床越来越多采用 eGFR 公式来评估。

2. **肾血流量测定**　临床上常应用对氨马尿酸法。其原理是：肾血流中的对氨马尿酸除经肾小球滤出外，其余几乎全部可被近曲小管分泌。由于用化学法测定操作较为复杂，所以目前多以 ^{125}I- 邻碘马尿酸测定肾血浆流量，正常值为 600～800 ml/min。

3. **稀释与浓缩试验**　最简单的方法是测定尿比重，测定尿液渗透浓度可以更好地反映肾的稀释与浓缩能力。临床上常通过测定自由水廓清值来反映肾对水负荷的处理能力，即稀释功能。

（冀菁荃）

第二节　急性肾损伤

急性肾损伤（acute kidney injury，AKI）是指各种病因在短时间（通常为数小时至数天）内引起肾泌尿功能急剧降低，以致机体内环境出现严重紊乱的病理过程，临床表现主要为水中毒、氮质血症、高钾血症和代谢性酸中毒。多数患者伴有少尿（成人每日尿量<400 ml）或无尿（成人每日尿量<100 ml），即少尿型 AKI。少数患者尿量并不减少，但出现肾排泄功能障碍，氮质血症明显，称为非少尿型 AKI。

AKI 是涉及各科的常见危重临床综合征，以往称为急性肾衰竭（acute renal failure，ARF）。近年来临床研究证实，病情相对较轻的急性肾损伤或肾功能受损即可导致患者并发症发生率及总体死亡率升高，因此，国际肾脏病学和急救医学专家建议将 ARF 更名为 AKI。与 ARF 相比，AKI 能更好地反映急性肾损伤的全过程，尤其是早期阶段。因此，AKI 的提出对于这一综合征的早期诊断、早期治疗和降低病死率均具有更积极的意义。

2011 年 12 月，改善全球肾脏病预后组织（Kidney Disease：Improving Global Outcomes，KDIGO）制订了 AKI 指南，符合以下情况之一者即可被诊断为 AKI：① 48 h 内血清肌酐（serum creatine，Scr）升高超过 26.5 μmol/L（0.3 mg/dl）；② Scr 升高超过基线值的 1.5 倍，且确认或推测为 7 天内发生；③尿量<0.5 ml/（kg·h），且持续 6 h 以上（表 16-1）。

表 16-1　KDIGO 关于 AKI 的分期标准

分期	血清肌酐（Scr）	尿量
1 期	升高至基线值的 1.5~1.9 倍，或升高超过 26.5 μmol/L	<0.5 ml/（kg·h），持续 6~12 h
2 期	升高至基线的 2.0~2.9 倍	<0.5 ml/（kg·h）持续≥12 h
3 期	升高至基线值的 3 倍，或绝对值≥353.6 μmol/L；或开始使用肾替代治疗；或患者<18 岁且 eGFR<35 ml/（min·1.73m²）	<0.3 ml/（kg·h）持续≥24 h 或无尿≥12 h

一、分类与病因

引起急性肾损伤的病因很多，通常根据发病环节将急性肾损伤分为肾前性 AKI、肾性 AKI 和肾后性 AKI 三类（图 16-2）。

（一）肾前性急性肾损伤

肾前性急性肾损伤（prerenal acute kidney injury）是指各种原因引起肾血流灌注降低所导致的缺血性肾损伤。由于肾血流量减少，肾小球毛细血管血压降低，使有效滤过压下降，GFR 显著降低，

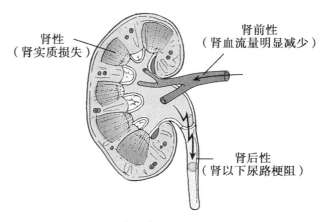

图 16-2　急性肾损伤的病因与分类

引起尿量减少和氮质血症等。造成肾缺血的原因主要有：①血容量减少，见于大出血、外科手术、严重脱水、烧伤等；②严重心功能障碍，见于心肌炎、心肌梗死所致的急性心力衰

竭，心源性休克时的心输出量急剧减少；③血管床容量增加，如过敏性休克，由于外周血管阻力降低导致微血管广泛扩张，使血液淤滞在微血管中，导致有效循环血量减少。

由于肾前性 AKI 早期尚无肾实质的器质性病变，及时改善肾血液灌流量的不足，可提高肾小球滤过率，患者肾功能多数可迅速恢复正常，故又称为功能性急性肾损伤。但若肾缺血持续时间过长而得不到纠正，则可导致肾小管坏死，发展为急性器质性肾损伤。

（二）肾性急性肾损伤

肾性急性肾损伤（intrarenal acute kidney injury）是由于各种原因引起肾实质病变而导致的急性肾损伤，又称器质性肾损伤（parenchymal kidney injury），是临床常见危重症。根据损伤的组织学部位，可将其分为肾小球、肾间质、肾血管和肾小管损伤，其主要病因包括以下几个方面。

1. 肾小球、肾间质与肾血管疾病　见于急性肾小球肾炎、狼疮性肾炎、结节性多动脉炎和过敏性紫癜性肾炎等引起的肾小球损伤；急性间质性肾炎、药物过敏及巨细胞病毒感染等导致的肾间质损伤；肾血管疾病见于肾小球毛细血管血栓形成和微血管闭塞等微血管疾病，以及肾动脉血栓形成、栓塞和肾动脉狭窄等大血管病变。

2. 急性肾小管坏死　急性肾小管坏死（acute tubular necrosis，ATN）是肾性 AKI 最常见与最重要的病因，导致 ATN 的因素主要包括以下几个方面。

（1）肾缺血和再灌注损伤：造成肾前性肾损伤的各种原因（如休克）在早期若未能得到及时的纠正，则可导致肾小管因持续缺血而发生坏死，即由功能性肾损伤转为器质性肾损伤。此外，休克复苏后的再灌注损伤也是导致 ATN 的主要因素之一。

（2）肾中毒：引起肾中毒的毒物很多，可分为外源性肾毒物和内源性肾毒物两类。常见的外源性肾毒物包括：①重金属类，如汞、铅、镉、铀、锑及铋制剂等；②化学物质，如四氯化碳、氯仿、三氧化二砷、甲醇、二甘醇、甲苯、酚类与有机磷农药等；③生物毒素，如蛇毒、蕈毒（毒蘑菇）与生鱼胆等；④抗生素类，如新霉素、庆大霉素、卡那霉素、万古霉素、巴龙霉素、先锋霉素及多黏菌素等（表16-2）。内源性肾毒物包括：血红蛋白、肌红蛋白和尿酸等。如输血时血型不合或疟疾等引起的溶血，挤压综合征等严重创伤引起的横纹肌溶解症，过度运动、中暑等引起的非创伤性横纹肌溶解症，可导致红细胞和肌肉分别释放血红蛋白和肌红蛋白，经肾小球滤过而形成肾小管色素管型，堵塞并损害肾小管，引起 ATN（表16-3）。

表 16-2　引起急性肾小管坏死的主要外源性肾毒物的分类与病因

分类	常见病因
肾毒性药物	①抗菌药物：氨基糖苷类抗生素、万古霉素、多黏菌素、第一代头孢菌素、两性霉素 B、磺胺嘧啶等；②造影剂；③肿瘤化疗药物：顺铂、甲氨蝶呤与丝裂霉素等；④免疫抑制剂：环孢素、他克莫司和青霉胺等；⑤利尿剂：汞利尿药；⑥其他药物：非甾体抗炎药、麻醉药（恩氟烷、加卤乙醚等）、右旋糖酐、大剂量甘露醇、甘油注射液及西咪替丁等
工业毒物	①重金属：镉、汞、铅、铬、金、镍、砷等；②化合物：氰化物、四氯化碳、甲醇、甲苯、乙烯二醇、氯仿等；③杀菌消毒剂：甲酚、间苯二酚、甲醛等；④杀虫剂及除草剂：有机磷农药、百草枯等
生物毒素	蛇毒、蝎毒、黑蜘蛛毒、青鱼胆毒、蜂毒及毒蕈等
微生物毒素及其代谢产物	严重细菌感染、严重病毒感染等

表 16-3　引起急性肾小管坏死的主要内源性肾毒物

肾毒物	常见病因
肌红蛋白	肌肉损伤（创伤、低温及高热等）、肌肉运动过度（癫痫、谵妄与过度体育运动等）、肌肉缺血（长时间压迫及大血管损伤等）、代谢性疾病（低钾血症、低磷血症、低钠血症、高钠血症、糖尿病酮症酸中毒和高渗状态等）、感染（流感、传染性单核细胞增多症、军团病及破伤风等）、毒素、药物、免疫性及遗传性疾病等
血红蛋白	免疫性因素（输血反应）、感染及毒素（疟疾与毒蛇咬伤等）、药物及化学物质、遗传性疾病（葡糖-6-磷酸酶缺乏、阵发性睡眠性血红蛋白尿等）、机械性损伤（机械瓣膜、体外循环、微血管病性溶血性贫血等）
尿酸	高尿酸血症伴高尿酸尿（原发性、继发性）

在多数情况下，肾毒素与肾缺血常紧密联系在一起。例如，肾毒物可引起肾血管收缩或痉挛而导致肾缺血，而肾缺血、缺氧又可加重毒性物质对肾实质的损伤，促进 AKI 的发生。

（三）肾后性急性肾损伤

由尿路（从肾盏至尿道外口）梗阻引起的肾功能急剧减退称为肾后性急性肾损伤（postrenal acute kidney injury），又称肾后性氮质血症（postrenal azotemia）。此类肾损伤常见于双侧输尿管结石、盆腔肿瘤和前列腺肥大等患者。尿路梗阻可使梗阻上方的压力增大，引起肾盂积水、肾间质压力升高，使肾小球囊内压增高，导致肾小球有效滤过压降低，使 GFR 下降。肾后性 AKI 早期患者并无肾实质损伤，故及时解除梗阻、增加排尿即可使肾功能恢复。

▌二、发病机制

AKI 的发病机制十分复杂，迄今尚未完全阐明。不同原因所致 AKI 的机制不尽相同，但引起肾功能障碍和内环境紊乱的中心环节都是 GFR 降低。以下主要介绍 ATN 引起的少尿型 AKI 的发病机制。

（一）肾血管及血流动力学异常

肾血管及血流动力学异常是 AKI 初期患者 GFR 降低和少尿的主要机制。

1. 肾灌注压降低　当动脉血压低于 80 mmHg 时，有效循环血量减少程度超过肾血流的自身调节范围，可导致肾血液灌注压降低，肾小球囊内压降低，故 GFR 随之降低。

2. 肾血管收缩　全身血容量降低或有效循环血量减少，可引起肾入球小动脉收缩，特别是皮质肾单位的入球小动脉收缩尤为明显，导致肾血流重新分布。其机制可能与下列因素有关。

（1）交感-肾上腺髓质系统兴奋：肾缺血或肾中毒时，机体交感-肾上腺髓质系统兴奋，引起血液中儿茶酚胺（catecholamine）释放增多，可导致肾皮质，特别是皮质外侧带肾血管广泛收缩。

（2）肾素-血管紧张素系统激活：①缺血时，肾入球小动脉壁受牵拉程度降低，可刺激肾小球旁细胞分泌肾素增多；②交感神经兴奋时，儿茶酚胺释放增多，亦可刺激肾素分泌。肾素分泌增多，可使血管紧张素 II 生成增多，引起肾血管收缩，导致 GFR 降低。由于肾皮质部位肾素含量较高，故肾素-血管紧张素系统激活时，肾皮质缺血更严重。

（3）肾内收缩及舒张因子释放失衡：肾缺血、肾中毒可导致肾血管内皮细胞受损，引起血管内皮源性收缩因子（如内皮素）分泌增多，以及血管内皮源性舒张因子（一氧化氮）释放减少。此外，肾实质细胞受损还可导致前列腺素及激肽合成减少。收缩及舒张因子释放失衡可促进肾血管收缩，使 GFR 降低。

3. 肾毛细血管内皮细胞肿胀　肾缺血、缺氧及肾中毒时，肾细胞内线粒体生物氧化不能正常进行，可导致 ATP 生成减少，使 Na^+-K^+-ATP 酶活性减弱，造成细胞内钠、水潴留，导致细胞水肿。随着细胞水肿的发生，细胞膜通透性改变，大量 Ca^{2+} 进入细胞，形成钙超载。同时，Ca^{2+}-ATP 酶活性减弱，导致胞质 Ca^{2+} 向胞外转运的作用减弱，进一步引起细胞内 Ca^{2+} 增多。细胞内 Ca^{2+} 增加又可抑制线粒体的氧化磷酸化过程，使 ATP 生成进一步减少，从而形成恶性循环。肾细胞水肿，尤其是肾毛细血管内皮细胞肿胀，可使血管管腔变窄、血流阻力增大，导致肾血流量减少。

4. 肾血管内凝血　发生 AKI 时，血液中的纤维蛋白原增多，红细胞变形能力降低并发生聚集、破裂，血红蛋白释出以及血小板聚集等，可引起血液黏滞度升高；白细胞黏附、嵌顿，肾小球毛细血管内微血栓形成，可引起肾内 DIC，造成微血管阻塞，使血流阻力增大，导致肾血流量进一步减少。

（二）肾小管损伤

肾小管可因缺血、缺血后再灌注、毒物以及缺血和中毒等因素作用而出现损伤，表现为肾小管上皮细胞的重吸收与分泌功能紊乱，以及肾小管上皮细胞坏死和凋亡。

肾小管上皮细胞损伤的机制与细胞能量代谢和膜转运系统功能障碍密切相关，主要包括 ATP 生成减少、Na^+-K^+-ATP 酶活性降低、自由基产生增多与清除减少，以及细胞内游离钙增多等。此外，炎症反应在细胞损伤过程中也具有重要的作用，尤其在肾缺血 - 再灌注损伤过程中，肾小管上皮细胞和肾实质细胞所产生的炎症因子和活性氧可引起中性粒细胞激活并向损伤部位聚集，进而加重细胞损伤。肾小管细胞严重损伤和坏死脱落可导致肾小管阻塞、原尿回漏、管球反馈系统异常激活（图 16-3）。

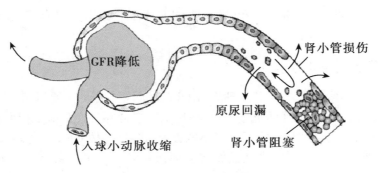

图 16-3　AKI 的肾小管因素示意图

1. 肾小管阻塞　肾缺血、肾毒物等引起肾小管坏死时脱落的上皮细胞碎片、急性溶血反应时释放出的血红蛋白、挤压综合征时释放出的肌红蛋白，均可在肾小管内形成各种管型，阻塞肾小管管腔。临床上不恰当地使用磺胺类药物也可导致 AKI，主要由于磺胺结晶析出所致，也可引起肾小管广泛阻塞。肾小管管腔被阻塞，使原尿不易通过，可引起少尿。同时，由于管腔内压升高，使肾小球囊内压增高、有效滤过压降低，可导致 GFR 降低。目前认为，肾小管阻塞可能是某些 AKI 患者持续少尿的重要原因。

2. 原尿回漏　在各种有害因素（如肾持续缺血和肾毒物）作用下，肾小管上皮细胞变性、坏死、脱落。原尿经受损肾小管壁处回漏入周围肾间质，除直接造成尿量减少外，还可引起肾间质水肿，并压迫肾小管和周围的毛细血管，使小管阻塞进一步加重（图 16-3）。

3. 管球反馈系统异常激活　发生 ATN 时，近曲小管对 Na^+ 和 Cl^- 的重吸收减少，使远曲小管内液中 NaCl 浓度升高，可导致管球反馈系统异常激活，引起入球小动脉收缩，导致 GFR 持续降低。

（三）肾小球滤过系数降低

GFR 与肾小球有效滤过压和肾小球滤过系数（filtration coefficient，K_f）密切相关。肾小球滤过率＝滤过系数 × 有效滤过压。K_f 代表肾小球的通透能力，与滤过膜的面积及其通透性状态有关。肾缺血和肾中毒时，肾小球毛细血管内皮细胞肿胀、足细胞足突结构发生变化、滤过膜上的窗孔大小及密度也发生改变，使 K_f 降低，也是导致 GFR 降低的机制之一。此外，肾缺血和肾中毒可导致许多内源性和外源性活性物质释放增多，如血管紧张素 II 和血栓素 A_2（thromboxane A_2，TXA_2）等释放增多，引起肾小球系膜细胞收缩，从而导致肾小球滤过面积减小，使 K_f 降低。

总之，肾缺血和肾中毒等因素导致肾血管及血流动力学改变、肾小管损伤和肾小球滤过系数降低，是 ATN 引起少尿型急性肾损伤的主要发病机制（图 16-4）。

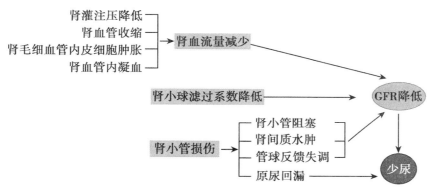

图 16-4　少尿型 AKI 发病机制示意图

三、发病过程及代谢与功能变化

根据发病时患者尿量是否减少，可将 AKI 分为少尿型 AKI 和非少尿型 AKI。

（一）少尿型 AKI

典型的少尿型 AKI 的发生与发展过程一般可分为反应期或起始期、少尿期、多尿期和恢复期。致病因素作用于机体后，首先会发生适应性代偿反应，此时患者可无任何临床表现，当病变发展到一定程度才会出现少尿，故将此阶段称为反应期或起始期。但多数患者该期持续时间很短，约在 24 h 以内，往往将其归为少尿期。

1. 少尿期（oliguric phase）　少尿期是患者病情最危重的阶段，可持续数天至数周，且持续时间越长，预后越差。此期患者除有尿量显著减少外，还伴有严重的内环境紊乱表现。

（1）尿液变化：①少尿或无尿，发病后，患者尿量迅速减少，出现少尿或无尿。少尿的发生是由于肾血管及血流动力学异常、肾小管受损及滤过系数降低等因素所致；②低比重尿，尿比重常固定于 1.010～1.015，是由于肾小管损伤造成肾对尿的浓缩和稀释功能障碍所致；③尿钠高，肾小管对钠的重吸收障碍，可导致尿钠含量增高；④血尿、蛋白尿、管型尿，由于肾小球滤过功能障碍和肾小管受损，患者尿液中可出现红细胞、白细胞和蛋白质等；尿沉渣镜检可见透明管型、颗粒管型和细胞管型。

发生功能性 AKI 时，肾小管未受损，患者出现少尿主要是由于 GFR 显著降低，以及远曲小管和集合管对钠、水的重吸收增加所致。因此，尽管器质性 AKI 和功能性 AKI 患者都可出现少尿，但其尿液成分有本质上的差异，这是临床鉴别诊断功能性与器质性 AKI 的主要依据，对于判断预后和指导治疗都具有重要意义（表 16-4）。

表 16-4　功能性与器质性 AKI 患者尿液变化的不同特点

指标	功能性 AKI（肾前性 AKI）	器质性 AKI（ATN 少尿期）
尿比重	>1.020	<1.015
尿渗透压（mmol/L）	>500	<250
尿钠（mmol/L）	<20	>40
尿肌酐 / 血肌酐	>40 : 1	<20 : 1
尿蛋白	阴性或微量	+ ~ ++++
尿沉渣镜检	变化轻微	变化显著，可见褐色颗粒管型，红细胞、白细胞及变形的上皮细胞
甘露醇利尿效应	佳	差
肾衰竭指数	<1	>2
钠排泄分数	<1	>2

注：肾衰竭指数（renal failure index，RFI）= 尿钠 /（尿肌酐 / 血肌酐）；钠排泄分数（fractional excretion of sodium，FENa）=（尿钠 / 血钠）/（尿肌酐 / 血肌酐）

（2）水中毒：由于尿量减少，体内分解代谢加强，导致内生水增多，以及治疗不当、输入葡萄糖溶液过多等原因，可造成体内水潴留并引起稀释性低钠血症。由于血容量增加，心脏负荷加重，可导致心功能不全及体液渗透压下降，引起水分向细胞内转移而造成细胞水肿，严重者可并发肺水肿和脑水肿，是 AKI 患者死亡的常见原因之一。

（3）高钾血症：是 AKI 患者最危险的并发症。由于钾对心肌有毒性作用，严重高血钾可引起心律失常、心室颤动和心搏骤停，因此，高血钾是 AKI 少尿期患者死亡的主要原因。引起高血钾的原因有：①尿量减少，使钾随尿液排出减少；②组织损伤和分解代谢增强，使钾从细胞内大量释出；②酸中毒，使细胞内的钾向细胞外转移增加；③低钠血症，使肾小球滤出的钠减少，致使远端肾单位的钠、钾交换减弱，可进一步加重高血钾；④输入库存血或食入含钾量高的食物或药物等。

（4）氮质血症：血液中的尿素、尿酸、肌酐等非蛋白氮（nonprotein nitrogen，NPN）含量明显增高，称为氮质血症（azotemia）。正常人血液中的非蛋白氮为 250 ~ 300 mg/L。发生急性肾衰竭时，由于 GFR 降低，非蛋白氮排出减少；同时，由于蛋白质的分解代谢增强，使非蛋白氮产生增多，可引起血液中非蛋白氮含量显著增高，严重时可导致尿毒症。一般在少尿期开始后数日，NPN 为 500 ~ 1500 mg/L，严重者可达 2000 mg/L 以上。

（5）代谢性酸中毒：AKI 患者可出现进行性、不易纠正的代谢性酸中毒。其原因主要有：① GFR 降低，导致固定酸排出减少；②肾小管产氨和泌氢能力降低，引起肾排酸障碍；③由于患者进食量减少、易发生感染等，使体内分解代谢加强，可导致固定酸产生增多。酸中毒可抑制心血管系统和中枢神经系统，并促进高钾血症的发生。

2. 多尿期（diuretic phase）　当尿量增加到 400 ml/d 时，标志着患者已渡过危险的少尿期而进入多尿期。尿量开始逐日增加，典型者每天增加 1 倍左右。此期平均尿量为 1000 ~ 3000 ml/d，有的患者尿量可高达 10 L/d。尿量呈进行性增加是肾功能逐渐恢复的重要标志。

多尿的发生机制可能与下列因素有关：①肾血液灌流量增加、肾小球滤过功能逐渐恢复；②坏死的肾小管上皮细胞开始再生和修复，但新生的肾小管上皮细胞功能尚不成熟，对钠、水的重吸收能力较弱，故原尿不能被充分浓缩而使排水多；③肾间质水肿消退，肾小管内管型被冲走，使阻塞得以解除；④少尿期潴留在血液中的尿素等代谢产物使原尿中的溶质浓度增高，从而引起渗透性利尿。

多尿期早期阶段，患者机体内环境紊乱并不能立即改善，水与电解质紊乱、氮质血症和代谢性酸中毒仍然存在。后期由于水和电解质大量排出，所以患者易发生脱水、低钾血症和低钠血症。多尿期平均持续 1～2 周可进入恢复期。

进入多尿期表示多数患者已经脱离危险，但临床统计数据显示，约有 1/5 的 AKI 患者因继发感染（主要是泌尿系感染和肺部感染）而死亡。因此，密切观察患者的病情变化、有效控制感染是提高治愈率的关键。

3. 恢复期　此期患者尿量和非蛋白氮含量都基本恢复正常，水、电解质和酸碱平衡紊乱及其所引起的症状基本消失，前述病理变化也已不复存在。但肾小管功能完全恢复正常需要经过数月甚至更长时间。在恢复期的初始阶段，由于尿浓缩功能、尿酸化功能及尿素等代谢产物的清除功能尚不健全，一旦使肾负荷（如重体力劳动、感染等）增加，患者即可出现异常表现。1 年后，仍有 2/3 的患者 GFR 较正常低 20%～40%。少数患者可因肾小管上皮和基底膜的严重破坏、再生和修复不全而进展为慢性肾功能不全。

（二）非少尿型 AKI

非少尿型 AKI 患者每日尿量持续在 400 ml 以上，甚至可达 1000～2000 ml。与少尿型 AKI 患者相比，非少尿型 AKI 患者的病理损害较轻，GFR 下降程度不严重，肾小管损害也较轻，主要表现为尿浓缩功能障碍，故尿量并无明显减少，尿比重和尿钠含量均较低。非少尿型急性肾小管坏死患者 GFR 降低，已足以引起氮质血症，但由于尿量不少，故高钾血症较少见。此型患者临床症状较轻，病程相对较短，并发症少，肾功能恢复较快，预后较好。少尿型和非少尿型 AKI 可以相互转化。少尿型 AKI 患者经利尿或脱水治疗可能转化为非少尿型 AKI；少尿型 AKI 患者若得不到及时治疗，则病情加重可转化为少尿型 AKI。非少尿型 AKI 向少尿型 AKI 转化表示病情继续恶化，预后更差。

四、急性肾损伤防治的病理生理基础

（一）治疗原发病、避免诱因

应积极采取措施，治疗原发病，消除病因，如予以抗休克、抗感染治疗，尽早恢复肾血液灌注；及时解除尿路阻塞；清除肾毒物。合理用药，避免使用对肾有损害的药物等。

（二）纠正内环境紊乱

1. 严格控制补液量　少尿期应严格控制补液量，维持体内水、电解质平衡，按照"量出为入"的原则，防止水中毒的发生。多尿期应注意补充水和钠、钾等电解质，防止发生脱水、低钠血症和低钾血症。输液总量可按下式估算：

$$24 \text{ 小时补液量} = \text{前一日尿量} + \text{额外丢失量} + \text{生理需要量}$$

（额外丢失量是指由于呕吐、腹泻、胃肠引流等丢失的体液量）。

2. 处理高钾血症 高钾血症是少尿期患者死亡的最主要原因，必须尽早处理。其措施包括：①纠正缺氧、酸中毒，以减少细胞内钾的释放；②限制使用含钾药物，避免摄入含钾量高的食物；③静脉滴注葡萄糖和胰岛素，促使钾向细胞内转移；④静脉注射葡萄糖酸钙或氯化钙、碳酸氢钠溶液，对抗高钾血症的心脏毒性作用；⑤予以透析治疗。

3. 纠正酸中毒 改善缺氧，补充足够的热量，以减少机体内的分解代谢，可遏制酸中毒的发展。治疗常用 5% $NaHCO_3$、11.2% 乳酸钠或三羟甲基氨基甲烷（trihydroxymethyl aminomethane，Tris），以对抗酸中毒。

4. 控制氮质血症 ①静脉滴注葡萄糖溶液，以减少蛋白质分解；②缓慢静脉滴注必需氨基酸，以促进蛋白质合成和肾小管上皮细胞再生；③采用透析疗法，以排出非蛋白氮。

5. 肾脏替代治疗（renal replacement therapy） 应用透析疗法是行之有效的治疗措施，可使患者安全度过少尿期。常用的方法有：①腹膜透析，腹膜是生物性半透膜，利用其渗透、扩散特性可达到物质交换的目的；②血液透析（人工肾），人工肾是一种体外血液透析装置，是将患者血液从动脉引出，通过透析膜的微细孔进行弥散，从而使血液中蓄积的代谢产物不断被清除；③结肠透析，利用直肠、结肠黏膜的渗透性进行物质交换，亦可达到一定的透析效果。

（三）抗感染和营养支持

AKI 极易合并感染，且感染也是 AKI 的原因之一。因此抗感染治疗极为重要。补充适量的能量物质，如糖、维生素及其他必需物质，有助于损伤细胞的修复和再生。

临床应用 16-1

肾脏替代治疗

肾脏替代治疗（renal replacement therapy）是治疗 AKI 的重要手段。其适应证包括：当患者出现危及生命的严重并发症时应予以紧急透析，如严重高钾血症且 $K^+ \geq 6.5$ mmol/L 或已经出现严重心律失常；急性肺水肿且利尿效果不满意；严重代谢性酸中毒，动脉血 $pH \leq 7.2$，且由于急性左心衰竭和体液容量过多不能给予足量碱剂时。发生 AKI 时，肾脏替代治疗主要包括借助体外循环的血液透析或血液滤过等，以及无须体外循环的腹膜透析。根据单次治疗持续时间，可将肾脏替代治疗分为间歇性肾脏替代治疗（intermittent renal replacement therapy，IRRT）、连续性肾脏替代治疗（continuous renal replacement therapy，CRRT）以及介于两者之间的延长 IRRT。具体治疗方法的选择应结合考虑患者的病情、医护人员对技术的掌握程度和当地医疗资源等多方面因素综合考虑，以安全、有效、简便、经济为原则，并应根据患者的病情变化及时调整治疗模式。

（冀菁荃）

第三节 慢性肾脏病

案例 16-2A

张先生，60岁，16年来反复出现眼睑及双下肢水肿，尿蛋白测定及隐血试验呈阳性。6年前发现血压升高。近2年来伴乏力、夜尿增多，间断发生牙龈出血。2周前因不洁饮食后出现腹泻，禁食4天。近10天出现恶心、呕吐，少尿及水肿加重，口服利尿剂效果不佳。近2天自觉呼吸困难。

查体：T 36.7℃，P 116次/分，R 24次/分，BP 170/105 mmHg。体格发育正常，慢性病容。皮肤可见散在出血点，呼吸深大，双肺听诊呼吸音略粗糙，双肺底可闻及少量湿啰音伴哮鸣音。心尖搏动弥散，心浊音界向左侧扩大，心律齐，第一心音稍弱，心尖区可闻及Ⅱ级收缩期杂音。双肾区无叩击痛。双下肢及腰骶部中度凹陷性水肿。

问题：

1. 根据患者的病史与体格检查，初步分析其可能患有什么疾病？
2. 患者本次病情加重的诱因是什么？

慢性肾衰竭（chronic renal failure，CRF）是以代谢产物蓄积，水、电解质及酸碱平衡紊乱和肾内分泌功能障碍为表现的临床综合征，是各种慢性肾脏病持续进展至终末期的共同结局。CRF呈渐进性发展，病程常迁延数月、数年甚至更久，患者常以尿毒症为结局而死亡。

2002年，美国国家肾脏病基金会在《慢性肾脏病临床实践指南》中首次提出了慢性肾脏病（chronic kidney disease，CKD）的概念，明确提出了CKD的定义，即各种原因引起的肾结构或功能异常≥3个月，包括出现肾损伤标志（白蛋白尿、尿沉渣异常、肾小管相关病变、组织学检查异常及影像学检查异常）或有肾移植病史，伴有或不伴有肾小球滤过率（GFR）下降；或不明原因的GFR下降<60 ml/（min·1.73 m²）≥3个月。该指南更为全面地描述了肾脏病发生、发展的全过程，统一了CKD的分期并提出了各期延缓肾脏病进展、改善预后的推荐方案。由于慢性肾脏病的概念更加广泛，更好地表达了疾病的发展过程，目前已逐渐取代以往慢性肾衰竭的概念。

一、病因

凡是能引起肾实质慢性进行性破坏的疾病均可导致慢性肾脏病。大致可分为以下两类。

1. 原发性肾病 如慢性肾小球肾炎、慢性肾盂肾炎、肾动脉硬化症、肾发育不全及肾结核等。

2. 继发性肾损害 是指继发于全身性疾病出现的肾损害，如高血压性肾小动脉硬化、糖尿病肾病、狼疮性肾炎及过敏性紫癜性肾炎等。另外，继发性肾损害还可见于慢性尿路梗阻（如尿路结石、肿瘤及前列腺肥大等）患者。

以往认为，慢性肾小球肾炎是引起CKD的主要原因，近年来糖尿病肾病和高血压性肾损害引起的CKD逐年增多。

二、发病过程

　　肾具有强大的代偿储备能力，故可在相当长的时间内维持肾功能正常，保持机体内环境相对稳定而不出现肾功能不全的征象。因此，发生慢性肾脏病时，肾功能损害是一个缓慢的渐进性发展过程。目前国际公认的慢性肾脏病分期是依据美国国家肾脏病基金会肾脏病预后质量倡议（Kidney Disease Outcomes Quality Initiative，K/DOQI）制定的指南分为 5 期，即 CKD 1 期 ~ CKD 5 期（表 16-5）。部分 CKD 在疾病进展过程中 GFR 可逐渐下降，进展至 CRF，主要为 CKD 4 期 ~ CKD 5 期；当 GFR 下降至 15 ml/（min·1.73 m²）以下时，可诊断为终末期肾病（end stage renal disease，ESRD）。该分期标准有助于早期发现肾损伤，及早干预，从而延缓疾病的进展。

表 16-5　K/DOQI 提出的 CKD 分期及防治策略

分期	特征	GFR [ml/（min·1.73 m²）]	防治目标 / 治疗策略
1 期	肾损害伴 GFR 正常或升高	≥90	重点诊治原发病，保护肾功能
2 期	肾损害伴 GFR 轻度下降	60 ~ 89	评估肾功能，延缓 CKD 进展，降低心血管病风险
3a 期	GFR 轻度到中度下降	45 ~ 59	延缓 CKD 进展
3b 期	GFR 中度到重度下降	30 ~ 44	评估肾功能及治疗并发症
4 期	GFR 重度下降	15 ~ 29	综合治疗，做好肾脏替代治疗准备
5 期	肾衰竭及 ESRD	<15 或透析	适时予以肾脏替代治疗

三、发病机制

　　慢性肾脏病是不断进展的病理过程，其发病机制复杂，迄今尚未完全阐明，目前认为有多种病理过程参与 CKD 的进展。

（一）肾小球病变

　　健存肾单位学说（intact nephron hypothesis）是 Bricker 于 1960 年提出的。1982 年，Brenner 和 Bricker 等又补充提出了肾小球过度滤过学说（glomerular hyperfiltration hypothesis）。发生慢性肾脏病时，部分肾单位不断遭到破坏而导致功能丧失，其功能由残存的轻度受损或正常的肾单位，即健存肾单位来执行。在代偿期，健存肾单位可出现代偿性肥大，肾小球滤过功能、肾小管重吸收和分泌功能都相应增强，从而能够维持机体内环境基本稳定，临床上患者亦无症状。

　　当肾单位破坏到一定程度时，健存肾单位的肾小球血流量增加，毛细血管内压增高，肾小球滤过率升高，形成肾小球高灌注、高压力、高滤过的"三高"状态。过度增加的负荷可导致肾小动脉壁增厚，肾小球发生纤维化和硬化，进一步破坏健存肾单位。当健存肾单位数量越来越少而无法代偿时，患者即可出现肾功能不全的症状。因此，健存肾单位的多少是决定肾功能的重要因素。研究发现，肾小球系膜细胞增殖和细胞外基质增多在肾小球硬化过程中具有重要作用。体内外多种物质（如内毒素、免疫复合物、多种炎症介质和某些细胞因子等）均可导致肾小球系膜细胞增殖和多种细胞因子释放，以及细胞外基质产生增多并沉积，从而进一步损伤肾小球，促进肾小球纤维化和硬化。

（二）肾小管 - 肾间质病变

近年来对慢性肾脏病患者的肾形态学研究表明，肾功能损害程度与肾小管 - 间质损伤密切相关。其主要病理变化为肾小管肥大或萎缩、肾间质炎症与纤维化，肾小管管腔内细胞增生、堆积，进而阻塞管腔。

肾小管 - 间质损伤是由多种病理因素综合作用的结果。肾间质炎症、缺血及肾小管高代谢状态使炎症介质及自由基生成增多，可激活补体旁路，造成肾小管 - 间质损伤。多种细胞因子和生长因子（如 TGF-β_1）可诱导肾小管上皮细胞、肾间质成纤维细胞等转分化为肌成纤维细胞，促进肾间质纤维化，从而加重肾损伤。越来越多的证据表明，慢性缺氧导致肾小管 - 间质损伤是终末期肾病的最后共同通路。缺氧可导致细胞凋亡或肾小管上皮细胞转分化，促进肾小管萎缩和间质纤维化。

大量研究表明，肾小管 - 间质病变程度是反映肾功能减退程度和判断其预后的决定性因素，如早期进行干预，则可延缓病程进展。

（三）细胞损伤的作用

在多种慢性肾脏病动物模型中，发现肾固有细胞的凋亡增多与肾小球硬化、肾小管萎缩及间质纤维化有密切关系，提示细胞凋亡可能在慢性肾脏病进展过程中具有一定的作用。

此外，高脂血症、高血压、高血糖、蛋白尿（包括微量白蛋白尿）、营养不良、贫血及毒素作用等在疾病的进展过程中也具有不可忽视的促进作用。

四、功能与代谢变化

（一）泌尿功能变化

1. 尿量改变 CKD 早期和中期主要表现为夜尿、多尿，晚期则发展为少尿。

（1）夜尿：正常成人白天尿量占总尿量的 2/3，夜间尿量只占 1/3。CKD 患者早期即有夜间排尿增多的症状，可出现夜间尿量与白天尿量相近，甚至超过白天尿量的现象，称为夜尿（nocturia）。夜尿的发生机制尚未明确。

（2）多尿：成人 24 h 尿量超过 2000 ml 时，称为多尿（polyuria），多数患者尿量在 2500 ml/d 以上。CKD 患者出现多尿的机制是：①健存肾单位的代偿作用，由于部分肾单位遭到破坏，剩余有功能的健存肾单位血流量可代偿性增多，因而导致肾小球滤过率增高；大量原尿流经肾小管时流速加快，肾小管来不及充分重吸收而使尿液排出增加，导致多尿。②渗透性利尿，健存肾单位的肾小球滤出溶质代偿性增多，导致渗透性利尿。③肾小管浓缩功能障碍，慢性肾脏病可损伤髓袢，导致肾髓质高渗环境难以形成，进而影响尿液浓缩，导致多尿（图 16-5）。

（3）少尿：慢性肾衰竭晚期，健存肾单位极度减少时，由于总滤过面积太小，出现少尿（oliguria），每日的尿量可低于 400ml。

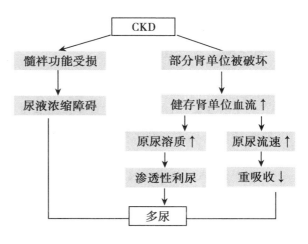

图 16-5 CKD 引起多尿的机制示意图

2. 尿渗透压的变化　正常尿液渗透压为 360 ~ 1450 mmol/L（尿比重为 1.003 ~ 1.035）。CKD 早期，肾浓缩功能减退而稀释功能正常，尿比重最高仅达 1.020，出现低比重尿或低渗尿（hyposthenuria）。随着病情的发展，肾浓缩和稀释功能均丧失，终尿渗透压为 266 ~ 300 mmol/L，接近血浆晶体渗透压，尿比重固定在 1.008 ~ 1.012，称为等渗尿（isosthenuria）。

3. 尿液成分的变化

（1）蛋白尿：每日尿蛋白持续超过 150 mg 称为蛋白尿。发生 CKD 时，由于肾小球滤过膜通透性增高和（或）肾小管上皮细胞受损，使滤过的蛋白质增多而重吸收减少，导致蛋白尿。蛋白尿的严重程度与肾功能受损的严重程度呈正比，是引起 CKD 持续进展的重要因素。

（2）血尿：尿沉渣镜检每高倍视野红细胞数超过 3 个，称为血尿。某些慢性肾脏病患者，由于肾小球基底膜的完整性被破坏，血液中的红细胞可从肾小球滤出，随后通过肾小管各段，加之受到不同渗透压的作用，可出现变形红细胞血尿。

（3）管型尿：管型是尿液中的蛋白质、细胞及其崩解产物在远曲小管、集合管内凝固而形成的一种圆柱状结构物。管型的形成与尿蛋白的性质、浓度以及尿液酸碱度和尿量有密切关系，其出现往往提示肾发生实质性损害。健康人尿液中偶尔见透明管型，如管型增多或出现其他管型则称为管型尿。慢性肾衰竭患者尿液中可出现各种管型，若发现宽大而长的颗粒管型，则提示预后较差。

（二）氮质血症

发生 CKD 时，由于肾小球滤过率下降，尿量减少，含氮代谢产物（如尿素、尿酸、肌酐等）不能充分排出，使血液中的非蛋白氮浓度增高，导致氮质血症。

发生 CKD 时，患者血尿素氮（blood urea nitrogen，BUN）常升高，但 BUN 并非反映肾功能的灵敏指标。当肾小球滤过率降低至正常范围的 50% 时，BUN 仍在正常范围。只有在肾功能严重下降时才会出现明显的 BUN 升高。另外，BUN 还受外源性（蛋白质摄入量）与内源性（感染、使用肾上腺皮质激素及胃肠出血等）尿素负荷的影响，因此应全面考虑机体的尿素负荷。

肌酐（creatinine）是肌肉在人体内代谢的产物，为小分子物质，可通过肾小球滤过，在肾小管内很少被吸收，每日体内产生的肌酐几乎全部随尿液排出。在 CKD 早期，血肌酐的变化不明显，只在晚期才较明显升高。临床上常同时测定血浆与尿液中的肌酐含量，通过计算肌酐清除率（creatinine clearance rate，CCr）[（尿液肌酐浓度 / 血浆肌酐浓度）× 尿量 /min] 来反映肾小球滤过功能，是较早反映 GFR 变化的灵敏指标，可用于初步评估肾功能损害的严重程度，并在一定程度上指导 CKD 的治疗。

🔵 临床应用 16-2

血尿素氮与血清肌酐测定的临床意义

血尿素氮（BUN）是蛋白质代谢的终末产物，体内氨基酸脱氨基产生 NH_3，并在肝脏内转化为尿素，因此尿素生成量取决于饮食中蛋白质摄入量、组织蛋白质分解代谢及肝功能状况。经肾小球滤过的尿素有 30% ~ 40% 被肾小管重吸收，肾小管也可少量排泄尿素。通过测定 BUN 可检测肾小球的滤过功能。参考值：成人 3.2 ~ 7.1 mmol/L。

血清肌酐（serum creatinine，SCr）血液中的肌酐有外源性和内生性两类，外源性是指人体摄入食物在体内代谢后产生的肌酐，而内生性来源于体内肌肉的分解代谢，每日的生成量比较恒定。血液中的肌酐主要由肾小球滤过，肾小管基本不对其进行重吸收与分泌。因此，在外源性肌酐摄入量稳定的情况下，血肌酐浓度与肾排泄功能有关。当肾实质损害使 GFR 降低到一定程度时，血肌酐会明显升高，可作为肾小球滤过功能受损的指标。其灵敏度比 BUN 好，但并非早期诊断指标。临床上通常检测血清肌酐含量，SCr 正常参考值：男性 53～106 μmol/L；女性 44～97 μmol/L。

（三）水、电解质和酸碱平衡紊乱

1. 水、钠代谢障碍　发生 CKD 时，健存肾单位进行性减少，肾浓缩和稀释功能障碍，可导致肾对水代谢的调节功能减退。当水摄入增多时，可由于排出减少而造成水肿和水中毒等；若水摄入不足或丢失过多，则易发生血容量减少和脱水等。

水代谢紊乱常可影响血浆钠浓度，而钠代谢异常也常合并水代谢紊乱。病变早期，血钠虽然在一定时间内可保持正常，但此时肾对钠平衡的调节能力已经降低。随着 CKD 的进展，健存的肾单位逐渐被破坏，肾重吸收钠的能力明显降低。如果钠摄入减少或由于水负荷过重而引起水中毒，则易出现低钠血症。当健存肾单位极度减少，或机体水、钠摄入增多超过肾的排泄能力时，就容易引起水、钠潴留，导致高血压、心力衰竭，甚至引发肺水肿和脑水肿。

2. 钾代谢障碍　在 CKD 早期，机体通常不会发生钾潴留，血钾浓度仍可维持正常。其原因是：①健存肾单位的肾小管可以代偿性地增加钾的分泌；②醛固酮分泌增多，使远曲小管和集合管分泌钾增多；③经肠道代偿性排泄钾增多。但是，机体对钾代谢平衡的调节能力已经减退。如果存在钾摄入不足、呕吐、腹泻或长期使用排钾利尿剂等原因，则可导致低钾血症。在 CKD 晚期，当肾小球滤过率严重降低而引起少尿时，患者易出现高钾血症；严重酸中毒、含钾物质摄入过多、使用保钾利尿剂或合并感染等因素，均可促进高钾血症的发生。高钾血症和低钾血症均可影响神经肌肉的兴奋性，导致心律失常，严重时可危及生命。

3. 钙、磷代谢障碍　CKD 晚期患者常出现血磷增高和血钙降低。

（1）高磷血症：正常成人每天需要 1.0～1.5 g 磷，其中 60%～80% 的磷随尿液排出。发生 CKD 时，GFR 下降，肾排出磷减少。早期可由于高磷血症引起游离钙减少，刺激甲状旁腺分泌甲状旁腺激素（PTH），后者可抑制肾小管对磷的重吸收，使肾排出磷增多而使血磷维持在正常水平。随着病情的发展，肾小球滤过率极度下降（低于 30 ml/min），继发性 PTH 分泌增多已不能促进磷的排出，反而导致血磷升高。同时，由于 PTH 的溶骨作用，大量骨磷释放入血，并形成恶性循环，使血磷不断升高。

（2）低钙血症：造成血钙降低的原因包括以下几方面：①血液中钙、磷浓度的乘积［Ca］×［P］为一常数，血磷升高时，血钙降低；②血磷过高时，肠道分泌磷酸根增多，与肠道内的钙结合形成不易溶解的磷酸钙，从而影响钙的吸收；③肾实质破坏：可使 1,25-(OH)$_2$D$_3$ 活化发生障碍，影响肠道对钙的吸收；④体内某些毒性物质蓄积，可使肠黏膜受损，导致钙吸收减少。

尽管 CKD 患者血钙降低，但很少出现手足搐搦，这是因为患者常伴有酸中毒，可使血液中的结合钙解离，使游离钙浓度得以维持，因此在酸中毒未得到纠正时，患者不易出现手足搐搦。

4. 镁代谢障碍　慢性肾衰竭患者晚期由于 GFR 降低，镁排出减少，可出现血镁升高，若同时服用硫酸镁降血压或导泻，则更易造成严重的高镁血症。临床表现为恶心、呕吐，血管扩张、中枢神经抑制等，严重时可出现反射消失、呼吸肌麻痹、神志丧失、心脏停搏等后果。

5. 代谢性酸中毒   CKD 患者常出现代谢性酸中毒。其主要机制包括：①慢性肾衰竭时，肾小管上皮细胞产生 NH_3 少，分泌 NH_4^+ 减少，使 H^+ 排出障碍；②继发性 PTH 增多时，可抑制肾小管上皮细胞内的碳酸酐酶，使 HCO_3^- 的重吸收及 H^+ 排出减少；③当 GFR 降至 10 ml/min 以下时，硫酸、磷酸及有机酸难以经肾排出而在体内蓄积。此外，当机体分解代谢加强时，体内产酸增加，可促进酸中毒的发生。

（四）肾性高血压

由肾实质病变引起的高血压称为肾性高血压（renal hypertension），是慢性肾脏病患者常见的症状。高血压可引起动脉硬化、左心室肥厚和心力衰竭。其发生机制如图 16-6 所示。

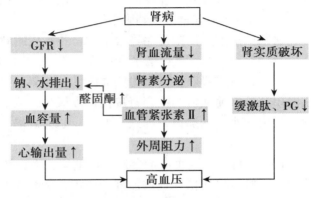

图 16-6   肾性高血压的发生机制示意图

1. 钠、水潴留   发生 CKD 时，肾排出钠、水的能力降低，可导致钠、水潴留，使血容量增多、心输出量增多、血压升高，称为钠依赖性高血压（sodium-dependent hypertension）。对该类患者限制钠盐摄入并予以利尿治疗，可以取得较好的治疗效果。

2. 肾素-血管紧张素系统活性增强   某些肾病可导致肾血流量减少而激活肾素-血管紧张素系统，使血管广泛收缩、外周阻力增大、血压升高，称为肾素依赖性高血压（renin-dependent hypertension）。对此类高血压患者限制钠盐摄入和予以利尿治疗，降压效果并不明显，只有使用对抗肾素-血管紧张素系统的药物治疗，才会取得较好的降压效果。

3. 肾产生降压物质减少   肾单位大量破坏，导致缓激肽、PGA_2 和 PGE_2 等扩血管物质减少，使血管收缩，进一步使外周阻力增大，引起血压升高。

（五）肾性骨营养不良

肾性骨营养不良（renal osteodystrophy）又称肾性骨病，包括儿童发生的肾性佝偻病和成人发生的囊性纤维性骨炎、骨质疏松症和骨软化症，是慢性肾脏病患者的严重并发症。其发病机制可能涉及以下几方面（图 16-7）。

1. 继发甲状旁腺功能亢进   CKD 早期，高磷血症、低钙血症可导致继发性甲状旁腺功能亢进，使 PTH 增多，而后者可促进肾排磷，从而纠正高磷血症。但随着健存肾单位越来越少，GFR 明显减少，使血磷再次升高，机体仍旧通过增加 PTH 的分泌进行调节，导致甲状旁腺功能亢进。增多的 PTH 可加强破骨细胞活动，使骨的有机质溶解，同时释放酸性物质，促进钙盐溶解而导致软骨病、骨质疏松等。这是典型的矫枉失衡的例子。

严重的钙、磷代谢紊乱可诱发转移性钙化，使骨骼、牙齿以外的器官或组织出现钙化点

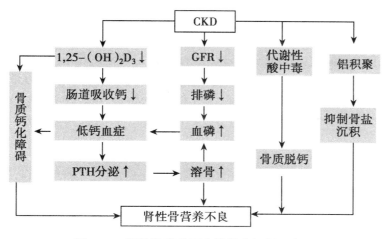

图 16-7　肾性骨营养不良的发生机制示意图

（如皮肤、角膜、血管、关节、心脏、肺、肾及脑等），从而影响器官的正常功能。当钙磷乘积超过 60 ~ 70 时，转移性钙化的发生风险明显增加。

知识拓展 16-3

矫枉失衡假说

　　矫枉失衡是指 CKD 患者机体出现的内环境紊乱，并非完全由肾清除减少所致，也可能是机体为了矫正某些内环境异常而引起新的内环境异常，从而导致机体进一步损伤。例如，发生 CKD 时，GFR 降低，经肾排出磷减少，导致血磷增高而血钙降低。机体可通过分泌 PTH 增多来抑制健存肾单位对磷的重吸收，增加磷的排出，这样可以使血磷在相当长的时间内维持正常，起到"矫枉"的作用；但由于健存肾单位数量进行性减少，GFR 越来越低，PTH 的分泌也越来越多，出现甲状旁腺功能亢进。当发展至 CKD 的晚期，健存肾单位数量明显不足，即使高水平的 PTH 也不能维持磷的充分排出，血磷浓度显著增高，此时高水平的 PTH 可引起肾性骨营养不良，并参与其他一系列自体中毒症状，机体即可出现"失衡"的表现。

　　2. 维生素 D_3 羟化障碍　发生 CKD 时，肾实质损伤，1α- 羟化酶减少，1,25-$(OH)_2D_3$ 生成减少，导致肠道对钙的吸收减少，进而造成低钙血症和骨质钙化障碍。

　　3. 酸中毒　发生 CKD 时，出现代谢性酸中毒，可加强骨动员，促进骨盐溶解，导致骨质脱钙。此外，酸中毒还可干扰 1,25-$(OH)_2D_3$ 的生成，抑制肠道对钙的吸收。

　　4. 铝中毒　发生 CKD 时，肾排铝功能减弱。当患者进行长期透析治疗或者服用铝剂时，容易出现铝蓄积，发生铝中毒。铝可以直接抑制骨盐沉着和 PTH 分泌，并干扰成骨细胞功能，使骨质形成受阻而导致骨软化等骨病的发生。

（六）肾性贫血和出血倾向

　　CKD 患者常伴有不同程度的贫血，且发生较早，贫血程度往往与肾功能损害程度一致。肾性贫血（renal anemia）的发生机制包括以下两方面。

　　1. 红细胞生成减少　肾实质破坏可引起促红细胞生成素分泌减少。甲基胍等毒性物质可抑制骨髓造血功能；毒性物质可抑制肠道对铁、蛋白质及叶酸等造血原料的吸收和利用障碍。

2. 红细胞破坏或丢失增多　体内潴留的毒性物质可使红细胞破坏增多，导致溶血；若发生 CKD 时伴有出血，则可加重贫血。

CKD 患者常有出血倾向（hemorrhagic tendency），尤其是在晚期，患者临床表现不一致，以鼻出血和胃肠道出血最常见。主要是由于蓄积的毒性代谢产物抑制血小板Ⅲ因子的释放，使血小板的黏附性和聚集性降低所致。

案例 16-2B

为明确诊断，医生对患者做了进一步检查。血常规：WBC 7.7×10⁹/L，Hb 60 g/L；尿常规：蛋白（+），比重 1.010，红细胞 13 ~ 16/HP；尿蛋白定量 0.8 g/d；血生化检测：血尿素氮 20 mmol/L，血肌酐 998 μmol/L，血 K^+ 4.8 mmol/L，血 Na^+ 125 mmol/L，血 Ca^{2+} 1.95 mmol/L，血磷 2.14 mmol/L；内生肌酐清除率为 17 ml/min。动脉血气分析：pH 7.25，HCO_3^- 13.0 mmol/L，$PaCO_2$ 40 mmHg，PaO_2 60 mmHg。之后医生又为患者进行了双肾超声检查及凝血功能测定。根据病史、体格检查及实验室检查做出诊断后，医生与患者及家属进行了沟通，并对患者出现的焦虑情绪予以安抚。

问题：

1. 根据以上检查结果，该患者的最终诊断是什么？
2. 患者的各种表现与肾病有何关系？

（郝　雷）

第四节　尿毒症

由于肾衰竭导致肾功能丧失，使代谢产物和内源性毒性物质在体内大量潴留，引起水、电解质和酸碱平衡紊乱及某些内分泌功能失调，并伴有一系列自体中毒症状，称为尿毒症（uremia）。尿毒症是急、慢性肾脏病发展的最严重阶段，也是多种肾病发展的最终结局。

一、发病机制

尿毒症的发病机制十分复杂，至今尚未完全阐明，目前认为与大量代谢产物和内源性毒性物质在体内潴留有关。已知尿毒症患者体内有 200 多种代谢产物高于正常水平，其中某些被认为与尿毒症的发生密切相关，称为尿毒症毒素（uremia toxin）。下面介绍几种公认的尿毒症毒素。

1. 甲状旁腺激素（PTH）　PTH 是引起尿毒症的主要毒素，由于继发性甲状旁腺功能亢进而引起血液中 PTH 浓度增高。PTH 可引起尿毒症的大部分症状和体征。① PTH 可导致骨质脱钙，引起肾性骨营养不良。② PTH 可使钙盐沉积于皮下和神经末梢，引起皮肤瘙痒，切除甲状旁腺后瘙痒即可减轻。③ PTH 可刺激促胃液素释放，促使溃疡形成。④长期血浆 PTH 增高，可促进钙进入施万细胞或轴突，造成周围神经损伤；同时可破坏血 - 脑屏障的完整性，使钙进入脑细胞。脑内铝蓄积可导致痴呆，而铝在脑内沉积与 PTH 有关。⑤软组织坏死是尿毒症患者严重而危及生命的病变，这种病变只有在甲状旁腺次全切除术后才能治愈。⑥ PTH 能增加蛋白质的分解代谢，使含氮物质在血液中大量蓄积。⑦ PTH 还可引起高脂血症和贫血。

2. 胍类化合物 胍类化合物是体内精氨酸的代谢产物。正常情况下，精氨酸主要在肝通过鸟氨酸循环生成尿素、胍乙酸和肌酐。肾衰竭晚期，这些物质的排泄发生障碍，精氨酸通过另一途径转变为甲基胍和胍基琥珀酸。

甲基胍是毒性很强的小分子物质。正常人血浆中甲基胍含量甚微，而发生尿毒症时可高达正常值的 70 ~ 80 倍。甲基胍可引起体重减轻、血尿素氮增高、贫血、呕吐、腹泻、便血、运动失调、肌肉疼挛、意识障碍和心室传导阻滞等。胍基琥珀酸能抑制血小板功能，引起出血、溶血和心脏功能抑制，并可通过抑制脑组织转酮酶的活性，影响脑功能。

3. 尿素 尿素浓度过高可引起厌食、头痛、恶心、呕吐、糖耐量减低和出血倾向等症状。体外实验也表明，尿素可抑制单胺氧化酶、黄嘌呤氧化酶以及 ADP 对血小板第Ⅲ因子的激活作用。近年研究证实，尿素的毒性作用与其代谢产物——氰酸盐有关。

4. 中分子物质 化学结构尚未明确，是分子量为 500 000 ~ 5 000 000 的一类物质。高浓度中分子物质可引起周围神经病变、中枢神经病变、红细胞生长受抑制、胰岛素和脂蛋白酶活性降低、血小板功能受损、细胞免疫功能低下、性功能障碍和内分泌腺萎缩等。由于中分子物质更易于透过腹膜，近年来腹膜透析重新受到重视。

5. 胺类 包括脂肪族胺、芳香族胺和多胺。脂肪族胺可引起肌肉疼挛、扑翼样震颤、溶血，还可抑制某些酶的活性；芳香族胺（苯丙胺、酪胺）能抑制脑组织的氧化作用、琥珀酸的氧化过程以及羧化酶的活性；多胺（精胺、腐胺、尸胺）可引起厌食、恶心、呕吐、蛋白尿，并能抑制促红细胞生成素的生成，促进红细胞溶解，还能使微血管通透性增高，促进肺水肿、脑水肿的发生和腹水的形成。

此外，肌酐、尿酸、酚类等对机体也有一定的毒性作用。尿毒症是很复杂的临床综合征，是由多因素共同作用的结果。

二、功能与代谢变化

尿毒症患者由于机体内环境严重紊乱和内分泌障碍，故临床表现各异，可出现各种症状和体征。

（一）神经系统

神经系统症状是尿毒症患者的常见症状，发生率高达 86%，主要表现为以下两方面。

1. 中枢神经系统的变化 患者早期往往有疲乏、头晕、失眠、注意力不集中、理解力和记忆力减退等，严重时出现情感淡漠、幻觉、抽搐、嗜睡，甚至昏迷，称为尿毒症性脑病。脑电波常出现异常，病理变化可见脑实质出血、水肿、神经细胞变性、胶质细胞增生等。

2. 周围神经系统症状 常以感觉障碍为主，患者可出现下肢麻木、刺痛和灼热感，运动后可缓解。若病情进一步发展，则可出现运动障碍，表现为肢体无力、步态不稳、腱反射减弱等。病理变化为神经脱髓鞘和轴索变性。其原因可能是血液中的胍基琥珀酸或 PTH 增多，抑制了神经组织中的转酮酶的活性，使髓鞘发生变性。

（二）心血管系统

心血管系统功能障碍是尿毒症患者死亡的重要原因之一，主要表现为心力衰竭、心律失常、动脉粥样硬化和心包炎。与高血压、贫血、高脂血症、高钾血症、酸中毒以及尿毒症毒素的作用有关。晚期可因尿素刺激而引起纤维素性心包炎，患者可出现心前区疼痛，体检时可闻及心包摩擦音。

（三）呼吸系统

尿毒症引起酸中毒时，患者可出现呼吸加深、加快，严重时呼吸中枢兴奋性降低，呼吸变慢、变深，出现 Kussmaul 呼吸。患者呼出气中有氨味，这是由于尿素经唾液中的酶分解生成氨所致。尿素渗出刺激胸膜可导致纤维素性胸膜炎，体检时常可闻及粗糙的胸膜摩擦音。病情严重的患者可发生肺钙化和肺水肿。

（四）消化系统

消化系统症状出现最早，也最为突出。尿毒症早期患者可出现食欲缺乏或消化不良，随着病情加重，可出现厌食、恶心、呕吐、腹泻、口腔黏膜溃疡、消化道出血等症状。其发生可能与尿素经消化道排出增多，经尿素酶分解产生氨，刺激胃肠黏膜引起炎症甚至溃疡有关。此外，因肾实质破坏，使促胃液素灭活减少，PTH 增多又刺激促胃液素释放，刺激胃酸分泌，促使溃疡形成。

（五）内分泌系统

尿毒症患者除肾本身的内分泌功能发生障碍外，还可出现多种性激素紊乱，女性患者可出现月经不规则或闭经，容易流产；男性患者则常有阳痿、精子生成减少或活力降低。

（六）皮肤

尿毒症患者常可出现皮肤瘙痒、干燥、脱屑和颜色改变，部分患者皮肤表面可出现细小的霜状结晶，称为尿素霜（urea cream）。皮肤瘙痒是困扰患者的常见症状，可能与毒性产物对皮肤神经末梢的刺激及继发甲状旁腺功能亢进，造成皮肤钙沉积有关。当切除大部分甲状旁腺后，瘙痒症状可减轻。

（七）免疫系统

尿毒症患者免疫功能严重降低，主要是细胞免疫功能明显受到抑制，而体液免疫反应正常或稍减弱，血液中的中性粒细胞吞噬和杀菌能力减弱，淋巴细胞减少。严重感染常是患者的主要死因之一。尿毒症患者因血液中的 T 细胞数量减少、功能下降而表现为迟发性过敏反应受抑制，器官移植物存活期延长，淋巴转化试验反应减弱。

（八）物质代谢

1. 糖代谢障碍　50% ~ 75% 的尿毒症患者可出现糖耐量减低。其机制是：①胰岛素分泌减少，可能与缺钾有关；②血液中的生长激素（可拮抗胰岛素）含量增多；③胰岛素与靶细胞受体结合障碍而导致作用减弱；④肝糖原合成酶活性降低，进而影响肝糖原的合成。

2. 蛋白质代谢障碍　患者常有低蛋白血症、消瘦等负氮平衡的表现。由于尿毒症毒素的作用，机体蛋白质合成障碍，分解增加；出现大量蛋白尿，使蛋白质丢失过多；加之患者常有厌食、呕吐，蛋白质和热量摄入不足，从而造成负氮平衡。患者常感无力、日渐消瘦、肌肉萎缩。

3. 脂肪代谢障碍　患者常有高脂血症，主要是三酰甘油增高。其原因可能是脂蛋白增多，导致三酰甘油合成加快而清除减少。

三、慢性肾脏病及尿毒症防治的病理生理基础

1. 治疗原发病　早期诊断、积极治疗原发疾病，避免和纠正造成肾功能进展及恶化的危险因素是 CKD 防治的基础，也是保护肾功能和延缓 CKD 进展的关键。

2. 避免和消除肾功能恶化的危险因素　应注意防治感染，选用肾毒性小的药物。及时、有效地控制高血压，目前认为 CKD 患者血压控制目标为 130/80 mmHg 以下。此外，还应严格控制血糖，积极治疗高脂血症，尽可能将蛋白尿控制在 0.5 g/24 h 以下；积极纠正贫血、解除尿路梗阻，避免使用血管收缩药和肾毒性药物，以延缓病程进展，提高患者生存率。

3. 纠正水、电解质和酸碱平衡紊乱　对出现水肿、高血压、心力衰竭伴有少尿或无尿的患者，应严格限制钠、水的摄入量；无水肿时则无需严格限制钠的摄入量。对慢性肾衰竭伴有血钙降低和肾性骨营养不良的患者，应限制磷的摄入并补充钙剂。此外，还应积极纠正高钾血症和酸中毒。

4. 饮食控制与营养疗法　限制蛋白质饮食是治疗本病的重要环节，能够减少含氮代谢产物的生成，减轻症状及防止相关并发症的发生。应注意选择优质低蛋白、高热量饮食，保证足够的能量供应。此外，还需注意补充维生素及叶酸等营养素，以及控制钾、磷等的摄入。

5. 肾脏替代治疗　肾脏替代治疗包括血液透析、腹膜透析和肾移植。透析治疗可以减轻尿毒症患者的各种症状，延长患者的寿命。对于 CKD 4 期以上或预计 6 个月内需要接受透析治疗的患者，建议做好肾脏替代治疗准备。血液透析和腹膜透析疗效相近，各有优、缺点，临床上可互为补充（透析的方法详见急性肾损伤）。值得注意的是，透析疗法仅可部分替代肾的排泄功能，同时也不能代替肾的内分泌和代谢功能，因此，对已开始透析的患者仍需积极纠正肾性高血压及肾性贫血等。

尽管目前存在着供肾来源困难、移植肾排异反应、移植后感染等问题，肾移植仍然是目前最佳的肾脏替代治疗方法。肾移植成功可使患者的肾功能恢复正常，包括内分泌和代谢功能。

临床应用 16-3

肾移植

当慢性肾功能不全发展至终末期，引起双侧肾功能均丧失时，肾移植是最理想的治疗方法。肾移植因其供肾来源不同可分为自体肾移植、同种异体肾移植和异种肾移植。习惯上把同种异体肾移植简称为肾移植。目前，肾移植技术已比较成熟。为提高移植成功率，肾移植前必须做好充分的准备，如通过透析等方法使机体内环境保持稳定，进行多种配型（包括血型、淋巴细胞毒试验、人类白细胞抗原系统和群体反应性抗体等），以减少排异反应。肾移植能否成功也与术后护理密切相关。肾移植后，患者需终身服用免疫抑制剂、定期体检、养成良好的生活习惯，积极预防感染、心血管疾病等并发症，提高生活质量，以延长寿命。

（郝　雷）

思 考 题

1. 急性肾小管坏死时少尿的发生机制是什么？

2. 为什么临床上需要对功能性（肾前性）急性肾损伤和器质性（肾性）急性肾损伤加以鉴别？如何鉴别？

3. 急性肾损伤和慢性肾衰竭引起多尿的机制有何不同？

4. 试述慢性肾衰竭时低钙血症的发生机制。此时患者虽然血钙降低，但往往不发生手足搐搦，为什么？

5. 案例：患者，男，65 岁，因血肌酐升高 4 个月、双下肢水肿 3 个月入院。既往有原发性高血压病史 20 年。查体：BP 200/120 mmHg。贫血貌，双下肢凹陷性水肿。肾功能检查显示血肌酐、尿素氮和尿酸水平增高，内生肌酐清除率减低。诊断为慢性肾衰竭。

问题：

试述高血压与慢性肾衰竭的关系。

第十七章

脑功能不全

案例 **17-1**

患者李奶奶，80岁，约10年前出现反应迟钝、记忆力减退，对刚说过的话和刚做过的事无印象，出门经常忘记带家门钥匙，外出曾出现迷路现象，也不能说出家庭住址。能自行穿衣、进食、如厕，可在家中缓慢行走，但活动减少，亦不能胜任简单的家务劳动。不爱说话，尚能认识家人，但语言交流有障碍。2年来，患者病情加重，常面无表情，不能独立行走，不认识家人。无排尿、排便失禁和四肢抽搐。简易智力状态检查量表（MMSE）评分为9分。脑磁共振血管成像检查（MRA）显示：脑动脉硬化，老年性脑萎缩。既往有糖尿病病史。

问题：

该患者可能患了什么疾病？为什么？

第一节 概 述

大脑包括端脑和间脑，端脑由左、右两半球组成，是控制运动、产生感觉及实现高级脑功能的高级神经中枢。间脑由丘脑与下丘脑构成。在解剖学上，多用大脑一词来指代端脑。大脑位于颅腔内，颅骨在保护脑组织的同时，也限制了脑组织的扩展，因此脑具有"扩展难"的特点。脑主要由神经元（neuron）和神经胶质细胞（neuroglial cell）构成。与其他细胞相比，神经细胞受损之后，再生能力很弱。因此，神经细胞具有"再生难"的特点。

脑是体内能量代谢最活跃的器官，正常成人的脑重占体重的 2%~3%，但耗氧量占全身耗氧量的 20%~30%。脑所需能量几乎全部来自葡萄糖的有氧代谢，脑内葡萄糖的贮存量很少，需要不断地从血液中摄取。因此，脑对缺血与缺氧性损害十分敏感。

脑在保持机体内部各器官系统、机体与外部环境的协调中处于主导地位。脑的初级功能有运动、感觉、视觉和听觉功能等。长期生产劳动和社会生活，促进了人类大脑的高度发展，不仅产生了更高级的感觉、运动中枢，同时脑在语言、记忆、推理、学习、综合分析、思维意识与认知情感等高级神经活动过程中也发挥着重要作用。

脑对损伤的基本反应是神经元的坏死、凋亡、退行性变性（如轴突和树突断裂、缩短和细胞萎缩），神经胶质细胞、星形胶质细胞炎症、增生、肥大，少突胶质细胞脱髓鞘等。由于脑的结构和功能极其复杂，故其遭受损伤时的表现也千变万化，大脑损伤最主要的表现是认知或意识障碍。

由于脑解剖和生理学上的某些特殊性，在脑疾病方面主要表现为：①病变定位和功能障碍之间关系密切：人脑左右半球在解剖结构和功能上的不对称性，不同部位损伤引起的功能障碍有明显的对应关系。例如，位于左侧大脑半球皮质的病变，可能有失语、失用、失读、失写、失算等症状；位于皮质下神经核团及其传导束的病变，可能导致相应的运动、感觉及锥体外系功能异常；位于海马区的病变可损伤学习与记忆；位于小脑的疾病可引起身体的平衡功能障碍或共济失调等。②相同的病变发生在不同的部位，可导致不同的后果：由于不同脑区分别执行特定的功能，因此损伤后引起的结果差异极大。如发生在额叶前皮质联络区的小梗死灶可不产生任何症状，但若发生在延髓则可导致死亡。局灶性脑功能障碍（focal brain disorder）多见于占位性病变、脑卒中、脑外伤与瘢痕等，通常只影响大脑皮质局部的功能。而全脑功能障碍（global brain disorder）则多由化学 - 代谢性障碍或播散性病变所致，如弥漫性炎症（脑炎）、血管病变（高血压脑病）或播散的肿瘤等。全脑病变能引起大脑感觉与行为等多方面的功能改变，并时常影响到一些皮质下系统，如抑制脑干网状结构可干扰觉醒水平，导致意识障碍甚至昏迷。③成熟神经元无再生能力：虽然近年来在成年脑中发现存在一些具分化潜能的祖细胞，但是，神经系统在老化过程中或受损伤后，神经细胞的数量基本不能从自身得到补充。神经细胞的慢性丢失可导致脑不同功能区萎缩，从而导致相应的功能障碍。

无论是脑疾病或全身疾病，都可能导致脑功能障碍，使机体不能维持正常的意识、情绪等活动，从而导致思维能力、学习记忆能力、逻辑推理能力、语言表达能力、精神活动和意识水平等降低的临床综合征，称为脑功能不全（brain insufficiency）。

本章主要介绍认知障碍与意识障碍，并结合现代疾病谱的变化简要介绍常见的脑功能不全代表性疾病——阿尔茨海默病（Alzheimer disease，AD）和帕金森病（Parkinson disease，PD），以期对脑功能不全有初步的认识。

知识拓展 17-1

神经损伤与再生

一般认为神经细胞损坏后不能再生，而神经纤维在一定条件下可以再生。既往认为在哺乳动物中只有外周神经系统损伤后可以再生，而在中枢神经系统则不能。19 世纪 80 年代初，Aguayo 等研究发现，在体外实验中枢神经可以再生，但在体内条件下，可能由于中枢神经环境的抑制性及其内在再生能力低下，中枢神经细胞的轴突损伤后很难再生修复。

周围神经主要由神经元的轴突和包绕轴突的施万细胞组成。周围神经轴突损伤后，远侧段神经发生沃勒变性（Wallerian degeneration），轴突运输中断，轴突、髓鞘崩解，施万细胞迅速被激活并进行细胞重编程，可塑性增强，形态上转变为长而多分支样，功能上还可分泌多种神经营养因子，从而促进神经元存活、受损轴突的崩解、髓鞘碎片清除并引导再生轴突的生长。

第二节　认知障碍

认知（cognition）是机体认识和获取知识的智能加工过程，包括学习、记忆、语言、思维、精神、情感等一系列心理和社会行为，是脑的高级功能。认知障碍（cognitive disorder）指与上述学习记忆以及思维判断有关的大脑高级智能加工过程出现异常，从而引起学习和记忆严重障碍，同时伴有失语（aphasia）、失用（apraxia）、失认（agnosia）等病理改变的过程，严重时可导致痴呆（dementia）。大脑皮质的功能复杂，且不同类型的认知障碍可相互影响，因此，认知障碍是脑疾病诊治中最困难的问题之一。

一、认知的脑结构基础

认知的结构基础是大脑皮质，任何引起大脑皮质功能和结构异常的因素均可导致认知障碍。机体各种功能活动的最高中枢在大脑皮质上都具有相对比较明确的定位。根据皮质各部分的细胞形态和结构，1909 年，德国神经科医生 Brodmann 提出将大脑皮质分为 52 个功能区，不同功能区负责行使不同的功能，不同脑区损伤后可出现相应的认知障碍（图 17-1）。①额叶皮质区：负责自主运动、书写、创造性思维、判断、社会责任感等高级思维活动。如额叶受损将导致中侧性偏瘫（4 区）、失写症（6 区）、额叶性痴呆（9 区和 12 区）和运动性失语症（44 区和 45 区）。②顶叶皮质：主要是对感觉信息的高级加工和整合，该区损伤可导致对侧感觉障碍（1 区～3 区）、感觉性失读症（39 区）和触觉缺失（40 区）等。③颞叶区：主要功能是处理听觉信息，损伤可导致听觉障碍（41 区和 42 区），听觉辅助皮质帮助对声音的理解，此区损伤将导致感觉性失语症（22 区），患者不能正确使用语言和语法，常常词不达意。颞叶内的海马和脑干的蓝斑结构参与记忆加工，损伤后分别引起空间或情感记忆障碍。杏仁核在情感记忆的形成和贮存方面起重要作用，杏仁核损伤通常导致情感记忆障碍。④枕叶区：含有初级视皮质，感知和接受视觉刺激，该区损伤可引起视野缺陷（17 区）；视觉联合皮质包绕视皮质，整合视觉信息和内容，该区损伤可导致不能识别物体（18 区和 19 区）。

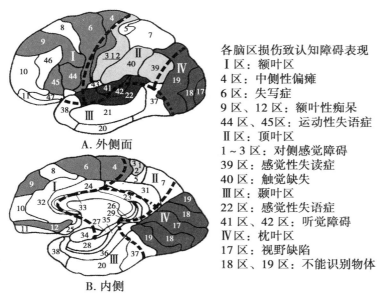

各脑区损伤致认知障碍表现
Ⅰ区：额叶区
4 区：中侧性偏瘫
6 区：失写症
9 区、12 区：额叶性痴呆
44 区、45 区：运动性失语症
Ⅱ区：顶叶区
1～3 区：对侧感觉障碍
39 区：感觉性失读症
40 区：触觉缺失
Ⅲ区：颞叶区
22 区：感觉性失语症
41 区、42 区：听觉障碍
Ⅳ区：枕叶区
17 区：视野缺陷
18 区、19 区：不能识别物体

A. 外侧面

B. 内侧

图 17-1　大脑皮质 Brodmann 功能分区示意图

二、病因

认知功能是脑的高级功能，其结构基础是大脑皮质，任何直接或间接导致大脑皮质结构或功能损伤的因素均可引起认知障碍。

（一）神经退行性疾病

神经退行性疾病是以脑和脊髓的神经元及其髓鞘丧失为主要特征的疾病，如阿尔茨海默病、帕金森病、多发性硬化和亨廷顿舞蹈病等，常导致认知功能障碍。

（二）脑缺血性损伤

随着人口老龄化和脑血管病发病率的增高，缺血性脑血管病已成为严重危害人类健康的常见病和多发病，学习和记忆功能障碍是脑缺血后严重的后遗症。脑缺血性损伤后大脑皮质神经元功能障碍和数量减少可能是学习记忆能力下降的主要原因。

（三）颅脑外伤

认知障碍是颅脑外伤后常见的问题，影响患者躯体、行为和情绪等诸多方面的康复，对患者的远期影响甚至超过躯体障碍。急性轻度脑外伤（如脑震荡）可出现头痛、失眠和健忘等轻微症状，恢复后可无任何影响；急性重度脑外伤（如脑挫裂伤及颅内血肿）造成脑组织的损害和脑结构的改变，对学习记忆和智力有不同程度的影响，轻者可有失眠和健忘，中度患者可出现暂时失去知觉和近事遗忘，重度患者可出现学习记忆严重障碍；慢性脑外伤（如拳击运动员）可出现口吃、记忆力减退、注意力涣散等。不同部位颅脑外伤患者可表现出不同的认知障碍特点，如左侧半球损伤患者在定向和思维障碍上明显重于右侧损伤，双侧大脑半球或弥漫性脑损伤患者认知障碍更为明显，可出现学习、记忆严重障碍。

（四）慢性全身性疾病

常见的慢性全身性疾病（如高血压、糖尿病、慢性阻塞性肺疾病和慢性心力衰竭等）患者可因脑血液供应减少和长期脑缺氧，继发性脑功能减退而出现认知障碍。据统计，心脏病患者患轻度认知障碍的风险增加。此外，慢性全身性疾病导致整体功能水平降低使其与外界环境的接触以及对外界刺激的加工减少，也可降低老年人对外界环境的认知；躯体功能的活动减少也可以导致认知功能减退。

（五）精神、心理异常

不良的心理、社会因素，如处境困难、惊恐与抑郁等，均可成为认知障碍的诱因。研究发现，精神活动失调患者的有关脑区局部出现血液低灌注、神经细胞数目减少、细胞体积变小及皮质萎缩等。

（六）脑老化

认知功能一般随年龄增长而减退，尤其是 60 ~ 70 岁以后。老年人脑血液供应减少，合成、分解代谢以及对毒素的清除能力降低，均可造成脑神经细胞死亡，从而导致认知功能降低。

（七）其他因素

环境中的理化因素（如毒品、药物、酒精或重金属中毒等）和慢性代谢性毒素（慢性肝性脑病、尿毒症性脑病）以及慢性水与电解质紊乱，均可引起脑的能量代谢障碍、神经递质合成或释放异常等对脑产生损害，影响学习和记忆功能，进而引起认知障碍。此外，受教育程度低以及经济生活状况差等与认知功能减退的发生亦有一定关系。

三、发病机制

（一）神经调节分子及其受体异常

1. 神经递质及其受体异常 神经元之间的信息传递主要是通过神经递质（neurotransmitter）及其相应的受体来完成。神经递质或受体的数量、结构或功能的改变均可导致神经元之间的信息传递障碍，引起不同类型和程度的认知障碍。与认知障碍关系较为密切的神经递质包括：乙酰胆碱（acetylcholine）、多巴胺（dopamine）、去甲肾上腺素（norepinephrine）与谷氨酸（glutamic acid）等。

（1）乙酰胆碱：在中枢神经系统中，乙酰胆碱的功能涉及感觉、学习和记忆、疼痛、睡眠和觉醒、体温调节、摄食和饮水等。研究表明，阿尔茨海默病患者皮质和海马中胆碱乙酰转移酶活性和乙酰胆碱含量均显著下降，血管性痴呆患者脑脊液中乙酰胆碱含量的下降程度与血管性痴呆的评分呈显著正相关。表明受损脑区乙酰胆碱含量降低是这些患者学习记忆障碍的重要机制之一。

（2）多巴胺：通过相应的膜受体发挥作用，在突触可塑性、行为学习以及学习相关的即刻早期基因的表达中发挥作用。动物实验发现，脑内多巴胺含量显著降低可导致动物智能减退、行为异常；敲除多巴胺 D_{1A} 受体基因的小鼠空间学习出现障碍。临床资料表明，健康志愿者口服多巴胺 D_2 受体激动剂溴隐亭，可提高空间学习记忆能力；而口服多巴胺 D_2 受体拮抗剂，则可导致空间识别能力损害。铅可通过影响突触前多巴胺的合成和释放、降低突触小泡中多巴胺的储存量和释放量，从而导致学习记忆功能障碍。

（3）去甲肾上腺素：正常觉醒状态下，去甲肾上腺素以 α_2- 肾上腺素受体激活为主，维持正常的认知功能，而应激状态下大量去甲肾上腺素释放造成 α_1- 肾上腺素受体持续过度激活，可损害认知功能，导致学习、记忆障碍。

（4）谷氨酸：依赖 N- 甲基 - 天冬氨酸（N-methyl-D-aspartate，NMDA）和非 NMDA 受体在介导突触兴奋性活动和突触可塑性等方面起着重要作用。当谷氨酸神经纤维功能低下时，引起相应的认知异常；而其含量异常增多时则可导致兴奋性毒性。

知识拓展 17-2

神经递质的兴奋性毒性作用

兴奋性氨基酸是指具有 2 个羧基和 1 个氨基的酸性游离氨基酸，如谷氨酸、天门冬氨酸，是中枢神经系统的兴奋性神经递质，尤其谷氨酸是中枢神经系统含量最高、分布最广、作用最强的兴奋性神经递质。

兴奋性氨基酸广泛存在于哺乳动物中枢神经系统，参与突触兴奋传递、认知、学习和记忆过程，也与多种神经变性疾病有关。当缺血、缺氧、创伤和中毒等原因导致中枢神经系统内兴奋性氨基酸异常增多时，大量的兴奋性氨基酸可活化离子型受体通道，引起 Ca^{2+}、Na^+ 和 Cl^- 内流，K^+ 外流，细胞水肿、变性、线粒体坏死及细胞损伤和死亡。这种兴奋性氨基酸过量堆积所致的神经细胞损伤称为兴奋性氨基酸毒性。

2. 神经肽异常 研究发现，神经肽（neuropeptide）异常与认知障碍密切相关。目前普遍认为，血管升压素（vasopressin）、生长抑素、神经肽 Y 与 P 物质等神经肽主要影响记忆的巩固和再现过程，有增强记忆、减少遗忘的作用。

3. 神经营养因子异常 神经营养因子（neurotrophic factor）是由机体神经细胞或神经胶质细胞分泌的一类对中枢神经系统有营养活性的蛋白质，其主要功能是促进神经系统的生长发育，保护并修复受损的神经元，以及促进认知和记忆能力。如神经生长因子（nerve growth factor，NGF）、睫状神经营养因子（ciliary neurotrophic factor，CNTF）、脑源性神经营养因子（brain-derived neurotrophic factor，BDNF）和胶质源性神经营养因子（glia-derived neurotrophic factor）。

知识拓展 17-3

神经生长因子

神经生长因子（NGF）是人类发现的第一个神经营养因子，由意大利生物学家 L. Montalcini 和美国生物化学家 Cohen 于 1956 年首先分离提纯成功。另外，Cohen 还发现了另一种能促进表皮细胞生长、增殖和分化的生长因子，并将其命名为表皮生长因子（EGF）。因此，Levi-Montalcini 和 Cohen 于 1986 年共同获得诺贝尔生理学或医学奖。

NGF 广泛存在于人和多种动物体内，作用于周围神经系统的感觉和交感神经元、中枢神经系统的前脑基底部和纹状体胆碱能神经元，促进其生长、发育、分化和轴突生长。研究表明，NGF 可阻止或逆转胆碱能神经变性，提高胆碱酯酶水平，使基底前脑胆碱能神经损伤引起的认知能力减退有所恢复。NGF 的发现是研究生长因子和激发寻找其他神经营养因子的里程碑。

（二）脑组织中蛋白质异常聚集

1. 基因异常 目前已发现多种基因异常参与神经细胞的退行性变性。parkin 蛋白是一种泛素连接酶，如帕金森病患者存在 *Parkin* 基因缺失和点突变，导致泛素 - 蛋白酶体清除异常蛋白的功能受损甚至丧失，蛋白质异常聚集可导致黑质多巴胺神经元死亡，促使帕金森病发生。

2. 蛋白质异常修饰 生理状况下，蛋白质合成后的不同加工修饰赋予蛋白质不同的结构和功能，是蛋白质结构和功能多样性的基础。而蛋白质合成后的异常修饰如异常磷酸化、甲基化、糖基化、泛素化以及苏木化等修饰会导致其结构异常，功能降低或丧失。如阿尔茨海默病患者脑中 tau 蛋白异常过度磷酸化后导致其结构异常，进而沉积在神经细胞内形成神经原纤维缠结，从而损害细胞骨架，影响突触传递功能，最终导致神经元死亡。近年来研究表明，组蛋白磷酸化介导的基因表达调控在学习记忆等认知功能中也发挥着重要的调节作用。

（三）突触功能异常

突触是神经元之间的功能联系部位，突触功能异常使神经细胞间记忆相关信息传递障碍，从而导致学习记忆能力降低。导致突触传递障碍的因素有突触前递质释放失衡、突触间隙递质清除异常和突触后异常。影响突触前膜递质释放量的关键因素是进入突触前膜的 Ca^{2+} 数量，影响 Ca^{2+} 内流的因素可使突触前递质释放失衡；如脑缺血、缺氧时，Ca^{2+} 内流增加，使兴奋性神经递质大量释放，其神经毒性作用使神经元损伤和坏死，导致学习记忆障碍。释放到突触间隙的神经递质通过被重摄取或被酶降解而被清除，神经递质清除的异常可干扰正常的信号通路，如胆碱酯酶活性增高时可导致乙酰胆碱过度降解，使突触间隙的乙酰胆碱水平降低，这一机制与阿尔茨海默病的学习记忆障碍有关。突触后异常包括树突棘数量和形态、膜受体的数量、受体与配体亲和力等方面的改变。研究发现，成熟树突棘的数量与学习记忆能力呈正相关。记忆功能受损的人和动物可出现树突棘数量减少和结构萎缩（图 17-2）。

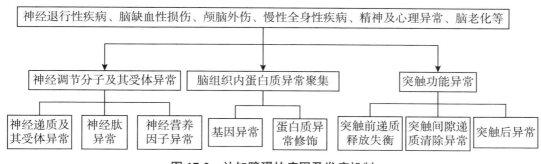

图 17-2　认知障碍的病因及发病机制

四、认知障碍的基本表现

认知障碍的临床表现多种多样，这些表现可单独存在，但多数情况下相伴出现。

（一）学习、记忆障碍

学习是机体依赖于经验或训练，不断接受环境信息，引起自身行为适应性变化的神经活动过程。记忆是机体将获得的行为习惯或经验贮存和提取的能力，包括信息获得、贮存与巩固、再现和读出的过程。

学习和记忆的神经生物学基础是突触的可塑性，突触可塑性能够诱导新神经回路的建立，是记忆形成和巩固的重要环节。当突触的可塑性发生异常，新的神经回路建立障碍，或参与记忆过程的蛋白质基因表达异常时，患者出现学习和记忆障碍。记忆障碍有多种不同的分类方法，如根据保持时间长短分为瞬时记忆、短期记忆和长期记忆障碍；根据内容分为形象记忆、动作记忆、情感记忆和抽象记忆障碍；根据遗忘方向分为顺行性遗忘症和逆行性遗忘症；根据特征分为记忆增强、记忆减退、遗忘、错构、虚构和似曾相识症等。临床上，不同脑区损伤可出现患者不同类型的记忆障碍（图 17-3）。

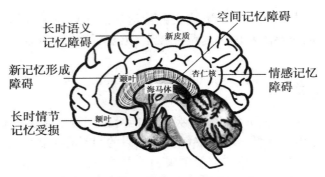

图 17-3　不同脑区损伤导致不同类型的记忆障碍

（二）失语

失语是指后天获得性的、由于脑损害所致的语言交流能力障碍。患者在意识清晰、无精神障碍及严重智能障碍的前提下，无视觉及听觉缺损，亦无口、咽、喉等发声器官肌肉瘫痪及共济运动障碍，却听不懂他人及自己的讲话，说不出要表达的意思，不理解亦写不出患病前会读、会写的字句等。失语有运动性失语、感觉性失语和混合性失语等。运动性失语以语言理解能力正常但口语表达障碍为特点，表现为语量少、说话费力、找词困难、发音和语调障碍等；感觉性失语则表现为语言理解能力降低但表达相对正常。

（三）失用

失用是指脑部疾病患者在无任何运动或感觉障碍，也无意识及智能障碍的情况下，不能在全身动作的配合下，正确地使用一部分肢体功能去完成原先已经形成习惯的动作。患者神志清楚，对所要求完成的动作能充分理解，却不能执行，如不能按要求做伸舌、洗脸和划火柴等简单动作，但患者在不经意的情况下却能自发地做这些动作。

（四）失认

失认是指患者在无视觉、听觉、触觉、智能及意识障碍的情况下，不能通过某种感觉辨认以往熟悉的物体，但能通过其他感觉途径进行辨识。失认包括触觉、视觉、听觉和身体部位的认识能力缺失。如听觉性失认患者能听到各种声音，但闭目后不能识别熟悉的声音，如钟声、动物叫声等。

（五）痴呆

痴呆是认知障碍最严重的表现形式，是大脑慢性器质性或代谢性病变造成的进行性智能衰退，是指在意识清醒状态下出现以认知功能缺损为核心的一种获得性、持续性智能损害综合征。具有以下至少三项精神活动障碍：语言、记忆、视空间能力、情感、人格异常和其他认知功能（如概括、计算、判断力和综合分析能力）障碍。早期痴呆主要表现为近期记忆障碍，注意力不集中，学习知识和掌握新技能的能力下降，还可出现人格改变，兴趣减少，主动性差，社会性退缩，对自己熟悉的工作不能完成。中期痴呆智能减退与人格变化则相当显著，有明显的认知功能障碍，主要表现为近事遗忘严重，远事遗忘也常受影响，可出现定向力、计算力和理解判断力障碍，患者生活自理能力降低，情绪不稳定、注意力涣散、行为异常，有的可出现幻觉和妄想等。晚期痴呆主要表现为严重的记忆障碍和计算力障碍，昼夜节律紊乱、失语、失认，日常生活不能自理，严重者长期卧床，丧失所有语言能力，甚至陷入昏睡或昏迷，最后常死于如感染和内脏功能衰竭等并发症。

五、认知障碍防治的病理生理基础

对认知障碍的防治要根据病因和发病机制，早期诊断、积极干预和早期治疗。

（一）病因治疗

及早去除、治疗引起认知障碍的原发性疾病。

（二）对症治疗

维持水、电解质平衡，防治感染、心力衰竭及各种代谢障碍，加强营养。对有明显精神、神经症状的患者可根据病情进行抗抑郁、抗焦虑及镇静药等抗精神病药物治疗，并可进行心理治疗等。

（三）神经保护性治疗

针对认知障碍的病因，可应用不同的神经细胞保护剂，如脑循环改善剂、能量代谢激活剂、神经递质和神经生长因子保护剂、钙拮抗剂、抗氧化剂与非甾体抗炎药等均被广泛应用于治疗不同疾病引起的认知障碍。

（四）调节神经递质

多种认知障碍与神经递质异常有关，故恢复和维持神经递质至正常水平对于认知障碍的防治具有重要意义。循证医学证实，胆碱酯酶抑制剂和补充多巴胺的前体等有一定的治疗作用。

（五）手术治疗

手术治疗主要用于帕金森病的治疗。现在临床上主要采用立体定位损毁疗法，定位可以精确到细胞水平，手术更加安全、有效。

（六）认知康复训练

有针对性地制订康复计划，积极开展记忆训练、智力训练和语言训练。

第三节　意识障碍

意识（consciousness）是人体对自身状态和客观环境的主观认识能力，以及经语言和躯体对外界刺激做出恰当反应的能力，是人脑反映客观现实的最高形式。意识包括觉醒状态和意识内容两方面。觉醒状态是指大脑皮质保持一定的兴奋状态，与睡眠呈周期性交替的清醒状态，能对自身状态和外界环境产生基本反应；意识内容包括感知、思想、记忆、定向、情感和意志活动等，并通过视觉、语言、技巧性运动和复杂的机体反应与外界环境保持正常的联系。觉醒是产生意识内容的基础。另外，意识与认知密切相关，认知功能的完成需要正常的意识状态，而意识的内容中也包括一些认知的成分。意识的维持涉及大脑皮质及皮质下脑区的结构和功能完整。临床上，意识障碍（consciousness disorder）通常是指觉醒系统的不同部位受到损伤，不能正确认识自身状态和（或）客观环境，不能对刺激做出适当反应的病理过程，包括觉醒状态和意识内容两方面不同程度的异常。意识障碍往往是急性脑功能不全的重要表现之一，是病情变化的重要信号，其程度可以作为反映病情轻重的重要指标。

一、意识的脑结构基础

意识的形成和维持有赖于脑干网状结构（brainstem reticular formation）、丘脑和大脑皮质结构和功能的完整性。脑干网状结构主要与觉醒状态有关，丘脑向大脑皮质传递感觉信息，大脑皮质与意识内容相关，是完整意识的高级中枢。

脑干网状结构包括上行网状激活系统（ascending reticular activating system）和上行网状抑制系统（ascending reticular inhibiting system）。上行网状激活系统神经元的投射纤维经丘脑非特异性投射系统终止于大脑皮质的各层细胞，维持大脑皮质的兴奋性，使机体处于觉醒状态并产生意识活动；上行网状抑制系统神经元发出的上行纤维也向大脑皮质投射，抑制大脑皮质的兴奋性。上行网状激活系统和上行网状抑制系统之间的动态平衡是保证大脑清醒与睡眠周期性交替的基础。

丘脑（thalamus）根据核团功能分为特异性中继核团、联络性核团和非特异性投射核团。特异性丘脑核以点对点的方式投射到大脑皮质相应的特定功能区，产生特异性感觉；非特异性丘脑核接受脑干网状结构上行纤维的信息，投射到大脑皮质，参与维持大脑皮质的觉醒状态。

大脑皮质（cerebral cortex）由神经元、神经胶质细胞和神经纤维组成，是机体全部功能活动的最高调节器官。在上行网状激活系统和上行网状抑制系统的调节作用下，大脑皮质保持觉醒状态和产生意识内容。

二、病因

任何使网状结构-丘脑-大脑皮质系统发生器质性损伤、代谢紊乱或功能异常的因素均可导致意识障碍发生。临床上常见的引起意识障碍的原因有以下几方面：

（一）颅内疾病

1. 脑局限性病变　常见于颅脑外伤（如脑挫裂伤和颅内血肿）、脑血管病（如脑出血和脑梗死）和颅内占位性病变（如肿瘤、脑脓肿和脑寄生虫囊肿）。

2. 脑弥漫性病变　常见于颅内感染（如各种脑炎、脑膜炎和颅内静脉窦感染等）、弥漫性颅脑损伤、蛛网膜下腔出血、脑水肿、脑退行性变性及脱髓鞘性病变。

3. 癫痫发作　部分癫痫发作伴有不同程度的意识障碍。

（二）全身性疾病

1. 急性缺血、缺氧　一氧化碳中毒、严重贫血、肺部疾病、各种心律失常、心力衰竭和休克等均可导致急性缺血缺氧而引起意识障碍。

2. 内分泌及营养代谢障碍性疾病　低血糖（如胰岛素瘤、严重肝病和胰岛素注射过量等）、维生素 B_1 缺乏均容易导致能量代谢紊乱和功能障碍，引起意识障碍。

3. 内源性毒素积聚　肝性脑病、尿毒症性脑病和肺性脑病产生的大量代谢性毒素，伤寒、中毒性痢疾、败血症等产生的大量感染性毒素，均可导致急性脑中毒，引起意识障碍。

4. 外源性毒素积聚　常见于工业毒物、酒精、药物、植物或动物类毒素以及农药中毒等。

5. 体液和电解质平衡紊乱　常见于各种水、电解质与酸碱平衡紊乱等。内环境稳态破坏，影响神经元和神经胶质细胞内外离子和体液分布，影响神经细胞膜电位、兴奋和传导，进而导致意识障碍。

三、发病机制

（一）网状结构上行激活系统受损

通常认为上行网状激活系统是维持大脑皮质的兴奋性，使机体处于觉醒状态的主要结构，其功能障碍和结构损伤是意识障碍发生的主要机制。

1. 功能障碍 上行网状激活系统的兴奋性主要依靠三叉神经感觉主核以上水平（即脑桥上端以上的水平）的传入冲动来维持，当该部位受损后，由特异性上行传导系统的侧支传向上行网状激活系统的神经冲动被阻断，上行网状激活系统的兴奋性降低，不能向上发放冲动以维持皮质的觉醒状态，从而导致意识障碍。

2. 结构损伤 中脑网状结构 - 丘脑 - 大脑皮质 - 中脑网状结构形成的正反馈环路遭到破坏。在正常情况下，感觉神经冲动经特异性上行投射系统传至大脑皮质后，皮质发放冲动沿皮质边缘网状激动系统下行至中脑上行网状激活系统，在此汇集来自非特异性上行投射系统的传出冲动，经丘脑再投射至皮质。如此循环反复，并持久地维持皮质的兴奋性。当此环路遭到破坏时，失去了维持皮质兴奋性的上行冲动，使皮质的兴奋性不能维持，出现意识障碍（图 17-4）。

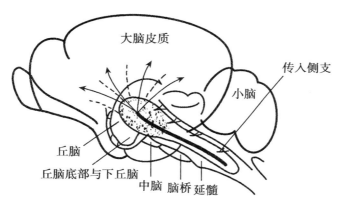

图 17-4　脑干网状结构损害导致意识障碍的机制示意图

脑干上行网状激动系统的投射纤维终止于大脑皮质广泛区域，主要维持大脑皮质兴奋性，维持觉醒状态和产生意识活动。脑干内脑桥上端以上部位受损并累及脑干上行网状激动系统是导致意识障碍的主要机制。

（二）丘脑受损

丘脑的非特异性投射核团接受脑干网状结构上行纤维传来的神经冲动并向大脑皮质广泛部位投射，终止于大脑皮质各叶与各层，构成非特异性投射系统，此系统的作用在于激动大脑皮质的兴奋性活动，使机体处于觉醒状态。有研究显示，当此系统的传入冲动增多时，皮质的兴奋性活动增强，使动物保持觉醒甚至引起激动状态；当该系统的传入冲动减少时，皮质兴奋性活动减弱，使动物处于相对安静状态，甚至皮质的广大区域转入抑制状态而引起睡眠。实验表明，此系统受损时，使皮质的兴奋性活动减弱，动物将陷入昏睡状态。

（三）大脑皮质广泛损伤及功能抑制

大脑皮质广泛损伤或功能抑制时，觉醒水平可能会受到显著影响，而大脑皮质的局限性损伤或切除并不一定引起意识障碍。双侧脑皮质和白质的广泛性损伤，如脑挫裂伤、颅内血肿、病毒性脑炎、脑膜炎、双侧脑梗死或出血等，可使传向皮质的冲动中断，或皮质神经元的广泛破坏，不能被上行网状激活系统激活。全身代谢紊乱，如严重的缺血、缺氧、低血糖或肝性脑病等，可因脑能量代谢障碍，引起大脑皮质功能广泛抑制甚至结构损伤，导致意识障碍。

四、意识障碍的基本表现

意识障碍的表现包括觉醒度降低和（或）意识内容的异常变化。意识障碍的基本表现或以觉醒状态异常为主，或以意识内容异常为主，或二者兼而有之。二者相互影响，虽不平行，但却经常伴行。

（一）觉醒度降低

觉醒度降低按其轻重顺序可分为以下几种状态：

1. 恍惚（dizziness） 对直接刺激可出现反应，能对答问话，但对周围事物漠不关心。

2. 嗜睡（somnolence） 卧床即能入睡，呼之可唤醒，能基本正确回答问题和配合检查，但觉醒的持续时间短暂。

3. 昏睡（sopor） 处于持续熟睡状态，对强烈觉醒刺激有短暂的反应，只能进行简单、含糊、不完整的应答，无觉醒刺激时重又沉睡。

4. 木僵（stupor） 对周围的事物一般无反应，但强烈刺激或反复刺激能引起反应。

5. 昏迷（coma） 是最严重的意识障碍，觉醒度降低至完全丧失，对外界刺激无反应，大小便失禁，角膜反射、腱反射、皮肤反射和瞳孔对光反射均丧失，缺乏睡眠清醒周期，任何刺激均不能唤醒，但可出现无意识的运动，如呻吟、肢体偶尔动等。按其程度可分为浅昏迷、中昏迷和深昏迷。①浅昏迷：睁眼反应消失，无自发言语和有目的的活动，疼痛刺激时有回避动作和痛苦表情，脑干反射基本保留，生命体征稳定；②中昏迷：对外界一般刺激无反应，强烈疼痛刺激时有防御反射活动，脑干反射减弱或消失，生命体征轻度紊乱；③深昏迷：对任何刺激均无反应，眼球固定、瞳孔散大，脑干反射消失，生命体征发生明显变化。

 知识拓展 17-4

格拉斯哥昏迷量表

格拉斯哥昏迷量表（Glasgow Coma Scale）是医学上评估患者昏迷程度的方法，由英国格拉斯哥大学的神经外科教授 Teasdale 和 Jennett 于 1974 年提出。昏迷程度以睁眼反应、言语反应和肢体运动三个方面分数相加来评估。最高分为 15 分，表示意识清楚；12～14 分为轻度意识障碍；9～11 分为中度意识障碍；8 分以下为昏迷。分数越低，则提示意识障碍越重。（Mehta R，Chinthapalli K. Glasgow coma scale explained. BMJ. 2019；365：l1296. doi：10.1136/bmj.l1296.）

（二）意识内容异常

1. 精神错乱（amentia） 表现为思维混乱，对周围事物难以理解和辨别，定向力和自知力减退，思维、记忆、理解和判断能力减退，言语不连贯或者大喊大叫，时而兴奋、躁动、恐惧、紧张，甚至出现幻觉。

2. 谵妄（delirium） 见于轻度或中度意识障碍的情况下，有幻觉、错觉和妄想，睡眠和觉醒周期紊乱，并有精神运动性兴奋，表现为恐惧、躲避、逃跑、攻击、躁狂等，间歇期可处于安静状态，偶尔能正确地识别周围的事物。

3. 意识模糊（confusion） 觉醒度较低，伴有记忆障碍、注意力涣散、对外部刺激不能清晰感知，对复杂事物难以识别和理解，时空间定向力丧失，运动活动协调障碍，呈无欲状。

4. 朦胧状态（twilight state） 表现为错觉、梦幻觉，可突然出现无目的行为，行为多接近于正常。

由于网状结构上行激活系统的位置与脑干内许多脑神经核非常接近，所以网状结构上行激动系统结构损害引起意识障碍时多伴有明显的局灶性神经病学体征，如瞳孔对光反射异常等，而代谢紊乱和中毒引起的意识障碍多不伴有局灶性神经病学体征。

（三）持续性植物状态

持续性植物状态（persistent vegetative state）是一种特殊类型的意识障碍，见于大脑皮质广泛损伤（严重颅脑损伤及缺血缺氧性脑病），而下丘脑和脑干功能均基本保持的状态。患者认知功能丧失，无意识活动，不能执行指令，能自主睁眼，或在刺激下睁眼，有睡眠 - 觉醒周期，保持自主呼吸和血压。持续性植物状态包括去皮质综合征和睁眼昏迷。

去皮质综合征又称去皮质强直。患者能无意识地睁眼、闭眼，眼球能活动，喂食可有无意识的吞咽，但无自发动作。瞳孔对光反射、角膜反射存在，吸吮反射、强握反射可出现，但大、小便失禁，四肢肌张力高，病理反射阳性，对外界刺激不能产生有意识的反应。有觉醒和睡眠周期。身体姿势为上肢屈曲、下肢伸性强直。

睁眼昏迷又称无动性缄默症，患者能注视周围，但不能言语，不能活动，大、小便失禁，肌肉松弛，病理反射阴性，貌似觉醒但对外界刺激无反应，因此又叫睁眼昏迷。主要见于脑干上部或丘脑的网状激活系统受损，而大脑半球及其传出通路无病变（图 17-5）。

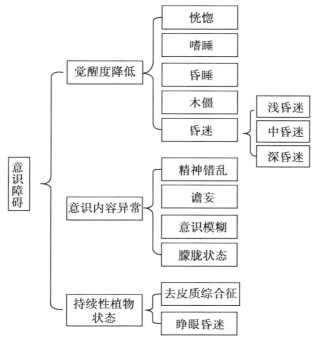

图 17-5　意识障碍的基本表现形式

五、意识障碍防治的病理生理基础

发生意识障碍特别是重度意识障碍时，中枢神经系统对全身各系统、器官功能的调控能力严重受损，各种自我防御保护机制和对外界环境变化的适应能力降低或丧失，诊治及时与否对此类患者的预后非常重要。

（一）紧急应对措施

1. 保持呼吸道通畅　清除呼吸道、口腔分泌物和呕吐物等，防止窒息，必要时行气管切开术改善通气功能，增加氧的摄入。

2. 维护循环功能　迅速建立循环通路给予强心、升压药物以维持正常血压，维护循环功能。有心搏骤停者应立即心肺复苏，出现心室颤动者立即予以除颤治疗。

3. 降低颅内压，控制脑水肿　脱水、利尿和控制输液量等治疗措施可以降低颅内压力及减轻脑水肿，减少其他并发症的发生。有出血、血肿者及时清除积血，必要时进行手术减压治疗。

（二）尽快明确诊断并对因治疗

及早针对病因治疗是减轻脑损伤、挽救患者生命的根本措施。如颅内出血、脑梗死患者及时给予内外科治疗处理；毒物和药物中毒患者及时洗胃、注射相应的拮抗药物等。通常情况下，结构损害引起的意识障碍较难恢复；而代谢紊乱和中毒引起的意识障碍，在及时纠正后，意识障碍可恢复。

（三）实时监测生命指征和意识状态

实时监测患者的呼吸、血压、脉搏、瞳孔和体温等生命指征，结合意识状态评估昏迷程度，细致观察意识状态对于评估中枢神经系统的损伤程度、预后和治疗都有重要意义。

（四）预防感染

意识障碍容易引起肺部感染。严重的肺部感染不仅可导致呼吸功能障碍，感染所致的高热、毒素的吸收等还可进一步加重意识障碍，因此，选用合适的抗生素治疗以防治感染也具有重要作用。

（五）保护脑功能

降低颅内压、减轻脑水肿、改善脑血流、改善脑代谢、控制抽搐以及应用神经细胞保护剂等可减轻原发性和继发性的脑损伤，保护脑功能。

第四节　阿尔茨海默病

德国科学家 Alzheimer 于 1906 年在德国慕尼黑举行的德国精神病学会年会上，首次报告了一名 51 岁的脑功能渐进性衰退女性病例。1910 年，该病例被编入德国精神病学教科书中并被称为阿尔茨海默病。阿尔茨海默病是一种最常见的引起老年痴呆的脑退行性疾病，占老年痴呆的 50% ~ 70%，据统计，目前世界范围内的阿尔茨海默病患者高达 5200 万例，预计到 2050 年，这个数目将增加到 1.52 亿。特别是在低收入和中等收入的国家，将有大约 2/3

的老年人罹患痴呆。在中国，目前有超过 1000 万例阿尔茨海默病患者，预计到 2050 年，我国阿尔茨海默病患者将超过 4000 万例，已成为严重影响全球人口健康和生活质量的重大公共健康问题。

一、病因

目前尚不完全清楚，精神刺激、创伤、神经系统疾病等因素都可诱发阿尔茨海默病。

（一）年龄老化

流行病学调查显示，65 岁以上人群阿尔茨海默病患病率在发达国家为 4%～8%，我国为 3%～7%。大多数阿尔茨海默病患者在 70 岁左右开始发病，年龄是阿尔茨海默病发病的基本危险因素。随着年龄的增长，其患病率逐渐上升，65 岁以上老年人中阿尔茨海默病发病率以每年 0.5% 的速度稳定增长，85 岁以上老年人则以每年 8% 的速度增长。

（二）遗传和基因变异

根据发病特点，阿尔茨海默病可分为家族性阿尔茨海默病（familial Alzheimer disease）和散发性阿尔茨海默病（sporadic Alzheimer disease）。约 10% 的阿尔茨海默病患者有明确的家族史，尤其 65 岁前发病者，呈常染色体显性遗传，例如，淀粉样蛋白前体（amyloid protein precursor，APP）基因突变、跨膜蛋白早老蛋白 1（presenilin 1，PS1）基因突变，以及跨膜蛋白早老蛋白 2（presenilin 2，PS2）基因突变均与家族性阿尔茨海默病密切相关；目前研究表明散发性阿尔茨海默病与位于 19 号染色体上的载脂蛋白 Eε4 等位基因（ApoE ε4）有关，携带该等位基因可显著增加 60 岁以上阿尔茨海默病的风险。其他如 α2 巨球蛋白（α2 macroglobulin，α2M）基因、低密度脂蛋白受体相关蛋白（low density lipoprotein receptor-related protein，LRP）基因，也显著增加老年人阿尔茨海默病的患病风险。值得注意的是，阿尔茨海默病不是单基因遗传病，而可能是众多微效基因共同作用的结果。

（三）性别

女性患病人数多于男性，这可能与老年女性多于男性有关，还可能与老年女性雌激素水平降低有关。

（四）神经递质障碍

阿尔茨海默病患者脑内多种神经递质及受体含量下降，如大脑皮质乙酰胆碱水平降低，且其降低的程度与痴呆的严重性呈正相关。

（五）其他因素

高血压、糖尿病、脑外伤、氧化应激、各种原因导致的炎症、文化程度低、独居、吸烟、重金属（铝、铁、锌、铜、锰等）接触史等因素也可能参与了 AD 的发病。

二、发病机制

阿尔茨海默病的主要病理改变为神经原纤维缠结、神经元外淀粉样蛋白沉积形成的老年斑和神经元或突触的丢失。目前关于阿尔茨海默病发病机制主要有以下学说：

（一）Aβ学说

Aβ多肽是APP基因编码产物的代谢裂解产物，其中以40个氨基酸残基的Aβ为主，是阿尔茨海默病患者脑组织内老年斑的主要组成成分。家族型阿尔茨海默病老年斑形成主要与 *APP*、*PS1* 和（或）*PS2* 基因突变引起Aβ生成增加有关，而散发型阿尔茨海默病老年斑的形成主要为Aβ的生成和降解平衡紊乱后导致Aβ的沉积所致。显微镜下，阿尔茨海默病的病理学变化表现为细胞外Aβ大量沉积。Aβ可导致氧自由基生成增多、细胞内Ca^{2+}超载、激活小胶质细胞产生过量的炎症因子等，通过膜脂质过氧化、诱导细胞凋亡以及炎症反应等损伤神经细胞。但是Aβ与脑萎缩无明显相关性，因此对Aβ学说仍存在一定争议。近期的研究表明，阿尔兹海默症的发生，始于神经细胞自噬溶酶体酸化功能障碍，导致神经细胞死亡，而细胞外Aβ淀粉样沉积是阿尔茨海默病病理改变的结果。

（二）Tau蛋白异常修饰学说

阿尔茨海默病的另一个病理特征为神经原纤维缠结，主要由异常磷酸化的tau蛋白组成，tau蛋白是神经细胞最主要的微管相关蛋白，与微管上的微管蛋白结合，可促进微管聚合和稳定微管。阿尔茨海默病患者中tau蛋白出现多种异常修饰，包括异常磷酸化、糖基化、糖化、泛素化等，其中以异常过度磷酸化最为显著，过度磷酸化的tau蛋白从微管上解离，且从可溶变为不可溶，形成双螺旋丝或神经原纤维，导致神经原纤维缠结，进而破坏了神经元及突触的正常功能。神经原纤维缠结与神经元丧失及认知状态的相关性较淀粉样斑块更为密切。

此外，阿尔茨海默病的发生机制可能还存在神经递质及受体异常、炎症和免疫反应异常、氧化应激损伤、线粒体功能障碍以及钙超载等，其发生是多种因素相互作用的结果。

三、临床表现

阿尔茨海默病通常起病隐匿，很难明确患者准确的发病时间，主要临床表现形式有：

（一）记忆障碍

记忆障碍是阿尔茨海默病最早的临床表现，易被患者及家人忽略。早期为近期遗忘。记忆力轻度受损，学习和保存新知识的能力下降，到阿尔茨海默病中晚期患者的远期记忆也逐渐衰退。

（二）视空间障碍

部分患者出现明显的视空间障碍，对熟悉的空间地理位置出现记忆障碍，如外出后找不到回家的路，阿尔茨海默病患者丢失和迷路与此功能障碍有关。

（三）认知思维障碍

随着时间推移，患者临床表现逐渐加重，出现各种认知功能全面广泛的损害。表现为计算能力下降、综合分析能力减退、语言障碍，还可出现失用与失认等。

（四）精神行为症状

患者出现妄想、幻觉、抑郁、焦虑等情感及其他行为异常。

四、阿尔茨海默病防治的病理生理基础

目前临床上尚无对阿尔茨海默病的特效治疗方法，综合治疗和护理有可能减轻病情和延缓其发展，改善患者的生活质量。

（一）生活护理

随着病情的进展，患者的认知功能障碍进行性加重，护理难度也会有所增加。可根据患者的不同痴呆程度制定相应护理方案：尊重患者；细致观察、提高与患者间的有效沟通；饮食上注意合理营养搭配；保持患者的个人卫生和加强安全措施；减少患者的刺激和压力。

（二）药物治疗

1. 胆碱酯酶抑制剂　可改善轻、重度阿尔茨海默病患者的认知功能、日常生活能力和精神行为异常。

2. NMDA 受体拮抗剂　可拮抗 N- 甲基 - 天冬氨酸受体，具有调节谷氨酸活性的作用。

3. 抗抑郁药物和抗精神病药物等　可用于控制患者的精神症状，如幻觉、谵妄、抑郁、焦虑、睡眠紊乱等。

临床应用 17-1

阿尔茨海默病的早期发现与早期预防

2017 年全球痴呆预防、干预和护理委员会指出生活方式可显著影响痴呆症的发病，列举了 9 个潜在的痴呆风险因素，包括：低教育水平、高血压、听力受损、吸烟、肥胖、抑郁、缺乏体育锻炼、糖尿病以及社交孤立。2020 年，该委员会又增加了 3 个新的风险因素，包括中年饮酒过量、外伤性脑损伤以及晚年接触污染空气，并指出约 40% 的痴呆病例是由这 12 个风险因素导致的。

患者出现以下表现应及时就诊：①记忆障碍；②语言障碍（复述、听理解、命名、阅读、书写障碍）；③视空间障碍；④失认；⑤失用（计算、概括、思维与判断等障碍）；⑥人格改变；⑦情感障碍（抑郁、呆滞、退缩、淡漠、易激惹等）；⑧行为及精神障碍（哭笑无常、幻觉、妄想、乱语、攻击等）。

第五节　帕金森病

案例 17-2

陈先生，74 岁，行动迟缓，伴左上肢不自主抖动 10 年余。患者 10 年前无明显诱因左上肢开始出现僵硬感，偶尔出现不自主抖动，情绪紧张时抖动加剧，行走困难，步伐变小变慢，动作迟缓。近 2 年上述症状加重，右上肢也出现类似症状，转身及翻身困

难，行走时前冲、易跌倒，偶有饮水呛咳。近半年来记忆力明显减退。入院检查：神志清醒，表情呆板，面部油脂分泌较多，四肢肌张力呈齿轮样增高，双侧腱反射正常，双手放置时呈搓丸样，双侧病理征（-）。

问题：

1. 患者出现的临床表现属于何种异常？
2. 出现上述表现的机制是什么？

1817 年，英国医生 Parkinson 首次报道了以静止性震颤、肌强直、运动迟缓和姿势平衡障碍为主要症状的 6 名患者，为纪念 Parkinson 发现和首次系统描述该病，将此病命名为帕金森病，又称震颤麻痹。帕金森病是一种常见于中老年的中枢神经系统退行性疾病，与中枢神经系统的黑质纹状体通路中多巴胺含量降低有关。

一、病因

（一）年龄因素

本病主要发生于 40 岁以上的中老年人。有资料显示，30 岁以后，随年龄增长，黑质多巴胺能神经元渐进性减少，呈退行性变。

（二）遗传因素

研究发现帕金森病多为散发，但 5%～10% 的患者有家族史，提示遗传因素参与了帕金森病的发生。

（三）非遗传因素

除了年龄老化、遗传因素外，饮食和生活方式、环境因素、氧化应激、脑外伤等多种因素均与其密切相关。如神经毒物 1- 甲基 -4- 苯基 1,2,3,6- 四氢吡啶（MPTP）可导致典型的帕金森病样表现；某些重金属（如铅、铜、铁、锰、汞）的暴露可以明显增加帕金森病发病的风险；雌激素降低也可能是帕金森病的重要危险因素；2 型糖尿病和高血压等心血管疾病与帕金森病的发生也存在一定关系。总之，帕金森病病因复杂，其确切病因至今未明，可能是多因素相互作用的结果。

二、发病机制

帕金森病主要病变为中脑黑质致密部多巴胺能神经元退行性病变导致的多巴胺与乙酰胆碱平衡失调。其病理特点是中脑黑质多巴胺能神经元严重的变性、缺失，残存的神经元内出现 α- 突触核蛋白（α-synuclein）聚集。多巴胺和乙酰胆碱是纹状体内两种重要的神经递质，二者之间的平衡对于基底结环路活动起着重要的调节作用。患帕金森病时，纹状体内多巴胺含量显著降低，患者黑质多巴胺能神经元变性死亡的机制尚不完全清楚，可能与神经毒物的作用、基因突变与氧化应激等因素有关。

（一）神经毒物作用

20世纪80年代美国学者 Langston 发现吸毒者服用自制的海洛因 MPPP 后，会快速出现典型的帕金森病样症状，尸检报告显示患者脑中黑质脑区的细胞大量死亡。之后证实是自制海洛因中的杂质 MPTP 所致。MPTP 与多巴胺结构类似，可被分解多巴胺的 B 型单胺氧化酶分解，转化为 MPP^+。MPP^+ 被多巴胺转运体转运入多巴胺能神经元，再经主动运输进入线粒体内，选择性地抑制呼吸链合成酶 I，干扰 ATP 合成，导致细胞凋亡。由于黑质中有大量的能分解 MPTP 的酶，因此受损最为严重。黑质中产生多巴胺的神经元大量死亡导致了帕金森病的发生。随着 MPTP 致帕金森病样症状的发现，人们意识到环境中一些 MPTP 的类似物也可能是帕金森病的致病因素之一，如百草枯、鱼藤酮等。

（二）蛋白质过度表达和异常聚集

1. *PARK1*/α- 突触核蛋白　参与调节突触前膜信号转导和多巴胺的合成与调控。*PARK1* 是最早被发现的与遗传性帕金森病相关的基因，目前发现该基因存在的 3 个突变位点（A53T、A30P 和 E46K）都位于与脂质结合的氨基端，可能通过破坏 α- 突触核蛋白与多巴胺神经元脂质的结合而导致神经细胞变性、坏死。生理情况下，α- 突触核蛋白呈单体舒展态，而其突变蛋白非正常折叠形成可溶性寡聚体，在细胞内异常聚集，聚集过程中会产生活性氧，导致脂质过氧化、影响钙稳态，促进神经细胞变性、坏死。Lewy 小体是帕金森病的主要病理特征之一，α- 突触核蛋白是构成 Lewy 小体的主要成分，已有研究表明 α- 突触核蛋白的突变蛋白形成 Lewy 小体纤维的倾向显著增强。

2. *PARK2*/Parkin　*PARK2* 突变主要引起家族性常染色体隐性帕金森病，散发患者中也发现有 *PARK2* 突变。Parkin 是由 *PARK2* 基因编码的一个有 E3 连接酶活性的蛋白，可介导蛋白泛素化，促进多种异常蛋白的降解，发挥对神经元的保护作用。突变的 Parkin 丧失其神经元保护功能，使多巴胺能神经元易受到损伤。

3. *PARK7*/DJ-1　DJ-1 蛋白主要功能是抗氧化应激。突变的 DJ-1 蛋白抗氧化应激作用明显减弱，且突变的 DJ-1 蛋白不能形成二聚体，以单体形式存在，DJ-1 单体极不稳定，易被泛素化降解。

4. *PARK6*/PINK1　功能尚不清楚，部分帕金森病患者可以在 Lewy 小体中检测到 PINK1 蛋白，提示其与帕金森病发病机制存在一定的关系，可能与线粒体抗氧化功能有关。

（三）神经免疫反应

免疫反应在神经退行性疾病中的作用近年来也逐渐受到关注。帕金森病中的免疫反应是由沉积的 α- 突触核蛋白激活星形胶质细胞来启动的，分泌的大量细胞因子、化学因子激活小胶质细胞，活化的小胶质细胞会进一步释放大量神经炎症介质、趋化因子，最终使得神经元损伤；同时，活化的星形胶质细胞激活氧化应激作用最终导致神经元死亡；而活化的小胶质细胞产生基质金属蛋白，调节血 - 脑屏障的通透性，使大量外周 T 细胞通过血 - 脑屏障被募集至中枢神经系统内，T 细胞分泌的 IFN-γ、TNF-α 等生长因子进一步激活小胶质细胞。同时，外界刺激可激活颅内的补体系统，产生补体 3a、4a，刺激机体产生膜攻击蛋白从而直接造成神经损害。

（四）线粒体功能紊乱

研究发现帕金森病患者尸检标本中黑质和血小板中的线粒体呼吸链还原酶复合物 I 活性降低，提示线粒体 DNA 异常可能与帕金森病的发病有关。线粒体功能受损，ATP 合成减少、氧自由基的生成增加，促进了多巴胺能神经元的损伤。研究证明，parkin 基因异常导致的线粒体功能障碍有关；α- 突触核蛋白聚焦也与线粒体功能障碍有关。

（五）氧化应激

氧化应激的发生与线粒体功能紊乱密切相关。过量的自由基可以使生物膜中的不饱和脂肪酸发生脂质过氧化反应，并对蛋白质和 DNA 产生氧化损伤。帕金森病患者脑中脂质过氧化物明显升高，还原型谷胱甘肽的含量减少，大量自由基聚集，黑质细胞处于高氧化应激状态，造成多巴胺能神经元受损死亡。

三、临床表现

帕金森病好发于中老年人，平均发病年龄约为 55 岁，男性略多于女性，多隐匿起病，缓慢进展。其临床表现可分为运动障碍症状和非运动障碍症状。

（一）运动障碍症状

是帕金森病的核心症状，发生在肢体远端，常始于一侧上肢，逐渐累及同侧下肢，再波及对侧上肢及下肢。

1. 静止性震颤　常为首发症状，也是帕金森病最常见和典型的临床表现，是因为肢体的协调期和拮抗期有节律的交替性收缩和舒张而引起的。典型表现为拇指与屈曲的示指间呈"搓丸样"动作，随意运动时减轻或停止，紧张或激动时加剧，入睡后完全消失。晚期则表现为经常性，随意运动过程中也不会减轻。也有少数患者不出现震颤。

2. 肌强直　被动运动关节时屈肌和伸肌的肌张力均升高，且呈一致性，没有震颤的患者，在被动活动关节时可感觉有均匀的阻力，类似弯曲软铅管，故称为"铅管样强直"；合并静止性震颤者在均匀的阻力中出现断续停顿，如同齿轮在转动一样，称为齿轮样强直。四肢、躯干、颈部肌强直可使患者出现特殊的屈曲体态，表现为头部前倾、躯干俯曲、肘关节屈曲、前臂内收、髋及膝关节略为弯曲，腕关节伸直、掌指关节屈曲，称为"路标手"。

3. 运动迟缓　存在不同程度的主动运动缓慢，随意运动减少。早期以手指精细动作如扣纽扣、系鞋带等动作缓慢，逐渐发展成全面性随意运动减少，晚期因合并肌张力增高致起床、翻身均有困难。表情肌肌张力增高和运动减少，可出现面部表情呆板、瞬目减少，酷似戴着面具，称为"面具脸"。手部运动徐缓后出现写字运行越小，表现为写字过小征。口、咽、腭部运动徐缓，出现语速缓慢、吐字含糊、流涎、吞咽困难和饮水呛咳等。

4. 姿势反射障碍　疾病早期，表现为走路时患侧上肢摆臂幅度减小或消失，下肢拖曳。随病情进展，步伐逐渐变小变慢，有时行走过程中全身僵住，不能动弹，称为冻结现象，启动、转弯时尤为明显。部分患者有时迈步后，以极小的步伐越走越快，不能及时止步，称为前冲步态或慌张步态。

（二）非运动症状

1. 感觉障碍　早期即可出现嗅觉减退，中晚期常有肢体麻木、疼痛，部分患者出现不宁腿综合征。不宁腿综合征是一种常见的神经系统疾病，以有活动双下肢的强烈欲望为特征，常伴有感觉的异常，症状在休息或夜间时发生或加重，运动后减轻。

2. 自主神经功能障碍　如便秘、多汗、溢脂性皮炎（油脂面）、排尿障碍等。部分患者可出现直立性低血压。

3. 睡眠障碍 入睡困难，易早醒。失眠，白天过度睡眠，夜间多梦，伴大声喊叫、肢体舞动。

4. 精神障碍 近半数患者伴有抑郁、焦虑以及幻觉，其中视幻觉为多见。

中、晚期患者可发生不同程度的认知障碍甚至痴呆。

四、帕金森病防治的病理生理基础

帕金森病病因不明，目前尚无根治疗法。药物治疗为首选方案，手术治疗作为补充。治疗目的在于缓解症状，延缓疾病进展，提高患者的生存质量。

（一）药物治疗

药物治疗为首选，可选用多巴胺替代疗法、多巴胺激动剂、抗胆碱能药及金刚烷胺等药物治疗。

（二）手术治疗

早期药物治疗有效。对长期治疗后出现疗效减退或异动症的患者可考虑手术治疗。

（三）其他

帕金森病的治疗是长期的过程，心理护理、饮食辅助、康复训练、运动疗法等对预防各种并发症的发生及提高患者的生存质量十分重要。

知识拓展 17-5

中国脑计划

中国脑计划（2016—2030年）包括三个方向，即"一体两翼"：一体就是阐释人类认知功能的神经基础，是机制研究，这是计划的主体，两翼是指脑重大疾病的研究以及脑机智能技术的研究。重大脑疾病的研究主要是针对社会面临的各种重大脑疾病，开展早期诊断、干预手段和药物研发等；脑机智能技术则包括两方面内容，一方面是脑机接口，就是大脑与机器之间的联系，如何用大脑的信息来控制机器，如何用外界的信息调控大脑的活动；另一方面是类脑研究，就是人工智能的理论研究，是下一代人工智能需要的各种机器学习的算法，类脑研究的硬件加之类脑研究的软件就是未来智能系统的基础。

（石明隽）

思考题

1. 脑干网状结构在意识过程中发挥什么作用？
2. 认知功能障碍的主要表现形式有哪些？

Note

3. 案例：肖先生，45 岁，因意识不清、尿失禁 30 分钟入院。约 30 分钟前患者起床洗漱时在卫生间突然摔倒，家人见其久久未出来，呼之不应，进去后发现肖先生躺在卫生间地面，意识不清、小便失禁，伴肢体活动障碍，家人紧急将其送往医院。肖先生平时偶尔饮酒，不吸烟。父亲有高血压，母亲有糖尿病。10 年前肖先生体检发现血压增高，血压多在 140～160/95～110 mmHg，偶尔感头晕，无其他不适，故未予以重视，也未服用抗高血压药治疗。近 1 个月由于工作任务较重，每天工作时间超过 12 小时，经常感觉头痛。

查体：P 110 次 / 分，R 22 次 / 分，BP 175/97 mmHg。神志不清，针刺有躲避反应。颈项抵抗，右侧鼻唇沟变浅，口角向左侧歪斜，左侧巴宾斯基征（+），左侧上下肢肌力基本丧失，右侧肢体肌力正常。头颅 CT 扫描结果显示：颅内右侧颞顶叶脑实质和蛛网膜下腔呈现高密度影，提示右侧颞顶叶和蛛网膜下腔出血。根据脑影像检查结果，入院后医生对肖先生实施脑部手术，开颅清除血肿，术后予以脱水降低颅内压、降血压等治疗。术后 10 天，患者苏醒，但肢体肌力未恢复，不能理解他人说话，说话也较为含糊，言语不清。

问题

（1）患者入院时出现意识不清，恢复后存在说话含糊、言语不清的机制是什么？

（2）对患者进一步的治疗原则是什么？

第十八章

多器官功能障碍综合征

案例 18-1

　　李先生，32 岁，在工地施工过程中不慎从高空跌落，胸腹部疼痛 1 小时急诊入院。既往体健。查体：T 36.3℃，P 120 次 / 分，R 27 次 / 分，BP 90/50 mmHg。口唇苍白，四肢湿冷。胸廓挤压征阳性，左上腹压痛，无反跳痛及肌紧张，脾区叩击痛，移动性浊音（＋）。辅助检查：胸部 X 线检查显示多发性肋骨骨折，腹部 B 超检查显示脾挫裂伤，诊断性腹腔穿刺抽出不凝血。

　　急诊行"剖腹探查术＋脾切除术"，术后将患者转入 ICU 观察，予以输液等抗休克治疗。术后第 2 天，患者神志清楚，出现乏力、恶心、头痛、进行性呼吸困难。BP 115/70 mmHg，24 小时导尿 200 ml，予以快速输注 5% 葡萄糖盐溶液 500 ml 后尿量未增加。血生化检查：BUN 24 mmol/L，Scr 264 mmol/L；血气分析：pH 7.32，PaO_2 48.4 mmHg，$PaCO_2$ 56.9 mmHg，HCO_3^- 31.5 mmol/L。

　　问题：

　　1. 患者入院时出现了哪些脏器损伤？请分析其病理过程。

　　2. 患者术后第 2 天出现了哪些脏器损伤？请分析其病理过程。

　　多器官功能障碍综合征（multiple organ dysfunction syndrome，MODS）是指机体在受到严重感染性和（或）非感染性因素损害 24 h 后，原本无器官功能障碍的患者短时间内通过原始损伤的直接作用和（或）继发性损伤的间接作用，同时或序贯出现两个或两个以上器官系统功能障碍，甚至功能衰竭的临床综合征。MODS 主要见于严重感染、大手术、休克等急危重症患者，多数与休克有关。在各类型休克中，由感染性休克引起的 MODS 发生率最高。目前认为，MODS 的发生机制主要与炎症反应失控密切相关，炎症细胞过度活化和炎症介质（inflammatory mediator）泛滥是 MODS 发生的关键环节。MODS 发生过程中几乎可以累及各个重要器官及系统的功能与代谢，引起机体内环境严重紊乱，如果得不到有效的控制，使病情进展，则可引起多系统器官衰竭（multiple system organ failure，MSOF）。

知识拓展 18-1

MODS 命名的演变过程

　　20 世纪 50—60 年代，输血技术和抗生素应用得以普及，急性肾衰竭、急性呼吸窘迫综合征及 DIC 等单个器官功能衰竭成为严重战（创）伤休克复苏后患者的主要死因。1973 年，Tilney 首次提出了序贯性器官衰竭（sequential organ failure）的概念，并指出继发功能障碍的器官可以是远隔器官，且不一定是最初受累的器官。1977 年，Eiseman 等首先使用多器官功能衰竭（multiple organ failure，MOF）一词；1980 年，Fry 将其命名为多系统器官衰竭（multiple system organ failure，MSOF）。20 世纪 90 年代初，学者们逐渐认识到，MOF 或 MSOF 是从器官功能障碍逐渐发展到器官功能衰竭的动态过程，过于强调器官衰竭这一终点，不利于早期诊断与治疗。1991 年，美国胸科医师学会和危重病医学学会提出，MSOF 属于全身性连续病理反应，受累脏器处于变化过程中，早期多为功能障碍，晚期则进展为功能衰竭，应将其称为 MODS。1995 年，在全国危重病急救医学学术会议上，我国正式采用多器官功能障碍综合征（MODS）的命名。

　　多器官功能障碍综合征（MODS）的特点是：①原发致病因素是急性的，慢性疾病引起的器官退化性功能失代偿不属于 MODS，如慢性呼吸功能不全继发肺源性心脏病、慢性肝功能不全继发神经功能失调等，但冠心病、肝硬化、慢性肾病或免疫系统功能低下等基础病变更容易引起 MODS 发生；②从出现原发性损伤到进展为器官功能障碍之间有一定的时间间隔，发病 24 h 内由于多器官功能衰竭而死亡的患者一般归因于复苏失败，而不属于 MODS；③无论病因如何，脏器受累顺序均相似，一般先累及肺，继之为肝、胃肠道和肾受累，而血液学改变和心力衰竭常为后期表现，中枢神经系统受累则可早可晚；④病情发展到终末衰竭期之前，MODS 一般是可以逆转的。及时阻断发病环节有望完全治愈 MODS，患者的器官功能甚至可完全恢复而不留后遗症，不易转为慢性过程。

第一节　MODS 的病因与发病过程

一、病因

　　在发病过程中，MODS 的病因常是复合性的，可概括为感染性因素和非感染性因素两类。

（一）感染性因素

　　研究显示，MODS 起源于感染者占 50% ~ 80%，由宿主感染反应失调所致的威胁生命的器官功能障碍称为脓毒症。致病菌主要是大肠埃希菌和铜绿假单胞菌。青壮年患者以腹腔脓肿或肺部侵袭性感染多见，而老年患者则多以肺部感染作为首发病因。

　　某些 MODS 患者虽然有全身感染的表现，且血细菌培养呈阳性，但找不到感染灶，可能是由于肠源性细菌感染所致；而某些患者血细菌培养呈阴性，甚至 MODS 出现在病原菌杀灭以后，可能是由肠源性内毒素或炎症介质引起的，称为非菌血症性临床脓毒症（nonbacteremic clinical sepsis）。

近 10 年来，多种病毒（SARS 病毒、流感病毒及新型冠状病毒等）感染可刺激机体免疫系统产生大量细胞因子，引起细胞因子风暴，导致肺、肾、肝及心脏等多脏器功能受损而造成 MODS。

（二）非感染性因素

如严重创伤、心肺复苏、大手术和急性坏死性出血性胰腺炎等，多与休克有关。除上述原发病外，输液过多、大量反复输血、吸入气氧浓度过高和机体抵抗力明显下降等高危因素均可诱发或促进 MODS 的发生。

二、发病过程

从病因作用于机体到发生 MODS，往往是一个有规律的发病过程。根据 MODS 的发病形式，一般将其分为以下两种类型。

（一）单相速发型

此型患者常在休克和创伤 24 小时以后发生 MODS，损伤因子直接引起原无器官功能障碍的患者同时（如机械性暴力引起肝、肾等器官功能障碍）或在短时间内相继（如挤压伤引起急性肾衰竭后又引起尿毒症性消化道功能障碍）出现两个以上系统器官功能障碍。该型病情发展较快，病变进程只有一个时相，器官功能障碍出现早，病程中只有一个高峰，故又称为原发型。

（二）双相迟发型

此型 MODS 并非由原始损伤直接引起，而是机体异常反应的结果。常出现在创伤、失血、感染等原发损伤因子作用（第一次打击）后，经过一个较稳定的缓解期后又因致炎因子引起过度的全身炎症反应（第二次打击），继发造成多器官功能障碍甚至衰竭。第一次打击可能是较轻的、可以恢复的；而第二次打击常造成严重失控，发展迅速进而引起 MODS 的发生，病情较重，有致死危险。病情发展呈双相，原发损伤与多器官功能障碍发生之间存在一定的间歇期（几天或数周），器官功能损伤出现两个高峰，所以又称为继发型。如休克复苏后出现的肺功能障碍或肾功能障碍等（图 18-1）。

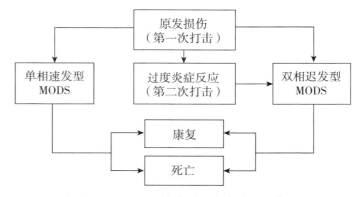

图 18-1　MODS 的分型及发病过程示意图

第二节　MODS 的发生机制

原发型 MODS 与继发型 MODS 的发生机制不尽相同。原发型 MODS 的器官功能障碍主要由损伤因素直接引起；而继发型 MODS 不完全由损伤因素本身引起，发病机制复杂，尚未完全阐明。目前研究认为，失控的全身炎症反应是 MODS 最重要的发病机制。

一、体内炎症反应过度

全身炎症反应综合征（systemic inflammatory response syndrome，SIRS）是指在严重创伤、休克、感染或烧伤等严重损伤因素作用于机体时，由于炎症细胞过度活化，导致各种炎症介质大量释放而产生的一种难以控制的、持续放大的全身性瀑布式炎症反应。其中感染引起的 SIRS 称为脓毒症（sepsis）；伴有器官功能障碍的脓毒症称为重症脓毒症；而具有心血管功能障碍（如顽固性低血压）的脓毒症称为脓毒症休克。SIRS 的典型病理生理变化是继发于各种严重打击后所出现的持续高代谢、高动力循环状态以及过度的炎症反应。目前认为 SIRS 是 MODS 发展到严重阶段的必经之路。

知识拓展 18-2

SIRS 诊断标准的演进

1991 年美国胸科医师协会和危重病医学协会在芝加哥会议上提出了 SIRS 这一概念，并制定了诊断标准，提出在机体受到严重打击后出现以下两项或两项以上体征者，可诊断为 SIRS：体温 $>38\,^\circ\text{C}$ 或 $<36\,^\circ\text{C}$；心率 >90 次/分；呼吸频率 >20 次/分或 $PaCO_2<32$ mmHg；外周血白细胞计数 $>12.0\times10^9/\text{L}$ 或 $<4.0\times10^9/\text{L}$，或杆状核白细胞 $>10\%$。但后来的临床实践证明，在重症监护病房，几乎所有患者都满足上述诊断标准，因此学者普遍认为这一诊断标准过于敏感而缺乏特异性。2001 年在华盛顿召开的欧美国际脓毒症定义会议，对其相关指标进行了重新修订，增加了 C 反应蛋白与前降钙素等炎症指标及"高排低阻"的血流动力学指标等。2016 年美国危重病医学会与欧洲重病医学会在 45 届危重病医学年会上发布了最新定义 Sepsis 3，把脓毒症不同阶段的诊断重点从 SIRS 转移到感染所致的器官功能障碍层面上来（详见本章数字资源）。

（一）炎症细胞过度活化

炎症细胞主要包括中性粒细胞、单核 - 巨噬细胞、血管内皮细胞和血小板等。在感染或非感染性因素作用于机体时，可通过不同途径激活炎症细胞，引起细胞变形、黏附、趋化、迁移、脱颗粒及释放等反应，称为炎症细胞活化（activation of inflammatory cells）。正常炎症细胞活化，可以清除病原体、增强机体防御能力；但过度的炎症细胞活化，可以释放大量促炎症细胞因子、趋化因子和脂质炎症介质等，并表达多种黏附分子（adhesion molecule），引起组织细胞的损伤，促进休克和 MODS 的发生。

激活炎症的诸多因素中，内毒素（endotoxin）是重要因素之一。内毒素又称为脂多糖（lipopolysaccharide，LPS），入血后与脂多糖结合蛋白结合形成复合物，这种复合物通过与单核 - 巨噬细胞表面高亲和力的受体 CD14 结合，然后作用于 Toll 样受体 4（Toll like receptor 4，TLR4），激活靶细胞。

（二）炎症介质大量释放

炎症介质是指在炎症过程中由炎症细胞释放或在体液中产生，参与和介导炎症反应的化学因子。SIRS 发生时，感染或非感染因素引起的炎症细胞过度活化，可释放大量炎症介质，后者又进一步激活炎症细胞，二者互为因果，通过级联放大效应，引起炎症介质泛滥，形成炎症的"瀑布效应"。以下为 SIRS 时释放增加、对组织损伤起主要作用的炎症介质。SIRS 时表达增多的炎症介质主要有（表 18-1）

表 18-1　主要促炎性细胞因子的来源及作用

促炎性细胞因子	来源	主要作用
IFN	巨噬细胞、淋巴细胞	提高巨噬细胞的吞噬活性、抗病毒
TNF-α	巨噬细胞、淋巴细胞	激活中性粒细胞、淋巴细胞，使血管内皮细胞通透性增高
IL-1	巨噬细胞、有核细胞	刺激 T 细胞活化，促进 B 细胞增殖，诱导急性期蛋白合成
IL-6	巨噬细胞、内皮细胞	刺激 T 细胞活化，诱导 B 细胞分化
IL-8	巨噬细胞、成纤维细胞	趋化和激活粒细胞，释放整合素
HMGB1	巨噬细胞、损伤和坏死细胞	刺激巨噬细胞分泌促炎性细胞因子、刺激内皮细胞表达黏附分子
LTB$_4$	中性粒细胞	趋化粒细胞，增加微血管通透性
PAF	白细胞、血小板、巨噬细胞和内皮细胞	活化血小板、粒细胞和内皮细胞

1. 细胞因子　是多种细胞产生的具有调节细胞生长分化、调节免疫功能、参与炎症发生和创伤愈合等功能的小分子多肽的统称。其中与炎症的发生、发展有关的主要有肿瘤坏死因子 -α（tumor necrosis factor-α，TNF-α）、白细胞介素 -1（interleukin-1，IL-1）、IL-2、IL-5、IL-6、IL-8、IL-12、IL-17、干扰素（interferon，IFN）、集落刺激因子、趋化因子及高迁移率族蛋白（high mobility group box 1 protein，HMGB1）等。这些细胞因子的生物学作用主要有：①启动瀑布式炎症级联反应，引起细胞因子风暴（cytokine storm）。细胞因子风暴是指机体感染微生物后引起体液中多种细胞因子迅速大量产生的现象，造成全身各脏器严重的功能损伤。②参与创伤后的高代谢反应。③损伤组织细胞。

2. 黏附分子　是介导细胞间或细胞与细胞外基质间相互接触和结合的分子的统称，是一种位于细胞表面或细胞基质中的糖蛋白，主要包括整合素、选择素和免疫球蛋白三个家族。在炎症介质刺激下，黏附分子介导白细胞与血管内皮细胞的黏附反应，黏附且激活的白细胞可释放氧自由基和溶酶体酶，导致内皮细胞和其他组织细胞损伤。采用黏附分子的单抗阻止中性粒细胞与血管内皮细胞的黏附反应，可明显减轻 SIRS 造成的组织损伤。

3. 脂类炎症介质　是细胞膜结构破坏后，由膜上的磷脂降解而形成的一类炎症介质。

（1）二十烷类炎症介质：此类炎症介质均由花生四烯酸衍化而来，含二十个碳原子，主要包括前列腺素类（prostaglandins，PGs）、血栓烷（thromboxane，TX）和白三烯（leukotriene，LT）。PGE$_2$ 既可使小血管扩张、微血管通透性增高而引起局部炎性水肿，又可抑制巨噬细胞的功能，因此也是重要的抗炎细胞因子。PGI$_2$ 可引起血管扩张，血管通透性增高，导致脓毒症休克时广泛的渗出和低血压形成。TXA$_2$ 可促进血小板聚集和血管收缩，参与急性呼吸窘迫综合征（acute respiratory distress syndrome，ARDS）时微循环内的血栓形成、肺动脉高压及通气与血流灌注比值失调的发生。LTB$_4$ 的主要作用是活化白细胞，LTC$_4$ 和 LTD$_4$ 的主要作用是使支气管平滑肌收缩。

（2）血小板活化因子（platelet-activating factor，PAF）：在炎症或缺血等急性刺激时活化的磷脂酶 A$_2$ 可裂解膜磷脂上的脂肪酸生成溶血 PAF，再经过乙酰转移酶作用生成 PAF。PAF 具有广泛生物活性：引起血小板活化、黏附、聚集并释放组胺；活化中性粒细胞和嗜酸性粒细胞，分泌细胞因子和脱颗粒；活化内皮细胞，使其表达黏附分子。小剂量的 PAF 可使炎症细胞对炎症介质的敏感性升高，大剂量时可引起低血压和急性肺损伤。

4. 血浆源性炎症介质　是指血浆中原无活性的某些蛋白质（如补体、激肽、凝血因子和纤溶因子等）在致炎因素的作用下发生裂解而生成的一类具有广泛生物活性的肽类物质，如 C3a、C5a、缓激肽、凝血酶和纤维蛋白降解产物等。它们可作用于全身各组织、器官而引起功能紊乱。如 C3a、C5a 可作为趋化因子吸引中性粒细胞到达炎症局部，促进呼吸爆发而产生大量氧自由基和溶酶体酶；还可以刺激嗜碱性粒细胞和肥大细胞释放组胺。组胺是一种很强的舒血管物质，同时引起血管通透性增高，导致微循环功能障碍。内、外源性凝血途径中激活的大量凝血酶，可以裂解纤维蛋白原，使凝血级联反应不断扩大，促进血栓形成。血浆激肽系统激活过程中产生的缓激肽可以扩张血管，增加微血管通透性，并且具有致痛作用。纤溶酶激活后可降解纤维蛋白（原）生成纤维蛋白降解产物（fibrin degradation product，FDP），FDP 具有强烈的抗凝血活性，并可激活白细胞、增加微血管通透性和促进组胺和激肽的致炎作用。在 SIRS 发展过程中，补体、激肽、凝血系统和纤溶系统相互激活，产生级联放大效应，不断加重组织和器官功能障碍。

5. 自由基　组织缺血缺氧及再灌注时，黄嘌呤氧化酶活化，产生超氧阴离子自由基；炎症反应中活化的白细胞通过呼吸爆发产生大量的氧自由基。氧自由基可以攻击细胞的脂质、蛋白质和核酸等各种成分，导致细胞质膜损伤、酶失活和染色体基因突变，甚至引起细胞凋亡或坏死。此外，自由基还可以作为信号分子诱导多种炎症细胞的信号转导活化，如促进黏附分子、TNF-α 释放，从而放大炎症效应。当然，自由基并不都是有害的，如内皮细胞产生的一氧化氮（NO）能够稳定溶酶体膜、减少白细胞和血小板的黏附、舒张血管平滑肌、增加器官血液灌流，在炎症反应中对组织器官起到一定的保护作用。但如果 NO 产生过量，又会导致血管麻痹性扩张、是引起难治性低血压的重要原因。

（三）体内促炎与抗炎反应失调

SIRS 发生时，过度活化的炎症细胞在产生释放大量炎症介质的同时，抗炎细胞因子的产生也会增加。适度的抗炎反应可以抑制炎症反应，防止免疫反应过度。但当抗炎细胞因子释放过量并占优势时，则可引起免疫功能抑制和对感染的易感性增加，导致感染扩散，进一步诱发或加重器官损伤，称为代偿性抗炎反应综合征（compensatory anti-inflammatory response syndrome，CARS）。CARS 是细胞因子对抗级联反应，这种级联反应下调了由于细菌感染引起的炎症反应。当 SIRS 发展到 CARS 时，其主要特征为免疫功能广泛抑制，不少患者因持续的严重感染而死亡。当 SIRS 和 CARS 同时存在并相互加强时，可导致炎症反应和免疫功能更为严重的紊乱，称为混合性拮抗反应综合征（mixed antagonist response syndrome，MARS）。主要抗炎细胞因子的来源及作用见表 18-2。

表 18-2　主要抗炎细胞因子的来源及作用

抗炎细胞因子	来源	主要作用
PGE$_2$	巨噬细胞、内皮细胞	诱导 IL-4、IL-10 释放，抑制 TNF，拮抗 TXA$_2$
IL-4	Th2 细胞、肥大与嗜碱性粒细胞	抑制巨噬细胞产生细胞因子
IL-10	Th2 细胞、巨噬细胞	抑制巨噬细胞、粒细胞产生细胞因子，促进抗炎因子释放
NO	内皮细胞、巨噬细胞	舒张血管平滑肌，抑制炎症介质释放
糖皮质激素	肾上腺皮质	抑制炎症介质释放

1. 内源性抗炎细胞因子　创伤、感染的早期，单核 - 巨噬细胞产生 PGE_2，可诱导 2 型辅助性 T 细胞（helper T lymphocyte 2，Th2）和巨噬细胞释放 IL-4、IL-10 等，通过抑制促炎性细胞因子的释放而发挥抗炎作用。另外，可溶性 TNF 受体、可溶性 IL-1 受体拮抗剂等也发挥抗炎作用。

2. 抗炎性内分泌激素　感染、创伤和致炎因子 TNF-α、IL-1 和 IL-6 等都可刺激下丘脑 - 垂体 - 肾上腺皮质轴，诱导下丘脑的促皮质激素释放激素、腺垂体的促皮质激素和糖皮质激素大量分泌。糖皮质激素有强烈的抗炎与免疫抑制作用。

二、肠道细菌移位及肠源性内毒素血症

细菌和内毒素除了从感染部位直接入血外，还有一个重要途径是肠道细菌移位（bacterial translocation）。正常情况下，人体肠道内细菌量占到全身细菌携带量的 80%，而肠黏膜上皮细胞与细胞间紧密连接构成的肠道机械屏障，能有效地防止细菌、毒素进入血液，是机体非特异性免疫系统的重要组成部分。在创伤、感染和烧伤等应激情况下，肠道血管收缩引起的肠黏膜缺血和再灌注损伤导致黏膜上皮功能障碍，细胞间紧密连接受损，使细菌、内毒素等得以通过这些薄弱环节进入血液，称为肠道细菌移位和内毒素移位（endotoxin translocation）。而内毒素比细菌分子更小，更容易穿过肠黏膜屏障，因此应激后往往先发生内毒素血症，然后才有细菌移位。正常情况下，肝 Kupffer 细胞发挥着防止肠源性感染的关键作用，进入门静脉系统的肠道细菌和内毒素可以被肝 Kupffer 细胞及时清除。但是在休克、创伤或大手术等危重患者中，由于肝供血不足、肝细胞和 Kupffer 细胞功能受损等，对肠源性毒素或细菌的清除能力减弱，容易引起全身性感染或内毒素血症，引起 MODS 发生。

各种因素导致的肠黏膜长时间缺血缺氧、肝功能以及单核吞噬细胞系统功能障碍、机体免疫功能低下、危重病患者长期禁食或大剂量使用抗生素等情况时，可导致肠黏膜屏障防御功能降低，毒素不能被及时清除而吸收入血并进入体循环，进入循环的内毒素激活单核吞噬细胞系统，释放炎症介质，反过来又加重肠黏膜的损伤，进一步加重细菌移位和炎症细胞过度活化。肠功能紊乱可通过"肠屏障功能减弱—肠道细菌移位—SIRS—肠屏障功能进一步减弱"的恶性循环促使炎症反应不断放大，在病因和 MODS 发生之间起着重要的枢纽作用（图 18-2）。

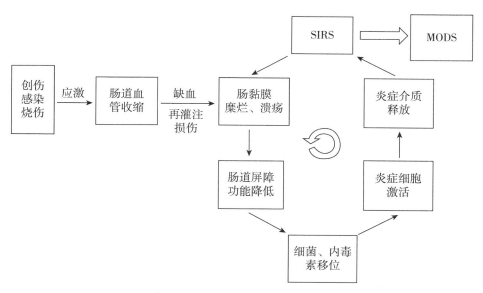

图 18-2　肠功能紊乱在 MODS 发生中的枢纽作用示意图

三、血管内皮损伤与缺血 - 再灌注损伤

严重的感染可直接损伤各组织器官血管内皮细胞，不仅使血管通透性增强引起组织水肿，而且使白细胞与血管内皮细胞的相互作用增强，引起微循环血流阻力增加、微血管阻塞等，导致无复流现象；内皮细胞损伤还可以使促凝活性增强引起微血栓形成，造成微循环阻塞。另一方面，严重损伤因素还可以通过神经 - 内分泌反应使机体处于应激状态，导致交感 - 肾上腺髓质系统和肾素 - 血管紧张素系统兴奋，使内脏器官的血管收缩，血流量减少。上述因素可引起微循环血液灌流量显著减少、使组织器官处于持续的缺血、缺氧状态，进一步导致多个组织器官功能代谢发生严重紊乱和损伤，促进 MODS 发生。临床上，部分患者缺血状态恢复后，器官功能障碍仍呈进行性加重的趋势。再灌注后出现 MODS 的机制尚未完全阐明，可能与自由基产生、钙超载及白细胞的过度激活等机制有关。

MODS 发生时，多种因素之间相互影响、相互促进、共同推进疾病的进程，如过度炎症反应造成的组织损伤可激活凝血过程，而凝血系统的异常激活不仅导致微循环灌注障碍，也可加重炎症反应，活化的凝血酶通过与内皮细胞表面的蛋白酶激活受体（proteinase-activated receptor）结合，促进内皮细胞表达多种黏附分子和炎症细胞因子。

四、细胞功能障碍

1. 细胞氧利用障碍　MODS 患者由于应激和炎症介质刺激等因素，机体的代谢率显著升高，导致机体全身耗氧率明显增加。高代谢状态使患者体内氧和能量耗竭，加重供氧和需氧矛盾，氧债增加，使组织细胞的缺氧状态进一步加重。促进系统、器官、组织和细胞不同层次的功能代谢障碍。

2. 线粒体功能障碍　MODS 时引起的器官微循环低灌流状态和无复流现象等，导致组织器官的持续缺氧。持续缺氧、自由基、内毒素和钙超载等因素导致细胞线粒体结构和功能损伤，进一步引起细胞功能障碍、ATP 产生减少。而持续的缺氧引起细胞糖酵解增强，乳酸堆积，加重器官和组织细胞的功能和代谢紊乱。

3. 细胞凋亡　正常机体也存在细胞凋亡过程，共同参与内环境稳定的维持，凋亡过度或凋亡不足都是异常的生命现象。越来越多的证据表明，细胞凋亡过程在 MODS 的发生机制中也发挥着重要的作用。严重创伤后，机体的各个脏器中都有细胞凋亡过程的发生。这种凋亡过程主要发生在创伤的早期，而细胞坏死主要在后期发生。其中胸腺、脾、骨髓、淋巴结及全身的淋巴组织等更易发生细胞凋亡，这可能是导致创伤后机体免疫功能低下的直接原因。此外，创伤后全身微血管内皮细胞的凋亡可能是微循环功能障碍的基础，也可能是 DIC 发生的原因之一。

第三节　MODS 时机体的代谢与功能变化

MODS 发生、发展过程中几乎可以累及全身各个重要器官和系统，引起其功能与代谢障碍甚至衰竭。

一、肺功能障碍

肺既是 MODS 中最易受累的器官，又是最先受累的器官。据统计，肺功能障碍发生率高达 83%～100%。一般出现在发病 24～72 h 内，引起急性肺损伤（acute lung injury，ALI）甚至导致 ARDS，过去称为休克肺（shock lung）。临床表现为进行性呼吸困难、难治性低氧血症、发绀及肺水肿。

肺功能容易受损的原因为：①肺是全身静脉血液的滤器，来源于全身各器官组织的许多代谢产物、活性物质、血液中的异物和活化的炎症细胞都要经过肺，有的被阻留在肺内，有的被肺吞噬、灭活和转化；②血液中活化的粒细胞和单核 - 巨噬细胞在此与内皮细胞黏附，释放活性氧、溶酶体酶及其他炎症介质；③肺内富含巨噬细胞，活化后的巨噬细胞释放多种细胞因子，并引起级联放大反应，导致肺损伤。

ARDS 的主要病理变化为急性炎症导致肺泡毛细血管膜损伤：①肺泡 II 型肺泡上皮细胞损伤引起表面活性物质产生减少，加之水肿液稀释和肺过度通气造成的表面活性物质消耗，使肺泡表面张力增加，引起肺泡萎缩、肺不张；②肺泡毛细血管膜损伤使肺泡上皮和毛细血管内皮通透性升高，引起含有大量蛋白的水肿液渗出，造成渗透性肺水肿和肺透明膜形成，进一步损伤肺弥散功能；③血管内膜损伤和肺组织释放的促凝物质，造成肺毛细血管 DIC 形成。其结果造成通气与血流比值严重失调、气体弥散障碍、肺顺应性降低，引起进行性低氧血症和发绀。

二、肝功能障碍

MODS 时肝功能障碍发生率也很高，可高达 95% 左右。患者多在 5 天左右出现黄疸、血胆红素增加，但肝性脑病的发病率并不高。在感染引起的 MODS 患者中，如并发严重的肝损伤，死亡率可达 100%。

容易引起肝功能障碍的原因包括：①肠源性细菌和毒素经门静脉循环首先到达肝，并造成肝细胞损伤；②肝巨噬细胞（Kupffer 细胞）数量多，约占全身巨噬细胞总量的 85%，Kupffer 细胞活化分泌的 IL-8 可引起多形核白细胞趋化黏附，分泌的 TNF-α、IL-1 和产生的氧自由基可损伤邻近的肝细胞；③肝细胞富含黄嘌呤氧化酶，在肝缺血 - 再灌注过程中可释放大量的氧自由基，损伤肝细胞；④严重感染可使单核吞噬细胞系统封闭和功能抑制，使肝对毒素的清除能力下降，机体对感染的易感性增加。

三、肾功能障碍

MODS 易引起急性肾损伤（acute kidney injury，AKI），过去称为休克肾（shock kidney）。其发生率为 40%～50%，仅次于肺损伤和肝损伤。MODS 患者一旦发生 AKI，预后一般较差。休克引起的 AKI 多发生在休克后 1～5 天内，属于单相速发型。而脓毒症引起的 AKI 常发生在感染 5 天后，患者一般经临床治疗，脓毒症病情稳定甚至好转后再次恶化而出现 AKI，属于双相迟发型。AKI 在病理学上出现急性肾小管坏死，肾小球毛细血管早期扩张、充血，晚期闭塞、缺血。其临床表现为少尿、氮质血症、水与电解质和酸碱平衡紊乱。但是，由于近年来临床上非少尿型 AKI 的发生有增多趋势，因此少尿也并不是其关键因素。

四、胃肠道功能障碍

严重创伤和感染后，也常见胃肠道功能障碍，临床表现为消化不良、腹胀、肠麻痹、消化道出血等。内镜下可见急性糜烂性胃炎或应激性溃疡存在。病变早期出现黏膜表层损伤（糜烂），如损伤穿透到黏膜下层甚至破坏血管，可引起溃疡和出血。导致胃肠道功能障碍、黏膜损伤的主要原因有：①严重创伤、感染、休克时的应激反应引起胃肠道缺血；②胃肠道富含黄嘌呤氧化酶，激活时产生大量氧自由基；③ SIRS 时炎症介质大量释放；④长期静脉高营养，没有食物经过消化道而引起胃肠道黏膜萎缩。各种胃肠道损伤导致肠黏膜通透性增高，肠道屏障功能障碍，引起细菌移位或内毒素移位。肠道中的细菌及内毒素经门静脉系统激活肝脏 Kupffer 细胞或作用于全身，促进 SIRS 及 MODS 恶性循环的发生。因此，MODS 时如有胃肠黏膜损害，则内毒素血症、败血症的发生率很高。目前认为，胃肠道功能障碍是决定 MODS 病情转归的关键。

五、心功能障碍

与其他器官相比，MODS 时心功能障碍发生率相对较低，为 10%～23%。由于机体的内在调节以及心脏本身较强的储备能力，除心源性休克以外，其他各型休克的早期，心功能损伤一般较轻，晚期才可能发生心功能障碍。临床表现为低血压，心脏指数降低，对正性肌力药物反应性降低；还可出现心动过速、心动过缓甚至心搏骤停；心肌酶学指标升高；病理变化可见心肌局灶性坏死、线粒体减少和心内膜下出血。

心功能障碍发生的原因可能有：①心肌具有高代谢率、高耗氧量的特点。心肌供血不足时出现供需矛盾；②危重患者多伴有电解质代谢障碍和酸碱平衡紊乱，如高钾血症、酸中毒等，影响心肌收缩力；③细菌毒素、炎症介质及心肌抑制因子等对心肌舒缩功能的抑制作用。

六、其他功能障碍

1. 免疫系统功能障碍   MODS 早期，免疫系统被激活，患者血浆 C3a 和 C5a 水平升高。C3a 和 C5a 可增加微血管通透性，激活白细胞和组织细胞。此外，革兰氏阴性菌产生的内毒素具有抗原性，能形成免疫复合物，激活补体，产生过敏毒素等一系列血管活性物质。免疫复合物可沉积于多个器官微血管内皮细胞上，吸引多形核白细胞，释放多种毒素，从而导致细胞变性坏死及器官功能障碍。

MODS 晚期，体内中性粒细胞的吞噬和杀菌功能下降，单核吞噬细胞功能受抑制，辅助性 T 细胞 / 抑制性 T 细胞比例降低，B 淋巴细胞分泌抗体能力减弱，机体免疫系统处于全面抑制状态，炎症反应无法局限化，感染容易扩散。

2. 凝血功能障碍   血小板计数进行性下降，凝血酶时间和凝血酶原时间均延长，纤维蛋白原减少，并有 FDP 增多，出现 DIC 的临床表现。

3. 中枢神经系统功能障碍   当血压降低到 50 mmHg 以下时，脑内流失去自身调节能力。如脑血管内出现 DIC，可加重脑组织缺血缺氧，导致中枢神经系统功能障碍。患者表现为反应迟钝，意识和定向力障碍，甚至出现昏迷。

MODS 的临床表现和实验室检查见表 18-3。

表 18-3　MODS 的临床表现和实验室检查

器官障碍类型	临床表现	客观指标
肺功能障碍	进行性呼吸困难伴发绀，严重时需吸氧、机械通气	$PaO_2 < 50$ mmHg 或吸入 50% 以上氧才能维持 PaO_2 45 mmHg
肝功能障碍	黄疸或肝功能不全	血清总胆红素 > 34.2 μmol/L 肝血清酶谱在正常值上限的 2 倍
肾功能障碍	尿量可多可少，对利尿剂反应差，严重时需进行透析血液净化	血清肌酐持续 > 177 μmol/L 血清尿素氮 > 18 mmol/L
胃肠道功能障碍	腹痛、消化不良、呕血和黑便	内镜检查确定有胃肠道出血 24 小时内失血超过 600 ml
心功能障碍	突发低血压，对正性肌力药物反应性降低	MAP < 60 mmHg 心指数低于正常人的 1/2 以下 血浆心肌酶学指标可升高
凝血功能障碍	DIC、出血	血小板进行性下降，$< 50 \times 10^9$/L 凝血时间、凝血酶原时间延长达正常值的 2 倍 纤维蛋白原定量 < 2000 mg/L 可检测到 FDP

第四节　MODS 防治的病理生理基础

　　MODS 病因复杂、一旦发生不易控制，尽管救治手段不断改进，死亡率和病死率仍居高不下。据统计，MODS 占 ICU 患者死亡率的 85% ~ 100%，是当今外科 ICU 危重患者第一位的死亡原因。脏器衰竭引起机体严重损伤，死亡率随受累脏器数目增多和功能障碍时间延长而增高。累及 4 个以上脏器时病死率可高达 100%，因此对 MODS 的预防显得尤为重要。在去除病因的前提下进行综合治疗，最大限度的保护各器官系统功能，阻断可能存在的恶性循环是MODS 防治的基本原则。因此，早期快速准确地预测、诊断和及时有效地阻断发病环节和有力的器官支持治疗是降低 MODS 发病率和病死率的关键所在。

一、防治感染和创伤

　　防治感染和创伤以消除产生过度炎症反应的条件是 MODS 防治的关键。对有明确感染病灶者要及时引流脓液、正确使用有效抗生素，以防治脓毒症；采用不易被肠道吸收的抗生素抑制肠道革兰氏阴性菌，以降低肠源性感染；对严重创伤者应彻底清除创面坏死组织和血肿，以去除炎症灶，对骨折患者要早期固定，以减少进一步的组织创伤及限制炎症反应；对烧伤患者要尽早切痂植皮、去除炎症和感染源，以减少促炎性细胞因子的产生。

二、调控炎症反应和免疫功能紊乱

　　严重感染引起的 MODS，根本原因在于炎症反应失控和免疫系统功能紊乱，由于 SIRS 是MODS 发生的必经之路，早期发现和有效干预 SIRS，通过控制炎症反应阻断其发展，是防治MODS 的关键。适当使用炎症介质拮抗剂和阻断剂，可减轻组织损伤。疗程在 1 ~ 2 周的小剂量激素疗法有一定的治疗效果，但大剂量糖皮质激素用于治疗严重感染目前仍存在很大争议。近年来，常采用血液净化疗法清除血液循环中的炎症介质、内毒素和应激激素等，以控制炎症反应和免疫系统功能紊乱。

三、防治休克和缺血 - 再灌注损伤

MODS 的发生多数与休克有关。休克患者出现微循环功能障碍时，如不及时治疗，将造成器官功能进一步恶化，最终导致死亡。针对微循环功能障碍的治疗除了给予改善微循环、抗凝、保护血管内皮、使用血管活性药物和改善心功能之外，合理的液体复苏治疗是重中之重。寻找有效扩张血容量但不增加血管外液体而致组织水肿、不影响凝血功能、无过敏风险、无肾功能损害等副作用的理想扩容药物研究一直是 MODS 防治研究中的重点方向。2001 年 Rivers 研究团队提出脓毒症患者的早期目标指导性治疗（early goal-directed therapy，EGDT）要求 6 h 内液体复苏达到：中心静脉压（CVP）8 ~ 12 mmHg，平均动脉压（mean artery pressure，MAP）$\geqslant$65 mmHg，尿量$\geqslant$0.5 ml/（kg·h），中心静脉血氧饱和度（ScvO$_2$）$\geqslant$70% 或混合动静脉血氧饱和度（SvO$_2$）$\geqslant$65%。EGDT 已被临床证实可以改善危重患者预后，因此得到肯定及强烈推荐。

延迟复苏容易发生再灌注损伤。使用山莨菪碱、多巴胺可改善内脏低灌注状态。在输液的同时给予抗氧化剂和细胞保护剂，对防治缺血 - 再灌注损伤有一定效果。

四、器官支持

对 MODS 的器官支持治疗要遵循早期、有力、均衡和综合的原则，密切监控各器官功能的变化，及时采取相应的措施改善器官功能。如发生肾功能障碍时尽早利尿、透析；发生 ARDS 应采用小潮气量机械通气，并予以正压给氧；发生急性心功能不全时应减少或停止输液、强心、利尿；发生应激性溃疡时可使用组胺 H$_2$ 受体拮抗剂。为保护肠黏膜屏障作用，可使用谷氨酰胺，同时提倡尽早经口饮食，缩短患者的禁食时间，防止肠道黏膜萎缩，减少肠道细菌及毒素移位。体外膜氧合（extracorporeal membrane oxygenation，ECMO）目前主要用于对重症心肺功能衰竭患者提供持续的体外呼吸与循环，是目前危重症领域用于治疗心肺功能衰竭的器官支持前沿技术。

临床应用 18-1

血液净化治疗

血液净化治疗（blood purification therapy）是将患者的血液引出体外，再通过半透膜弥散、物理吸附、化学反应、免疫吸附等原理的净化装置，清除血液中的有害物质和水分，达到净化血液、治疗疾病的目的。血液净化治疗的方法包括血液透析、血液滤过、血液灌流、血浆置换及免疫吸附等，已广泛用于各种疑难危重疾病的治疗中。

根据 MODS 的发病机制及病理生理改变，在抑制炎症因子释放的同时，采用床旁连续性肾脏替代治疗（continuous renal replacement therapy，CRRT），以一种非特异、广谱的方法，非靶向地不断清除循环中的毒素和炎症因子，以调节过度激活的免疫反应，

促进免疫功能重建，阻止病情进一步恶化，促进患者心脏、肺、肝及肾等器官功能的恢复。连续性肾脏替代治疗作为一项重要的危重症救治医疗技术，和机械通气、体外膜氧合（EMCO）被称为危重患者的三大生命支持技术。

五、MODS 的中医防治研究

近年来，许多中医学者对 MODS 的病机和治疗进行深入研究，将病机归纳为正虚与邪实。外邪侵袭导致气机不利，疏泄失司，造成气血阻滞、热毒内蕴，引起脏腑功能紊乱。在治疗上倡导扶正与祛邪并举，同时采用活血化瘀、清热解毒等原则。

六、其他防治措施

SIRS 时机体出现高代谢状态，所以应进行代谢支持以确保正氮平衡。营养摄入时提高蛋白质和氨基酸，尤其是支链氨基酸的比例。

重症 MODS 患者常伴有应激性高血糖，且血糖水平可随病情及治疗变化波动。高血糖可提高患者的病死率，而强化胰岛素治疗可通过防治高血糖的毒性作用，改善机体能量代谢和高凝状态，减少感染的发生，促进疾病的恢复。

（石 磊）

思 考 题

1. 根据 MODS 的临床发病形式简述其类型与特点。

2. 试述肠道细菌移位和肠源性内毒素血症在 MODS 发生机制中的重要作用。

3. 案例：杜先生，26 岁，咳嗽、咳痰，发热 3 天，查体时左下肺可闻及湿啰音。急诊实验室检查：Hb 145 g/L，RBC $4.5×10^{12}$/L，WBC $12.8×10^9$/L，N 67%，Plt $151×10^9$/L。留观期间，予以静脉滴注阿奇霉素 3 天，患者体温未降至正常，呼吸困难加重，被转入呼吸内科。查体：T 39.2℃，P 120 次 / 分，R 36 次 / 分，BP 80/40 mmHg。神志欠清醒，烦躁不安。听诊双肺呼吸音粗糙，左肺可闻及湿啰音。辅助检查：pH 7.48，PaO_2 67 mmHg，FiO_2 40%，$PaCO_2$ 27 mmHg。24 小时尿量 400 ml，血肌酐 280 μmol/L，血尿素氮 18.8 μmol/L，血 K^+ 5.7 mmol/L。立即予以呼吸机辅助通气、吸氧、补液、积极抗感染及血液净化治疗。24 小时后，患者病情逐渐好转。

（1）试分析该患者在就诊时的病理过程。

（2）试分析该患者 3 天后的病情变化及可能的机制。

主要参考文献

［1］吴立玲，刘志跃．病理生理学．4版．北京：北京大学医学出版社，2019.

［2］王建枝，钱睿哲．病理生理学．9版．北京：人民卫生出版社，2018.

［3］王建枝，吴立玲，陈琪．疾病机制．北京：人民卫生出版社，2019.

［4］刘永年．高原临床病理生理学．北京：北京大学医学出版社，2021.

［5］肖献忠．病理生理学．4版．北京：高等教育出版社，2018.

［6］田野．病理生理学．北京：人民卫生出版社，2020.

［7］鲁翔．人类疾病学概论．3版．北京：人民卫生出版社，2021.

［8］葛均波，徐永健，王辰．内科学．9版．北京：人民卫生出版社，2018.

［9］国家卫生健康委员会脑损伤质控评价中心，中华医学会神经病学分会神经重症协作组，中国医师协会神经内科医师分会神经重症专业委员会．脑死亡判定标准与操作规范：专家补充意见（2021）．中华医学杂志，2021，101（23）：1758-1765.

［10］刘立新，田国祥．《2022年SCAI休克分类专家共识更新版》解读．中国循证心血管医学杂志．2022，14（7）：769-772.

［11］Samsky M D，Morrow D A，Proudfoot A G，et al. Cardiogenic shock after acute myocardial infarction：A review. JAMA. 2021，326（18）：1840-1850.

［12］Wagner C A，Imenez Silva P H，Bourgeois S. Molecular pathophysiology of acid-base disorders. Semin Nephrol. 2019，39（4）：340-352.

［13］Saltiel A R. Insulin signaling in health and disease. J Clin Invest. 2021，131（1）：e142241.

［14］Redondo M J，Steck A K，Pugliese A. Genetics of type 1 diabetes. Pediatr Diabetes. 2018，19（3）：346-353.

［15］Henning R J. Type-2 diabetes mellitus and cardiovascular disease. Future Cardiol. 2018，14（6）：491-509.

［16］Alexander R T，Bitzan M. Renal tubular acidosis. Pediatr Clin North Am. 2019，66（1）：135-157.

［17］Wu R，Wang N，Comish P B，et al. Inflammasome-dependent coagulation activation in sepsis. Front Immunol. 2021，12：641750.

［18］Smith L. Disseminated intravascular coagulation. Semin Oncol Nurs. 2021，37（2）：151135.

［19］Ren R，Qi J，Lin S，et al. The China Alzheimer Report 2022. Gen Psychiatry. 2022，35（1）：e100751.

［20］Jacquelyn B. Pathophysiology. 7ed. Philadelphia：W.B. Saunders，2021.

［21］Wijdicks E F. Hepatic encephalopathy. N Engl J Med. 2016，375（17）：1660-1670.

［22］Häussinger D，Dhiman R K，Felipo V，et al. Hepatic encephalopathy. Nat Rev Dis Primers. 2022，8（1）：43.

［23］Kabaria S，Dalal I，Gupta K，et al. Hepatic encephalopathy：A Review. EMJ Hepatol. 2021，9（1）：89-97.

中英文专业词汇索引